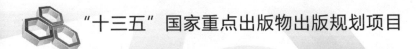

"十三五"国家重点出版物出版规划项目

SAFETY SCIENCE AND
ENGINEERING

职业卫生与防护

第2版

◎ 陈沅江 刘 影 田 森 编
◎ 吴 超 钟才高 主审

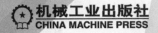

机械工业出版社
CHINA MACHINE PRESS

本书共 11 章。全书以保障职业劳动者健康，促进生产安全为目标，结合高等学校教学的特点和职业卫生高级专业人才培养的要求，讲述职业卫生和职业病的基本概念、职业劳动过程中的不良因素危害及预防、毒物与职业中毒及其防治、粉尘的职业危害及其防治、物理因素职业危害及其防治、职业性肿瘤和职业性传染病、职业性有害因素的评价与检测、职业卫生事故应急处理、职业卫生个体防护工程、职业卫生管理工程及主要生产行业的职业危害及预防等内容。每章开篇设置了内容提要和学习目标，章后配备相应的复习思考题和延伸阅读文献。

本书主要作为高等院校安全科学与工程或公共安全管理等专业的本科教材，也可供从事职业安全卫生事业的研究人员、工程技术人员或管理人员学习参考。

图书在版编目（CIP）数据

职业卫生与防护/陈沅江，刘影，田森编 .—2 版 .—北京：机械工业出版社，2018.6（2024.9 重印）

"十三五"国家重点出版物出版规划项目 高等教育安全科学与工程类系列教材

ISBN 978-7-111-59774-2

Ⅰ . ①职… Ⅱ . ①陈… ②刘… ③田… Ⅲ . ①劳动卫生 - 卫生管理 - 高等学校 - 教材 Ⅳ . ①R13

中国版本图书馆 CIP 数据核字（2018）第 084327 号

机械工业出版社（北京市百万庄大街 22 号 邮政编码 100037）
策划编辑：冷 彬 责任编辑：冷 彬 陈 洁
责任校对：蔺庆翠 刘秀芝 封面设计：张 静
责任印制：李 昂
河北宝昌佳彩印刷有限公司印刷
2024 年 9 月第 2 版第 14 次印刷
184mm×260mm · 18.5 印张 · 518 千字
标准书号：ISBN 978-7-111-59774-2
定价：48.00 元

第 2 版前言

本书自 2009 年第 1 版出版以来，得到了国内高校众多师生的支持和厚爱，目前已有数十所高校使用，同时编者也收到了很多有关本书内容的反馈信息，给予了我们决心坚持该体例教材的莫大鼓舞。近十年来，由于我国政府对职业安全与职业卫生工作的日益重视及社会众多专业人才的加入，我国安全生产的形势得到了明显的改善，但仍然严峻。就职业病发病情况来说，近 5 年来我国职业病发病仍以每年万例数增长，截至笔者撰稿时间，我国职业病总数约达 80 万例，给我国职业劳动的主力军带来了很大危害，也给国民经济造成了巨大损失。为此，职业卫生问题得到了全社会的普遍关注。我国政府也十分重视，多次就职业卫生的有关法律法规和监管体系进行了修改和调整。

不断改革和变化的形势，也给职业卫生课程教学内容的调整提出了迫切的要求，本书的修订势在必行。为此，我们在广泛听取国内该领域具有丰富教学经验的同行意见基础上，对本书进行了深入细致的修订编写工作。

修订后的第 2 版，各章节编排的逻辑顺序基本不变，仍按我国高等院校安全科学与工程类本科专业对职业卫生及工程课程的要求，以 48~64 学时专业基础必修课的内容来控制本书的广度、深度和字数。同时，针对近年来我国调整、修改或变动较大的职业卫生监管职责、职业卫生法律法规标准体系，以及生物因素职业病、职业卫生的新形势等方面的情况，对本书的有关章节进行了修订，具体涉及第 1 章概述中有关职业卫生的统计数据、第 4 章粉尘的职业危害及其防治中的病理知识，以及第 6 章职业性肿瘤和职业性传染病、第 7 章职业性有害因素的评价与检测、第 10 章职业卫生管理工程等章节的相关内容。此外，我们在各章后增加了延伸阅读文献，以便发挥学生的自主学习能力，增加其知识的深度和广度。

本书第 2 版由中南大学陈沅江、安徽工业大学刘影和重庆大学田森共同编写，陈沅江负责统稿。具体编写分工为：第 1 章由陈沅江和刘影共同编写，第 2~5 章、第 7~9 章和第 11 章由陈沅江编写，第 6 章由刘影、陈沅江和田森共同编写，第 10 章由田森和陈沅江共同编写。第 1 版编者南昌大学吴桂香老师也为第 2 版的修订做了很多工作。全书由中南大学资源与安全工程学院吴超教授、公共卫生学院钟才高教授担任主审。

本书的编写得到了许多业内专家、学者的关心和指点。本人的研究生段琳陵、蒋志强、史志华在本书资料收集过程中做出了不少贡献。在此，一并向他们表示衷心的感谢！本书的修订参考了大量的国内外文献资料，在此向文献资料原著者表示深切的谢意。

由于编者水平有限，书中错误和欠妥之处在所难免，恳请广大读者批评指正。

陈沅江

第1版前言

随着我国科学技术和国民经济的快速发展，特别是构建"和谐社会"、坚持"以人为本"等文明理念的深入人心，生产活动中劳动者的健康和安全正日益成为人们关注的焦点，政府由此加大了对职业安全卫生工作的投入，完善了职业安全卫生方面的法规和标准体系，强化了监督执法和职业危害事故查处的力度，从而使我国职业安全卫生工作的整体水平有了明显提高。

但当前我国的职业安全卫生形势还相当严峻。我国现涉及有毒有害作业的企业已超过1600万家，接触职业危害的人数超过2亿人，每年"显性"职业病报告病例达15000人左右。截至2006年年底，全国累计报告职业病达676562例，其中尘肺病累计发病616442例，死亡146195例，病死率达23.7%。据估算，我国每年因职业病、工伤事故造成的直接经济损失约达1000亿元，间接经济损失约达2000亿元。此外，信息技术和高科技产业的发展，也带来了很多新型职业病病种。为此，胡锦涛总书记、温家宝总理等党和国家领导人多次就职业卫生工作做出重要批示，要求切实加强职业卫生工作，保护劳动者的健康与安全。国家从2003年起，进一步理顺了职业卫生监管体制，明确国家安全生产监督管理总局负责作业场所职业卫生的监督检查工作，组织查处职业危害事故和有关违法行为。

可见，我国的职业安全卫生工作仍在且必须不断加强！因此，很多高校都开设了安全工程或公共安全管理专业，以培养这方面的高级专业人才。"职业卫生及工程"这一课程应职业安全卫生工作的实际需要，自然成了该类专业人才培养中的专业主干课程。但以往关于"职业卫生"方面的教材大都是针对预防医学类专业人才的培养而编写的，编者在讲授该课程的过程中，深感这类教材缺乏安全工程专业特色，安全工程专业系列规划教材编审委员会的专家们很早以来也认识到了这一点，因此促成了本教材的早日出版。

本书是编者几年来为安全工程、公共安全管理专业研究生和本科生分别讲授"职业卫生与毒理学""职业卫生与工程"两门课程所撰讲义的基础上几经修改而成。为适应高等工科院校安全工程或安全管理专业本科生对职业卫生及工程课程的要求，以48~64学时专业必修课的内容来控制本书的广度、深度和字数。本书以《中华人民共和国职业病防治法》及其配套规章和有关职业卫生标准为指导，注重本科教育的基础性、实用性和先进性，在内容上涵盖了职业卫生病理和毒理、职业卫生个体防护技术和职业卫生管理等诸多方面的知识，同时也注意反映近年来职业卫生领域的最新研究成果，如职业卫生与环境卫生的融合、现代白领职业病、电磁辐射职业病、职业卫生预警系统研究等。考虑到安全工程或公共安全管理类专业学生在预防医学基础知识方面的不足以及重在对一般防治措施、防护技术和管理技术知识的掌握，本书在内容的编排上采取了循序渐进、由易到难、由浅入深的顺序，并将论述的重点落在各类职业危害因素的来源、特征、检测及防护和管理技术等知识点上，而对职业卫生的病理学和专业治疗技术等方面内容只做了一般性阐述。本书在每一章的开头，分别设置了本章内容提要和学习目标小栏目，同时在每章的结尾均配备了相应的复习思考题，从而使学生在学习时能提纲挈领，举一反三，达到事半功倍的学习目的。

全书共十一章，各章及其建议讲授课时分别为：概述（2课时）、职业劳动过程中的不良因素危害及预防（2~4课时）、毒物与职业中毒及其防治（8~10课时）、粉尘的职业危害及其防治（4~6课时）、物理因素职业危害及其防治（6~8课时）、职业性肿瘤和职业性传染病（4课时）、职业性有害因素的评价与检测（6~8课时）、职业卫生事故应急处理（4课时）、职业卫生个体防护工程（6~10课时）、职业卫生管理工程（4~6课时）、主要生产行业的职业危害及预防（2课时）。课时的分配亦可据各高校专业侧重方向适当调整，如偏重化工方向的专业可在职业中毒章适当增加2~4课时。另外，本课程可按各高校专业培养方案的要求安排4~8课时的实验课程。

本书由中南大学陈沅江副教授担任主编并负责统稿，中南大学吴超教授和南昌大学吴桂香讲师参与编写。具体编写分工为：第一章（吴超、陈沅江）、第二~五章（陈沅江）、第六章（吴桂香、陈沅江）、第七~九章（陈沅江）、第十章（吴超、陈沅江）、第十一章（陈沅江、吴桂香）。全书由中南大学公共卫生学院钟才高教授担任主审。

本书的编写得到了许多专家的关心和指点。毛丹、黄晓梅两位研究生在本书编写资料的收集过程中做出了不少贡献。在此，一并向他们表示衷心的感谢。

本书的编写参考了大量的国内外文献资料，在此向文献资料原著者表示深切的谢意。

由于编者水平有限，书中错误和欠妥之处在所难免，恳请广大读者批评指正。

陈沅江

目　录

第 2 版前言

第 1 版前言

第 1 章　概述 ·· 1

　　1.1　引言 ·· 1

　　1.2　职业性有害因素与职业性病损 ··· 8

　　1.3　职业病的发病模式及特点 ·· 10

　　1.4　职业卫生工作在我国的实施 ··· 12

　　复习思考题 ·· 15

　　延伸阅读文献 ·· 15

第 2 章　职业劳动过程中的不良因素危害及预防 ·· 16

　　2.1　劳动过程中的生理变化和适应 ·· 16

　　2.2　职业性心理紧张与疲劳 ··· 19

　　2.3　劳动过程中引起的有关疾患及其预防 ··· 22

　　复习思考题 ·· 27

　　延伸阅读文献 ·· 27

第 3 章　毒物与职业中毒及其防治 ·· 28

　　3.1　职业卫生毒理基础 ·· 28

　　3.2　金属与类金属中毒及其防治 ··· 40

　　3.3　危险气体与有机溶剂中毒及其防治 ·· 47

　　3.4　其他有机类毒物和农药中毒及其防治 ··· 63

　　复习思考题 ·· 79

　　延伸阅读文献 ·· 79

第 4 章　粉尘的职业危害及其防治 ·· 80

　　4.1　生产性粉尘的特点和防护 ·· 80

　　4.2　矽尘的危害及矽肺的发生与防治 ··· 86

　　4.3　煤尘的危害与煤工尘肺及其防治 ··· 92

　　4.4　其他尘肺病及其防治 ··· 98

　　复习思考题 ·· 104

　　延伸阅读文献 ··· 104

第 5 章　物理因素职业危害及其防治 ·· 105

　　5.1　不良气象条件对人体的危害及其防治 ··· 106

5.2　噪声和振动对人体的危害及防治 ……………………………………………… 116

5.3　不良照明对人体的危害及防治 ………………………………………………… 121

5.4　电磁辐射及其对人体的危害和防护 …………………………………………… 131

复习思考题 ………………………………………………………………………… 143

延伸阅读文献 ……………………………………………………………………… 143

第6章　职业性肿瘤和职业性传染病 ……………………………………………… 144

6.1　职业性致癌因素及其作用特征 ………………………………………………… 144

6.2　常见职业性肿瘤及其病源 ……………………………………………………… 147

6.3　职业性癌变的识别、控管与预防 ……………………………………………… 148

6.4　生物性职业有害因素及其危害的作用特点和预控措施 ……………………… 150

6.5　常见职业性传染病及其预防 …………………………………………………… 153

复习思考题 ………………………………………………………………………… 156

延伸阅读文献 ……………………………………………………………………… 156

第7章　职业性有害因素的评价与检测 …………………………………………… 157

7.1　作业环境的评定 ………………………………………………………………… 157

7.2　作业环境有害因素检测 ………………………………………………………… 164

7.3　职业流行病学调查 ……………………………………………………………… 179

7.4　职业健康监护 …………………………………………………………………… 182

7.5　职业病危害评价 ………………………………………………………………… 186

复习思考题 ………………………………………………………………………… 193

延伸阅读文献 ……………………………………………………………………… 193

第8章　职业卫生事故应急处理 …………………………………………………… 194

8.1　职业卫生事故现场急救 ………………………………………………………… 194

8.2　职业卫生化学事故应急救援 …………………………………………………… 215

8.3　职业卫生危机预警系统 ………………………………………………………… 222

复习思考题 ………………………………………………………………………… 230

延伸阅读文献 ……………………………………………………………………… 230

第9章　职业卫生个体防护工程 …………………………………………………… 231

9.1　个体防护装备的技术要求 ……………………………………………………… 231

9.2　头部防护装备 …………………………………………………………………… 233

9.3　呼吸器官防护装备 ……………………………………………………………… 236

9.4　眼、面部和听觉器官防护装备 ………………………………………………… 242

9.5　躯体防护用品 …………………………………………………………………… 244

9.6　手足部及其他防护用品 ………………………………………………………… 247

复习思考题 ………………………………………………………………………… 252

延伸阅读文献 ……………………………………………………………………… 252

第10章　职业卫生管理工程 ……………………………………………………… 253

10.1　职业卫生管理概述 …………………………………………………………… 253

10.2　职业卫生管理法规体系 ……………………………………………………… 256

10.3　特殊人群及作业的劳动卫生保护管理 ……………………………………… 260

10.4　职业健康教育与健康促进管理 ……………………………………………… 265

复习思考题 ⋯⋯⋯⋯⋯⋯⋯⋯⋯⋯⋯⋯⋯⋯⋯⋯⋯⋯⋯⋯⋯⋯⋯ 271

延伸阅读文献 ⋯⋯⋯⋯⋯⋯⋯⋯⋯⋯⋯⋯⋯⋯⋯⋯⋯⋯⋯⋯⋯⋯ 271

第11章 主要生产行业的职业危害及预防 ⋯⋯⋯⋯⋯⋯⋯⋯⋯⋯⋯ 272

11.1 采矿工业的职业危害及预防 ⋯⋯⋯⋯⋯⋯⋯⋯⋯⋯⋯ 272

11.2 石油开采与加工的职业危害及预防 ⋯⋯⋯⋯⋯⋯⋯ 273

11.3 化学工业的职业危害及预防 ⋯⋯⋯⋯⋯⋯⋯⋯⋯⋯⋯ 279

11.4 机械制造工业的职业危害及预防 ⋯⋯⋯⋯⋯⋯⋯⋯ 282

11.5 建筑材料工业的职业危害及预防 ⋯⋯⋯⋯⋯⋯⋯⋯ 284

11.6 纺织工业的职业危害及预防 ⋯⋯⋯⋯⋯⋯⋯⋯⋯⋯⋯ 285

复习思考题 ⋯⋯⋯⋯⋯⋯⋯⋯⋯⋯⋯⋯⋯⋯⋯⋯⋯⋯⋯⋯⋯⋯⋯ 286

延伸阅读文献 ⋯⋯⋯⋯⋯⋯⋯⋯⋯⋯⋯⋯⋯⋯⋯⋯⋯⋯⋯⋯⋯⋯ 286

参考文献 ⋯⋯⋯⋯⋯⋯⋯⋯⋯⋯⋯⋯⋯⋯⋯⋯⋯⋯⋯⋯⋯⋯⋯⋯⋯⋯⋯ 287

第1章

概　述

内容提要

本章简述了职业卫生工作的国内外发展历程及当前我国职业卫生工作面临的问题和发展趋势；阐述了职业性有害因素的种类和来源、职业病的概念及其发病模式和特点，以及我国职业卫生工作的三级预防原则。

学习目标

了解职业卫生的工作范围及其在我国当前的发展趋势；掌握工作场所中职业性有害因素的种类、来源及职业病的概念、发病模式和特点；理解我国职业卫生工作的三级预防原则。

1.1　引言

职业卫生及其工程控制技术是企业安全生产的基本条件之一，它着眼于人的健康，立足于减少职业危害，旨在保护劳动者的生命安全。随着我国国民经济的快速发展和人民生活质量的不断提高，职业卫生及其工程控制技术作为企业安全工作的重要内容，正日益成为企业生产经营、市场准入的必要条件而越来越受到社会各界的重视。由于职业卫生与职业安全均是工业化集中生产所具有的高度复杂性、危险性带来的问题，均涉及劳动者的生命与健康（只不过程度有所不同），故在我国颁布的有关"学科分类与代码"的国家标准中，"职业卫生工程"作为"安全科学技术"一级学科下面的第四个二级学科而被单独列出，并且当前我国已将作业场所职业卫生监督检查的职责划归到国家安全监督管理部门来承担。这就要求我国从事安全生产工作的各级专业技术人员和科学研究人员，必须掌握职业卫生及其控制技术方面的基础知识和专业知识，从而更好地履行和完成与职业安全卫生有关的监管和科学研究工作，为保护广大劳动者的安全与健康做出积极贡献。

1.1.1　国内外职业卫生工作的发展

1. 国外职业卫生工作的发展历程

人类自开始生产劳动以来，就出现了因接触生产环境和劳动过程中的有害因素而发生的疾病，而且职业病伤的发生常与社会经济的发展密切相关。早在公元前，古希腊医学家希波克拉底（Hippocrates，约公元前 460—前 377）就告诫他的同事"注意观察环境，以了解病人所患疾病的根源"，他是第一个认识到铅是腹绞痛原因的人。14～16世纪，意大利出现文艺复兴，西欧科技开始兴起，伴随着采矿和冶炼业的发展，出现金属中毒的病例。中欧的阿格里科拉（Agricola，1494—1555）于16世纪出版了《论冶金》一书。同一时期，意大利的拉马兹尼（Ramazzini，1633—1714）于1700年出版了《论手工业者疾病》，该书描述了50多种职业病，成为职业病的经典著作，而拉马兹尼也因此被誉为职业医学之父。18～19世纪，英国和德国分别发生了第一次和第二次工业革命，由于当时恶劣的劳动条件，致使职业病及传染病广为流行，采矿和冶炼行业经常发生意外工伤事故，合成染料行业出现了苯胺中毒事故，因此职业性危害受到了西方社会的广泛关注，开始依靠科学技术的进步，改善劳动条件，进行职业性病伤的防治，许多国家建立了职业卫生与劳动保险的法规，开展了防治职业病的服务与研究。其中，英国国会在1802年颁布的《学徒健康法》被认为最具代表性，成为现代劳动法律制度诞生的标志。从该法的名称可以看出，职业健康是其规范的重点。20世纪，欧美发达国家工业发展十分迅速，合成了许多种有机化合物，出现了多种急、慢性化学中毒和职业性肿瘤等问题，相应的职业卫生工作也得到了较快发展。1906年，英国颁布了《工人赔偿法》，将6种职业病纳入工伤赔偿范围，由此开创了将职业安全与职业卫生纳入一体化管理的历史。1925年，美国的汉密尔顿（Hamilton，1896—1970）——第一位从事职业医学的美国医生出版了《美国的工业中毒》一书，系统讲述了各种职业中毒的原因及其对人体的损害。英国的亨特（Hunter，1889—1976）是这一时期对职业病倾注无尽心血的通科医生，他撰写的《职业病》一书十分强调"环境"和"群体"的重要性，较早地注意到了职业病"群发"的特点，在职业病研究领域产生了重要影响。1970年，美国颁布了世界首部《职业安全卫生法》，并组建了国家职业安全健康局及国家职业安全健康研究所。1972年，日本颁布了《工业安全卫生法》；1973年，法国也颁布了相关法律；1974年，英国颁布了《劳动安全卫生法》；1990年，韩国颁布了《工业安全健康法》。这些法律目的明确、条款清晰，罗列有劳资各方的义务、权利、政府职能、职业卫生服务、预防性卫生等内容，保证了各国职业卫生工作的顺利开展。当前，国际上将职业安全和职业卫生统称为"职业安全卫生"，职业安全卫生与健康被称为"跨世纪的综合学科"而受到国际社会的高度重视，纷纷形成了一些专门的职业安全卫生机构，如国际劳工组织（ILO）、世界卫生组织（WHO）、国际职业安全健康信息中心（International Occupational Safety and Health Information Centre，ILO – CIS）、国际劳动监督协会（International Association of Labour Inspection）、国际职业卫生学会（International Commission on Occupational Health，ICOH）、国际社会保障协会（International Social Security Association）、欧洲职业安全健康局（European Agency for Safety and Health at Work）、亚太职业安全健康组织（Asia Pacific Occupational Safety and Health Organizations，APOSHO）、美国职业安全健康局（Occupational Safety & Health Administration，OSHA）、加拿大职业安全健康中心（Canadian Centre for Occupational Health and Safety，CCOHS）、澳大利亚国家职业安全与健康委员会（National Occupational Health and Safety Commission，NOSHC）等。这些卫生机构的工作，使发达国家乃至世界各国的职业卫生水平得到了显著提高，使一些古老传统的职业病得到了有效控制。国际社会的职业卫生健康工作正在以"人人享有职业卫生"、为劳动者创造"安全、健康、舒适"的工作环境的目标而推进。

2. 我国职业卫生工作的发展概况

我国的职业卫生工作源远流长。宋朝的孔平仲就曾指出，采石人所患肺部疾病是由于"石末伤肺"所致。北宋时期（10～12世纪）著作《谈苑》中曾述及"后苑银作镀金，为水银所熏，头手俱颤""采石人，石末伤肺，肺焦多死"等职业中毒症状。在明代，李时珍所著的《本草纲目》中明确提到了铅矿工人的铅中毒。宋应星也在《天工开物》（1637年）中总结了前人保护工人免受职业性有害因素侵袭的一些职业卫生预防措施，如用凿去中节的大竹筒排除煤矿毒气的通风方法、烧砒（三氧化二砷）工人应站在上风向操作并应保持十余丈的距离以免中毒等。但在长期封建统治和外国压迫下的旧中国，我国的职业卫生工作没有得到应有的重视，职业卫生监督和职业医学基本处于空白状态。直到新中国成立后，这方面的工作才得到党和政府的关怀并逐步走上正轨。1954 年起，我国开始建立劳动卫生与职业病的防治机构。1956 年，国务院颁布了"三大规程"（《工厂安全卫生规程》《建筑安装工程安全技术规程》《工人职员伤亡事故报告规程》），形成了我国劳动保护的基本制度，期间的职业安全和卫生工作分属国家劳动部和卫生部管辖，而职业卫生的监管主要由劳动部门承担。我国杰出的内科专家吴执中教授（1906—1980）从 20 世纪 50年代开始就一直致力于职业病及其防治工作的研究，他在长期深入工矿农村进行调查研究和职业病防治实践的基础上，主编了 120 万字的《职业病》大型参考书，为我国职业卫生工作的发展做出了卓越的贡献。20 世纪 80 年代初开始，我国在各省、市、自治区及部分地区或直辖市及某些工业部门所属机构，先后建立了防治机构为一体的劳动卫生职业病防治机构 200 多所。另外，在全国 2000 多个防疫站都设有劳动卫生科，负责服务、监督和管理工作，形成了较为系统的全国性监督网络。20 世纪 90 年代《中华人民共和国劳动法》的实施，确立了"劳动安全卫生"的政府职能概念，其含义是保护劳动者安全与健康的法律、制度、文化教育、技术等的总和，这与我国宪法规定的劳动保护原则相符。1998 年，国家政府机构改革，国务院分解了原劳动部负责管理的劳动安全卫生工作，将职业卫生工作划入国家卫生部承担，将工伤鉴定、女工与未成年工保护、职工休假等工作划入劳动保障部门负责。2001 年，国家对卫生防疫机构进行调整，职业病防治工作隶属于疾病控制中心。2003 年，我国又对职业卫生监督管理的职责进行了调整，将卫生部承担的作业场所职业卫生监督检查职责划归国家安全生产监督管理局（以下简称安全监管总局），2005年又明确将此项职能划归国家安全监管总局，同时将煤矿安全生产方面的职能划给了国家煤矿安全监察局（以下简称国家煤矿安监局）。至此，我国的职业卫生工作形成了由国家卫生部和安全监管总局共同承担、中华全国总工会和劳动保障部协作的多方管理模式。在上述职业卫生工作调整和完善期间我国有关职业卫生的法制、法规标准也在不断健全，至今已形成了以《中华人民共和国宪法》为龙头，以《中华人民共和国刑法》《中华人民共和国民法总则》《中华人民共和国行政许可法》的规定为约束，以《中华人民共和国安全生产法》《中华人民共和国矿山安全法》等为先导，以《中华人民共和国职业病防治法》（以下简称《职业病防治法》）为核心，辅之以相应的法规、规章、标准等规范性文件的完整的职业卫生法律体系框架，标志着我国的职业卫生工作已经走上了成熟的法制化管理轨道。由于党和政府的重视，目前我国从事职业卫生工作的各类技术机构及技术人员也在日益增多。我国建设项目职业病危害评价机构按资质划分，现有甲、乙、丙三类，另外还有化学品毒性鉴定资质机构和放射防护器材与含放射性产品检测资质机构及职业健康监护机构、职业病诊断鉴定机构等，可很好地服务于职业卫生有关的评价和鉴定。在已获得批准的职业病诊断机构中，已有数千人取得职业病诊断资格，职业卫生监督和检查人员在全国各地的卫生监督机构和安全监察机构中也在不断增加。就人才培养来说，目前我国从事劳动卫生与职业病学专业的大专文化水平以上的人员已达数万人，全国高校劳动卫生与职业病专业的硕士点、博士点达数十个，有安全工程本科专业的高校在 170 所以上，每年约有近万名毕业生从事职业安全与卫生方面的工作。职业安全卫生方面的学术期刊有《中国安全科学》《安全》《职业与健康》《中国职业医学》《中华劳动卫生与职业病》《工业卫生与职业病》《职业卫生与病伤》《卫生研究》《中国公共卫生》《Journal of Occupational and Environmental Medicine》等 10 余种。宣传职业卫生工作方面的网站有中国职业安全健康协会网站、中国职业病网、职业卫生网等。在科学研究方面，自国家"七五"规划开始，一些重点职业病（尘肺、职业中毒性神经系统疾病、中毒性肝病、职业性哮喘、振动病和混配农药中毒）的诊断、发病机制与防治研究被列为国家科技攻关课题。

全国尘肺流行病学调查、8种职业肿瘤调查、5种职业中毒普查、乡镇企业劳动卫生学调查都是全国性科研课题。自20世纪80年代起，全国对近80种职业病的诊断治疗进行了研究。"尘肺高危人群健康监护、诊断技术和危害控制技术研究"被列为国家"十五"攻关课题。此外，全国性的劳动卫生与职业病学术会议每两年召开一次，职业卫生专业学组包括粉尘与尘肺学组、职业病学组、职业流行病学学组、劳动心理与健康学组、人类工效学学组、物理因素学组等的会议则每两年召开一次。可见，我国的职业卫生工作在全社会的广泛关注及党和政府的亲切关怀下正在不断走向完善和成熟。

1.1.2　我国职业卫生工作现状及未来发展趋势

1. 我国职业卫生工作现状

当前，尽管我国的职业卫生工作的整体水平有了明显提高，职业伤害程度正在得到有效控制，但由于追求经济快速发展导致中小企业数量剧增、劳动用工形式多样化及国外制造产业大规模转向我国，所以我国的职业卫生情况仍有不尽如人意之处，突出表现在如下四个方面：

1）病人总量大。从公开报道的数据看，2016年我国新发职业病31789例。截至目前，全国职业病总量达到近90万例。职业病人的病种也由1957年的14种扩大到现在的132种，60年增加了9倍多。

2）发病率较高。我国职业病危害广泛分布于煤矿、非煤矿山、金属冶炼、建材、化工等30余个行业领域，涉及有毒有害作业的企业超过1600万家，接触职业危害的人数超过2亿人，近年我国每年"显性"职业病报告病例达万例以上。由于职业病统计要经过严格的诊断、鉴定程序，未进入这一正规程序的职业病患者，特别是广大的从事有毒有害作业的农民工或流动工人数众多，因此一些"隐性"和潜在损害劳动者健康的现象更是大量存在，一些集中外出打工的农村地区甚至出现了"尘肺村""中毒村"。

3）经济损失大。据有关方面粗略估算$^{\ominus}$，我国每年因职业病、工伤事故造成的直接经济损失约达1000亿元，间接经济损失约达2000亿元。

4）社会影响大。由于职业危害具有群体性，致死、致残率高，以及难以治愈等特点，社会影响恶劣，造成了许多家庭、地区乃至社会的不稳定，甚至引发诸多矛盾。同时，也在国际上造成不良影响。尤其是随着我国经济的进一步快速发展，职业危害在一些地方正在由城市、工业区向农村迅速转移，由东部向中西部转移，由经济较发达地区向欠发达地区转移，由大中型企业向中小型企业转移。在少数地区，职业危害有进一步蔓延的趋势，其分布日益广泛，影响日益严重。出现上述情况的主要原因，一是我国当前职业卫生的监管体制及部门之间的分工协作机制尚不够完善，而且还存在着监督执法力量不足、监督执法手段和设备比较落后、信息渠道不够畅通等问题；二是一些企业特别是小企业没有按照法律法规的要求建立有效的预防和控制职业病危害的制度、措施，或生产力水平低下，防护设施简陋，或用工管理混乱，置职工健康安全于不顾，职业危害现象十分严重；三是由于经费支持不足，一些地区、部门、单位的职业危害防治科学研究投入不足，人才流失严重，职业危害防治的技术和能力严重滞后于经济发展的速度，特别是在有毒有害物质检测技术、特殊行业职业病危害控制技术及职业危害防护用品质量等方面还很落后，不能完全适应职业卫生工作发展的需要；四是随着国家对非公有制经济发展扶持力度的进一步加大，大量的个体、私营、民营和三资等非公有制经济组织进入市场，但是由于一些地区、部门和单位

$\ominus$　数据来源：国家卫生部发布《2014年全国职业卫生监督工作情况报告》及国家安全生产监督管理总局有关我国职业病危害情况的报告。

没有树立和落实科学发展观，片面强调经济发展，争相降低门槛招商引资，致使企业的立项、建设、准入、监管过程把关不严，大量未经职业病危害预评价和"三同时"审查的企业开工投产，职业危害有进一步蔓延的趋势。

2. 我国职业卫生工作的新问题

社会经济的发展必然使职业卫生工作面临着许多新的问题，结合我国的职业卫生现状，其主要表现在如下几个方面：

（1）就业状态变化对劳动者健康的影响　1994 年，世界卫生大会提出了"人人享有职业卫生"的全球策略，要求职业卫生与职业医学应面向一切职业人群。不仅指工人、农民，也应包括服务行业的职工和脑力劳动者；不仅包括正式工与合同工，也应包括临时工、下岗工人和老年职工。鉴于近几年我国就业形势的变化，职业卫生工作的覆盖范围存在一些亟待解决的问题：

1）临时工的职业卫生问题。随着我国经济的快速发展，第二产业和第三产业的比例逐步增加，需要大量劳动力，很多农业人口由第一产业转到工业和服务业。由于他们文化水平较低，往往缺乏正规培训，工业生产知识贫乏，尤其缺乏职业卫生和安全知识，自我防护能力差，因此迫切需要解决这一特殊人群中出现的职业卫生问题。另外，由于第三产业比重增加，许多特殊行业和人群的职业卫生问题也需要积极研究解决。随着由计划经济转为市场经济，用工制度也由终身制变为合同制，临时工、合同工大量出现，导致工作时间不定和工种、工作单位频繁变动，所接触的职业性有害因素也随之频繁变动，因而职业卫生的应有保障难以落实，这就给职业卫生工作提出了很多新问题和解决问题的迫切要求。

2）下岗职工的职业卫生问题。我国正处于经济转轨的变革时期，众多中年职工纷纷下岗，由于他们曾长期接触某些职业性有害因素，给他们的晚年生活带来某些潜在的危险因素，如以往长期接触矽尘（硅尘）者可能发生晚发型矽肺（硅肺）。对这个弱势群体的职业卫生问题，应给予足够关注。

3）退休人员的职业卫生问题。随着医疗水平和社会生活条件的不断改善，劳动者的寿命逐渐延长，他们的工作寿命也相应增加。不少生产技术骨干在超过退休年龄后仍在工作或从事新的工作，他们中的大部分在缺乏技术力量、职业卫生条件相对较差的乡镇或个体用人单位重新就业。进入老年期后，随着生理功能的衰退，不但会出现一些老年性疾病，对职业性有害因素的抵御能力也相应降低，容易罹患职业性病变。另外，中青年时期接触的作业环境，往往影响到老年人的晚年健康和生命质量。

4）特殊劳动者的职业卫生问题。由于很多劳动密集型个体企业和"三资"企业用人单位的出现，雇用了许多女性职工；有些雇主过分追求利润，违反国家法令，雇用未成年工的现象时有发生。鉴于女性和未成年人的生理特点，易受职业病危害因素的侵袭，如果不能对这些人群加以有效保护，将会带来严重的职业卫生问题，甚至影响后代健康和人口素质。另外，随着残疾人就业程度的提高，这个特殊群体的职业卫生问题也应受到关注。

（2）职业病危害因素范围的扩展　当前我国职业性有害因素的特点是种类多、范围广，不仅有发展中国家落后生产方式普遍存在的职业病危害因素，还有发达国家存在的高科技、高技术生产带来的新的职业病危害因素。因此，除了传统的职业病危害因素外，我国的职业卫生工作者必须努力应对新的职业卫生问题，所以应该对传统的"识别、评价、预测和控制职业病危害"概念赋予全新的思路，努力探索前瞻性的控制策略。

1）主要职业病危害因素。当前，威胁我国职业人群的主要职业病危害因素以粉尘、化学毒物和某些物理因素（如噪声）为主，位居前位的职业病为尘肺、化学中毒、职业性皮肤病和噪声性听力损伤。其次为不良体位、局部紧张和劳动组织不合理造成的肌肉骨骼损伤（如腰背痛）的工效学问题，以及不遵守操作规程、疏于职业病危害防范所致的职业危害事故。

2）脑力劳动型职业病危害。随着信息技术的高度发展，智力密集的"办公室"型脑力劳动将取代传统的体力密集型劳动。充分运用信息技术来组织和操纵生产过程，存在职业病危害较大的作业甚至可以采用遥控进行生产，为改善职业卫生状况创造了许多有利条件。但高度机械化生产和先进的流水作业，也带来了快节奏和工作单调、对作业者技术素质的要求高而形成的精神高度紧张、职业心理负荷大、脑力疲劳和工效学问题。由于办公室密闭，加上大量电子办公设备及装修材料产生的污染物，使室内空气质量恶化，导致"不良大楼综合征""办公室综合征"等新型疾病的发生。

3）新兴或高科技行业的职业病危害。21世纪，微电子工业、纳米材料和生物基因工程技术在高新技术产业中占据显著地位，这些新兴的行业同时带来了新材料、新工艺、辐射和潜在的生物致病源。例如，微电子工业曾被认为是第一个"清洁生产"的产业，而实际上则是接触有机溶剂或金属化合物最多的行业，而且还存在不容忽视的极低频磁场和射频辐射。基因工程产品对人类的危害，也将是毒理学评价的一个新课题。迄今为止，虽尚未见到由于生物基因工程的应用导致重大职业病危害事例的报道，但鉴于基因重组或突变而产生新的生物致病源的潜在危害，西方发达国家已制定比控制放射性核素污染更为严格的生物基因工程实验室卫生管理条例。此外，为适应人民生活水平提高的需求，一些产业蓬勃发展，如珠宝首饰加工业和服装干洗业，随之出现了以前非常罕见的珠宝加工工人的速发型矽肺、干洗工人接触有机溶剂的职业卫生等问题。

4）传统行业的职业病危害。在一些传统产业，机械化程度大大提高，但职业病防护措施落后，作业场所职业病危害因素浓度（强度）大幅度上升。由于极高的浓度和过长的时间接触，一些传统毒物导致了过去罕见病症的发生，如1，2-二氯乙烷引起的急性中毒性脑病。在采煤业，由于综合机械化采煤工艺的广泛应用，工人的劳动强度大大降低，由劳动强度过大和不良体位造成的人体工效学问题得到了解决，肌体的损伤也明显降低。但由于切割煤层的速度加快，相应降尘措施若不能及时跟上，作业面粉尘浓度大幅度上升，从而对煤矿工人的健康造成了严重危害。

（3）经济全球化的影响 经济全球化是当今世界经济发展的主流，对有效利用各种资源、推动各国经济发展、缩小职业卫生的国际差距，起着重要作用。但是，在经济全球化过程中，不可避免地带来某些负面效应，其中，发达国家或地区将在本国或本地区禁止使用的原料、生产过程或产品转移到发展中国家或地区进行生产，成为一个严重的问题。

（4）加入WTO后带来的挑战 加入WTO后，我国的经济和社会发展、国民生活都发生了前所未有的变化，职业卫生也面临立法和执法方面的挑战。我国有关职业卫生方面的法规有许多还未与国际接轨；在职业卫生管理服务方面，国际上已通行将职业性有害因素的识别、评价、控制纳入ISO9000、ISO 14000和国际劳工组织（ILO）的职业安全健康管理体系导则，作为职业安全健康管理的国际标准化体系，成为评价用人单位质量、环保、职业安全卫生方面的国际标准，因此，对用人单位的质量、环保、职业安全健康管理的考核正逐渐成为国际贸易的必备条件，并且有可能成为国际贸易的主要非关税壁垒；某些发达国家已经提出把职业安全卫生水平纳入贸易条件，借职业安全卫生问题，对发展中国家进行经济制裁。

（5）职业紧张导致心理障碍增加 在我国目前的作业环境中，除存在化学性、物理性和生物性有害因素外，随着生产自动化程度的日益提高、高新技术的广泛应用及生产效率的不断提高，现代工业重复、单调、紧张、快节奏、高脑力低体力逐渐成为主要生产方式。加之就业的激烈竞争，对就业人员的素质和能力的要求越来越高，由此导致就业状态不稳定、角色更迭和人际冲突，使就业人员产生"职业性紧张"，引起不良的心理行为效应和精神紧张效应，以至于诱发与紧张有关的疾患、职业性紧张综合征，甚至"过劳死"。上述种种，已成为职业卫生的突出问题。

（6）职业卫生"大环境"观的树立和环境卫生融合　科学技术和工农业生产无节制的发展，其所产生的化学和物理性有害因素由作业场所释放到环境中，由"职业病危害因素"变为"环境有害因素"，对环境造成严重的污染和破坏，并成为 21 世纪人类主要的致病因子。以往那种以职业人群为对象，以单纯职业病危害防控为主要途径，和环境卫生分离，忽略生产过程对环境污染问题的传统职业卫生工作模式，已难以满足科学研究和工农业生产进入高速发展阶段的现代社会的需要。因此，职业卫生工作应与环境卫生工作紧密结合，将严防生产过程对环境可能造成的危害列为自己的职责范围，提倡"清洁生产"、改善职业环境质量，落实"以人为本，协调、可持续"的发展观，从而使职业卫生工作真正成为工农业生产可持续发展的有力保障。

3. 我国职业卫生工作新的重点

（1）职业病危害预防　职业卫生工作的目标是保护职业人群"身体、精神、社会良好适应状态"，具有良好的职业生命质量。因此，早期防治职业病为主要目的的传统工作方法已不能满足上述要求，职业病危害预防应成为 21 世纪职业卫生工作的主要目标。职业卫生的主要任务是消除、阻止或大幅度降低职业人群对职业病危害因素的接触，深入研究低强度（剂量）长期接触职业病危害因素对人体的影响，早期发现职业人群在细胞乃至分子水平出现的损伤。

（2）人类工效学　在发达国家，尤其是北欧和西欧国家，人类工效学原理和方法已被广泛用于建立和谐的"人—机—环境"关系，为创造清洁、高效和满意的劳动条件发挥了重要作用。我国的工效学研究起步较晚，研究单位也较少，仍然是个有待加强的薄弱领域。随着信息化、自动化程度的进一步提高，劳动者对卫生、安全、高效、满意、舒适工作条件提出了更高的要求，人类工效学研究必将成为我国职业卫生工作关注的热点。

（3）职业安全与职业卫生的融合　在许多发达国家，工伤已列入职业病范畴，在科学研究和实际管理工作中，都把职业安全和职业卫生融为一体，统称"职业安全卫生"。美国早已组成综合的科学研究机构（国家职业安全与健康研究所，简称 NIOSH）和监督机构（职业安全与健康管理局，简称 OSHA）。目前我国职业卫生由众多部门分别管辖，在教育培训、科技研究和监督管理方面相互独立，不仅存在诸多不便，而且由于资源不能共享，给两方面的工作都带来负面影响。近年来，我国生产事故频繁发生，并且多数为大规模恶性事故，如高浓度煤尘引起的爆炸、高浓度毒物导致的急性中毒死亡，而这些事故中很大部分都涉及严重的职业卫生问题。因此，职业安全、职业卫生各相关监督管理部门必须加强协调与合作，充分发挥各自的专长，做到优势互补，充分发挥保障劳动者生命安全与健康的作用。

（4）职业卫生网络信息　随着计算机网络的迅速发展，建立满足职业病的预防、控制所需要的信息管理系统已成为当务之急。通过职业卫生信息管理系统，将职业卫生信息监测纳入国家公共卫生信息监测系统平台，规范职业病危害和职业病工作相关疾病的预防、控制、统计工作，使我国职业卫生信息数据与国际接轨并互认。

（5）非工业职业病危害　职业卫生起源于工业卫生。多年来，由于工业生产中的职业病危害问题远远大于其他行业，因而职业卫生的重点一直放在工业生产上。近十年来，非工业生产的职业病危害问题日益显现出来，主要有图书、档案、文献管理作业；视频作业（信息产业、银行业、保险业、证券业、电视业等）；精神紧张作业（设计院、医院、政府机关、报社、大学及科研机构等单位以及警察、经理人员和用人单位管理人员、驾驶员）等，这些行业的工作人员除了受到一些化学、物理、生物、工效学因素的影响外，主要受职业紧张的影响，导致心理、精神问题及高血压等疾病。在 21 世纪，随着第三产业的日益扩大，非工业生产的职业病危害问题将会越来越严重，并将逐渐成为职业卫生关注的主要问题。

1.2 职业性有害因素与职业性病损

职业卫生及其工程控制技术主要研究劳动条件对人体健康的影响及如何采用工程的方法和手段改善劳动条件，创造安全、卫生、满意和高效的作业环境，以提高劳动者的职业生活质量。因此，职业卫生及其工程控制技术科学应是一门交叉学科，涉及预防医学、卫生和环境毒理学及工程技术等诸多方面的知识。从学科研究的内容看，职业卫生工作的基本任务应包括识别、评价、预测、控制不良的劳动条件以保护、促进劳动者健康，以及研究职业性病伤的病因、诊断、治疗及劳动能力鉴定等两个方面。下面首先介绍职业性有害因素及其导致的职业性病损方面的基本知识。

1.2.1 职业性有害因素及其分类

劳动条件中存在的危害劳动者健康的各种因素统称为职业性有害因素（也称为生产性危害因素、职业病危害因素）。这里的劳动条件包括生产工艺过程、劳动过程和生产环境三个方面。其中，生产工艺过程是指按生产工艺所要求的各项生产工序进行连续作业的过程，通常涉及生产设备、使用的材料和生产工艺三个因素；劳动过程是指劳动者在物质资料生产中从事有目的和有价值的职业活动过程，它涉及劳动组织、操作体位和方式、脑力和体力劳动的比例等诸多方面；生产环境是指进行生产的周围条件，可以是大自然环境，也可以是按生产需要建立起来的人工环境，如生产场所的厂房建筑结构和布局、空气流动状况和通风设备条件及采光照明等。不良的劳动条件中存在着各种职业性有害因素。表1-1列出了职业性有害因素及其对人体健康的影响。这些有害因素随着产品种类、生产工艺过程和生产设备的不同，有的是单独起作用，有的是多因素联合作用或与不良生活方式联合起作用，由此构成不同的劳动条件，对劳动者健康产生不同的特殊影响。

表 1-1 职业性有害因素及其对人体健康的影响

类 别	损害健康的有害因素	职业病伤类别
化学性	有毒有害化学品	中毒
	粉尘、烟草、食品添加剂、不合理用药	呼吸系统疾病（尘肺、慢性阻塞性肺病、哮喘、外源性肺泡炎）、肿瘤、皮肤疾病（接触性皮炎、过敏性皮炎）
物理性	非电离辐射	眼病、神经衰弱综合征、不良气候条件所致疾病
	电离辐射	肿瘤
	噪声	耳聋
	振动	振动病
生物性	微生物、寄生虫、携带病原微生物的动物	感染性疾病
人类工效	手工操作、超负荷、照明不适、重复动作无防护设施	腰背痛、肩颈疾病、精神疲劳、眼病、身心病、工伤
社会心理因素	精神紧张	工伤
	组织制度	身心病
	人际关系	身心病

职业性有害因素按其来源分为以下几种。

1. 生产工艺过程中产生的有害因素

生产工艺过程常常随着生产设备、使用的原料和生产工艺的变化而变化。其所产生的职业性有害因素按性质的不同可分为以下几种：

（1）化学因素　化学因素是指在生产中接触到的原料、中间产品、成品和生产过程中产生的有毒有害的废气、废水、废渣等。化学性有害因素又可分为有毒物质和生产性粉尘两大类。前者是指摄入少量就对人体有毒性作用的物质，包括金属及类金属、有机溶剂、有害气体、农药等。后者是指生产过程中由于机械破碎和切割形成的微小固体颗粒，包括有机粉尘、无机粉尘、混合性粉尘等。在实际生产中，粉尘表面常会吸附毒物，固体毒物常以粉尘的方式存在。

（2）物理因素　物理因素通常包括：异常气象条件，如高温、低温、高湿、异常气压等；生产性噪声、振动；电磁辐射，如 X 射线、γ 射线等；非电离辐射，如可见光、紫外线、红外线、射频、微波、激光等。

（3）生物因素　生物因素主要是指生产原料和作业环境中存在的病原微生物和寄生虫。病原微生物有炭疽杆菌、布鲁氏菌、森林脑炎病毒等；致病寄生虫如煤矿井下钩虫等。

2. 劳动过程中的有害因素

劳动过程中有许多因素会造成直接健康损害，常见的有：

1）劳动组织和劳动制度不合理，如劳动时间过长、脑力劳动与体力劳动比例不当、工间休息不当及倒班制度不合理等。

2）劳动强度过大、生产定额不当、工作紧张过度，常见于流水作业。

3）安排的作业与劳动者生理状况不相适应。

4）个别器官或系统过度紧张，如视屏作业者的视觉紧张和腰背肌肉紧张，钢琴演奏家的手指痉挛等。

5）长时间处于某种不良体位或使用不合理的工具，如计算机操作人员、流水线工作人员的座椅不适导致的颈、肩、腕损伤，长期操作手柄、轮盘等引起掌挛缩病，长期站立、行走引起下肢静脉曲张和扁平足等。

6）精神紧张和心理压力大。这是客观需求与主观反应之间失衡的表现，由于不能满足需求就可能引起相应的功能性紊乱。

3. 生产环境中的有害因素

生产环境中的有害因素主要涉及：

1）自然环境中的因素，如寒冷、炎热、太阳辐射等。

2）厂房建筑或布局不合理，如厂房建筑面积过小，机械设备安置过密，热源、噪声无隔离，有害工段不独立，设计时没有考虑通风、换气、照明等必要的卫生技术设施等。

3）不合理生产过程所致的环境污染，如氯碱厂泄漏氯气，化肥厂泄漏氨气等。

1.2.2　职业性病损

职业性病损是指职业性有害因素引起（所致）的各种职业损伤的统称。它可以是轻微的健康影响，也可以是严重的损害，甚至导致严重的伤残或死亡。职业性病损包括工伤和职业性疾患。而后者又包括职业病和与工作有关的疾病两大类。

1. 工伤

工伤多见于意外事故，属于劳动保护的范畴。但其预防应是职业卫生和劳动保护部门的共同任务。工伤的发生常与劳动组织、机器构造和防护是否完善有关，还与个人心理状态、生活方式等因素有关，必须加以积极预防。

2. 职业病

从医学的角度看，当职业性有害因素作用于人体的强度与时间超过一定限度时，人体不能代偿其所造成的功能性或器质性病理改变，从而出现相应的临床症状，影响劳动能力，这类疾病统称为职业病。职业病在《中华人民共和国职业病防治法》（以下简称《职业病防治法》）中的定义为："企业、事业单位和个体经济组织等用人单位的劳动者在职业活动中，因接触粉尘、放射性物质和其他有毒、有害因素而引起的疾病。"可见，广义地讲，职业性有害因素所引起的特定疾病统称为职业病，但在立法意义上，职业病却有特定的范围，即指政府所规定的法定职业病。根据我国政府的规定，法定职业病的诊断必须在专门的机构进行，凡诊断为法定职业病的必须向主管部门报告，而且凡属法定职业病者，在治疗和休假期间及在确定为伤残或治疗无效而死亡时，应按劳动保险条例有关规定给予劳保待遇。有的国家（如美国、日本、德国等）对患职业病的工人要给予经济上的补偿，故也称赔偿性疾病。

我国法定的职业病在最新颁布的《职业病分类与目录》中共有 10 类 132 种。它们包括：职业性尘肺病及其他呼吸系统疾病 19 种；职业性化学中毒 60 种；物理因素所致职业病 7 种；职业性放射性疾病 11 种；职业性传染病 5 种；职业性皮肤病 9 种；职业性眼病 3 种；职业性耳鼻喉口腔疾病 4 种；职业性肿瘤 11 种；其他职业病 3 种。为了及时掌握职业病的发病情况，做好职业病的预防工作，我国实施了《职业病防治法》，国家安全生产监督管理总局颁布了《职业病危害项目申报办法》。同时，卫生部还修改和重新颁布了《职业病诊断与鉴定管理办法》和《职业病报告办法》，要求急性职业中毒和急性职业病在诊断后 24h 以内报告，慢性职业中毒和慢性职业病在 15d 内会同有关部门进行调查，提出报告并进行登记。

3. 与工作有关的疾病

与工作有关的疾病与职业病有所区别。广义讲，职业病是指与工作有关，并直接与职业性有害因素有因果联系的疾病。与工作有关的疾病是一组与职业有关的非特异性疾病，它具有三层含义：

1）与职业因素有关，但两者之间不存在直接因果关系，即职业因素不是唯一的病因。

2）职业因素影响了健康，从而促使潜在疾病暴露或病情加剧恶化。例如，一氧化碳可使动脉壁胆固醇沉积增加，可诱发和加剧心绞痛和心肌梗死。紧张作业人群高血压患病率明显高于一般人群。

3）调离该职业或改善工作条件可使疾病缓解或停止发生。

可见，与工作有关的疾病比职业病的范围更为广泛。常见的与工作有关的疾病有矿工的消化性溃疡、建筑工的肌肉骨骼疾病（如腰背痛）等。

此外，作用轻微的职业性有害因素作用于机体，有时虽不引起病理性损害，但可以产生体表的某些改变，如胼胝、皮肤色素增加等。这些改变在生理范围之内，故可视为机体的一种代偿或适应性变化，通常称为职业特征。

1.3 职业病的发病模式及特点

1.3.1 职业性有害因素的致病模式

接触有害因素对健康损害的机会和程度往往存在很大的差异。劳动者接触职业性有害因素，由于机体的修复和代偿作用，不一定会发生职业性疾患、伤残或死亡。形成职业性疾患必须具有一定的致病条件，即符合一般疾病的致病模式。也就是说，职业性有害因素本身的性质、作用条件和接触者个体特征三个因素要联系在一起，才能对人体发生职业性损害，如图 1-1 所示。

1. 职业性有害因素的性质

有害因素本身的理化性质和作用部位决定了其毒作用的大小。例如，粉尘浓度越大对呼吸系统的致病作用越强，苯的毒作用强于甲苯和二甲苯；二硫化碳具有脂溶性，对神经组织影响明显。因此，应在不影响产品质量的前提下尽量用低毒物质代替高毒物质，用危害小的物质代替危害大的物质，并尽可能降低职业性有害因素的强度。

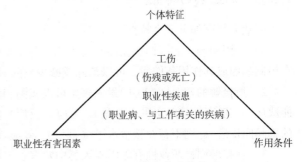

图 1-1　职业病的发病模式

2. 作用条件

作用条件包括：

1）接触机会。例如，在生产工艺过程中，经常接触某些有毒有害因素。

2）接触方式。例如，经呼吸道、皮肤或其他途径可进入人体或由于意外事故造成病伤。

3）接触时间。每天或一生中累计接触的总时间。

4）接触强度。接触强度是指接触浓度或水平。

后两个条件是决定机体接受危害剂量的主要因素。常用接触水平来表示，与实际接受量有所区别。据此，改善作业条件，控制接触水平，降低有害因素进入机体的实际接受量，是预防职业性病损的根本措施。为此，我国制定了"工作场所有害因素职业接触限值"及职业卫生监督中的定期环境有害物质监测制度，以便控制劳动者的职业性有害因素接触水平。所谓工作场所有害因素接触限值，是指作业环境中接触这些有害物质一般不引起健康损害的最高限值。

3. 个体因素

个体对有害因素的防御功能是多方面的。机体能通过自我修复、恢复和通过生物转化过程将毒物降解和排出。由于个体间的这种功能存在差异，因此在同一生产环境从事同样作业的工人，个体发生职业性损害的机会和程度可有很大差别，即存在个体易感性。个体易感性主要取决于下列个体因素：

1）遗传因素。现代基因序列和基因位点的多态性研究表明，基因序列和位点上的微小差异，经过蛋白质表达放大，会造成机体内某些酶和细胞因子量的较大差异，直接影响机体的代谢过程。例如，某些人由于胆碱酯酶活性过低，不能直接接触有机磷农药。患有某些遗传性疾病或存在遗传缺陷（变异）的人，会容易受某些有害因素的作用。

2）年龄和性别差异，包括妇女从事接触对胎儿、乳儿有影响的工作，以及未成年人和老工人对某些有害因素作用的易感性。

3）营养不良。机体的营养和健康状况与机体的防御和修复功能密切相关，如不合理膳食结构可致机体抵抗力降低。

4）其他疾病，如患有皮肤病，降低皮肤防护能力；肝病影响肝脏对毒物的解毒功能；患有呼吸系统疾病，导致对粉尘的危害较敏感等。

5）文化水平和生活方式，如缺乏卫生及自我保健意识，以及吸烟、酗酒、缺乏体育锻炼、过度精神紧张等，均能增加职业性有害因素的致病机会和程度。

以上这些因素统称为个体危险因素。存在这些因素者在接触职业性有害因素时其反应比一般人强，即较易感，故称易感者或高危对象。在就业前或已接触人群中及时鉴别易感者，使其尽量避免或脱离职业性有害因素，对其加强医学监护，是职业病预防工作的一个重要环节。

1.3.2 职业病的特点

职业病具有如下五个特点：

1）病因明确。病因即职业性有害因素。每个职业病患者均有明确的职业性有害因素接触史，在控制病因或其作用条件后，可以消除或减少发病。

2）所接触的职业性有害因素大多是可以检测和识别的，并且其强度或浓度需达到一定程度才能致病，一般存在接触水平（剂量）-效应（反应）关系。但在某些职业性肿瘤（如接触石棉引起的胸膜间皮瘤），则不存在接触水平（剂量）-效应（反应）关系。

3）在接触同样职业性有害因素人群中常有一定数量发病，很少出现个别病例。

4）大多数职业病如能早期诊断，及时治疗，妥善处理，预后较好。但有些职业病，如矽肺，迄今为止所有治疗方法均无明显效果，只能对症处理，减缓进程，故发现越晚，疗效越差。

5）除职业性传染病外，治疗个体无助于控制人群发病，必须有效"治疗"有害的工作环境。从病因上说，职业病是完全可以预防的。发现病因，改善劳动条件，控制职业性有害因素，即可减少职业病的发生，故必须强调"预防为主"。

职业性疾病可累及全身各器官、系统，涉及临床医学的各个专科，包括内科、外科、神经科、皮肤科、眼科、耳鼻喉科等。所以，需要牢固掌握和充分运用临床多学科的综合知识和技能，做到早期发现，及时诊断，有效治疗，积极康复。还需要掌握职业性禁忌证、劳动能力鉴定等问题。所谓职业性禁忌证，是指劳动者从事特定职业或者接触特定职业病危害因素时，比一般职业人群更易于遭受职业病危害和罹患职业病，或者可能导致原有自身疾病病情加重，或者在从事作业过程中诱发可能导致对劳动者生命健康构成危险的疾病的个人特殊生理或病理状态。

此外，工伤的发生特点与职业病不同。虽然随着接触机会的增多，发生工伤的概率增加，但并不是成比例的，也不存在"接触水平"的问题。工伤一般是个别发生的，与恶劣的工作条件、缺乏严格管理、心理和行为因素关系密切。因此，通过改善工作环境，严格规范管理、操作和行为，进行心理辅导和治疗，加强防护措施，一般可以有效控制工伤的发生。

1.4 职业卫生工作在我国的实施

职业卫生工作的研究和服务对象应包括个体、人群及其所处的环境。个体是群体的基础。对职业人群中个体健康状况和异常发病现象的观察，常能获得职业性有害因素对该人群潜在危害的证据。同时，充分了解人群所处环境状况，才能判断疾病与环境间的联系，并且可采取有针对性的措施以减少或控制环境中的有害因素。所以，对个体、群体和环境的研究，三者缺一不可。

1.4.1 职业卫生工作的三级预防原则

职业卫生与职业病防治工作应在某种健康损害出现之前，甚至应当在可能的危害接触发生之前尽快采取行动，使作业环境连续处于监测之中，以便及时消除其中的有害物质或有害因素，达到预防职业性病损，包括工伤、职业病和与工作有关的疾病的出现。职业性有害因素的控制和职业性病损的预防是职业卫生工作的重点和核心。同其他疾病的预防方针一样，职业性病损的预防也应从三级预防入手，遵循医学的三级预防原则。

三级预防是对疾病发生的各个环节全方位地采取措施并有效预防疾病的体系，该体系的内容和预防对象如表1-2、图1-2所示。

表 1-2 三级预防的内容和预防对象

预防的原则	内 容	预 防 对 象
第一级	特异性致病因素的作用	职业人群
第二级	疾病的早期	职业危害接触人群
第三级	疾病的晚期（治疗、康复）	职业病人

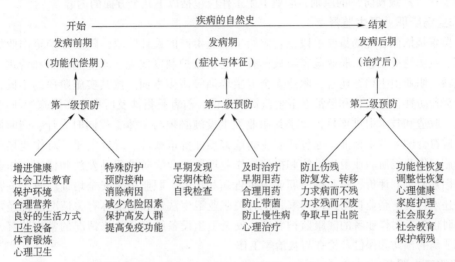

图 1-2 三级预防的内容

1. 一级预防

一级预防又称为病因预防。针对职业人群而言，一级预防就是让从业人员根本不接触职业性有害因素，即从根本上消除或最大可能地减少对职业性有害因素的接触。例如，改变工艺；改进生产过程；制定职业接触限值，使作业环境或生产过程达到安全卫生标准要求；对人群中的易感者制定就业禁忌证等。概括一级预防的内容，它应包括改善生活和生产环境及增进机体健康两个方面。就改善生活和生产环境而言，应贯彻《工业企业设计卫生标准》《工作场所有害因素职业接触限值》及其他有关法规等。就增进机体健康而言，则应通过健康教育与自我保健意识提高卫生知识水平，通过加强营养和体育锻炼增强体质等。

2. 二级预防

为及早发现病损，在一级预防达不到要求时，应尽量做到"三早"预防，即早期发现、早期诊断、早期治疗。例如，通过普查、重点筛检或定期健康检查等，或采用先进、灵敏的手段，及早发现慢性病临床前期状态如及早发现早期慢性铅中毒病人，给予驱铅治疗，预后良好。

3. 三级预防

三级预防又称为临床预防，即对已发展成职业性疾病或工伤的患者做出正确诊断，采取及时的、有效的治疗措施，防止疾病恶化，预防并发症，防止伤残，促进健康，延长寿命。同时，根据患者的身体情况，给予一定的技能培训，帮助他们重新走上工作岗位。第三级预防以优良的医疗卫生状况为基础，其作用不仅是治疗病人，也具有预防的意义，可防止伤残，使患者伤而不残，残而不废，进行有效的康复治疗。

执行三级预防过程中，促进健康是最关键的，不过在执行时常常需要政府部门或企业领导制定政策性的预防措施。

另外，职业性疾病和其他疾病一样，除与直接病因有关外，还受到相关潜在因素的影响。个体的健康状况、生活方式、遗传特征等，都可能成为附加的危险因素。例如，高血脂个体增加对二硫化碳诱发心血管病损的易感性，吸烟者极大地提高石棉接触诱发肺癌的危险性等。于是，除三级预防原则外，又有了旨在控制相关危险因素的初始级预防（primordial prevention）。

1.4.2 我国职业卫生工作的具体内容

根据上述"三级预防"的原则，职业卫生工作应包括以下几个方面的内容。

1. 作业场所职业卫生监督

卫生监督是依法管理的重要手段，它应始于工业生产的设计阶段，随后延伸至作业场所职业卫生管理、执法情况检查、职业危害事故调查、健康监护制度实施、职业病报告和管理、职业卫生应急救援、职业卫生档案建立、职业安全卫生培训等诸多方面。按其实施阶段的不同，卫生监督可划分为预防性卫生监督和经常性卫生监督两大项。前者是指涉及所有生产设施的新建、改建、扩建及技术改造和技术引进项目，要求其职业卫生设施必须与主体工程同时设计、同时施工、同时验收，应符合国家卫生标准，也包括职业病危害预评价审核等。后者主要是对作业场所职业卫生管理措施、作业场所职业卫生设施和措施、作业场所职业病防护用品发放和使用、作业场所职业性有害因素监测和评价、作业场所职业卫生告知和报告、职业卫生安全培训、职业危害事故和有关违法违规行为、企业贯彻执行国家其他有关职业卫生法规和标准等有关情况进行经常性卫生监督，同时也包括对作业者的健康监护制度、安全卫生设备维修和检修情况的常规监督，以及规范企业职业病的预防和保健及检查与救治等工作。

2. 职业卫生服务

国家有关职业安全卫生与健康的机构应为企业提供良好的、合格的职业卫生服务。这些服务包括生产环境监测、健康监护和危害控制咨询等。

生产环境监测能及时发现和动态掌握作业环境中潜在有害因素的种类、存在形式、强度、消长规律等，从而为改善劳动条件的干预措施提供依据。健康监护着重运用现代医学手段，早期检测特定作业条件下群体健康状况及个体健康损害性质与程度，并进一步确定接触人群的受损率，从而获得接触水平（剂量）-反应关系。健康监护一般通过就业前和定期健康检查，及早发现不良健康效应或亚临床病患者，予以妥善处理，防止继续接触职业性有害因素产生不可逆病损。对于已发展为职业病的患者，应针对其不同发病情况进行分级处理。危害控制咨询是在环境检测和健康监护的基础上，采取治理措施的重要环节。职业卫生服务机构应针对不同的职业性危害情况，提出有效的治理咨询服务和适宜技术，以达到"识别、评价、预测和控制"职业性有害因素的目的。

3. 职业流行病学调查

职业卫生人员应经常深入生产实际，进行职业卫生现场调查，并运用流行病学方法，建立队列研究和病例对照研究人群，通过统计分析找出接触职业性有害因素与潜在发病之间的联系及一些尚未弄清的问题，如有害因素的联合作用、个体危险因素和发病之间的相互作用等，从而为预防措施提供科学的理论依据。

4. 为职业卫生立法提供依据

职业卫生服务和职业流行病学研究所积累的资料，可为有关法规、规定、标准等的制定提供依据，如制定卫生标准和诊断标准等。

5. 人员培训和健康促进教育

既要加强从事职业卫生与职业病防治工作人员自身的培训工作，又要重视对领导层的开发，让企业负责人充分认识职业卫生工作的重要性，并依法办事。还要通过职业健康促进教育给广大职工以"知情权"，让他们知道有关职业性有害因素对健康的影响和防护办法，以增强自我保护意识并积极参与危害控制。

复习思考题

1. 什么是职业病？职业病的发病模式和特点如何？
2. 以某一具体厂矿企业为例，分析其职业性有害因素的种类及产生原因。
3. 试就我国职业卫生工作的三级预防原则，阐述我国职业卫生工作的具体内容。
4. 结合当前我国职业卫生问题的现状，谈谈我国职业卫生工作和研究的未来发展趋势。

延伸阅读文献

[1] 朱常有，杨乃莲，王宇航 . 中国职业安全健康概况 [M]. 北京：中国劳动社会保障出版社，2012.
[2] 国家自然科学基金委员会工程与材料科学部 . 安全科学与工程学科发展战略研究报告（2015-2030）[R]. 北京：科学出版社，2016.

第2章

职业劳动过程中的不良因素危害及预防

内容提要

本章通过分析人在职业劳动过程中的生理、心理变化，阐明了职业性心理紧张和疲劳的发生及其所致因素，讲述了职业劳动过程中产生的各种职业性疾患及病因，并给出了相应的预防对策。

学习目标

了解职业劳动过程中人的心理、生理变化特点；熟悉职业性心理紧张反应的表现及分类、疲劳发生的各个阶段及形式；掌握劳动过程中引发的各种职业性疾患的病理特点及相应的预防对策。

人在生产劳动过程中，一方面会受到职业种类、劳动强度、作业姿势、轮班工作、自身个体差异等条件或因素的影响，同时机体通过神经—体液的调节和适应，不仅完成了作业，而且可促进健康。但若劳动负荷过大、作业时间过长、劳动制度或分配不合理及环境条件太差，以至人体不能适应或耐受时，上述诸因素就可能构成职业劳动过程中的有害因素，造成生理和心理过度紧张，从而使作业能力下降，甚至损害健康。为了说明劳动过程中的不良因素所造成的职业危害，首先应了解人在劳动过程中的生理和心理问题，以便采取正确的预防和应对措施。

2.1　劳动过程中的生理变化和适应

人类的劳动按其类型不同，传统上分为脑力劳动和体力劳动两类。也有将其分为三类的，即脑力劳动、体力劳动和脑体混合劳动。这些分类是相对的，每种劳动类型都难以下一个确切的定义。一般认为以脑力劳动为主的作业称为脑力劳动，这是与以体力劳动为主的作业相对而言的。脑体混合劳动，即脑体结合，如驾驶员、操作半自动化机器的人员等。劳动类型间不能截然分割，因为任何劳动都有脑力和体力的参与。各类型间不仅有机联系，而且各类作业者可以互相转化。例如，随着科学的迅猛发展和社会的进步，职业活动中许多繁重的体力劳动正逐步被机器或智能化机器所取代，体力劳动的比重和强度均在不断降低，而脑力作业者在不断增加。

2.1.1　体力劳动过程的生理变化与适应

1. 体力劳动时机体的能量代谢

人类的劳动是体力劳动和脑力劳动相结合进行的，只不过不同类型的劳动，体力与脑力的分配有所偏重。由于骨骼肌约占体重的40%，故以其活动为主的体力劳动消耗的能量较大。

机体物质代谢过程中伴随着有关能量的产生与消耗。物质代谢过程的能量释放、转移和利用，称为能量代谢。物质代谢包括合成代谢与分解代谢两部分。根据机体的状态可分为基础代谢、安静代谢、睡眠代谢、劳动代谢和食物特殊动力作用等。

（1）肌肉活动的能量来源　肌肉收缩与松弛所需的能量主要来自于三磷酸腺苷（ATP）分解成二磷酸腺苷的过程中释放的能量，并由磷酸肌酸及时分解补充。肌肉中磷酸肌酸的储存量非常少，只能供肌肉活动几秒至 1min，所以需由糖类、脂肪和蛋白质分解来提供合成 ATP 的能量。中等强度肌肉活动时，ATP 以中等速度分解，糖和脂肪通过氧化磷酸化过程提供能量来合成 ATP。初始阶段利用糖类较多，但随着肌肉活动时间延长，利用脂肪的比例增大，这时脂肪成为主要能源。这个过程需要有氧的参与才能进行，称需氧系列。肌肉在大强度活动时，ATP 分解速度非常快，需氧系列受到供氧能力的限制，形成 ATP 的速度不能满足肌肉活动的需要，此时，需靠无氧糖酵解产生乳酸的方式来提供能量，称乳酸系列。乳酸系列的供氧速度较需氧系列快 32 倍，但需动用大量的葡萄糖，并且产生的乳酸有致疲劳作用，故不经济，也不能持久。

（2）作业时氧消耗的动态　劳动时人体所需的氧量取决于劳动强度，强度越大，需氧量也越多。人劳动 1min 所需的氧量称为氧需。氧需能否得到满足，主要取决于循环系统的功能，其次为呼吸器官的功能。血液在 1min 内能供应的最大氧量称为氧上限。成年人的氧上限一般不超过 3L，有锻炼者可超过 4L。在作业开始 2~3min，呼吸和循环系统的活动尚不能满足氧需，肌肉活动所需要的能量是在缺氧条件下产生的，氧需和实际供氧量之差称为氧债。其后当呼吸系统和循环系统的活动逐渐加强，氧的供应得到满足，进入稳定状态下工作，这样一般能维持较长的时间。若劳动强度较大，氧需超过氧上限，机体处在供氧不足的状态下工作，肌肉内的储能物质（主要指糖原）迅速消耗，作业不能持久。作业停止后一段时间内，机体需要继续消耗较安静时更多的氧以偿还氧债，恢复时间一般需几分钟至十几分钟，也可长达 1h 以上。

（3）作业时的能量消耗量与劳动强度分级　作业时的能量消耗量是全身各器官系统活动能量的总和。由于最紧张的脑力劳动的能量消耗量不会超过基础代谢的 10%，而肌肉活动的能量消耗量却可以达到基础代谢的 10~25 倍，故传统上用能量消耗或心率来划分劳动强度。它只适用于以体力劳动为主的作业，一般分为三级。

1）中等强度作业。中等强度作业是指氧需不超过氧上限，即在稳定状态下进行的作业。目前我国的工农业劳动多属中等强度作业，如表 2-1 所示。

表 2-1　用于评价劳动强度的指标和分级标准

劳动强度等级	很　轻	轻	中　等	重	很　重	极　重
耗氧量/L·min⁻¹	<0.5	0.5~	1.0~	1.5~	2.0~	2.5~
能量消耗量/kJ·min⁻¹	<10.5	10.5~	21.0~	31.4~	41.8~	52.3~
心率/次·min⁻¹		75~	100~	125~	150~	175~
直肠温度/℃			37.5~	38.0~	38.5~	39.0~
排汗量/L·h⁻¹			0.2~	0.4~	0.6~	0.8~

2）大强度作业。大强度作业是指氧需超过氧上限，即在氧债大量蓄积的条件下进行的作业。一般只能持续进行数分钟至 10min，如重件的手工锻打、爬坡搬运重物等。

3）极大强度作业。极大强度作业是指完全在无氧条件下进行的作业，此时的氧债几乎等于氧需，如短跑和游泳比赛等。这种剧烈的活动只能持续很短时间，一般不超过 2min。

我国根据对 262 个工种工人的劳动时间、能量代谢和疲劳感等指标之间的关系进行调查分析后，提出按劳动强度指数来划分体力劳动强度，并颁布了《体力劳动强度分级》（GB 3869—1997）（见表 2-2）。

表 2-2　体力劳动强度分级

体力劳动强度级别	体力劳动强度指数	体力劳动强度级别	体力劳动强度指数
I	≤15	III	20 ~ 25
II	15 ~ 20	IV	>25

2. 体力劳动时机体的调节和适应

在生产劳动过程中，为保证能量供应和各器官系统的协调，机体通过神经—体液调节各器官系统的生理功能，以适应生产劳动的需要。劳动时机体的调节和适应性可产生以下变化。

（1）神经系统　劳动时每一目的动作都受中枢神经系统的支配，同时中枢神经系统还协调其他器官系统以适应作业活动的需要。长期在同一劳动环境中从事某一作业活动时，通过复合条件反射逐渐形成该项作业的动力定型，即从事该项作业时各器官系统能协调配合，反应敏捷，耗能减少，并且劳动效率明显提高。长期脱离体力劳动，可破坏原有的动力定型，作业能力下降。体力劳动的性质与强度也影响大脑皮层和感觉器官的功能。大强度作业能降低大脑皮层兴奋性，并加深抑制，引起视觉及皮肤感觉反应时间延长，而适度的轻体力劳动反而会使之缩短。

（2）心血管系统　心血管系统对体力劳动的适应主要表现为心率、血压和血液分配的变动。心率在作业开始前 1min 即稍增加，作业开始后心率在 30 ~ 40s 迅速增加，经 4 ~ 5min 达到与劳动强度相应的稳定水平。对一般人，当作业时其心率增加未超过其安静时的 40 次/min，表示能胜任该项工作。作业停止后，心率可在几秒至 15s 后迅速减少，然后缓慢恢复至原来水平。恢复期的长短随劳动强度、工间休息时间、环境条件和健康状况而异，此可作为心血管系统能否适应该作业的标志。

作业时收缩压上升，舒张压不变或稍有上升，脉压变大。当脉压可以继续加大或保持不变时，体力劳动能有效地进行。当劳动强度不变而脉压变小，小于其最大值一半时说明已经疲劳，糖原储备接近耗竭。作业停止后血压迅速下降，一般在 5min 内恢复正常。大强度作业后需 30 ~ 60min 后才恢复正常，血压的恢复比心率的恢复快。

安静时血液流入肾、腹腔脏器的量最多，其次为肌肉、脑，再次为心、皮肤、骨等。体力劳动时，通过神经反射使内脏、皮肤等处的小动脉收缩，供应肌肉的小动脉扩张，使流入肌肉和心肌的血流量大增，脑的血流量则维持不变或稍增多，而肾、腹腔脏器、皮肤、骨等的血流量都有所减少。人在安静状态时，血糖含量为 5.6mmol/L。劳动强度较大或持续时间过长，或者肝糖原储备不足，则可出现血糖降低，当降至正常含量的一半时，即表示糖原储备耗竭而不能继续劳动。

（3）呼吸系统　作业时，呼吸次数随体力劳动强度而增加。肺通气量由安静时的 6 ~ 8L/min 可增加到 40 ~ 120L/min 或更高。有锻炼者主要靠增加肺活量来适应，无锻炼者主要靠增加呼吸次数来维持。静力作业时，呼吸浅而少；疲劳时，呼吸变浅而且快，肺通气量无明显增加。停止劳动后，呼吸节奏的恢复较心率、血压的恢复快。肺通气量可作为劳动强度的判定和作业者劳动能力鉴定的指标之一。

（4）其他　体力劳动时，由于血液分配的影响和汗液量的增加，尿量大为减少，尿液中乳酸含量显著增加。排汗具有调节体温和排泄的双重作用。体力劳动时汗液成分中乳酸含量较高。体力劳动时及其后一段时间内，体温有所上升。正常劳动时体温不应比安静时高 1℃，否则人体不能适应，劳动不能持久进行。

2.1.2 脑力劳动过程的生理变化与适应

随着科学技术的迅猛发展和社会的进步，职业活动中许多繁重的体力劳动正逐步被机器或智能化机器所取代，体力劳动的比重和强度均不断降低，脑力劳动的分量不断增加，脑力劳动正逐渐成为多数劳动者的主要劳动形式。

1. 脑力劳动的内容和特点

脑力劳动是相对体力劳动而言的以脑力活动为主的作业，也叫信息性劳动。其特点在于信息的加工处理，将感觉器官感受的信息经中枢神经系统加工处理，然后通过多种形式转化和输出信息。脑力劳动多数是非重复性的、以抽象想象为主的思维活动，具有创造性。

脑力劳动时，脑的氧代谢较其他器官高，安静时约为等量肌肉需要量的 15 ~ 20 倍，占成年人体总耗氧量的 10%，睡眠时则减少。但由于脑的重量不超过体重的 2.5%，故即使是最紧张的脑力活动，全身耗能量的增高，也不会超过基础代谢的 1/10。葡萄糖是脑细胞活动的最重要能源，平时 90% 的能量都靠糖分解来提供。但脑细胞中储存的糖原甚微，只够活动几分钟之用，因而主要靠血液送来的葡萄糖通过氧化磷酸化过程来提供能量。因此，脑组织对缺氧、缺血非常敏感。但仅增高总摄氧量并不能提高脑力劳动效率。脑力活动常使心率减慢。但特别紧张时，心率加快，血压上升，呼吸稍加快，脑部充血，四肢和腹腔血流减少，脑电图和心电图也相应改变。脑力劳动时，血糖一般变化不大或稍有增高；对尿量、尿成分影响不大。在进行极度紧张的脑力劳动时，尿中的磷酸盐的含量有所增加；对汗液的质与量及体温均无明显影响。

2. 脑力劳动的职业卫生要求

对脑力劳动的职业卫生要求可根据脑力劳动系统的条件和要素来加以考虑。例如，工作场所对脑力劳动效率有重要的影响，故工作室应保持安静，噪声不应超过 45dB；室内光线应明亮，但需防止阳光直射，光线应从左边来；人工照明应有足够亮度，一般应为 500lx，绘图等精细工作应为 1000lx；室内温度以合适温度为宜，我国相应国家标准规定为夏季 24 ~ 28℃，冬季 19 ~ 22℃；墙壁颜色应明亮柔和，避免使用黑色、深色或刺眼的颜色；工作间、桌椅等均应符合工效学要求。

脑力劳动的任务是信息加工处理，外界提供的信息应明确，量要适中，信息的区分度要高，否则会加重脑力劳动者的负荷。同时要注意信息的和谐性和剩余度问题。前者是指信息显示、控制性活动或系统的应答要与操作者所预期的保持一致，否则将产生信息冲突。后者是表示信号所携带的实际信息量低于它可能携带的最大信息量的程度。多余的信息可使操作者能够交叉地检查和确认信息，保证信息交流的可靠性。但过多的信息可增加脑力劳动的负荷，使人分心。故应根据作业需求，保持适量的剩余信息。此外，脑力劳动者也应注意改进记忆和思考的方式方法，还要注意合理营养、体育锻炼和工间休息以维护作业能力，防止过劳。

2.2 职业性心理紧张与疲劳

劳动的产生是因为人有某种需求，由需求引发动机从而产生具体的劳动过程以实现需求的满足。在劳动过程中，如果劳动者的需求得不到满足及劳动条件不符合卫生及工效学要求，则会使其身心处于高度紧张状态，可能造成不良后果。

2.2.1 职业性心理紧张及其引发因素

紧张是人体对外界刺激的一种心理反应，是在客观需求与主观反映能力之间的一种（可感受到的）失衡，在这种情况下，由于不能满足需求就可能引起相应的（可觉察）功能性紊乱。由紧张引起的短期生理、心理或行为表现称为紧张反应，其表现有：

（1）心理反应　过度紧张可引起人们的心理异常反应，主要表现在情感和认知方面。例如，工作满意度下降、抑郁、焦虑、易疲倦、感情淡漠、注意力不集中、记忆力下降、易怒，使个体应对能力下降。

（2）生理反应　生理反应主要是指躯体不适，血压升高，心率加快，血凝加速，皮肤生理电反应增强，血和尿中儿茶酚胺和17-羟类固醇增多，尿酸增加。对免疫功能可能有抑制作用，可致肾上腺素和去甲肾上腺素的分泌增加，导致血中游离酸和高血糖素增加。

（3）行为表现　紧张可引起有害的个人行为，如过量吸烟、酗酒；频繁就医、药物依赖；怠工、缺勤；不愿参加集体活动等。

（4）精疲力竭　精疲力竭的发生是职业紧张的直接后果，是个体不能应对职业紧张的最重要的表现之一。精疲力竭主要表现在三个方面：

1）生理性衰竭。

2）情绪性耗竭。情绪资源过度消耗，表现为情感抑郁、无望和无助等。

3）精神性耗竭。精力过分损耗，对工作、朋友和家人均表现为负性态度。

精疲力竭的后果是严重的，不仅会丧失工作能力，还可能危及生命。

紧张按其状态可分为过度紧张、适度紧张和紧张不足三种。在职业劳动过程中，充分利用劳动者的个体特征或所在职业环境等调节因素，保持适度紧张是顺利完成生产任务的必备条件。适度紧张能有效保证工人适用一般情况下的工作条件和工作环境；保持良好的情绪状态；有效控制和分配注意力；准确感知劳动对象；积极完成各种思维、判断活动；同时，保证工人在严格遵守劳动操作程序要求的前提下，最大限度地减少心理和体力的消耗，保持旺盛的工作热情，从而有利于减少工作中的失误和事故，使工人安全、优质、高效地完成生产任务。适度紧张也有一定的消极影响，但不会对工人的身心造成严重的危害，这些影响都是工人适应能力可以克服的。紧张不足和过度紧张都不利于工作的有效完成，对工人的身心也有不良影响。

使劳动者产生心理紧张的环境事件或条件称为紧张因素。劳动场所中能引起职业性紧张的因素有：

1）工作组织方面，包括工作时间与进度不当和工作的客观整体结构上存在问题等。

2）工作量方面，如工作量上超负荷，工作质量上负荷不足，在进度和工作方法上劳动者不能主动加以控制等。

3）工作经历方面，如劳动生涯中的变动和长期不变动等。

4）劳动条件方面，如通风照明不良，噪声强度大，工作空间狭窄拥挤，环境脏乱差等。

5）组织关系方面，如个人在组织机构中的职责不明确，接受的任务相互冲突，工作中得不到信任与支持，缺乏自主权等。

6）个人与社会因素，如个人性格、年龄、性别、健康状况等都可影响个体对职业性紧张因素的易感性。

2.2.2　疲劳的产生及其预防

1. 疲劳的产生及分类

在劳动过程中，人体各系统、器官或全身生理功能和作业能力出现明显下降的状态称为疲劳。疲劳的长期积蓄会造成过度疲劳，发展为病理状态。疲劳是人们熟悉但又十分复杂的一种现象，不论从事何种作业，随着劳动时间延长，均会出现疲劳，表现为作业能力下降，感觉疲倦，对任何用力都感到厌烦等。疲劳可视为机体的正常生理反应，起预防机体过劳的警告作用。

（1）疲劳的产生 疲劳的产生大致可分为三个阶段：

1）第一阶段，疲倦感轻微，作业能力不受影响或稍下降。此时，浓厚兴趣、特殊刺激、个人意志等可战胜疲劳、维持工作效率，但有导致过劳的危险。

2）第二阶段，作业能力下降趋势明显，但仅涉及生产的质量，对产量的影响不大。

3）第三阶段，疲倦感强烈，作业能力急剧下降或有起伏，最终感到精疲力竭、操作发生紊乱而无法继续工作。

可见，疲劳的第三阶段是工伤事故多发的重要原因阶段。幸运的是，人的疲劳与金属的疲劳是不一样的，经过适当的休息是可以恢复的。

（2）疲劳的分类 按疲劳形式的不同大致分为下列几种：

1）局部疲劳。局部疲劳主要发生在身体的某一部分或个别器官，如抄写、打字等引起的上肢疲劳和仪表工人的视觉疲劳。这类疲劳发生在局部，一般不影响其他部位的功能。例如，手指疲劳时，对视力和听力并无明显影响。

2）全身疲劳。全身疲劳主要是由于全身参加较为繁重的体力劳动所致，表现为肌肉关节酸痛、疲倦、运作迟缓、反应迟钝、错误增加、作业能力下降等。

3）智力疲劳。智力疲劳主要是因长时间从事紧张的脑力劳动所引起的头昏脑涨、全身乏力、嗜睡或失眠等现象。这种疲劳与对某项工作缺乏兴趣而产生的厌倦感不易区别。

4）技术性疲劳。技术性疲劳常见于需要脑力、体力并重且精神紧张的作业，如驾驶员、报务员、流水线上的操作工等。这种疲劳与前两种疲劳无本质上的差别。

能够引起疲劳的原因很多，主要有劳动组织和制度不合理，如劳动强度过大或速度过快，不良体位或节奏单调，劳动时间过长等；劳动环境不符合卫生要求，如存在有毒物质及高温、高湿、噪声、振动、照明不足等，以及生产设备和工具太差，不适合劳动者的生理特点等；劳动者个体的因素，如年龄及健康状况、营养状况、技术熟练程度等，都与疲劳发生的早晚有关。

2. 疲劳的预防

要有效预防疲劳可以从以下几个方面考虑。

（1）改革生产技术和设备 以机械化、自动化为中心的技术革新和技术革命，是提高劳动生产率，减轻劳动强度，改善劳动条件的根本措施。机器、设备和工具适合于人的解剖和生理特点，也是需要遵循的重要原则。例如，机床、工作台的高度，要根据使用者的平均身高进行设计，以便适合绝大多数人使用；工作椅的高度最好能上下调节，并有舒适的靠背；用于操作的各种装置，如把手、踏板、电钮等的高低、远近、间隔要醒目、方便，以便减少差错和事故；各种显示器的排列、显示方式和刻度要适合人的视觉特点和习惯；钳、锯、钻、烙铁等手工工具的形状设计，既要便于操作，又要符合人的手和前臂的解剖特点，减少把手对手脆弱的三角区产生压力等。

（2）合理运用体位 体力劳动时，工人一方面受外力的影响，如搬运重物或手中工具的重力、开关旋钮或操纵控制器时遇到的阻力等；另一方面还受自身重力的影响。当人体向某一方向偏移或倾斜时，重心也随之偏移，这时需要更多的肌肉群收缩以维持身体平衡，肌肉的紧张也随之增加。生物力学的观点认为，除整体重心以外，人体每个部分也有一个重心，头、臂、躯干等，尽量使身体各部分的重心靠近躯干，可以明显减少肌肉的紧张和提高工作效率。

（3）锻炼与练习 锻炼与练习可使机体形成某种动力定型，使参加活动的肌肉数量减少，动作协调、敏捷和准确。由于形成了工作节律，大脑皮层负担减轻，不易发生疲劳。锻炼和练习要循序渐进，坚持进行，逐渐增强机体负荷，以提高适应能力和作业能力。锻炼的强度太小或时间太短，不能引起疲劳，则效果不大；反之，如果强度过大或时间太长，则可以引起疲劳，反而使作业能力下降。经过锻炼和练习形成的动力定型，若长时期中断，已具有的能力也会逐渐减退。

（4）改善劳动组织和劳动制度　劳动组织是指工作的分配和协作。应根据劳动的性质和强度与劳动者的个体差异和作业能力来合理分配和组织劳动。例如，工人就业时挑选的依据，不只限于是否有职业禁忌的疾患，还要根据生产中每一岗位所从事的作业特点和完成任务所需要的操作技能等要求，制定录用标准。劳动制度是指劳动和休息交替安排的规定。应根据人体的生理特点，合理分配休息和劳动的时间，注意劳逸结合，以减少工作对生理和心理造成的紧张，预防疲劳过早发生，从而提高作业能力。

（5）改善劳动环境，加强卫生保健　改善劳动环境条件，减少或消除影响工人健康的各种不良因素，注意卫生，合理营养，增强体质，提高健康水平，都是提高作业能力的积极措施。

3. 疲劳的消除

（1）工间休息　劳动中随着时间的延长，人会逐渐感到疲劳，作业能力下降。适当安排工间休息，可以有效地减轻疲劳程度。工间休息的长短和次数，视劳动强度、性质和劳动环境而定。重体力劳动，特别是高温作业，休息次数应多一些，时间相对长一些，以免体内蓄热过多。工作单调或精神紧张的作业，休息应多次短时间。一般体力劳动只需上午和下午各安排一次工间休息即可。休息方式也应不同，重体力劳动宜安静休息，静坐或静躺；中、轻体力劳动或脑力劳动，最好采用积极的休息方式，安排适当的文娱活动或工间操，更加有助于解除疲劳；局部紧张为主的作业，应针对性地加强局部活动，促进血液循环，以消除疲劳。

（2）轮班工作制　人体的各种生理活动，如体温、内分泌、心血管等都有一定的生物节律，一般以24h为一周期。这种节律和外界环境的时间变化一致时，人体生理活动能够正常进行，否则将会对人体生理过程产生影响。然而，现代社会轮班工作已是不可避免的，轮班工作改变了人的生物节律，易引起疲劳、作业能力下降、睡眠障碍、食欲减退甚至疾病。目前已推行的"四班三运转"就是在以往执行的"三班三运转"的基础上，研究改进而实行的。据认为，这更有利于机体的适应，减轻疲劳感，提高出勤率和降低人身伤亡事故。

（3）劳动以外的休息　工作后或节假日要合理安排，如此才能消除疲劳，补偿工作和家务劳动中多余的能量消耗，达到恢复体力和作业能力的目的。文娱活动可以起到积极休息的良好作用。适当的体育锻炼不仅可以增强体质，而且可以促进睡眠。如果睡眠不足，人的生理机能就不能完全恢复，因此对于上夜班的人，创造安静的环境，保证充足的睡眠更为重要。

2.3　劳动过程中引起的有关疾患及其预防

生产劳动过程中，由于各种原因，有时需要劳动者长时间保持某种特定的姿势或处于一种强迫体位，或者由于劳动负荷过大或节奏过快等原因，可以引起机体某些部位的损伤或疾病。此外，由于牵拉、压迫或摩擦等原因，也可使机体某些器官或组织发生功能性或器质性变化，甚至形成职业性疾患。

2.3.1　劳动组织和劳动制度

劳动组织和劳动制度的安排不合理不仅会影响劳动效率，而且会使作业者的健康受到损害。例如，工作时间过长，作业人员产生疲劳，作业能力和效率明显降低，轻则出现生产质量下降，重则导致工伤事故的产生和机体衰竭。

由于现代工业多为集体连续生产，存在工作的分配与协作，因此轮班劳动的安排也是劳动制度的重要一环。轮班劳动不合理，不仅会严重打乱正常的生物节律，对身体健康、社会和家庭生活产生较大的影响，而且对作业能力也有明显影响。调查发现，在一日内，体力作业能力以9~12

时的效率最高，脑力作业能力一般以 9 ~ 12 时最佳，但也有个体差异。国外资料表明，5% ~ 20% 的轮班作业者对设计不良的轮班安排感觉不适，常会导致睡眠质量差、难以入睡、失眠；休息后难以恢复；易于激动、技能下降、身体不适；消化不良、食欲差等症状。这些症状又被称为"轮班劳动不适应综合征"。

夜班作业是轮班作业中对作业者身心影响最大的作业。夜班作业是指一天中通常用于睡眠的时间里进行职业活动，一般是 22 时或 23 时到次日凌晨 5 时或 6 时这段时间。夜班作业对作业者的心理会产生明显的不良影响，神经行为测试表明，在夜间，同一受试者各项指标的得分呈不同程度的下降。夜班作业者白天需要休息，但由于白天的周围环境比较嘈杂，加上家人生活的影响，往往睡眠质量差，造成疲劳恢复慢。长期连续夜班工作者，白天不能参加社会活动，断绝了社会信息，使他们常常感到有与世隔绝的孤独感。此外，由于与家庭成员的作息时间不同，因此与家人团聚和家庭活动时间较少，可能被家人抱怨，对家庭和睦与正常家庭生活造成影响。长期间隔夜班作业者，虽然对家庭生活影响减小，但由于需要不断调整生物节奏以适应变换的作息时间，因而，常常因不易适应而抱怨睡眠差和休息后仍然疲倦。如何科学安排轮班特别是夜班作业，既保障生产，又兼顾作业者的身心健康，是对生产组织者的考验。

2.3.2　劳动强度和强制体位

劳动强度过大，则作业不能持久进行。8h 工作制，能量消耗量的最高水平以不超过作业者最大能量消耗量的 1/3 为宜，在此水平以下，即使连续工作 8h 也不致引起过度的疲劳。对轻、中等劳动强度来说，劳动时间过短，不足以发挥作业者的最高作业能力；而劳动时间过长，则会导致疲劳与过劳、作业能力下降和健康受损。劳动过程中多见的由于劳动强度过大和强制体位造成的疾病，主要有以下几类。

1. 肌肉骨骼损伤

肌肉骨骼损伤是一种常见的与工作有关的疾病，影响范围很广，在各种行业都可以发生。

（1）下背痛　下背痛是肌肉骨骼损伤中最常见的一种，半数以上的劳动者在工作年龄都曾患过下背痛。站姿作业和坐姿作业均可发生下背痛，其中以站立负重作业的发病率最高，如搬运工。

引起职业性下背痛的常见原因有：

1）负重。负荷过大可使腰部肌肉、骨骼和椎间盘等支撑系统发生损伤。

2）姿势。长时间保持某种姿势，为了支撑人体上部的重量，使腰部处于持续紧张状态，如果不能保持自然姿势，使姿势负荷加大，更增加了腰部负担。

3）用力不当。用力要自然、顺畅，避免突然用较大的力。

4）在负重过程中突然转身。

职业性下背痛主要有三种类型：

1）腰部机能不全，表现为下背部疲劳、强直或疼痛。清早起床、向前弯腰、持久保持站或坐的姿势均可引起发作，发作时腰不能伸直。

2）腰痛。腰部剧烈疼痛，活动受限，多发生于突然用力或转身等动作。

3）坐骨神经痛。疼痛向腿的后、侧部放射，脚和趾可有麻木或刺痛感。

上述几种情况可以单独出现，也可以有一种以上同时发生。下背痛一般呈间歇性，严重发作时可丧失劳动力，间歇期数月至数年不等，不发作时症状消失且能进行正常活动。

（2）颈、肩、腕损伤　颈、肩、腕损伤主要见于坐姿作业，常见的职业活动有：键盘操作者，如秘书、打字员、计算机操作人员，计算机广泛应用以后，这类损伤的数量和程度明显增加；流水线生产工人，如电子元件生产、仪表组装、食品包装等；手工工人，如缝纫、制鞋、刺绣等；

音乐工作者,如钢琴师、手风琴演奏者等。

引起这类损伤的主要原因有:

1)长时间保持一种姿势,特别是在不自然或不正确的姿势下工作更容易发生,如头部过分前倾增加了颈部负荷,工作台高度不合适使前臂和上臂抬高,肩部肌肉过度紧张。

2)工作中频繁进行重复、快速的操作,如手部反复曲、伸。

3)作业中反复用力等。

颈、肩、腕损伤的主要表现是疼痛、肌张力减弱、感觉过敏或麻木、活动受限等,严重者只要处于工作姿势即产生剧烈的疼痛,以至于不能坚持工作。腕部损伤严重者还可以引起手部肌肉的萎缩等。

2. 下肢静脉曲张

由于劳动引起的下肢静脉曲张多见于长期站立或行走的作业,如警察、纺织工等,如果站立的同时还需要负重,则发生这种疾患的机会更多。患下肢静脉曲张疾患的概率随工龄的延长而增加,女性比男性更容易患病。常见部位在小腿内上侧。出现下肢静脉曲张后感到下肢及脚部疲劳、坠胀或疼痛,严重者可出现水肿、溃疡、化脓性血栓静脉炎等。

3. 扁平脚

工作过程中脚部长期承受较大负荷,如立姿作业、行走、搬运或需要用力踩脚控制器,可以使胫部肌肉过劳,韧带拉长、松弛,导致脚弓变平,成为扁平脚。扁平脚形成比较缓慢,但青少年从事这类作业发生和发展均较快。扁平脚早期表现为脚跟及跖骨头疼痛,随着病情继续发展,可有步态改变、下肢肌肉疲劳、坐骨神经痛、腓肠肌痉挛等,严重时,站立及步行即出现剧烈疼痛,并伴有胫部水肿。

4. 腹疝

腹疝多见于长期从事重体力劳动者,由于负重,使腹肌紧张,腹内压升高,久之可形成腹疝,青少年从事重体力劳动更容易发生这种疾病。其中,脐疝和腹股沟疝比较常见,其次是股疝。腹疝一般无疼痛感,对身体影响不大。劳动中突然发生的称为创伤性疝,疼痛剧烈,但很快可缓解或转为钝痛。

2.3.3 个别器官紧张

1. 视觉器官紧张所致疾患

现代化生产中有许多工种需要视觉器官长时间处于紧张调节状态,如计算机录入、文字校对、钟表工、细小零件装配工等。微小电子元件的生产及有些科研和医务工作者需要在显微镜下工作,视觉紧张也很明显。长期视觉紧张可以出现眼干、眼痛、视物模糊、复视等一系列症状,并可出现眼睛流泪、充血、眼睑浮肿、视力下降等临床改变,严重者可发生黄斑性脉络视网膜炎,甚至视网膜剥离。

2. 发声器官过度紧张所致疾患

有些职业,如歌唱家、教师、讲解员等,不仅发声器官使用多,而且紧张度高,可以引起发声器官的变化或疾病。一般可分为两类:一类是机能性发声障碍,表现为开始发声后不久即出现声音嘶哑、失调或失声;另一类是器质性损害,表现为发声器官炎症、声带出血、声带不全麻痹,甚至出现"歌唱家小结节"。这种小结节位于声带之上,不超过别针头大小,可引起发声障碍。实际工作中,"歌唱家小结节"较少见,"假性歌唱家小结节"比较多见,这是一种声带黏膜上的一时性小隆起,在较重的咽喉炎或气管炎之后过早地歌唱容易出现这种现象。

2.3.4　压迫及摩擦所致疾患

1. 胼胝

身体与工具或其他物体接触的部位因摩擦和压迫，可使局部皮肤反复充血，表皮增生及角化，形成胼胝或胼胝化。胼胝范围小且厚，界限清楚；反之则为胼胝化。胼胝和胼胝化最常见的部位是手部，其次是脚。这种情况一般不影响作业，甚至还具有一定的保护作用。但如果数量多或面积大，也会使活动受限，感觉灵敏度降低，影响正常功能。如果发生感染，出现炎症，则会影响身体健康。胼胝多用 50% 水杨酸软膏或水杨酸火棉胶等局部腐蚀剂或修削方法治疗。

2. 滑囊炎

滑囊位于肌腱与骨面或皮肤与骨突起之间。滑囊炎是一种常见疾患，很多工种都可以引起滑囊炎，尤其多见于快速、重复性的操作。滑囊炎可以发生于各种不同的部位，如包装工的腕部、跪姿工作者的膝部等。滑囊炎发生的原因主要是局部长期受到强烈的压迫和摩擦。职业性滑囊炎呈慢性或亚急性过程，一般症状较轻，表现为局部疼痛、肿胀，对功能影响不大。当关节使用过度，或当它在很长的一段时间内受压或紧张时，附近的黏液囊可能发炎。囊中充满过多的液体，给周围的组织造成压力。即刻出现的症状是疼痛，常伴有发炎、肿胀和局部压痛。外伤、摩擦和压迫引起的滑囊炎表现为滑囊肿胀、疼痛、压痛，慢性期囊壁增厚、粘连。少数滑囊炎为痛风、类风湿病、结核或化脓感染所致。局部热疗有效。非感染引起的滑囊炎可抽出囊液，并注入肾上腺皮质激素或透明质酸酶。化脓性者需切开引流。结核性者，清除病灶加抗结核药物治疗。反复发作者则要进行手术，切除滑囊。

3. 掌挛缩病

长期使用手控制器，如手柄、轮盘等，由于持续压迫和摩擦，可引起掌挛缩病。掌挛缩病发生缓慢，一般要工作 20～30 年才发生。其发生过程先是由于手掌腱鞘因反复刺激而充血，形成炎性小结节，在此基础上，出现腱膜纤维性增生及皱襞化，进一步发展为腱膜与皮肤粘连，使手掌及指的掌面形成线状瘢痕，皮肤变厚，活动受限，严重者失去活动功能。掌挛缩病以右手多见，常发生于尺侧，累及无名指和小指，病程进展缓慢。

2.3.5　劳动过程中引发疾患的预防

分析劳动过程引起疾患的原因，采取相应的防护措施，可以有效地减少或防止该类疾患的发生。

1. 流行病学及工效学调查分析

一种作业可以引起哪些损伤或疾患，首先要进行流行病学调查，了解损伤的范围、程度及与作业的关系，同时调查作业环境中可能存在的不良因素，分析人在作业过程中的负荷、节奏、姿势、持续时间及人机界面是否合理、正确等。对于确认与作业有关的损伤或疾患，根据工效学的基本原理，分析其产生的原因，有针对性地采取防护措施。

2. 采取正确的作业姿势

作业中要尽量避免不良的作业姿势，如将躺卧在地上修理汽车改为站在地沟内修理，既便于操作，又可以减少上肢的紧张。在站姿或坐姿状态下工作，要注意使身体各部位处于自然状态，或者工作台或座椅设计避免倾斜或过度弯曲。此外，在生产允许的情况下，可以适当变换操作姿势。

3. 改善人机界面

显示器和控制器的设计和使用应符合安全人机工程的有关原理。同样，工作台的高低、工件的放置位置等，要有利于作业人员的使用和保持良好的姿势。尽量使用可调节高度的工作台，不同高矮的人可以根据自身情况，将其调节到合适位置。例如，汽车装配使用平面的流水线，不同工序的工人需要采取不同的姿势进行零部件的安装，有的需要将手举得很高甚至爬到高处，有的则需要蹲或跪着操作。改成立体装配线以后，待装配的汽车在传送过程中不断发生高低变化，工人可以始终保持合适的姿势，双手在舒适方便的操作位置进行操作。此外，对于坐姿作业的人员，座椅是"机"的重要部分，为了适合不同的人使用并方便操作，座椅应该具有高低调节和旋转调节的功能，同时具有合适的腰部支撑，如果座椅不能降低到适当高度，应使用脚垫。

4. 避免和减少负重作业

负重是造成肌肉骨骼损伤的重要原因之一，因此在有条件的情况下，应尽量减少作业过程中的负荷，如采取机械化、自动化生产。对需要负重的作业（如搬运），应当制定有关规定，将搬运物体的质量限定在安全范围之内。表2-3所示为国际劳工组织（ILO）于1962年提出的对于非经常性搬运工搬运物体质量的建议限值。手持工具如果超过一定质量，使用时应有支撑或采取悬吊的方式。除了搬运重物以外，经常采用推或拉方式运输物体的作业，除了限制质量外，作业人员需注意作业姿势和用力方式。

表 2-3 非经常性搬运工搬运物体质量的建议限值

年龄/岁	搬运物体质量的建议限值/kg	
	男	女
14~16	14.6	9.8
18	18.5	11.7
20	22.6	13.7
35	24.5	14.6
50	20.6	12.7
>50	15.6	9.8

5. 减少压迫和摩擦

使用合适的工具或控制器，特别是抓握部位的尺寸、外形和材料均要适合于手的特点，避免局部受力过大。对于经常产生摩擦或需要反复运动的部位，如手和手腕，可使用个人防护用品加以保护。

6. 作业人员的选择和培训

根据某些作业的特点和要求，确定录用标准，如人体尺寸、体力、动作协调能力、反应速度、文化程度、心理素质等。经过这样选择的员工更适合于从事该项作业，既可缩短培训时间，又能较好地胜任工作。

现代化生产一般不采用"跟班劳动"的方式培训操作人员，多采用模拟、强化的训练方法，按照标准、经济的操作方式对作业人员进行培训。这种培训方式还可以使培训内容密集化，缩短培训时间。例如，培训化学工业生产控制中心的工作人员，采用模拟方法，能够使其在较短的时间内掌握生产中可能出现的管道破裂、爆炸、火灾等各种意外情况及处理办法。

培训还应增强个体与职业环境的适应能力，应先充分了解个体特征，针对不同情况进行职业指导或就业技术培训，帮助其克服物质、精神和社会上的困难或障碍，鼓励个体主动适应或调节职业环境，创造条件以改善人与环境的协调性。

7. 合理安排工间休息

劳动过程中，随着时间延长，人们会逐渐感到疲劳，作业能力下降。适当安排工间休息，可以有效地减轻疲劳程度。工间休息时间的长短和次数，应视劳动强度、工作性质及作业环境等方面的情况而定。例如，重体力劳动者的休息次数要相对多一些，如果在高温环境从事重体力劳动，更需要多些休息时间，以免机体蓄热过多。精神紧张的作业，休息次数也要适当多些，如脑力劳动。

工间休息方式应根据作业特点而定。例如，对于重体力劳动，可以采取安静的休息方式；对于脑力劳动和轻体力劳动，适当安排工间操或娱乐活动，更有利于解除疲劳。能够采用有针对性的工间操则更好，如视觉紧张作业休息时做眼保健操，促进局部血液循环，对眼睛的保护效果更好。

8. 优化劳动组织

组织生产劳动时，作业人员的劳动定额要适当，定额太低则影响劳动效率，定额太高则容易危害人体健康。劳动过程中需要保持一定的节奏，节奏过快会造成紧张，节奏太慢也容易产生疲劳。同时应注意满足作业者心理需求，提高自主性和责任感，促进职业意识，充分发挥职业技能。对于需要轮班的作业，合理组织和安排轮班时间和顺序，有利于机体的适应，可以减轻疲劳，提高出勤率，减少工伤事故的发生。

9. 改善作业环境

为了防止劳动过程中引起的损伤或疾病，一方面要控制作业环境中的各种有害因素，另一方面要努力创造良好的生产环境，如适宜的温度、湿度、照度和色彩等，既有利于作业人员的健康，又可以提高劳动效率。

10. 健康促进

开展健康教育和健康促进活动，增强个体应对劳动过程中不良因素的能力。

复习思考题

1. 人体在劳动过程中会产生哪些生理变化与适应？试分析其职业卫生学意义。
2. 职业性心理紧张是怎样产生的？紧张反应的表现有哪些？
3. 职业活动过程中如何有效消除和预防疲劳？
4. 试就某一具体作业岗位分析其在劳动过程中可能产生的职业性疾患及应采取的对策措施。

延伸阅读文献

［1］姜宗来，樊瑜波. 生物力学——从基础到前沿［M］. 北京：科学出版社，2017.
［2］蒋谦. 人类科学的认知结构：科学主体性解释的"类脑模型"［M］. 北京：北京师范大学出版社，2017.
［3］贾丹兵，李乃民. 疲劳学［M］. 北京：学苑出版社，2009.

第3章

毒物与职业中毒及其防治

3

内容提要

本章介绍了职业卫生毒理学的基本知识，分析了各类职业性毒物的毒性特点及其影响因素，并就其中一些典型毒物的毒性作用和防治措施等进行了深入阐释。

学习目标

了解各种生产性毒物进入人体的途径和过程，以及其毒作用机制和影响因素，掌握金属和类金属、危险气体、有机物质及农药等有毒物质的一般毒作用特点，熟悉其中一些典型毒物的理化特性、职业接触机会、毒理和毒作用表现及防治措施。

3.1 职业卫生毒理基础

"所有的物质都是毒物，不存在任何非毒物质，剂量决定了一种物质是毒物还是药物。"中世纪后期瑞士医学改革家巴拉塞尔萨斯（Paracelsus，1493—1541）的这句话尽管有些绝对，但它说明了化学物质对人类健康的危害是与我们日常工作和生活紧密相关的一个古老而永恒的话题。在人类生产和生活过程中，除了最直接的经食物途径引起中毒外，职业劳动过程中的不经意接触引起的中毒也早被人们所认识。近年来，我国工作场所接触的化学物数量和品种都有很快增长，因防护不良而引起的各种职业性化学中毒甚至死亡时有发生，职业性化学中毒已引起有关部门的高度重视。

3.1.1 基本概念

1. 职业卫生毒理学及其研究内容

职业卫生毒理学属于毒理学的研究范畴，它是利用毒理学的概念和方法，从预防医学角度，研究人类职业劳动过程中可能接触的外源化学物对生物体的毒性作用及作用性质和机制，并将研究结果外推至人类，以阐明外源化学物对人类危害的严重性、发生机会与频率，并做出定量的安全性评价。所谓外源化学物，是指在人类生活和生产的环境中存在，可能与机体接触并进入机体的一些化学物质，它不是机体所必需的营养素，但可参与体内代谢，具有生物活性，在一定条件下对机体可能产生毒性作用（以下简称为化学物）。职业卫生毒理学采用实验和流行病学方法研究如下具体内容：化学物的结构及理化性质、接触条件（剂量、时间、途径）；在体内的生物转运和转化规律；化学物到达靶器官所发挥的毒效应和机体的解毒、排毒功能；探索化学物对机体健康损害的检测方法和应采取的预防措施，为制定卫生标准提供依据等。其中，靶器官是指化学物被吸收后随血流分布到全身各个组织器官后，其直接发挥毒作用所限的一个或几个组织器官。例如，脑是甲基汞和汞的靶器官，甲状腺是碘化物和钴的靶器官，肾脏和肺是镉的靶器官等。

2. 毒物、毒性及毒作用

在一定条件下以较小剂量作用于人体，就能引起生理功能改变或器质性损害，甚至危及生命的化学物称为毒物。毒物的概念总是与其剂量相关，如作为营养素的维生素 A 和维生素 D，若人体过量摄入也会引起毒性反应。

毒性是指某种化学物质对机体造成不良效应的能力。毒性的大小或高低，可以通过它对机体产生损害的性质和程度表现出来，而且同进入体内的量有关，所以引起某种有害效应的剂量是衡量毒性的指标。毒性的大小还与接触途径、接触方式、接触时间及物质本身的理化性质等因素有关。可见，毒性是化学物的内在特性，具有毒性的化学物在一定条件下才对机体产生毒作用。这种在一定条件下化学物引起机体不良效应的可能性，称为危害。而特定条件下化学物毒作用在人群中发生的预期概率，即为危险度。

进入机体的化学物引起的不良生物学效应也称为毒作用或毒效应。化学物的毒效应谱很宽，包括生理和生化正常值的变化、组织器官的病理改变、临床征象、死亡等。化学物质的毒作用可根据其特点、发生的时间和部位，按不同的方法进行分类，如按发生的时间可分为速发和迟发作用，按发生的部位可分为局部与全身作用等。

3. 剂量及其效应或反应

给予机体的化学物的数量或与机体接触的数量称为剂量，其单位一般为 mg/kg 体重。当一种化学物经不同途径给予时，其吸收系数和吸收率也不同，因此在表示剂量时必须说明给予途径。此外，提及剂量还必须与损害作用的性质或程度相联系。不同剂量的化学物对机体可以造成不同性质或不同程度的损害作用。

按剂量表示毒性的常用指标如下：

（1）绝对致死量（LD_{100}）　绝对致死量是指能造成一群实验动物全部死亡的最低剂量（或浓度）。"一群"中包括的个体数应在 10 个以上。

（2）半数致死量（LD_{50}）　半数致死量是指能引起一群实验动物 50% 死亡所需的剂量。"一群"是指 10 个以上的个体数。

与 LD_{50} 概念相同的剂量单位还有半数致死浓度（LC_{50}），以 mg/L 表示水中化学物浓度，以 mg/m^3 表示空气中化学物浓度。

（3）最大无作用剂量（NOEL）　最大无作用剂量是指在一定时间内，一种化学物按一定方式或途径与机体接触，用最灵敏的检测方法和观测指标，未能观察到任何对机体的损害作用的最高剂量。最大无作用剂量的确定是根据亚慢性或慢性毒性试验的结果进行，它是用来评定化学物对机体损害作用的主要依据，以此为基础制定人体每日容许摄入量（ADI）或最高容许浓度（MAC）。前者是指人类终生每日摄入（随同食物、饮水）某种化学物但不会引起任何损害作用的剂量，以 mg/（kg·d）来表示；后者是指某种化学物可以在环境中存在而不致对人体造成任何损害作用的最高容许浓度，以 mg/m^3 表示。

（4）中毒阈剂量（toxic threshold level）　中毒阈剂量是指在一定时间内，某种化学物按一定方式或途径与机体接触，能使某项观察指标出现异常变化或使机体开始出现损害作用所需的最低剂量（浓度），也称为最小有作用剂量。

效应是指一定剂量的化学物与机体接触后所引起的生物学变化，此种变化的程度用计量单位来表示其强度,如若干个、毫克、单位等。例如,有机磷化合物抑制胆碱酯酶的程度,用酶活力单位表示。反应是指一定剂量的化学物与机体接触后,呈现某种效应并达到一定程度的比率,或是产生效应的个体数在某一群体中所占的比例,用百分率表示,如死亡率。化学物质的剂量-效应或剂量-反应间的关系是毒物动力学研究的重要内容,它对阐明化学物可能引起的生物学作用或毒性作用有重要的意义。

4. 中毒及其表现形式

有毒物质在体内起化学作用而引起机体组织破坏、生理机能障碍甚至死亡等现象称为中毒。劳动者在生产过程中由于接触毒物所发生的中毒称为职业中毒。职业中毒按毒物的毒性、接触程度和时间、个体差异等因素,可分为急性、慢性和亚急性中毒等表现形式。急性职业中毒是指工人在生产作业过程中因一次或短时间内(几分钟至数小时)大量接触工业毒物引起的中毒,如急性苯中毒、氯气中毒等。目前,国际上将有毒物质按急性毒性分为5级,如表3-1所示。慢性职业中毒是指毒物少量长期进入人体而引起的中毒,如慢性铅、锰中毒等。亚急性中毒发病情况介于急性中毒和慢性中毒之间,接触毒物浓度较高,一般在一个月内发病,如亚急性铅中毒等。此外,在有些情况下,脱离接触毒物一定时间后,才呈现出中毒的临床改变,称为迟发性中毒,如锰中毒等。毒物或其代谢产物在体内超过正常范围,但无该毒物所致的临床表现,呈亚临床状态,称为毒物的吸收,如铅吸收。

表 3-1　有毒物质急性毒性分级

毒 性 分 级	大鼠经口时 $LD_{50}/mg \cdot kg^{-1}$	兔经皮时 LD_{50} /mg $\cdot$ kg^{-1}	对人的可能致死量	
			相对量/g $\cdot$ kg^{-1}	总量/g(按60kg体重计)
剧毒	1 或 <1	5 或 <5	<0.05	0.1
高毒	1 ~ 50	5 ~ 43	0.05 ~ 0.5	3
中等毒	50 ~ 500	43 ~ 340	0.5 ~ 5	30
低毒	500 ~ 5000	340 ~ 2810	5 ~ 15	250
微毒	5000 ~ 15000	2810 ~ 22590	>15	>1000

3.1.2　生产性毒物的存在形式与分类

生产性毒物是指在工业生产中经常接触的有毒物质,也称为工业毒物。生产性毒物常以气体、蒸气、烟、尘、雾等形态存在于生产环境中。液体蒸发、挥发或固体升华成蒸气。液体微粒悬浮在空气中为雾,常是由水蒸气冷凝或液体喷洒而成。固体颗粒悬浮于空气中,直径 <0.1μm 为烟;直径 0.1 ~ 10μm 为粉尘。飘浮在空气中的雾、烟和粉尘,统称为气溶胶。

生产性毒物的来源有多种形式,同一种毒物在不同行业或生产环节中又有差异,可来自于原料、中间产物、添加剂、成品、副产品或废弃物,分类方式很多。

1. 按用途分类

生产过程中遇到的化学毒物,有些作为原料,如制造染料所用的苯胺,有机合成的单体氯乙烯、丙烯腈;有些作为中间产品,如生产农药所用的光气等;有些作为最终产品,如焦化厂产出的苯、化肥厂产出的氨等;有些作为辅助原料,如制药行业用作萃取剂的苯、乙醚,生产聚乙烯时用作催化剂的氯化汞,橡胶行业用作溶剂的苯、汽油等。

2. 按化学结构分类

无机化合物一般按其理化特性来分类,有机化合物则按其结构式或官能团来分类。毒物的化学结构与毒性在某些方面有密切的关系。

在脂肪族碳氢化合物中，随着碳原子数的增加，其毒性一般增大（只适合于庚烷以下）。在不饱和的碳氢化合物中，不饱和程度越大，其毒性也越大，如乙炔 > 乙烯 > 乙烷。碳链上的氢原子被卤素原子取代时，毒性也增大，例如，氟化烯类、氯化烯类的毒性大于相应的烯烃类，四氯化碳的毒性远远大于甲烷等。

在芳香族烃类化合物中，苯环上的氢原子若被氯原子、甲基或乙基所取代，其毒性相应减弱，而刺激性增加；被氨基或硝基取代时，则具有明显的形成高铁血红蛋白的作用。苯环上不同异构体的毒性也有差异。一般认为三种异构体的毒性次序为：对位 > 间位 > 邻位，如硝基酚、氯酚、甲苯胺、硝基甲苯、硝基苯胺等异构体都具有此规律。但也有例外，如邻硝基苯醛、邻羟基苯醛（水杨醛）的毒性分别大于其对位异构体。有些异构体的毒作用也表现了若干特点，如对甲酚及邻甲酚主要作用于心脏，而间甲酚则主要作用于血管舒缩神经。

有机磷杀虫剂的毒性也常随化学结构而异。例如，下列几种化合物的毒性为：对氧磷 > 对硫磷 > 甲基对硫磷；内吸磷 > 甲基内吸磷；内吸磷的硫联异构体 > 硫离异构体。在二硫代磷酸酯中，其毒性为：乙基 > 甲基；具有强酸根、氰根的化学物毒性较大；芳香烃取代物毒性大于脂肪烃取代物。

3. 按生物作用性质分类

（1）刺激性气体　刺激性气体是对眼睛和呼吸道黏膜有刺激性的一类有害气体的统称，是生产中最常见的有害气体。由于刺激性气体多具有腐蚀性，在生产过程中常因设备、管道被腐蚀而发生跑、冒、滴、漏现象。外逸的气体通过呼吸道进入人体而引起中毒。这种事故一旦发生，往往情况紧急、波及面广、危害严重，容易引起集体急性中毒。具有刺激作用的毒物种类甚多，大致可分为酸、成酸氧化物、成酸氢化物、卤族元素、无机氯化物、卤代烃、酯类、醚类、醛类、有机氧化物、成碱氢化物、强氧化剂、金属化合物等。刺激性气体的种类虽然很多，但常见的有氯、氨、氮氧化物、光气、氟化氢、二氧化硫和三氧化硫等。

（2）窒息性气体　窒息性气体又可分为单纯窒息性气体和化学窒息性气体两类。

1）单纯窒息性气体。某些气体在一般情况下不被看作有毒性，但当其取代空气中的氧，并使氧减少到机体不能耐受的水平时，就能引起伤害，甚至致死。这些气体包括氮、氢、乙炔、甲烷、乙烷、丙烷、丁烷、氦、氖、氩和二氧化碳。虽然二氧化碳主要起单纯性窒息剂作用，但当其浓度超过安全值的 5~7 倍时，也可引起中毒性知觉丧失。

2）化学窒息性气体。化学窒息性气体不妨碍氧气进入肺部，但对血液或组织产生一种化学性作用。当这些气体作用于血液时，虽然不妨碍肺的充分通气，但会影响血液对氧的输送；或者血液即使可将氧运输给组织，但由于窒息剂对组织的作用而阻碍组织对氧的利用。最常见的化学窒息性气体有一氧化碳、氰化物和硫化氢等。窒息作用也可由麻醉剂和麻醉性化合物（如乙醚、氯仿、一氧化二氮、二硫化碳）所引起，这些化合物对神经组织包括呼吸中枢均有影响，过量吸入可引起呼吸抑制，最终呼吸衰竭。

（3）麻醉性毒物　大多数有机溶剂蒸气和烃类对人体具有麻醉性毒性作用，机体过量摄入（通过呼吸道或皮肤）后，表现为神志恍惚，有时呈兴奋或酒醉感，严重时进入嗜睡状态或昏迷。常见的麻醉性毒物有苯、汽油、丙酮、氯仿等。

（4）溶血性毒物　溶血性毒物进入机体后，随血液循环分布至全身，与红细胞结合，破坏细胞膜或形成赫恩兹小体，导致溶血，可造成对肾脏的损害。常见的溶血性毒物有砷化氢、苯肼、苯胺、硝基苯等。

（5）致敏性毒物　化学物引起的变态反应，是一种免疫损伤反应，与接触毒物剂量无关，而与发病者的个体敏感性有关。其症状和一般中毒不一样，如青霉素生产工人，可因过敏反应而发生支气管哮喘，脱离接触后即可痊愈。在有些情况下，中毒和过敏反应可以互相影响。常见的致敏性化合物有：金属化合物，如铂盐、镍盐等；异氰酸酯，如甲苯二异氰酸酯；有机磷杀虫剂，如对硫磷、敌百虫等。

4. 按损害的器官或系统分类

（1）神经系统　常见的"亲神经性毒物"有四乙基铅、汞及有机汞、有机锡、锰、铊、砷、一氧化碳、汽油、二硫化碳、溴甲烷、三氯乙烯及有机磷和有机氯农药等。

（2）呼吸系统　刺激性气体、蒸气或粉尘，如氯、硫、硒的化合物，氮氧化合物，羰基镍，氨，镉，硫酸二甲酯，有机氟及溴甲烷等。工业溶剂如汽油、柴油等可引起吸入性肺炎。甲苯二异氰酸酯、对苯二胺可引起支气管哮喘。

（3）血液系统　苯、苯的氨基和硝基化合物、苯肼、亚硝酸钠、一氧化碳、砷化氢、苯醌等。

（4）循环系统　锑、砷、磷、有机磷农药及多种有机溶剂等。

（5）肝脏　引起中毒性肝炎的生产性毒物称"亲肝性毒物"，如黄磷、锑、砷、四氯化碳、三氯乙烯、氯仿、苯肼、三硝基甲苯等。

（6）肾脏　如四氯化碳、砷化氢、有机汞、砷、乙二醇等。

3.1.3　生产性毒物进入人体的途径

在生产过程中，毒物进入人体的途径，不仅决定了生产性毒物毒作用的靶器官，而且决定了该有毒化学物的毒作用特点。生产环境中，呼吸道是最主要的毒物进入途径，其次为皮肤，也可由消化道进入。

1. 呼吸道

生产性毒物由鼻、咽部、气管、支气管到达肺部，由肺泡直接进入血液循环，毒作用发生快。呼吸道是气体进出肺的通道，可分为两部分：鼻、咽、喉、气管、支气管、各级小支气管直至终末细支气管，为通气部分；呼吸性细支气管、肺泡管、肺泡囊及肺泡，为换气部分，具有与血液进行气体交换的功能。正常情况下，鼻毛和咽部的黏膜都有清除能力，能阻止直径大于 $5\mu m$ 的颗粒进入下呼吸道。气管、支气管部的上皮细胞，每个细胞有 200 多个纤毛，长度约 $8\mu m$，随着纤毛的协同运动，可以将颗粒和有毒气体向上清除，和杯状细胞及浆液分泌腺构成的纤毛-黏液系统将吸入呼吸道的病原和异物排向咽喉部，保持呼吸道的自净。

气态毒物经呼吸道吸收会受到许多因素的影响。首先是接触毒物的量，即毒物在空气中的浓度（分压），浓度高，则进入体内的速度快，进入的量也大。其次是血/气分配系数，血/气分配系数较低的毒物，开始接触不久，吸收速度即减缓，如二硫化碳系数为 5；与此相反，血/气分配系数较高的毒物，如甲醇的系数为 1700，需接触很久才能达到平衡，因此进入体内的量就大得多。

气态毒物进入呼吸道吸收的深度与其水溶性有关。水溶性较大的毒物易为上呼吸道吸收，除非浓度较高，一般不易到达肺泡。水溶性较小的毒物不易为上呼吸道吸收而进入呼吸道深部，甚至肺泡。

正常情况下人有 4~12 亿个肺泡，面积为 $70~80m^2$，既保证了有效的气体交换，也增加了非水溶性的气体和直径 $<1\mu m$ 的颗粒毒物与肺泡的接触机会，成为大部分生产性毒物的主要吸收途径。此外，肺通气量、肺血流量及劳动强度也可影响毒物经呼吸道吸收。

2. 皮肤

皮肤是身体最大的器官，在生产过程中毒物经皮肤吸收而引起中毒的事件也时有发生。毒物经皮肤吸收的途径有两种：一是通过表皮屏障到达真皮而进入血循环；另一种是通过汗腺，或者通过毛囊与皮脂腺绕过表皮屏障到达真皮。脂溶性毒物可经皮肤吸收，如金属的有机化合物，有机磷化合物，苯及其氨基、硝基化合物。脂溶性毒物可通过表皮屏障，但如果不具有一定的水溶性也很难进入血液，所以，毒物的脂/水分配系数反映了其通过皮肤吸收的可能性。皮肤有病损时，不能经完整皮肤吸收的毒物也能大量吸收。如果皮肤经溶剂如氯仿或甲醇处理，毒物能容易地渗透。

除毒物本身的化学特性外，影响其经皮肤吸收的因素还有：毒物的浓度和黏稠度，皮肤的接触部位、面积，环境温度、湿度。

3. 消化道

毒物可经整个消化系统的黏膜层吸收。但生产性毒物经消化道进入体内而致职业中毒的事例甚少。个人卫生习惯不良及发生意外事故时可经消化道进入体内，特别是固体及粉末状毒物。进入呼吸道的难溶性气溶胶被清除排向咽部后可进入消化道。

3.1.4 生产性毒物在体内的过程

化学物在体内的处置过程可简单地分成相互有关的吸收、分布、代谢及排泄四个过程。其中吸收、分布和排泄过程称为生物转运，这是一种反复多次透过生物膜的过程，通常又可分为被动转运（简单扩散和滤过）和特殊转运（主动转运、载体扩散、胞饮和吞噬）两个过程。而代谢过程称为生物转化，即毒物在体内经一系列化学变化转化成衍生物及分解产物的过程。

1. 吸收与分布

吸收是化学物通过各种途径透过机体的生物膜进入血液的过程，其主要途径是经胃肠道、呼吸道和皮肤等。分布是指被吸收进入血液和体液的化学物在体内循环，并分散到全身各组织细胞的过程。

影响化学物在体内分布的因素有以下几种：

1）化学物的理化特性，包括相对分子质量与极性等。一般来讲，相对分子质量小、非极性化学物易于分布到组织中。

2）化学物在血液和组织中的浓度及所形成的浓度梯度。化学物吸收到组织中常被组织液所稀释，故化学物的分布又决定于化学物在所在部位的血液和组织间的浓度梯度。

3）组织中的血液流量，其取决于血液的血流量与器官的质量之比。肝脏质量为2.6kg，血流量为1500mL/min，每分钟100g肝组织的血流量为58mL，血流量占心搏出量的27.8%；肾脏质量为0.3kg，血流量为1260mL/min，每分钟100g肾组织的血流量为420mL/min，血流量占心搏出量的23.3%，说明了这两个器官是机体重要的代谢和排泄器官；肌肉和皮肤的血流量与器官的质量之比较低，毒物进入量较少，而当肌肉运动时血流量增加十几倍，毒物进入量也增加了；骨骼和脂肪的血流量与器官的质量之比更低，特别是脂肪组织，虽然血流量与器官的质量之比很低，但脂溶性毒物易在脂肪组织中分布，同时，由于其对组织的特异性，这些器官、组织可作为储藏库，当机体生理状况发生改变时，毒物可释放出来引起中毒。

4）有些器官组织具有特殊的屏障功能，对化学物的分布有重要影响，主要有血脑屏障和胎盘屏障。血脑屏障：毛细血管内皮细胞外周紧密包绕一层星状胶质细胞，解离的分子由于不溶于脂质，几乎完全不能透过；蛋白质和水溶性分子也无法透过；只有脂溶性、未解离、未与蛋白质结合的化学物才有可能透过，如一氧化碳、乙醇及麻醉性药物，元素汞和烷基汞化合物。胎盘屏障：胎盘屏障是母体与胎儿血液循环的间隔，由多层细胞构成，能阻止某些化学物向胎儿转运，在一定程度上起着保护作用，对防止化学物引起的胚胎毒性和致畸作用具有重要意义。

由于上述因素影响，化学物在体内各组织器官的分布不同。例如，钠、钾、锂和氟、氯、溴等离子，它们是能溶解于体液的物质，故在体内可呈均匀分布；狄氏剂、多氯联苯亲脂性很高，易分布或蓄积于脂肪组织；碘对甲状腺，汞和铀对肾具有特殊的亲和力；血脑屏障和胎盘屏障对分子量小、脂溶性高者易通过，而对易解离的极性化学物或水溶性大者难透过。

化学物在体内分布不同还表现为其在某些组织和器官中相对集中的蓄积形式。当蓄积部位与靶器官一致时，则易于发生慢性中毒。脂肪组织可以作为某些毒物长期储存而又不引起明显毒作用的部位。在人体内，化学物的储存库主要有以下几种：

1）血浆蛋白。一些亲脂性有机酸和有机碱及某些无机金属离子都能与血浆蛋白结合，这些结合物不能通过毛细血管壁，只能分布于血液中。

2）脂肪。化学物可通过物理溶解作用而储存在脂肪组织中，而不具有生物活性，如氯苯乙烷。靶器官中该化学物浓度维持在较低水平，具有一定的保护作用。但当饥饿时，脂肪迅速转移，使化学物在血液中的浓度急剧上升，成为潜在危害。

3）骨骼。骨骼是氟及铅、镉等的主要储存库。作为储存库也具有保护作用和潜在危害的两重性，而且某些毒物对骨组织可能有害。例如，氟化物长期沉积在骨骼中可引起氟骨症。

2. 生物转化

毒物的毒作用取决于其吸收和分布，作用的终止则取决于毒物的消除。毒物的消除主要依靠生物转化。生物转化过程通常是通过生物代谢将毒物转变为极性较强的亲水物质，从而加速其随尿或随胆汁排出，其过程概括为两相反应：第一相反应包括氧化、还原和水解反应，是将极性基团引入到化学物的分子中，使其易溶于水并成为适合于结合反应的底物；第二相反应也称结合反应，是进一步生成极性强的水溶性结合物，以利于排泄。化学物在体内的生物转化过程并不只限于一种反应，常同时存在几种形式或多个反应先后连续进行。但大多数的生物转化过程是先氧化、还原和水解，最后再进行结合。

影响化学物生物转化的因素包括物种和个体差异、代谢酶的抑制和诱导、代谢饱和状态等。几种化学物的生物转化过程可受同一酶系催化，因此当一种化学物在机体内出现或数量增高时，可影响该酶系对另一种化学物的催化作用，即发生竞争性抑制。某些化学物可使某些代谢过程催化酶系活力增强或酶的含量增加，并因此促使其他化学物的生物转化过程增强或加速，此种现象称为酶的诱导。凡具有诱导效应的化学物称为诱导物。肝含有丰富的代谢转化酶系，是化学物生物转化的主要器官。此外，肺、胃肠道、肾、胎盘等器官和某些人体系统也有一些代谢转化功能。

多数毒物经过生物转化后变成低毒或无毒的产物，通常也将这种转变叫作生物解毒作用。但也有一些原本无毒或低毒的物质经代谢转化后，变成有毒或毒性更大的产物；有些致癌物本身并不直接致癌，经代谢转化后其产物具有致癌作用，这种作用叫作代谢活化。例如，农药对硫磷在体内代谢转化成为对氧磷，其水溶性虽然增加100倍，但毒性也增加；苯并 [α] 芘及多种间接致癌物，本身并不直接致癌，经代谢转化后才具有致癌作用。

3. 排泄

吸收进入机体的化学物，经分布和代谢转化后由体内向体外转运消除的过程称为排泄，包括对化学物本身（原型）和其代谢产物及结合物的排泄，是机体物质代谢全过程中的最后一个环节。化学物或其代谢物排出越快，毒效应越小。排泄的途径有多种，多数化学物主要经尿，其次是经胆汁排出；气态和挥发性化学物可经肺随呼出气排出；某些化学物可通过分泌腺随乳汁、汗液、唾液排出，或通过指甲和毛发排出。化学物在排出过程中也可能对排泄器官或排出部位造成继发性损害。例如，肾排出铅、汞、镉等，可致肾近曲小管损害；砷自皮肤汗腺排出可引起皮炎；汞自唾液腺排出可致口腔炎等。

3.1.5 生产性毒物毒性作用的机制和影响因素

1. 毒物对机体毒性作用的机制

生产性毒物对机体毒性作用的机制，一般有以下三种：

（1）直接损害作用 有些化学物对接触部位的皮肤、黏膜、组织细胞产生直接的损害作用，但此作用常因化学物的理化性质不同而异。例如，强酸、强碱对机体的接触部位可产生灼伤腐蚀作用；二氧化硫、臭氧等对呼吸道黏膜产生刺激作用。

（2）生物化学作用 生物化学作用包括对酶的作用、自由基与脂质过氧化、共价结合、细胞内钙稳态失调等。

1）进入体内的某些化学物或其代谢物，对酶活性的抑制作用是常见的主要中毒机制之一。化学物对酶的抑制方式有：

① 与酶分子中的金属或活性基团反应，如一氧化碳和氰化物都能与细胞色素氧化酶中的铁离子结合，使酶的氧化还原功能受到影响，阻断了需氧代谢，导致细胞内窒息，对机体呈致死作用。

② 与酶的激动剂结合，如进入体内的氟能与镁离子形成复合物，使一些需要镁激活的 ATP 酶和烯醇酶受到抑制，影响糖原合成与分解，致使糖代谢障碍。

③ 与辅酶的作用，如铅中毒时，体内烟酸的消耗增加，使辅酶Ⅰ和辅酶Ⅱ生成减少，从而抑制了脱氢酶的作用，导致三羧酸循环被阻。

2）自由基与脂质过氧化可能是许多化学物引起生物膜受损或细胞坏死的原因，也是致癌的机制之一。自由基是指具有奇数电子的分子，或者化合物的共价键发生均裂而产生具有奇数电子的产物。自由基的化学活性极高，与膜脂质接触引发脂质过氧化。脂质过氧化是指自由基与生物膜上的多不饱和脂肪酸发生过氧化作用，产生酸败变性的过程，其毒效应表现为：生物膜脂质成分及含量发生改变；膜的通透性和膜脂流动性变化，使蛋白质及酶类发生变性及功能的改变；线粒体肿胀及解体。自由基和脂质过氧化产物丙二醛等具有致突变和致癌作用。

3）化学物或其活性代谢物可与机体的重要生物大分子（核酸、蛋白质、酶、脂类）进行共价结合，从而改变生物大分子的结构和生物学功能，引起一系列生理病理改变。某些化学物与核酸，特别是与 DNA 的碱基进行共价结合，生成 DNA 加合物，此时易引起 DNA 链的断裂、碱基脱落、交联、复制错误，最终引起细胞结构与功能改变，导致细胞损伤和死亡，或者形成可遗传的基因改变或诱发肿瘤。某些化学物或其活性代谢产物能与蛋白质或酶的羧基、羟基和巯基等进行共价结合，改变其构型和功能。例如，溴苯经代谢活化后生成溴苯环氧化物，与肝细胞蛋白质共价结合后引起肝细胞死亡。

4）Ca^{2+} 是体液的重要组成成分，作为第二信使调节细胞的功能。细胞内 Ca^{2+} 的恒稳是一个复杂的生理过程。一般情况下，Ca^{2+} 浓度的变化过程呈稳态状，一旦这种稳态发生改变，则引起复杂的生理活动异常。

（3）对免疫功能的影响 对免疫功能的影响包括免疫抑制和免疫增强两个方面。化学物直接作用于免疫器官和免疫细胞，引起免疫抑制作用。例如，某些大气污染物（臭氧、二氧化氮、光化学烟雾、生产性粉尘等）能降低肺巨噬细胞的吞噬力，使肺部防御能力受损，导致机体对病原微生物的清除力降低。大多数化学物的分子量小，不具有抗原性，然而它们进入机体后与体内的某些大分子（主要是蛋白质）牢固结合呈现抗原性，产生异常的体液或细胞免疫反应，导致生理功能紊乱或组织损伤，称为变态反应。这种过强的免疫反应可对机体产生程度不同的损害，重者危及生命。

2. 影响化学物毒作用的因素

生产性毒物作用于机体，并非都会引起职业中毒。毒物对机体的毒作用受多种因素的影响。

（1）毒物的特性 毒物以粉尘、烟尘、雾、蒸气或气体的形态散布于车间空气中，主要经呼吸道和皮肤进入体内。其危害程度与毒物的化学结构、理化性质及纯度等因素有关。例如，直链饱和烃类脂肪族化合物为非电解质，其具有麻醉作用，从丙烷起，随着碳原子数增多，麻醉作用增强，但达到9个碳原子之后，却又随着碳原子数增多，麻醉作用反而减弱。毒物污染皮肤后，按其理化特性，有的起腐蚀或刺激作用，有的引起过敏性反应。有些脂溶性毒物对局部皮肤虽无明显损害，但可经皮肤吸收，引起全身中毒。毒物的理化特性和作用部位与发生职业中毒密切相关。例如，汽油和二硫化碳有显著的脂溶性，对神经组织就有密切的亲和作用，因此首先损伤神经系统。通常评价一种化学物的毒性是指其纯品的毒性。但在实际工作中接触的多为工业品或商品，所含杂质均能影响纯品的毒性。例如，除草剂2,4,5-T中含有TCDD，就增加了致畸效应。

（2）毒物作用条件 毒物作用条件分为如下几个方面：

1）剂量、浓度和接触时间。决定化学毒物毒性大小的主要因素是毒物进入人体的量。在实际工作中，则是通过计算接触量来估计进入人体的量。一般作用剂量（dose，D）是接触浓度/强度（concentration，C）与接触时间（time，T）的乘积，即 $D = CT$。所以，要了解每个接触者的接触浓度并询问其接触时间，以此来推断一种化学毒物对人体是有害还是无害。我国国家标准《工作场所有害因素职业接触限值》就是指这些化学物质在空气中一般不致引起疾病的量的界限。目前，尚有一些化学物质的最高容许浓度还在研究中。有些有害物质少量而长期地吸收能在体内蓄积，最终引起疾病发生。有些物质虽本身不能在体内蓄积，但其所引起的功能性损伤是可以累加的，最终引起疾病发生。

2）毒物的联合作用。生产环境中常有几种毒物同时存在，并作用于人体，它们在体内相互作用，从而影响其各自的毒性和综合毒性。把两种或两种以上的化学物对机体的交互作用称为联合作用，其表现可为独立、相加、协同和拮抗作用等。其中总效应等于各化学物单独效应的总和称为相加作用；低于各化学物单独效应的总和，称为拮抗作用；大于各化学物单独效应的总和，称为协同作用；若表现为化学物各自毒效应，互不干扰，称为独立作用。相加和协同作用是进行卫生学评价时主要考虑的作用。此外，还应注意外源性毒物与内源性毒物的交互联合作用，如寒冷和振动，高温和一氧化碳等的协同作用等。

3）生产环境和劳动强度。环境中的温度、湿度和气压均可影响毒物对机体的毒作用。在高温环境下，毒物的毒作用一般较常温高。有人研究了58种化学物在低温、室温和高温时对大鼠的毒性，发现在36℃高温时毒性最强。高温环境还使毒物的挥发增加，机体呼吸、循环加快，出汗增多等，均有利于毒物的吸收。体力劳动强度大时，毒物吸收多，机体耗氧量也增多，对毒物的毒作用更为敏感。

（3）机体因素 人体对有害因素的防御能力是多方面的。人体对进入的毒物，通过解毒和排毒过程，以消除其毒作用。有些毒物可被体内的酶转化，经过水解、氧化、还原和结合等方式，大多成为低毒或无毒物而排出体外。也有些先经过转化使其毒性增加，然后再继续解毒而排出，主要在肝脏内进行。如果接触工人先天性缺乏某些代谢酶或由于代谢酶多态性的差异，就会形成对某些毒物的易感性。如果肝脏功能有损害，这种解毒过程就会受到阻碍；肾功能不全者，影响毒物排泄，使患有某些疾病的工人，不但原有疾病加剧，还可能发生职业中毒。对工人进行就业前和定期的体格检查，其目的在于发现对生产性危害因素的就业禁忌证，以便合理调整其工种，保护工人健康。与职业有关的生活方式，如工作节奏的变动、工作过度紧张、换班和夜班工作、缺乏体育锻炼、吸烟或无节制地饮酒等，均可造成接触后果的不同。

（4）社会、心理、经济因素 国民生产总值、财富分配、文化教育水平、生态环境、劳动立法、医疗卫生制度，都可影响职业人群的健康。例如，生产管理水平低、设备简陋，需要更多体力工作，生产布局不合理，易增加骨骼与肌肉的损伤性疾病的发生。劳动者本人的心理状态与社会对健康和预防的观念有关，如漠视健康和预防、无视安全规范和自我保健，则会加重职业性疾病的发生。

3.1.6 职业中毒的临床表现及诊断

1. 主要临床表现

进入人体的化学物，按其理化及生化特性、接触的部位及进入人体的归宿而决定其中毒临床表现。职业中毒按主要受损系统的不同而具有不同的表现。

（1）神经系统 多种职业有害物质可选择性地作用于神经系统而引起损害，可出现中毒性脑病、多发性神经炎和神经衰弱综合征。

1）中毒性脑病。引起中毒性脑病的工业毒物品种较多，如四乙基铅、有机汞、有机锡、溴甲烷、磷化氢、一氧化碳、汽油、二氧化硫等。这类毒物以侵犯神经系统为主，引起神经细胞的直接损害及脑血管的损害。化学性中毒性脑病一般均为弥漫性损害，可以侵犯神经细胞、神经纤维及脑内血管。部分毒物可侵犯中枢（脑或脊髓）或外周神经系统。临床表现为：以神经系统症状为主（此型最多见），患者出现头昏、头痛、乏力、恶心、呕吐、视力模糊、视觉障碍、嗜睡、意识障碍、谵妄，甚至抽搐、昏迷等症状；以精神症状为主，如四乙基铅、二硫化碳、汽油、有机锡中毒时，临床表现为狂躁、忧郁、欣快、消沉等各种类型精神症状。以上中毒症状在急性中毒时较多见；可引起运动障碍，如溴甲烷、碘甲烷、一氧化碳中毒时，患者可出现偏瘫、截瘫等临床表现，或者可出现抽搐、震颤、舞蹈样手足多动症。急性中毒性脑病症状早期常不典型，易误诊为神经官能症。急性中毒性脑病的体征，在早期常也不明显。因此，应注意密切观察和鉴别诊断。而锰中毒可损伤锥体外系，出现肌张力增高、震颤麻痹等症状。

2）多发性神经炎。有些毒物可引起神经髓鞘、轴索变性，损害运动神经的神经肌肉接头，从而产生感觉和运动神经损害的周围神经病变，如铅、正己烷等。此外，一氧化碳、二硫化碳、溴甲烷、铊化合物中毒也主要损害周围神经系统。患者早期出现的症状为感觉障碍，如四肢疼痛、肢端麻木、感觉过敏或减退甚至消失，并伴有腱反射减退或消失等。有些以运动障碍为主，患者肢体无力，甚至瘫痪。

3）神经衰弱综合征。神经衰弱综合征主要见于轻度慢性中毒或中毒恢复期，患者有头昏、头痛、乏力、睡眠障碍等。

（2）呼吸系统 一次大量吸入某些气体，如氨、氯、二氧化硫等急性中毒时可引起喉痉挛、声门水肿，甚至发生肺水肿，病情严重时可发生呼吸道机械性阻塞而窒息死亡。有些高浓度刺激性气体，如氯气等，使鼻黏膜内三叉神经末梢受到刺激，引起极快的反射性呼吸抑制；麻醉性毒物及有机磷农药等可直接抑制呼吸中枢；有机磷农药还可抑制神经肌肉接头，呼吸肌瘫痪，呼吸抑制，造成窒息。

水溶性较强的刺激性气体，如氨、氯、二氧化硫等，对局部黏膜产生强烈的刺激作用，引起上呼吸道黏膜充血、水肿、出血和坏死。吸入刺激性气体和金属化合物，如氧化镉、羰基镍、硒化氢可引起咽炎、喉炎、气管炎、支气管炎等呼吸道病变；严重时，可产生化学性肺炎、化学性肺水肿及成人呼吸窘迫综合征（ARDS）。化学性肺炎大多为广泛性支气管肺炎，临床表现与一般所见的肺炎相似，但呼吸困难与中毒症状较明显，并且具有病程较长、抗生素治疗效果不显著等特点。临床表现为咳嗽、胸闷、胸痛、气急等，白细胞总数和中性粒细胞数均可增高。吸入液态有机溶剂，如汽油等，还可引起吸入性肺炎。

水溶性弱的刺激性气体可引起中毒性肺水肿。常见的有光气、氮氧化物、硫酸二甲酯、溴甲烷、氯化磷、臭氧、羰基镍、部分有机氟化物（如八氟异丁烯等）。吸入高浓度水溶性较强的刺激性气体，如氨、氯、二氧化硫等，也可引起肺水肿。中毒性肺水肿的发病是由于毒物进入肺泡后，改变了肺部毛细血管的通透性所致。此外，神经因素、缺氧也与肺水肿的形成有一定关系。临床上常表现为四期，即刺激期、潜伏期、水肿期和恢复期。少数严重的上呼吸道炎、肺炎、肺水肿患者，由于黏膜的严重损害，可遗留慢性鼻炎、气管炎及支气管炎，甚至肺气肿。

有些毒物具有致敏反应，如二异氰酸甲苯酯（TDI）、对苯二胺、乙二胺、氯等；有些毒物如二异氰酸甲苯酯可引发过敏性哮喘。一些毒物如砷、铬还可引起肺部肿瘤。

（3）血液系统　毒物对血液系统的毒作用包括对造血功能的损伤、血细胞的毒作用。不同的毒物对血液系统的毒作用各不相同。

1）造血功能的损伤。某些职业中毒，如苯和三硝基甲苯及有机氯农药可引起白细胞、血小板减少，甚至导致再生障碍性贫血；铅通过抑制卟啉代谢影响血红素合成而引起低色素性贫血。

2）血红蛋白变性。苯的氨基、硝基化合物及亚硝酸盐可导致高铁血红蛋白。急性中毒时，由于血红蛋白变性，血液运氧功能发生了障碍，患者常有缺氧症状，如头昏、乏力、胸闷、气急等，重者可出现昏迷；皮肤黏膜发绀，以唇、指甲等处出现较早。血液中常可找到变性珠蛋白小体和大量的嗜碱性点彩红细胞。一氧化碳经与血红蛋白结合，形成碳氧血红蛋白血症而引起组织细胞缺氧等。

3）溶血性贫血。溶血性贫血常见于砷化氢、锑化氢、硒化氢、有机磷农药、苯胺、苯肼、硝基苯等中毒，其中以砷化氢溶血作用最为强烈。吸入砷化氢后，在数小时内即可引起大量溶血。患者剧烈头痛、畏寒、战栗、发热、恶心、呕吐等，并出现面色苍白、血红蛋白尿、黄疸等症状。由于大量溶血，导致急性贫血和组织缺氧，病人可有头昏、胸闷、气急、心率加快等表现，严重者可引起休克和急性肾功能衰竭。苯胺和硝基苯中毒引起的溶血，一般在中毒后2～3d才显示出来。

（4）消化系统　消化系统的损伤包括口腔病变、胃肠病变和肝损伤。常见的有：汞中毒引起的口腔炎，暴露于酸雾所致的牙酸蚀病；汞盐、三氧化二砷急性中毒所致的急性胃肠炎，重症铅中毒所致的腹绞痛；急性或慢性中毒性肝病，如四氯化碳、氯仿、砷化氢、三硝基甲苯中毒等。有些毒物还可引起氟斑牙及齿龈色素沉着等。

（5）循环系统　职业性有害因素导致的心血管损害已日益受到重视，有的化学物以心脏为靶器官或作为靶器官之一。锑、铊等许多金属毒物、有机汞农药、四氯化碳和有机溶剂可直接损害心肌；镍通过影响心肌氧化与能量代谢，引起心功能下降，房室传导阻滞；某些氟烷烃如氟利昂（氟氯烷）可使心肌应激性增强，诱发心律失常，促使室性心动过速或引起心室颤动；亚硝酸盐可致血管扩张，血压下降；一氧化碳、二氧化碳与冠状动脉粥样硬化有关，使冠心病发病增加等；刺激性气体引起严重中毒性肺水肿时，由于大量液体渗出，使肺循环阻力增加，右心负担加重，可导致急性肺源性心脏病。

（6）生殖系统　生产性毒物对生殖系统的不良影响可分为对生殖器官的损害和内分泌系统的改变。例如，铅引起男性精子数量减少、畸形率增加和活动能力减弱；引起女性月经周期和经期异常、痛经及月经血量改变等。

（7）泌尿系统　许多职业有害物质可通过各种途径进入体内，对肾脏产生直接或间接的毒性，主要表现为急性中毒性肾病、慢性中毒性肾病、中毒性泌尿道损害及泌尿道肿瘤等。

（8）皮肤　皮肤往往最先接触职业有害物质而引起不同程度的损害，主要有接触性皮炎、光敏性皮炎、职业性痤疮、药症样皮炎、皮肤黑变病、职业性皮肤溃疡、职业性疣赘、职业性角化过度和皲裂等。有的尚可引发皮肤肿瘤，如无机砷等。

（9）其他　例如，角膜、结膜刺激性炎症；角膜、结膜坏死、糜烂；白内障；视神经炎、视网膜水肿、视神经萎缩，甚至失眠等。有的毒物还可引起骨骼改变等。

2. 职业中毒的诊断

职业中毒属于法定职业病范畴，我国目前规定的职业中毒共 60 种。其正确的诊断不仅是医学上的问题，而且关系到能否享受劳动保险待遇和正确执行劳动保护政策。一般来说，正确诊断依赖于下列三个方面。

（1）职业史　职业史包括工种、接触职业性有害因素的机会和接触程度、环境条件等资料。为深入了解病因，除口头询问外，有时需要直接到现场观察，才能做出正确的判断。接触史的资料，不仅要定性，还应该进行定量估测，即有关生产环境监测的资料和工龄的记录。

（2）体格检查　应根据职业因素所致疾病的特点，如职业史比较明确，接触的有毒有害物质明确，选择某些项目重点检查。

（3）实验室检查　有些职业中毒的临床表现不明显，需要依靠实验室检查。主要有以下几种：测定生物材料中的有害物质，以检测机体吸收量，如尿、头发、指甲中的重金属；测定排出代谢物的量，如吸收苯系物后，可分别测定尿中酚、马尿酸或甲基马尿酸；测定机体受职业性有害因素作用后的生物学或细胞形态的改变，如对接触苯者检查血常规，必要时检查骨髓象等。

根据以上三方面取得的资料，经过综合分析，得出诊断结论。对慢性职业中毒，往往需要长期动态随访，才能做出最后判断。对一些病因未能确定的临床表现，要排除职业因素以外的疾病，这是职业中毒诊断中的重要手段。此时除需要利用以上三方面资料予以综合分析外，可应用职业流行病学方法予以鉴定。我国对法定职业病的诊断及诊断程序均有明确规定。

3.1.7　职业中毒的治疗和预防

1. 治疗

职业中毒的治疗包括病因治疗、对症治疗和支持治疗。病因治疗是指消除或减少毒物、解除毒物的毒作用。对症治疗是指缓解毒物引起的症状，促使机体功能恢复。支持治疗是指改善患者的全身状况，以利于恢复健康。

（1）现场急救　患者应立即脱离中毒现场，进入空气新鲜的场所，保持呼吸道通畅。脱去受污染的衣物并抹去污染物后，再用清水彻底冲洗污染处的皮肤，注意保温。在救治过程中，注意保护心脏、肺、脑、眼等。严密注意病人的意识状态、瞳孔、呼吸、脉率、血压。有呼吸、循环障碍时，应及时进行复苏急救，遵循内科急救原则进行现场救治。

（2）阻止毒物继续吸收　对吸入中毒者，可给予吸氧；经口中毒者，可引吐、洗胃、导泻。

（3）特效解毒药的应用　例如，氰化物中毒可用亚硝酸钠、硫代硫酸钠等解毒；依地酸二钠钙（CaNa$_2$EDTA）、二乙三胺五乙酸三钠钙（DTPA）、二巯丙醇（BAL）、二巯丁二酸钠（NaDMS）等可作为金属络合剂；美蓝（亚甲蓝）等高铁血红蛋白还原剂用于治疗急性苯胺、硝基苯类中毒；氯磷定、解磷定、阿托品等可作为有机磷农药中毒的解毒剂；乙酰胺（解氟灵）等可用作氟乙酰胺中毒的解毒剂。

（4）对症治疗　由于能作为职业中毒病因治疗的解毒药很有限，因而对症疗法在职业中毒的治疗中非常重要。可遵循内科治疗原则处理。

2. 预防

职业中毒的预防和其他职业性疾病的预防一样，也应按三级预防措施来保护接触人群的健康。

主要包括以下几个方面：

（1）根除毒物和降低毒物浓度 从生产工艺流程中消除有毒物质，用无毒或低毒物质代替有毒或高毒物质，如用无苯材料代替苯和二甲苯；降低毒物浓度、减少人体接触毒物水平；严格控制毒物逸散，避免直接接触。对逸出的毒物，防止其扩散，采取密闭生产和局部通风排毒，减少接触毒物的机会，其中最常用的为局部抽出式通风。经通风排出的毒物，必须加以净化处理后方可排放，或者进行可回收综合利用。

（2）个体防护 个体防护是重要的辅助措施。防护用品包括防护帽、防护眼镜、防护面罩、防护服、呼吸防护器、皮肤防护用品等。设置必要的卫生设施，如盥洗设备、淋浴室及更衣室和个人专用衣箱。对能经皮肤吸收或局部作用危害大的毒物，还应配备皮肤洗消和冲洗眼的设施。用立法手段和经济政策改变生活习惯，以预防疾病。例如，已知吸烟可加剧职业中毒，通过政策手段，禁止工作场所吸烟，以减少职业中毒的发生。

（3）工艺、建筑和生产工序的布局 生产工序的布局不仅要满足生产上的需要，而且应符合卫生上的要求。有毒物逸散的作业，区域之间应区分隔离，以免产生叠加影响；在符合工艺设计的前提下，从毒性、浓度和接触人群等几方面考虑，应呈梯度分布。有害物质发生源应布置在下风侧。对容易积存或被吸附的毒物（如汞），或者能发生有毒粉尘飞扬的厂房，建筑物结构表面应符合卫生要求，防止沾积尘毒及二次飞扬。

（4）安全卫生管理 管理制度不全、规章制度执行不严、设备维修不及时及违章操作等常是造成职业中毒的主要原因。因此，采取相应的管理措施来消除可能引发职业中毒的危险因素具有重要作用。所以应做好管理部门和作业者职业卫生知识宣传教育，提高双方对防毒工作的认识和重视，共同自觉执行有关的职业安全卫生法规。

（5）职业卫生服务 健全的职业卫生服务在预防职业中毒中极为重要。应定期或不定期监测作业场所空气中毒物的浓度。对接触有毒物质的职工，实施上岗前和定期体格检查，排除职业禁忌证，发现早期的健康损害，以便及时处理。对接触毒物的人员，合理实施有毒作业保健待遇制度，适当开展体育锻炼，以增强体质，提高机体抵抗力。对人群中处于职业禁忌证的高危个体，不得从事该工作。

3.2 金属与类金属中毒及其防治

3.2.1 金属类毒物概述

金属和类金属及其合金在工业上应用广泛，无论是在建筑业、汽车、电子和其他制造业，还是在油漆、涂料和催化剂生产中都大量使用。在矿物的开采、运输、冶炼和加工及其化合物的使用中，金属和类金属及其合金都会对职业环境造成污染，对工人的健康造成潜在危害。职业性金属接触常以气溶胶形式为主，如蓄电池厂接触铅，冶炼厂和钢铁厂接触金属。呼吸道是主要的接触途径，但经口摄入也是很重要的金属接触途径。

金属对人体的作用，可以仅有局部作用，也可以有全身反应，有的也可能是过敏源、致畸物、致突变物和致癌物。金属不易被破坏，易在体内蓄积，导致慢性毒作用。不同金属的排泄速率和通道有很大的差异，因而导致其在体内的存留时间长短不一。例如，甲基汞在人体内的生物半衰期仅为70d，而镉大约是10~20年。同一金属在不同组织中的生物半衰期也可能不一致，如铅在一些组织中仅几周，而在骨内却长达10年。金属在组织中蓄积并不意味着一定会有毒作用出现，有些金属可以非活性形式储存起来。例如，铅一般以惰性形式在骨内储存；镉和其他一些金属与金属硫蛋白相结合，形成惰性化合物；无机汞、镉和其他一些金属可以和硒复合物形成惰性化合物。这些化合物在人体内能长期储存，甚至终生存在。

每一种金属的毒性都依赖于金属本身的氧化状态。以汞为例，它有三种氧化状态：元素汞可以被氧化成一价汞，进而再氧化成二价汞。三种形式汞的毒性差别很大：汞蒸气主要作用在中枢神经系统；一价汞盐很难溶而仅引起局部毒性作用；二价汞盐呈现高度的急性毒性作用。

许多金属可以形成有机金属化合物。一般这些金属的有机化合物与其无机化合物的毒性截然不同。例如，四乙铅、三乙锡、三甲基铋和甲基汞都对中枢神经系统产生严重的损伤，这与它们能迅速穿透血脑屏障有关。一般长链的有机金属化合物毒性比短链的小。

金属还有致癌作用。有充分的流行病资料证实镍、铬、砷对人类的致癌作用。在动物实验中也已经有充分的证据证明镍和铬的致癌作用。镉、铍、钴、铁、铅、锰、铂等也在动物中诱导肿瘤。国际癌症研究中心（IARC）认为镍冶炼可引起癌症。

金属毒物在体内代谢过程中一般主要通过和体内巯基及其他配基形成稳定复合物而发挥生物学作用，这种特性构成了用络合剂来治疗金属中毒的基础。常见的络合剂有二巯丙醇、乙二胺四乙酸钠、青霉胺等。

3.2.2　铅中毒及其防治

1. 理化特性

铅是广泛存在于自然界的一种质地较软、具有易锻性的蓝灰色重金属。相对密度为11.3，熔点为327℃，沸点为1525℃。加热至400~500℃时，即有大量铅蒸气逸出，在空气中氧化成氧化亚铅，并凝集为铅烟。随着熔铅温度升高，还可逐步生成氧化铅、三氧化二铅、四氧化三铅。所有铅氧化物都以粉末状态存在，并易溶于酸。

2. 职业接触机会

（1）铅矿开采及冶炼　工业开采的铅矿主要为方铅矿（硫化铅）、碳酸铅矿（白铅矿）及硫酸铅矿。冶炼时，在混料、烧结、还原和精炼过程中均可接触。

（2）熔铅作业　制造铅丝、铅皮、铅管等，还有制造电缆、焊接用的焊锡，以及废铅回收等，均可接触铅烟、铅尘或铅蒸气。

（3）铅化合物使用　铅的氧化物广泛用于蓄电池、搪瓷、油漆、颜料、玻璃等。铅的其他化合物，如醋酸铅用于制药、化工，铬酸铅用于油漆、颜料、搪瓷等，砷酸铅用作杀虫剂、除草剂等。

3. 毒理

在生产环境中，呼吸道是主要吸收途径，其次是消化道。血循环中的铅早期主要分布于肝脏、肾脏、脑、皮肤和骨骼肌中，数周后，铅由软组织转移到骨骼，并以难溶性的磷酸铅形式沉积下来。人体内90%~95%的铅储存于骨骼。铅中毒机制在某些方面尚有待研究。铅作用于全身各系统和器官，主要累及血液及造血系统、神经系统、消化系统、血管及肾脏。铅对红细胞，特别是骨髓中幼稚红细胞具有较强的毒作用，形成点彩红细胞增加；在铅作用下，骨髓幼稚红细胞可发生超微结构的改变，如核膜变薄、胞浆异常、高尔基复合体及线粒体肿胀、细胞成熟障碍等；铅在细胞内可与蛋白质的巯基结合，干扰多种细胞酶类活性，如铅可抑制细胞膜三磷酸腺苷酶，导致细胞内大量钾离子丧失，使红细胞表面物理特性发生改变，寿命缩短，脆性增加，导致溶血；铅可使大脑皮层兴奋与抑制的正常功能发生紊乱，皮层—内脏调节障碍使末梢神经传导速度降低；铅可致外周血管痉挛和肾脏受损。

4. 毒作用表现

工业生产中，急性中毒已极罕见。职业性铅中毒基本上均为慢性中毒，早期表现为乏力、关节肌肉酸痛、胃肠道症状等。随着接触增加，病情进展可表现为以下几个方面：

（1）神经系统　主要表现为类神经症、外周神经炎，严重者出现中毒性脑病。铅对外周神经损害可呈运动型、感觉型或混合型，患者表现为四肢伸肌瘫痪，产生"腕下垂"或肢端感觉障碍。铅中毒性脑病在职业中毒中已极为少见。

（2）消化系统　主要表现为食欲不振、恶心、隐性腹痛、腹胀、腹泻或便秘，严重者可出现腹绞痛（也称铅绞痛）。

（3）血液及造血系统　可有轻度贫血（多呈低色素正常细胞型贫血）、卟啉代谢障碍，以及点彩红细胞、网织红细胞、碱粒红细胞增多等。

（4）其他　部分患者可出现肾脏的损害。女职工可引起月经失调、流产等。

5. 预防原则

降低生产环境空气中的铅浓度，使之达到卫生标准，这是预防的关键。同时应加强个人防护。

（1）降低铅浓度　可采取以下措施：

1）加强工艺改革，使生产过程机械化、自动化、密闭化。例如，铅熔炼用机械浇铸代替手工操作；蓄电池制造采用铸造机、涂膏机、切边机等，以减少铅尘飞扬。

2）加强通风，如熔铅锅、铸字机、修版机等均可设置吸尘排气罩，抽出的烟尘经净化后再排出。

3）控制熔铅温度，减少铅蒸气逸出。

4）以无毒或低毒物代替铅。例如，用锌钡白、钛钡白代替铅白制造油漆；用铁红代替铅丹制造防锈漆；用激光或计算机排版代替铅字排版等。

车间铅的最高容许浓度为：铅烟 $0.03mg/m^3$，铅尘 $0.05mg/m^3$。

（2）加强个人防护和卫生操作制度　铅作业工人应穿工作服，戴滤过式防尘、防烟口罩。严禁在车间内吸烟、进食；饭前洗手，下班后淋浴。坚持车间内湿式清扫制度，定期监测车间空气中铅浓度和设备检修。定期对工人进行体检，有铅吸收的工人应早期进行驱铅治疗。妊娠及哺乳期女职工应暂时调离铅作业。

（3）职业禁忌证　凡患有贫血、神经系统器质性疾患、肝肾疾患、心血管器质性疾患等的工人，不能从事接触铅的作业。

6. 处治原则

对于铅吸收，可继续原工作，3~6个月复查一次；对于轻度中毒，驱铅治疗后可恢复工作，一般不必调离原工作；对于中度中毒，驱铅治疗后原则上调离铅作业；对于重度中毒，必须调离铅作业，并给予治疗和休息。铅中毒的治疗方法有驱铅治疗和对症治疗两种。前者采用依地酸二钠钙及二巯丁二酸钠等金属络合剂驱铅；后者根据病情采用支持疗法。

3.2.3　汞中毒及其防治

1. 理化特性

汞，俗称水银，为银白色液态金属。相对密度为13.5，熔点为-38.9℃，沸点为356.6℃，在常温下即能蒸发，汞蒸气密度为6.9。汞表面张力大，溅落地面后即形成很多小汞珠，并且可被泥土、地面缝隙、衣物等吸附，增加蒸发表面积，可在空气中形成二次汞源。汞存在的形式有三种：元素汞、无机汞和有机汞。全世界每年在矿山中开采的汞约为10000t，而人为释放到大气中的汞每年有2000~3000t。汞不溶于水和有机溶剂，可溶于稀硝酸和类脂质。汞可与金、银等金属生成汞合金（汞齐）。

2. 职业接触机会

（1）汞矿开采及金属冶炼　用汞齐法提取金、银等贵重金属，用金汞齐镀金及镏金。

（2）电工器材、仪器仪表制造和维修　例如，温度计、气压表、血压计、极谱仪、整流器、石英灯、荧光灯等的制造和维修。

（3）化工生产及含汞药物　例如，烧碱和氯气用汞作为阴极电解食盐，塑料、鞣革、印染、防腐、涂料等工业中用汞作为辅剂。

（4）其他　例如，用雷汞制造雷管作为起爆剂，口腔科用银汞齐补牙等。

3. 毒理

金属汞主要以汞蒸气的形式经呼吸道进入体内，吸收率可达70%以上。金属汞很难经消化道吸收，但汞盐及有机汞易被消化道吸收。汞及其化合物可分布到全身很多组织，最初集中在肝脏，随后转移至肾脏。汞在体内可诱发生成金属硫蛋白，这是一种低分子富含巯基的蛋白质，主要蓄积在肾脏，可能对汞在体内的解毒和蓄积及保护肾脏起一定作用。汞易透过血脑屏障和胎盘，并可经乳汁分泌。汞主要经尿和粪排出，少量随唾液、汗液、毛发等排出。汞在人体内的半衰期约为60d。汞毒作用的确切机制仍有待进一步研究。一般认为，汞进入体内后，与蛋白质的巯基（—SH）具有特殊的亲和力。由于巯基是细胞代谢过程中许多重要酶的活性部分，当汞与这些酶的巯基结合后，可干扰其活性，如汞离子与细胞膜表面酶的巯基结合，可改变其结构和功能。但汞与巯基结合并不能完全解释汞毒性作用的特点。

4. 毒作用表现

（1）急性中毒　短时间吸入高浓度汞蒸气或摄入可溶性汞盐可致急性中毒，多由于在密闭空间内工作或意外事故所致。急性汞中毒较少见。一般起病急，有咳嗽、呼吸困难、口腔炎和胃肠道症状，继之可发生化学性肺炎并伴有发绀、气促、肺水肿等。肾损伤表现为开始时多尿，继之出现蛋白尿、少尿及肾衰。急性期恢复后出现类似慢性中毒的神经系统症状。口服汞盐可引起胃肠道症状，恶心、呕吐、腹泻和腹痛，并可引起肾脏和神经损害。

（2）慢性中毒　慢性汞中毒较常见，主要引起神经系统症状，早期表现为类神经症，如易兴奋、激动、焦虑、记忆力减退和情绪波动。随病情发展可表现为三大典型症状：易兴奋、口腔炎、震颤。少数患者可有肾脏损害。其中震颤是神经毒性的早期症状，开始为细微震颤，多在休息时发生，进一步可发展成意向性粗大震颤，也可伴有头部震颤和运动失调。震颤、步态失调、动作迟缓等症候群，类似帕金森病。后期可出现幻觉和痴呆。口腔炎不及急性中毒时明显和多见。

5. 预防原则

（1）改革工艺及生产设备，控制工作场所空气中汞的浓度　例如，电解食盐采用离子膜电解代替用汞作为阴极的电解；用硅整流器代替汞整流器；用电子仪表、气动仪表代替汞仪表。从事汞的灌注、分装应在通风柜内进行，操作台设置板孔下吸风或旁侧吸风。为防止汞污染和沉积，车间地面、墙壁、顶棚、操作台宜用不吸附汞的光滑材料；操作台和地面应有一定倾斜度，以便清扫与冲洗，低处应有储水的汞吸收槽；对排出的含汞蒸气，应用碘化或氯化活性炭吸附净化。

（2）加强个人防护，建立卫生操作制度　接触汞作业应穿工作服，戴防毒口罩或用2.5%~10%碘处理过的活性炭口罩。工作服应定期更换、清洗除汞并禁止携出车间。班后、饭前要洗手、漱口，严禁在车间内进食、饮水和吸烟。

（3）职业禁忌证　患有明显口腔疾病，胃肠道和肝脏、肾脏器质性疾患，神经性疾病的工人，以及妊娠和哺乳期女职工，应暂时脱离汞接触。

6. 处治原则

患者应脱离汞接触作业，进行驱汞及对症治疗。口服汞盐患者不应洗胃，需尽快服蛋清、牛奶或豆浆，以使汞与蛋白质结合，保护被腐蚀的胃壁。也可用活性炭吸附汞。驱汞治疗主要应用巯基络合剂。

3.2.4 砷中毒及其防治

1. 理化特性

砷在自然界中主要伴生于各种黑色或有色金属矿中。砷有灰、黑、黄三种同素异构体，其中灰色结晶具有金属性，质脆而硬，相对密度为 5.73，熔点为 814℃，615℃升华。砷不溶于水，溶于硝酸和王水，在潮湿空气中易氧化。砷的化合物种类很多，主要为砷的氧化物和盐类，常见的有三氧化二砷、五氧化二砷、砷酸铅、砷酸钙、亚砷酸钠等。含砷矿石、炉渣遇酸或受潮及含砷金属用酸处理时可产生砷化氢。

2. 职业接触机会

铅、铜、金及其他含砷有色金属冶炼时，砷以蒸气状态逸散在空气中，形成氧化砷。处理烟道和矿渣、维修燃烧炉等都可接触三氧化二砷粉尘。从事含砷农药（如砷酸铅、砷酸钙）、含砷防腐剂（如砷化钠）、除锈剂（如亚砷酸钠）等制造和应用的工人可接触砷。此外，砷化物在玻璃工业中常作为颜料，砷合金用作电池栅极、轴承及强化电缆铅外壳。中医用雄黄（AsS）、三氧化二砷作为皮肤外用药。工业中，在有氢和砷同时存在的条件下，如有色金属矿石和炉渣中的砷遇酸或受潮时，可产生砷化氢。非职业接触主要来自于砷污染的井水、敞灶燃烧含砷煤及砷污染的食品。

3. 毒理

砷化合物可经呼吸道、消化道或皮肤进入体内。职业性中毒主要由呼吸道吸入所致。吸收入血的砷化合物主要与血红蛋白结合，随血液分布到全身各组织和器官，并沉积于肝脏、肾脏、肌肉、骨、皮肤、指甲和毛发。五价砷和砷化氢在体内转变为三价砷。吸收的三价砷大部分被代谢成二甲基砷酸和单甲基砷酸从尿中排出，少量砷可经粪便、皮肤、毛发、指甲、汗腺、乳腺及肺排出。砷可通过胎盘屏障。砷在体内的半衰期约为 10h。

砷是一种细胞原生质毒。在体内，砷是亲硫元素，三价砷极易与巯基（—SH）结合，从而引起含巯基的酶、辅酶和蛋白质生物活性及功能改变，这是砷中毒重要的毒性机制。砷与酶作用可有单巯基反应和双巯基反应两种方式，前者主要形成 AsS 复合物，使酶中的活性巯基消失而抑制酶的活性，此时加入过量单巯基供体（如 GSH），即可使酶活性恢复。后者是砷与酶或蛋白质中的两个巯基反应，形成更稳定的环状化合物。单巯基供体不能破坏此环状化合物使酶活性恢复，只有二巯基化合物供体才能破坏该环状结构，将巯基游离，使酶活性恢复。砷与丙酮酸氧化酶辅酶硫辛酸的反应，以及用二巯丙醇（BAL）恢复其活性就是基于这一机制。此外，砷进入血循环后，可直接损害毛细血管，引起通透性改变。

砷化氢是强烈溶血性毒物，毒作用主要表现为大量溶血引起的一系列变化。溶血的机制还不十分清楚。一般认为是由于砷化氢和血红蛋白结合后形成过氧化物，通过谷胱甘肽过氧化物酶的作用，大量消耗维持红细胞膜完整性的还原型谷胱甘肽所致。

4. 毒作用表现

（1）急性中毒　急性中毒可因设备事故或违反操作规程大量吸入砷化合物所致，但已很少见。主要表现为呼吸道症状，如咳嗽、喷嚏、胸痛、呼吸困难及头痛、头晕、全身衰弱，甚至烦躁不安、痉挛和昏迷。恶心、呕吐和腹痛、腹泻等消化道症状出现较晚。严重者多因呼吸和血管中枢麻痹而死亡。

口服砷化物中毒可在摄入后数分钟至数小时发生，主要为恶心、呕吐、腹痛及血样腹泻，寒战、皮肤湿冷、痉挛，严重者极度衰弱、脱水、尿少、尿闭和循环衰竭，并出现神经系统症状，如兴奋、躁动不安、谵妄、意识模糊、昏迷，可因呼吸麻痹死亡。急性中毒恢复后可有迟发性末梢神经炎，数周后表现出对称性远端感觉障碍，个别可有中毒性肝炎、心肌炎及皮肤损害。

砷化氢急性中毒，可在吸入砷化氢数小时至十余小时内发生，出现急性溶血引发的症状和体征。腹痛、黄疸和少尿三联征是砷化氢中毒的典型表现。尿中可见大量血红蛋白、血细胞及管型尿，伴有头痛、恶心、腹痛、腰痛、胸部压迫感、皮肤青铜色、肝脾肿大等症状，严重者可导致急性肾功能衰竭。

（2）慢性中毒　职业性慢性中毒主要由呼吸道吸入所致，除一般类神经症外，主要表现为皮肤黏膜病变和多发性神经炎。皮肤改变主要表现为脱色素和色素沉着加深、掌跖部出现点状或疣状角化。饮水型砷中毒患者，皮肤改变更为明显，表现为扩大的角化斑块或溃疡，可发展为 Bowen 病、基底细胞癌和鳞状细胞癌。砷诱导的末梢神经改变主要表现为感觉异常和麻木，严重病例可累及运动神经，伴有运动和反射减弱。此外，呼吸道黏膜受砷化物刺激可引起出鼻血、嗅觉减退、喉痛、咳嗽、咳痰、喉炎和支气管炎等。

砷是确认的人致癌物，职业暴露主要致肺癌和皮肤癌，也有报道与白血病、淋巴瘤及肝血管肉瘤有关。

砷可通过胎盘屏障并引起胎儿中毒、胎儿体重下降或先天畸形。

5. 预防原则

在冶炼、冶金及农药制造过程中，生产设备应采取密闭、通风等技术措施，减少工人对含砷粉尘的接触。在维修设备和应用砷化合物过程中，要加强个人外护。医学监护应注重皮肤、呼吸道及肝脏、肾脏、血液和神经系统功能改变。尿砷监测有助于对工业卫生设施效果的评价。

6. 处治原则

急性职业性砷中毒应尽快脱离现场，并使用解毒剂。经口中毒者应迅速洗胃、催吐，并投予活性炭和导泻。一经确诊，使用巯基络合剂二巯丙醇进行肌注，也可用二巯丁二酸钠静脉注射，并辅以对症治疗。

砷化氢中毒需严密监视血细胞变化和肾功能，碱性尿可减少血红蛋白在肾小管沉积和引起肾损伤，血浆游离血红蛋白高于 150mg/L 时或少尿是换血的指征。如果发生急性肾衰，应进行血液透析，二巯丙醇对砷化氢中毒无效。

职业性慢性砷中毒患者应暂时脱离接触砷的工作，并视病情给予络合剂治疗；皮肤改变和多发性神经炎按一般对症处理。

3.2.5　其他金属与类金属中毒及其防治要点

1. 锰中毒及其防治要点

锰为浅灰色金属，质脆，反应活泼，溶于稀酸。锰矿开采、运输和加工，制造锰合金，以及用锰化合物制造干电池、焊料、氧化剂和催化剂，用锰焊条电焊时，都可发生锰烟尘。

生产中过量吸入锰烟及锰尘可引起中毒。慢性锰中毒早期主要表现为类神经症，继而出现锥体外系神经受损症状，肌张力增高，手指明显震颤，腱反射亢进，并有神经情绪改变；严重的患者锥体外系神经障碍恒定而突出，表现为帕金森病样症状。

锰中毒的防治要点如下：

1）接触锰作业应采取防尘措施和佩戴防毒口罩，禁止在工作场所吸烟和进食。

2）早期可用金属络合剂治疗。

3）肌张力增强者可用安坦（盐酸苯海索）或左旋多巴治疗。

2. 铬中毒及其防治要点

铬为银灰色、硬而脆的金属，溶于稀盐酸及硫酸。工业接触的铬多为六价，其次是三价铬。铬的价态对铬化合物的毒性起重要作用。铬的职业接触机会主要有：铬矿开采、冶炼、镀铬，使用铬酸盐的颜料、染料、油漆、鞣皮、橡胶、陶瓷等工业。此外，照相、印刷制板常用铬盐作为感光剂，不锈钢弧焊也会接触铬。

铬酸盐可经呼吸道、消化道和皮肤吸收。六价铬的毒性比三价铬大。六价铬在细胞内被转变成三价铬后，通过和蛋白质及核酸紧密结合发挥毒性作用。低浓度铬酸盐可致敏，高浓度铬酸盐对皮肤有刺激和腐蚀作用。急性接触高浓度铬酸或铬酸盐可刺激眼、鼻、喉及呼吸道黏膜，引起灼伤、充血、鼻衄（鼻出血）等。慢性接触易使鼻黏膜糜烂、溃疡和鼻中隔穿孔。皮肤可发生"铬疮"，表现为不易愈合的侵蚀性溃疡。从事铬化合物生产的工人的肺癌发病率较高。

铬酸盐中毒的防治要点如下：

1）采取防护措施和改善卫生条件，减少工人对可溶性六价铬化合物的接触，以降低对呼吸道和鼻黏膜的刺激；劝说接触铬的工人戒烟。

2）急性吸入性损伤应住院观察，严密注意肾功能改变。慢性鼻黏膜和皮肤溃疡可用 10% 依地酸二钠钙软膏治疗。

3. 锌中毒及其防治要点

锌是一种银白色金属，不溶于水，溶于强酸或碱液。锌冶炼、炼铜、焊接镀锌铁等可接触氧化锌烟尘。镀锌和生产锌合金可接触锌化合物。锌白用于颜料，硫酸锌用于人造丝、医药等。食用由镀锌铁皮罐装的酸性食物和饮料可引起锌中毒。

氧化锌烟尘可经呼吸道吸收，只有 20%～30% 的锌化合物经消化道吸收。进入循环的锌与血浆中金属硫蛋白、白蛋白及红细胞结合，广泛分布于组织中，但主要在横纹肌。吸收的锌主要经胰液、胆汁和汗液排出，仅有 20% 由肾脏排出。急性锌中毒主要是过量接触氧化锌烟雾后数小时发生金属烟雾热，表现为头痛、口中金属味，接着出现肌肉和关节痛及疲劳、发热、寒战、多汗、咳嗽，8～12h 后可出现胸痛，24～48h 后症状消失，类似"流感"过程。接触氯化锌可引起严重的皮肤及眼灼伤。慢性皮肤接触主要引起湿疹性皮炎或皮肤过敏。

锌中毒的防治要点如下：

1）加强局部通风等措施减少氧化锌烟雾接触。

2）金属烟尘热应对症治疗。

4. 磷中毒及其防治要点

黄磷呈黄白色，易溶于二硫化碳、氯仿和苯。黄磷用于制造磷酸、赤磷、炸药、燃烧弹、化肥、有机磷酸酯等；赤磷用作灭鼠剂（磷化锌）制造等。故这些作业中可接触到磷。

磷可通过呼吸道、消化道或皮肤接触吸收。在肝脏，磷干扰蛋白质和糖代谢并抑制糖原储存，增加脂肪在肝脏中蓄积。黄磷和磷化氢具有高毒性。黄磷主要以蒸气和粉尘形式经呼吸道进入人体。急性吸入磷蒸气可引起呼吸道刺激和急性肺水肿。长期接触低浓度黄磷主要引起颌骨坏死，开始表现为牙痛，接着感染化脓，呼气有恶臭味。长期接触有刺激性的磷化合物的工人可发生阻塞性肺疾患和慢性气管炎。黄磷可致皮肤灼伤并经皮肤吸收引起肝脏损害。

磷中毒的防治要点如下：

1）处理磷化合物时要注意保护皮肤、眼和呼吸道，医学监护要注意口腔卫生和肺、肝、肾功能。

2）误服者用0.2%硫酸铜反复洗胃和催吐，禁食牛奶、脂肪。颌骨坏死可引流及用抗生素治疗，严重者需手术和骨移植。

3.3　危险气体与有机溶剂中毒及其防治

3.3.1　刺激性气体类毒物概述

1. 刺激性气体类毒物的一般描述

刺激性气体主要是指对眼、呼吸道黏膜及皮肤有刺激性的气体，在化工行业中最为常见，在冶金、采矿、机械、食品制造、医药、塑料制造等行业也可经常接触到。由于刺激性气体多具有腐蚀性，在生产过程中常因违章操作或设备、管道被腐蚀而发生跑、冒、滴、漏，导致接触者的中毒和损伤，此种事故往往情况紧急，可造成集体中毒和伤亡。长期低水平接触可产生慢性影响。

刺激性气体对人体的主要损害为眼、皮肤灼伤和呼吸系统的损伤，轻者表现为呼吸道刺激症状，重者可出现化学性气管炎、支气管炎、肺炎、化学性肺水肿、急性呼吸窘迫综合征（acute respiratory distress syndrome，ARDS），甚至危及生命。

2. 刺激性气体的种类

刺激性气体种类繁多，多数在常态下呈气态，部分种类可经蒸发、升华和挥发形成气体和蒸气作用于机体。具有刺激作用的毒物种类甚多，大致可分为以下几类：

酸：硫酸、盐酸、硝酸、铬酸。

成酸氧化物：二氧化硫、三氧化硫、二氧化氮。

成酸氢化物：氟化氢、氯化氢、溴化氢。

卤族元素：氟、氯、溴、碘。

无机氯化物：光气、二氯亚砜、三氯化磷、三氯化硼、三氯氧磷、三氯化砷、三氯化锑、四氯化硅。

卤烃：溴甲烷、氯化苦、八氟异丁烯、氟光气、六氟丙烯、氟聚合物的裂解残液气和热解气等。

酯类：硫酸二甲酯、二异氰酸甲苯酯、甲酸甲酯、醋酸甲酯、氯甲酸甲酯等。

醚类：氯甲基甲醚。

醛类：甲醛、乙醛、丙烯醛、三氯乙醛等。

酚类：苯酚、甲酚、硝基苯酚等。

酮类：甲基异丙烯酮、乙烯酮等。

有机氧化物：环氧氯丙烷。

成碱氢化物：氨。

强氧化剂：臭氧。

金属化合物：氧化镉、羰基镍、硒化氢。

军用毒气：亚当氏气、路易氏气、氮芥气。

刺激性气体的种类虽然很多，但常见者为氯、氨、氮氧化物、光气、氟化氢、二氧化硫和三氧化硫等。

3. 刺激性气体的毒作用

刺激性气体对机体作用的共同点是对眼、呼吸道黏膜和皮肤有不同程度的刺激，常以局部损害为主，当刺激作用强烈时可引起全身性反应。病损的严重程度与毒物的种类、浓度、溶解度、接触时间及机体的状况有关。高溶解度的刺激性气体，如氨、氯、硫酸二甲酯、氟化氢、二氧化硫等接触到湿润的黏膜表面时，立即附着在局部并生成酸或碱产生刺激作用，可引起结膜炎、角膜炎、鼻炎、咽炎、喉炎、气管炎、支气管炎。对于这些高溶解度刺激性气体，由于其刺激性强烈，易引起接触者警惕而及时脱离现场。但因意外事故而大量吸入高浓度气体，尤其是低溶解度的气体，如氮氧化物、光气、八氟异丁烯等，经过上呼吸道时产生的刺激小，并进入呼吸道深部，与水逐渐作用而产生刺激和腐蚀作用损伤肺泡，不易引起接触者警惕而及时脱离，造成接触时间长、吸入量大，可造成化学性肺炎、肺水肿、喉头水肿、喉痉挛及支气管黏膜损伤，严重时可出现黏膜坏死、脱落，导致呼吸道阻塞窒息。故需对接触者进行密切的临床观察，必要时给予预防性治疗，以及时阻断肺水肿的发生。液态毒物，如氨水、氢氟酸等直接接触皮肤可导致化学性灼伤。

4. 刺激性气体中毒的临床表现

（1）急性作用　急性作用包括如下几个方面：

1）眼、上呼吸道刺激症状。出现眼辛辣感、流泪、畏光、结膜充血、流涕、喷嚏、咽疼、咽充血、发音嘶哑、呛咳、胸闷等。

2）喉痉挛或水肿。喉痉挛发病突然，表现为高度呼吸困难和喉鸣，由于缺氧、窒息而发绀甚至猝死。喉水肿的发生较为缓慢，持续时间较长。

3）化学性气管炎、支气管炎及肺炎。表现为剧烈咳嗽、胸闷、胸痛、气促。肺部听诊，两肺有散在的干、湿啰音。体温及白细胞数可增高。支气管黏膜损伤严重时，可发生黏膜坏死、脱落，引起突然的呼吸道阻塞、肺不张及窒息。

4）化学性肺水肿。临床上分为四期：

① 刺激期。此时吸入刺激性气体后出现呛咳、咳痰、气急、胸闷、呼吸困难，伴有头晕、乏力、恶心、呕吐等全身症状，有时症状并不明显。

② 潜伏期。刺激期后，患者的自觉症状减轻或消失，病情似已好转，但肺部潜在的病理变化仍在进展，经过一段时间后发生。潜伏期的长短主要取决于接触毒物的水溶性和浓度，水溶性大、浓度高者潜伏期短，水溶性小则潜伏期较长。潜伏期多为 2～24h，少数可长达 36～48h，也有短至半小时者。此时应避免活动和过量补液，积极防止肺水肿发生。

③ 肺水肿期。潜伏期后，症状突然加重，表现为剧烈咳嗽、气急、烦躁、呼吸困难、大汗、咳大量粉红色泡沫痰。体检可见患者明显发绀，两肺满布湿性啰音，血压下降，血液浓缩，白细胞可达 $(20～30) \times 10^9$ 个/L。X 射线胸片检查：可发现肺纹理增多、肺部阴影、肺野透明度下降等症状，符合间质性肺水肿或肺泡性肺水肿的表现。该期可并发气胸、纵隔气肿及皮下气肿；肝、肾、心、脑等器官损伤；多器官功能障碍综合征；水、电解质、酸碱平衡失调以及继发感染。一般肺水肿发生后 24h 内变化最剧烈，若控制不力，有可能发展成急性呼吸窘迫综合征（ARDS）。

④ 恢复期。此时若无严重并发症，处理得当，肺水肿可在 2～3d 得到控制。症状、体征逐渐消失。X 射线异常所见约在 1 周内大部分消失。7～11d 基本恢复，多数不留后遗症。部分吸入有机氟热解物、氮氧化物引起的肺损害，可在肺水肿消退后 2～3 周引起广泛的肺纤维化和支气管腺体肿瘤样增生，导致肺功能障碍。

（2）急性呼吸窘迫综合征（ARDS）　ARDS 是肺水肿的一种类型，是严重创伤、感染、休克、中毒、手术等所引起的弥漫性肺实质细胞损伤、肺水肿和肺不张，以及以进行性呼吸窘迫、低氧血症为特征的急性呼吸衰竭。刺激性气体中毒是引起 ARDS 的主要病因之一。ARDS 临床可分四个阶段：

① 原发疾病症状。

② 原发病后 24～48h，出现呼吸急促、发绀。

③ 出现呼吸窘迫，肺部水泡音，X 射线胸片有散在的浸润阴影。

④ 呼吸窘迫加重，出现意识障碍，X 射线胸片显示广泛毛玻璃样融合浸润阴影。

ARDS 在病因上明确，在疾病程度上较中毒性肺水肿更为严重。较其他原因所致的 ARDS，其肺部黏膜上皮的直接损伤更重要，局部体征、X 射线表现、病理改变等更明显。但由于无其他原发病，故预后较好。

ARDS 需要在肺水肿的基础上综合分析后做出诊断，如有吸入高浓度刺激性气体史，经一定潜伏期突然发病，严重的进行性呼吸困难，呼吸频度 >28 次/min，两肺满布湿性啰音，$PaO_2 < 8kPa$，血气分析 $PaO_2/FiO_2 \leq 26.7kPa$（200mmHg），X 射线胸片显示呈融合的大片状阴影，并排除其他相似疾病后可做出诊断。

（3）皮肤损伤　腐蚀性强者可造成眼、皮肤直接接触部位发生化学性灼伤及接触性皮炎。

（4）慢性作用　长期接触低浓度刺激性气体，可引起呼吸道、眼结膜刺激症状，发生慢性结膜炎、鼻炎、咽炎、支气管炎、牙酸蚀症，同时常伴有神经症样症状和消化道症状。氯气、甲苯二异氰酸酯等有致敏作用，可导致支气管哮喘发作。急性氯气中毒可遗留慢性喘息性支气管炎。甲醛等可导致过敏性皮炎。

5. 预防和处治原则

（1）预防　刺激性气体中毒大部分因意外事故所致。一般可采用下列综合措施：

1）卫生技术措施。例如，采用耐腐蚀材料制造的管道；生产和使用刺激性气体的设备应加强密闭抽风；生产流程自动化；储运过程应符合防爆、防火、防漏气的要求；做好废气的回收利用等。

2）组织保障措施。严格执行安全操作规程，防止设备跑、冒、滴、漏和意外事故，进行安全教育和上岗前培训。接触者懂得自救互救知识。

3）个人防护措施。应选用有针对性的耐腐蚀防护用品（工作服、手套、眼镜、胶鞋、口罩等）。例如，防二氧化硫、氯化氢、酸雾可用碳酸钠饱和溶液及 10% 甘油浸渍的纱布夹层口罩；防氟化氢用碳酸钙或乳酸钙溶液浸过的纱布夹层口罩；防氯气、光气用碱石灰、活性炭作为吸附剂的防毒口罩；防氨用硫酸铜或硫酸锌防毒口罩。防毒口罩应定期进行性能检查，以防失效。防护皮肤污染时，可选用适宜的防护油膏，如防酸用 3% 氧化锌油膏，防碱可用 5% 硼酸油膏。防止牙齿酸蚀症可用 1% 小苏打或白陶土溶液漱口。

4）保健措施。对工人进行上岗前和定期体检，发现相应职业禁忌证者，不得从事或调离该作业。车间内应有冲、淋设备以及时冲洗身体污染部位。易发生事故的场所，应备有急救器材，如防毒面具、各种冲洗液等。

5）环境监测措施。定期监测环境有害物质，及时发现问题，预防事故发生。

（2）处治　刺激性气体中毒多发生于生产事故，往往导致多人中毒，其主要危害是化学性肺水肿和 ARDS。积极防治肺水肿是抢救中毒的关键。

1）一般处理。迅速将患者移离现场，脱去污染衣服，眼与皮肤污染者应立即用清水或生理盐水彻底清洗。可用 5% 可的松眼药水及抗生素眼药水或药膏滴眼，皮肤灼伤者用中和剂（4% 碳酸氢钠或 5% 硼酸）湿敷。对吸入量较大者，应严密观察 24～72h，安静卧床休息，避免用力、情绪激动，以减少肺部渗出，必要时给予镇静剂或对症处理。X 射线胸片检查可早期发现肺水肿，而胸部透视易漏诊，拍片时尽量取半卧位或坐位。吸氧并保持呼吸道通畅，必要时给予肾上腺糖皮质激素、地塞米松或泼尼松。

2）肺水肿治疗。首先要迅速纠正缺氧。轻症者常用鼻导管或鼻塞法，氧浓度为 50%，肺水肿时可应用压力给氧、间歇正压通气（IPPB）或呼气末正压通气（PEEP）。其次要降低毛细血管的通透性并改善微循环。一旦中毒，应尽早、足量、短程应用肾上腺糖皮质激素。再次要注意保持呼吸道通畅。吸入去泡沫剂二甲硅油，清除气道内水泡，增加氧吸入量和改善弥散功能；应用氨茶碱解除支气管痉挛；根据接触毒物种类的不同，及早雾化吸入中和剂以中和毒物。雾化液中可加入抗生素、糖皮质激素、支气管解痉药和祛痰药，必要时需切开气管。最后要积极治疗并发症。要合理应用抗生素控制肺部感染，防止霉菌感染。气胸、纵隔气肿可抽气或闭式引流。对于坏死黏膜脱落阻塞气管，可鼓励患者咳出，或采取气管切开吸取或纤维支气管镜取出。对症处理心、脑、肾、肝等器官损伤和多脏器功能障碍综合征。

3）ARDS治疗原则。与肺水肿治疗相似，但更强调尽快改善缺氧，使用PEEP，短期、大量、短程冲击使用糖皮质激素及积极处理各种并发症。

3.3.2 常见刺激性气体中毒及其防治

1. 氯气（Cl_2）

（1）理化特性 氯为黄绿色、具有强烈刺激性臭味的气体，相对分子质量为70.91，相对密度为2.488。氯易溶于水、碱性溶液、二硫化碳和四氯化碳等溶剂，在高压下液化为液态氯。液氯蒸气压随温度升高而增高，达到6.8atm（1atm＝101325Pa）时具有爆炸的危险性。氯溶于水形成次氯酸。次氯酸又可分解为盐酸和新生态氧。氯在高温条件下与一氧化碳作用，可形成毒性更大的光气。

（2）职业接触机会 氯在工业生产中使用广泛。电解食盐产生氯气；氯用来制造各种含氯化合物，如四氯化碳、漂白粉、二二三、六六六、聚氯乙烯、环氧树脂等；氯在造纸、印染、颜料、纺织、合成纤维、石油、橡胶、塑料、制药、农药、冶金等行业用作原料；氯可用于水的消毒，如医院、游泳池等地的消毒；氯还可用于油脂及兽骨加工过程中的漂白。生产中多因管道、容器破损或密闭不严、超装、压力升高等外泄，污染环境，常导致群体中毒事故发生。

（3）毒理 氯主要经呼吸道进入，作用于气管、支气管及肺部。损害部位与接触浓度、时间有关。其损害主要由溶于水后形成的盐酸和次氯酸所致，尤其是次氯酸，具有明显的生物活性，可穿透细胞膜，破坏其完整性和通透性，引起组织炎性水肿、充血，甚至坏死。严重者形成肺水肿。低浓度氯仅对眼及上呼吸道黏膜有刺激和烧灼作用，长时间高浓度接触，可引起气管炎、支气管炎、化学性肺水肿，并可刺激呼吸道前膜内末梢感受器，引起平滑肌痉挛，加剧通气障碍及缺氧。吸入高浓度氯气还可引起迷走神经反射性心跳骤停或喉痉挛，出现电击样死亡。

（4）毒作用表现 氯气的毒作用表现如下：

1）急性中毒。常见的表现有：

① 接触反应，即接触氯后出现一过性眼和上呼吸道黏膜刺激症状，肺部无阳性体征或偶有散在干啰音，胸部X射线无异常表现。

② 轻度中毒，表现有急性气管炎、支气管炎或支气管周围炎症状。主要有眼和上呼吸道黏膜刺激症状，如眼、鼻辛辣感，流泪、眼红、流涕、喷嚏、咽烧灼感、疼痛、干咳，可有少量痰，胸闷。查体可见眼结膜、鼻黏膜及咽部充血，两肺有散在干、湿啰音或哮喘音，X射线胸片表现可无异常或可见下肺野有肺纹理增多、增粗、延伸、边缘模糊。

③ 中度中毒，上述症状加重，呛咳、咳痰、气急、胸闷、呼吸困难或哮喘样发作，有时咳白色或粉红色泡沫痰。伴有头痛、乏力、烦躁、嗜睡及恶心、呕吐、食欲不振、腹胀、上腹痛等消化道症状。查体轻度发绀，两肺可闻及干、湿性啰音，或弥漫性哮鸣音。X射线胸片可有肺部不规则点片状模糊阴影。符合化学性支气管炎、间质性或局限性肺泡性肺水肿。哮喘发作者症状以

哮喘为主，呼气尤为困难，发绀、胸闷，两肺弥漫性哮鸣音，胸部 X 射线可无异常发现。

④ 重度中毒，吸入高浓度氯气，呼吸困难，咳大量粉红泡沫样痰，可出现昏迷和休克，肺水肿及 ARDS，喉痉挛或支气管痉挛、水肿造成窒息，反射性呼吸中枢抑制或心跳骤停导致猝死。可伴有气胸、纵隔气肿等严重并发症。查体明显发绀，两肺弥漫湿性啰音或局部呼吸音明显减弱，X 射线表现为两肺野大片状密度增高阴影或大小与密度不一、边缘模糊阴影，广泛分布于两肺，少数呈蝴蝶翼状。心电图常酷似冠心病或急性心肌梗死的波形变化。少数可见一过性肝、肾损害，重度中毒者常还伴有心、肝、胃肠道及中枢神经系统症状，如惊厥、昏迷、消化道出血及急性心、肺、肾功能衰竭等。重度氯气中毒后，可留有支气管哮喘或喘息性支气管炎及肺功能改变。液氯皮肤灼伤呈白色或灰黄色，轻者充血，重者可见水泡，组织坏死。

2）慢性作用。长期接触低浓度氯气可引起上呼吸道、眼结膜及皮肤刺激症状，慢性支气管炎、支气管哮喘、肺气肿和肺硬化的发病率较高。患者可有乏力、头晕等类神经症和胃肠功能紊乱，皮肤可发生痤疮样皮疹和疱疹，还可引起牙齿酸蚀症。

（5）预防原则　预防措施主要从严格遵守安全操作规程入手，定期检查设备，防止跑、冒、滴、漏。设备、管道保持负压，加强通风，正规使用防护用品。

（6）处治原则

1）立即脱离现场，保持安静及保暖。出现刺激反应者至少观察 12h，并给予对症处理。

2）合理氧疗。适当给氧，使动脉血氧分压 $PaO_2 >$（8～10）kPa。若发生严重肺水肿或 ARDS 时，给予鼻（面）罩持续正压通气或呼气末正压通气，常用 0.5kPa。

3）早期、足量、短程应用糖皮质激素，防治肺水肿。

4）维持呼吸道通畅。可给予雾化吸入疗法、支气管解痉剂、去泡沫剂（如二甲硅油）对症处理，必要时进行气管切开。

5）对症支持治疗。早期适当控制静脉补液量，防治休克，合理应用抗生素预防感染。维持水、电解质平衡。

6）皮肤和眼灼伤者应脱去被污染的衣物，立即用大量流动清水彻底冲洗，冲洗时间一般为 20～30min，应特别注意眼结膜穹窿部及头面、手、会阴的冲洗。必要时用 4% 碳酸氢钠溶液或软膏中和。预防感染和粘连。

2. 氮氧化物（NO_x）

（1）理化性质　氮氧化物是氮和氧化合物的总称，包括氧化亚氮（N_2O，也称笑气）、一氧化氮（NO）、二氧化氮（NO_2）、三氧化二氮（N_2O_3）、四氧化二氮（N_2O_4）、五氧化二氮（N_2O_5）等。氮氧化物因氧化程度不同而具有不同的颜色。氮氧化物除二氧化氮外均不稳定，遇湿、气或热可变为二氧化氮及一氧化氮。在职业环境中接触的几种气体混合物称为硝烟（气），其中主要是二氧化氮和一氧化氮。一氧化氮的相对分子质量为 30.01，沸点为 -151.5℃，水中溶解度为 4.7%（20℃）。二氧化氮在 21.1℃时为红棕色刺激性气体，21.1℃以下时呈暗褐色液体。在 -11℃以下时为无色液体，微溶于水，性质较稳定。

（2）职业接触机会　在多种职业活动中可接触到氮氧化物。例如，制造硝酸或苦味酸、硝化纤维、硝基炸药等硝基化合物时，用硝酸清洗金属时，合成氨、苯胺染料的重氮化过程及有机物（如木材、棉织品）接触浓硝酸时；硝基炸药爆炸、硝酸铵肥料及电影胶片等含氮物质及硝酸燃烧时；卫星发射、火箭推进、汽车及内燃机尾气含有氮氧化物；电焊、亚弧焊、气割及电弧发光时，高温使空气中的氧和氮结合成氮氧化物；谷物和青饲料的储存过程中，在缺氧条件下发生酵解，生成亚硝酸，当谷仓内温度增高时，亚硝酸分解成氮氧化物和水，可导致"谷仓气体中毒"。

（3）毒理　氮氧化物对上呼吸道刺激性较小，主要作用于深部呼吸道，与黏膜上的水缓慢作用，形成的硝酸和亚硝酸对肺组织产生强烈的刺激和腐蚀，损害肺终末支气管和肺泡上皮，使肺泡和毛细血管的通透性增加，导致肺水肿。硝酸和亚硝酸被吸收入血后形成硝酸盐和亚硝酸盐。前者可引起血管扩张，血压下降；后者能使血红蛋白氧化为高铁血红蛋白，引起组织缺氧。氮氧化物中，若以二氧化氮为主，主要引起肺损害；若以一氧化氮为主，高铁血红蛋白血症和中枢神经系统损害明显。

（4）毒作用表现　氮氧化物引起的肺水肿为迟发性病变，潜伏期为6~72h，故与氮氧化物有密切接触史者应注意严密观察。

1）刺激反应。吸入氮氧化物气体，出现一过性胸闷、咳嗽等症状，无阳性体征，胸部X射线检查无异常表现。

2）轻度中毒。经一定潜伏期后，出现胸闷、咳嗽、咳痰等，可伴有轻度头晕、头痛、无力、心悸、恶心、发热等症状，眼结膜及鼻咽部轻度充血，肺部有散在干啰音。X线表现肺纹理增强或肺纹理边缘模糊。血气分析吸入空气时，动脉血氧分压低于预计值1.33~2.67kPa。

3）中度中毒。除上述症状外，可有呼吸困难、胸部紧迫感，咳嗽加剧、咳痰或咳血丝痰、轻度发绀。两肺可闻干啰音或散在湿啰音。X线表现可见肺野透光度下降，肺纹理增多、紊乱、模糊呈网状阴影或点片状阴影。血气分析在吸入低于50%低浓度氧气时，动脉血氧分压大于8kPa。白细胞数可增高。

4）重度中毒。咳嗽加剧，咳大量白色或粉红色泡沫痰，呼吸窘迫，明显发绀。两肺可闻干、湿性啰音。X线表现两肺满布密度较低、边缘模糊的斑片状阴影或大小不等的云絮状阴影，可融合成大片状阴影。有的可并发较重程度的气胸、纵隔气肿或出现窒息。血气分析在吸入高于50%高浓度氧气时，动脉血氧分压小于8kPa。

5）迟发性阻塞性毛细支气管炎。在吸入氮氧化物后，无明显急性中毒症状或在肺水肿基本恢复后2周左右，又突然发生咳嗽、胸闷及进行性呼吸窘迫等症状，有明显发绀，两肺可闻干啰音或细湿啰音。X线可见两肺满布粟粒状阴影。迟发性阻塞性毛细支气管炎应与粟粒状肺结核、矽肺、含铁血黄素沉着症相鉴别。

（5）预防原则　同氯等气体的预防。

（6）处治原则　迅速脱离现场，静卧休息、保暖，吸氧及紧急处理；对刺激反应者，应观察24~72h，并给予对症治疗；积极防治肺水肿，保持呼吸道通畅，给予肾上腺糖皮质激素，合理氧疗及对症治疗；对迟发性阻塞性毛细支气管炎患者，应尽早使用肾上腺糖皮质激素。

3. 光气（$COCl_2$）

（1）理化特性　光气又称碳酰氯。相对分子质量为98.9，相对密度为1.392，沸点为8.2℃，熔点为-118℃，8.3℃以上时为无色气体，具有发霉干草样和烂苹果样气味。可加压为液体储存，微溶于水，并逐渐水解为二氧化碳和盐酸，易溶于苯等有机溶剂。光气由一氧化碳和氯气混合通过活性炭（作为催化剂）而制得。光气可与乌洛托品作用生成无毒的加成物。

（2）职业接触机会　以下场合易接触光气：光气制造；有机合成，如制药、合成橡胶、泡沫塑料、染料、农药等的原料；四氯化碳、氯仿、三氯乙烯、氯化苦等脂肪族氯烃类燃烧时可产生光气。光气曾用作军事毒剂。

（3）毒理　光气经呼吸道侵入人体，导致中毒，其毒性比氯气大10倍，属高毒类。光气对上呼吸道刺激性小。光气分子中的羰基（C＝O）同肺组织的蛋白质、酶等结合发生酰化反应，干扰细胞的正常代谢，损伤细胞膜，故对肺有强烈的刺激作用，使肺泡上皮细胞和毛细血管受损，通透性增加，从而导致化学性肺炎和肺水肿；高浓度吸入后，患者可在肺水肿出现前发生猝死。近来研究表明，花生四烯酸衍化而来的脂质过氧化酶中间代谢物及自由基的产生，与光气所致肺水肿有密切关系。

（4）毒作用表现 光气的毒作用表现如下：

1）刺激反应。吸入后出现一过性流泪、畏光、咽干、咳嗽、胸闷、气急等眼及上呼吸道黏膜刺激症状，也可伴有头痛、头晕、恶心、乏力、心悸等，肺部无阳性体征，X 射线胸片无异常改变。

2）轻度中毒。表现为符合支气管炎或支气管周围炎，出现咳嗽、气短、胸闷或胸痛，肺部可有散在干、湿性啰音。X 射线胸片表现为肺纹理增强或伴边缘模糊。

3）中度中毒。有下列情况之一：

① 急性支气管肺炎症状，出现胸闷、气急、咳嗽、咳痰等，可有痰中带血，常伴有轻度发绀，两肺出现干、湿性啰音，胸部 X 射线表现为两中、下肺野可见点状或小斑片状阴影。

② 急性间质性肺水肿症状，胸闷、气急、咳嗽、咳痰较严重，两肺呼吸音减低，可无明显啰音，胸部 X 射线表现为肺纹理增多、肺门阴影增宽、境界不清、两肺散在小点状阴影和网状阴影，肺野透明度减低，常可见水平裂增厚，有时可见支气管袖口征或克氏 B 线。血气分析呈现轻度或中度低氧血症。

4）重度中毒。有下列情况之一：

① 弥漫性肺泡性肺水肿或中央性肺泡性肺水肿，出现明显呼吸困难、紫绀，频繁咳嗽、咳白色或粉红色泡沫痰，两肺有广泛的湿性啰音，胸部 X 射线表现为两肺野有大小不一、边缘模糊的小片状、云絮状或棉团样阴影，有时可融合成大片状阴影或呈蝶状形分布，血气分析显示 $PaO_2/FiO_2 \leqslant 40kPa$（300mmHg）。

② 上述情况更为严重，呼吸频数 > 28 次/min 或（和）呼吸窘迫，胸部 X 射线显示两肺呈融合的大片状阴影，血气分析显示 $PaO_2/FiO_2 \leqslant 26.7kPa$（200mmHg），表现为急性呼吸窘迫综合征。

③ 窒息。

④ 并发气胸、纵隔气肿。

⑤ 严重心肌损害。

⑥ 休克。

⑦ 昏迷。

（5）预防原则 应密闭生产，管道及反应器保持负压，加强尾气的处理，严格操作规程，定期检查设备，监测环境。发生大量泄漏，应立即用氨水喷雾中和，少量可用水蒸气冲散。

（6）处治原则

1）迅速脱离现场，去除污染，安静卧床休息。光气肺水肿潜伏期可达 48h，需严密观察，给予吸氧、药物雾化吸入、支气管解痉、镇静等对症处理。

2）防治肺水肿，应用肾上腺糖皮质激素。控制输液量，合理氧疗。

3）早期应用山莨菪碱（654-2）对改善微循环、防治肺水肿和 ARDS 有较好疗效，可将地塞米松、氨茶碱联用，疗效明显。

4）皮肤污染者用清水或肥皂水冲洗。眼结膜炎可用2%碳酸氢钠冲洗，皮质激素眼药滴眼。

3.3.3 窒息性气体类毒物概述

窒息性气体是指吸入人体后，使氧气的供给、摄取、运输和利用发生障碍，而造成机体缺氧的气体。根据其毒作用机理，可分为两类。

一类是单纯性窒息性气体。此类气体本身无毒或毒性甚低，常见的有氮气、甲烷、乙烯、二氧化碳、水蒸气等。由于它们的浓度过高，使空气中氧含量比例下降，导致机体缺氧窒息。大气压在 101kPa（760mmHg）时，空气中氧含量为 20.96%。氧含量低于 16% 即可引起缺氧、呼吸困难，低于 6% 时可造成迅速惊厥、昏迷、死亡。

另一类为化学性窒息性气体。它又可分为血液窒息性气体和细胞窒息性气体两类。前者阻碍血红蛋白与氧气的化学结合能力或妨碍其向组织释放携带的氧气，造成组织供氧障碍而窒息，常见的有一氧化碳、一氧化氮及苯胺、硝基苯等苯的氨基、硝基化合物蒸气等；后者主要作用于细胞内的呼吸酶使之失活，直接阻碍细胞对氧的摄取、利用，使生物氧化不能进行，引起细胞内缺氧窒息。此类气体主要有硫化氢和氰化物气体。

窒息性气体的主要致病原因是造成机体缺氧。脑对缺氧极为敏感。脑是机体耗氧量最大的组织，尽管脑只占体重的 2% 左右，但其耗氧量约占总耗氧量的 23%，急性缺氧可引起头痛、情绪改变、脑功能障碍，严重者可导致脑细胞肿胀、变性、坏死及脑水肿。除中枢神经系统症状外，呼吸及循环系统症状也较早出现，早期表现为呼吸、心跳加快、血压升高，晚期表现为呼吸浅显、血压下降、心动过速、心律不齐，最终出现心衰、休克和呼吸衰竭。此外，还可出现肝、肾功能障碍及持续严重缺氧引起的二氧化碳麻醉。

窒息性气体导致机体损害的机制较复杂，故治疗时需做综合处理。除针对病因进行有效的解毒治疗外，脑水肿及其他缺氧性损伤的处理是防治的关键。治疗方法主要有：

（1）积极纠正脑缺氧 立即给予吸氧，改善脑组织供氧，可用鼻塞、面罩、机械呼吸器、高频正压通气、氧帐等方法，有条件者应尽快使用高压氧治疗，可使血中物理溶解氧提高 20 倍，并可使脑血管收缩，预防和治疗脑水肿。必要时气管插管或切开给予有效的人工通气和给氧。

（2）降低颅内压和解除脑水肿 主要有两种方法：

1）采用肾上腺糖皮质激素，可稳定毛细血管内皮细胞的紧密连接，降低毛细血管的通透性，对钠、钾及液体跨膜运转有作用，能防止细胞膜磷脂的自由基反应，对细胞及溶酶体膜有稳定作用，用于消除血管源性脑水肿疗效良好。常选用地塞米松进行治疗。

2）采用脱水剂，可提高血浆渗透压，达到脑细胞脱水、缩小脑体积和降低颅内压的目的，用于治疗脑水肿。常选用高渗晶体脱水剂甘露醇。也可配合应用 50% 葡萄糖交替静脉注射和速尿等利尿剂。脱水利尿时应避免血容量不足和电解质紊乱。

（3）降低血液黏稠度，改善脑微循环 维持正常的灌注压：维持血容量和使用扩血管药，防治低血压、休克。可应用低分子右旋糖酐 500mL 静脉滴注，或丹参、川芎嗪等静脉注射。

（4）钙通道阻滞剂 常用尼莫地平、利多氟嗪等。

（5）改善脑组织代谢，促进脑细胞恢复 常用三磷酸腺苷、细胞色素 C、辅酶 A、核苷酸、胞二磷胆碱、脑活素等，常用维生素 C、维生素 E、辅酶 Q_{10}、SOD、谷胱甘肽等。

（6）对症及支持治疗 对频繁抽搐、躁动不安者使用安定（地西泮）或冬眠疗法。物理降温，给予足够的营养，防治感染、褥疮，加强护理，积极治疗并发症。

3.3.4 常见窒息性气体中毒及其防治

1. 一氧化碳（CO）

（1）理化特性 一氧化碳为无色、无臭、无味的气体，相对分子质量为 28.01，密度为 0.967g/L，微溶于水，易燃、易爆，在空气中爆炸极限为 12.5%~74.2%。不易被活性炭吸附。

（2）职业接触机会 含碳物质不完全燃烧时均可产生一氧化碳。在工业中接触 CO 的作业甚多，主要有煤气制造，炼焦，冶金工业中进行冶炼、铸造及熏化法生产金属，采矿爆破，机械锻造，化工生产中作为原料制备各种化工产品，用油料制取氮肥，交通运输使用煤、油料产生燃烧尾气，建筑材料制造、熔烧，家禽孵育，家庭煤炉、燃气热水器、土坑等均可接触较高浓度 CO。CO 中毒是我国发病和死亡人数最多的急性职业中毒。北方地区 CO 中毒极为常见。

（3）毒理　一氧化碳从呼吸道进入血液，吸收迅速，与血红蛋白（Hb）发生紧密可逆性结合，形成碳氧血红蛋白（HbCO），使之失去携氧的能力。10%~15% 与血管外的血红素蛋白，如肌蛋白、细胞色素氧化酶等结合。CO 与血红蛋白的结合能力比氧与血红蛋白的结合能力大 240 倍，而 HbCO 的解离速度比氧合血红蛋白（HbO_2）的解离速度慢 3600 倍，故 HbCO 不仅本身无携带氧的功能，而且还影响 HbO_2 的解离，阻碍氧的释放和传递。由于组织受到双重缺氧作用，导致低氧血症，引起组织缺氧窒息。HbCO 为可逆性复合物，即 $HbO_2 + CO \longleftrightarrow HbCO + O_2$，通常在这一过程中，红细胞并未受到损害，停止接触，O_2 又可取代 CO，重新形成 HbO_2。使用高压氧，能加速 HbCO 的解离。CO 不仅能与 Hb 结合，而且能与肌红蛋白结合，影响氧从毛细血管弥散到细胞的线粒体，损害线粒体功能；CO 还能与线粒体中细胞色素 a_3 结合，阻断电子传递链，抑制组织呼吸。故其毒性模式可总结为如下两种途径：CO + Hb →HbCO →低氧血症→组织缺氧（主要）；CO + 肌红蛋白、细胞色素 a_3 →损害线粒体功能，阻断电子传递链，抑制组织呼吸。

（4）毒作用表现　一氧化碳的毒作用表现如下：

1）急性 CO 中毒。轻度中毒表现为剧烈的头痛、头昏、四肢无力、恶心、呕吐，或者出现轻度至中度意识障碍，血液 HbCO 浓度可高于 10%。中度中毒除上述症状外，出现浅至中度昏迷，经抢救恢复后无明显并发症，血液 HbCO 浓度可高于 30%。重度中毒出现深度昏迷或去大脑皮层状态，可并发脑水肿、休克或严重的心肌损害、肺水肿、呼吸衰竭、上消化道出血、脑局灶损害（如锥体系或锥体外系损害），血液 HbCO 浓度可高于 50%。急性一氧化碳中毒意识障碍恢复后，经 2~60d 的"假愈期"，可出现急性一氧化碳中毒迟发脑病，出现神经、精神症状，具体表现有：痴呆、谵妄或去大脑皮层状态；锥体外系障碍，出现帕金森综合征的表现；锥体系神经损害，出现偏瘫、病理反射阳性或大小便失禁等；大脑皮层局灶性功能障碍（如失语、失明），或出现继发性癫痫。迟发性脑病的发生可能与 CO 中毒急性期的病情重、醒后休息不够充分或治疗处理不当有一定关系。

2）慢性影响。长期接触低浓度 CO 是否可引起慢性中毒尚无定论，但有学者认为可出现神经系统症状，如头痛、头晕、耳鸣、无力、记忆力减退、睡眠障碍等。

（5）预防原则　设立 CO 报警器；防止管道漏气；生产场所加强通风；加强个体防护，普及自救、互救知识；进入危险区工作时，应戴防毒面具。

（6）处治原则　是否是 CO 中毒可根据吸入较高浓度 CO 的接触史和中枢神经系统损害的毒作用表现，结合血中 HbCO 测定及现场情况综合分析，具体按《职业性急性一氧化碳中毒诊断标准》（GBZ 23—2002）处理。急性中毒患者应立即脱离现场，移至空气新鲜处，保持呼吸道通畅，注意保暖，密切观察意识状态，并采取如下措施：

1）纠正缺氧。立即给予氧疗，以纠正缺氧并促进 CO 排出。有条件者尽早采用高压氧治疗。呼吸停止者及时进行人工呼吸或机械通气。

2）防治脑水肿。重度 CO 中毒者，中毒后 2~4h 即可出现脑水肿，并可持续 5~7d，应及早应用脱水剂。常用 20% 甘露醇快速静脉滴注，2~3d 后颅内压增高现象好转可酌情减量。肾上腺糖皮质激素有助于消除脑水肿，常选用地塞米松。

3）改善脑组织代谢。应用能量合剂、胞二磷胆碱、脑活素、脑复康等。

4）对症支持治疗。频繁抽搐、脑性高热者可使用地西泮 10~20mg 静脉注射或冬眠疗法，控制肛温在 33~35℃左右。维持水、电解质平衡，给予足够营养，防治感染，加强护理，积极防治并发症和后发症。

5）迟发脑病的治疗。可应用高压氧、糖皮质激素、血管扩张剂，采用改善脑微循环及细胞代谢疗法及对症治疗。

2. 硫化氢（H_2S）

（1）理化特性 硫化氢为无色、具有强烈臭鸡蛋样气味的气体，相对分子质量为34.08，相对密度为1.19，熔点为-82.9℃，沸点为-61.8℃。易积聚在低洼处。易溶于水、醇类及石油溶剂。在空气中易燃烧。呈酸性反应，能与大部分金属反应形成黑色硫酸盐。对各类织物有很强的吸附性。

（2）职业接触机会 硫化氢很少作为工业原料直接使用，多是工业生产或生活中的废气，在石油开采和炼制，含硫矿石的冶炼，含硫化合物的生产，如农药、染料、制药、化纤、橡胶、造纸、皮革、制毡、食品加工等行业均可有硫化氢产生。含硫有机物腐败产生的硫化氢常导致在清理阴沟、下水道、沟渠、开挖和整治沼泽地及清除垃圾、污物、粪便等作业时接触到它。

（3）毒理 硫化氢为剧毒气体，主要经呼吸道进入，消化道也可吸收，皮肤吸收甚慢。硫化氢在血液内可与血红蛋白结合为硫血红蛋白，一部分游离的硫化氢经肺排出，一部分被氧化为无毒的硫酸盐和硫代硫酸盐，随尿排出。

硫化氢与眼结膜、角膜及上呼吸道黏膜接触后，迅速形成氢硫酸和硫化钠，引起明显的刺激和腐蚀作用，造成眼及上呼吸道炎症，严重者可出现肺炎和肺水肿。硫化氢对潮湿的皮肤也有明显刺激作用，出现充血、糜烂、湿疹。进入体内的硫化氢如未及时被氧化解毒，能与氧化型细胞色素氧化酶中的二硫键或与三价铁结合，使之失去传递电子的能力，造成组织细胞内窒息，尤以神经系统为敏感。硫化氢还能使脑和肝中的三磷酸腺苷酶活性降低，结果造成细胞缺氧窒息，并明显影响脑细胞功能。高浓度硫化氢可作用于颈动脉窦及主动脉的化学感受器，引起反射性呼吸抑制，并且可直接作用于延髓的呼吸及血管运动中枢，使呼吸麻痹，造成电击样死亡。硫化氢的慢性影响尚缺乏确证。

（4）毒作用表现 硫化氢的毒作用表现如下：

1）接触反应。接触后出现眼刺痛、畏光、流泪、结膜充血、咽部灼热感、咳嗽等刺激表现，或有头痛、头晕、乏力、恶心等神经系统症状，脱离接触后在短时间内消失。

2）轻度中毒。除上述症状外，头痛、头晕、乏力等症状更加明显，并出现轻度至中度意识障碍；或有急性气管—支气管炎或支气管周围炎。检查见眼结膜充血，肺部可有干啰音。

3）中度中毒。意识障碍表现为浅至中度昏迷；或有明显的黏膜刺激症状，出现咳嗽、胸闷、视物模糊、眼结膜水肿及角膜溃疡等。有急性支气管肺炎表现，肺部可闻干性或湿性啰音，X线表现肺部纹理增强或有片状阴影。

4）重度中毒。可出现深昏迷或呈植物状态、肺水肿、多脏器衰竭、电击样死亡等。部分严重中毒患者治疗后，可留有后遗症，主要表现为头痛、失眠、记忆力减退、自主神经功能紊乱、紧张焦虑、智力障碍、平衡及运动功能障碍、周围神经损伤等，头颅CT显示轻度脑萎缩。

5）长期接触低浓度硫化氢。可引起眼及呼吸道慢性炎症，甚至可导致角膜糜烂或点状角膜炎。全身可出现类神经症、中枢性自主神经功能紊乱，也可损害周围神经。

（5）预防原则 生产过程应注意设备的密闭和通风，设置自动报警器；硫化氢及含硫的工业废水排放前必须采取净化措施；在疏通阴沟、下水道等有可能产生硫化氢的场所，应尽量通风；进入高浓度场所，应戴供氧式防毒面具，并应有专人在外监护；工人可口服较长效的高铁血红蛋白形成剂对氨基苯丙酮作为预防药，成人口服90~180mg，有效时间4~5h。

（6）处治原则 处治原则如下：

1）现场急救。迅速脱离现场，至空气新鲜处，去除污染的衣物，呼吸停止者立即进行人工呼吸，猝死者立即实施心肺复苏。保证气道通畅。

2）氧疗。积极供氧，昏迷者尽早给予高压氧治疗，纠正脑及重要脏器缺氧。

3）防治脑水肿和肺水肿。宜早期、足量、短程使用糖皮质激素，地塞米松预防剂量为10mg/d，治疗剂量为40~80mg/d。应用脱水利尿剂、能量合剂，采取适度冬眠等。

4）对症支持治疗。积极防治多器官功能衰竭，对危重者加强监护，抗炎，营养支持，维持水、电解质平衡，防治休克，保护心脏、肝脏、肾脏等重要脏器。

5）按中毒程度不同分别处置。急性轻、中度中毒者痊愈后可恢复原工作，重度中毒者经治疗恢复后应调离原工作岗位。

3. 氰化氢（HCN）

（1）理化特性　HCN为无色、有苦杏仁味的气体，相对分子质量为27.02，相对密度为0.94，熔点为-13.2℃，沸点为25.7℃，常态下为无色透明液体。易蒸发，易在空气中弥散。易溶于水、乙醇和乙醚。水溶液呈酸性，称为氢氰酸。氰化氢在空气中可燃烧，当含量达到5.6%~12.8%（体积分数）时，具有爆炸性。

（2）职业接触机会　氰化物种类很多，包括无机氰类和有机氰类。含氰化合物在化学反应时，尤其是在高温或与酸性物质作用时，能释放出氰化氢气体。氢氰酸制备、金属表面渗碳、摄影、电镀、冶金、合成纤维、塑料、橡胶、有机玻璃、制药、染料、油漆、农药等行业均可能接触氰化物。农业用作杀虫剂、灭鼠剂，军事用于战争毒剂。某些植物，如苦杏仁、木薯、白果等也含有氰化物。大量接触可引起严重中毒，甚至死亡。

（3）毒理　氰化氢可从呼吸道、皮肤和消化道侵入人体，生产环境中多由呼吸道进入。高浓度蒸气和氢氰酸液体可直接经无损皮肤吸收。进入体内的氰化氢部分以原形由肺排出，而大部分则在硫氰酸酶的作用下，与胱氨酸、半胱氨酸、谷胱甘肽等巯基化合物结合，转化为无毒的硫氰酸盐，保留于细胞外液中，后随尿排出；少部分转化为CO_2和NH_3，还可生成氰钴胺参与维生素B_{12}的代谢。氰基可转化为甲酸盐，进一步参与一碳化合物的代谢过程。

氰化氢及其他氰化物的毒性主要是体内解离出的氰根离子（CN^-）所引起。CN^-可抑制42种酶的活性，但它与细胞呼吸酶的亲和力最大，能迅速与细胞色素氧化酶的Fe^{3+}结合，使细胞色素失去传递电子的能力，呼吸链中断，组织不能摄取和利用氧，引起细胞内窒息。此时，血液为氧所饱和，但不能被组织利用。动静脉血氧差下降，静脉血仍呈动脉血的鲜红色，因此氰化物中毒时，皮肤、黏膜呈樱桃红色。另外，CN^-还可夺取某些酶中的金属，或与酶的辅基和底物中的羰基结合，使二硫键断裂，从而抑制多种酶的活性，也可导致组织细胞缺氧窒息。由于中枢神经对缺氧最敏感，故是氰化物主要的毒性靶器官。

（4）毒作用表现　氰化氢的毒作用表现如下：

1）接触反应。接触后出现头痛、头昏、乏力、流泪、流涕、咽干、喉痒等表现，脱离后短时间内恢复。

2）轻度中毒。头痛、头昏加重，上腹不适，出现恶心、呕吐、手足麻木、胸闷、呼吸困难、眼及上呼吸道刺激症状。出现意识模糊或嗜睡。可有血清转氨酶升高、心电图或心肌酶谱异常、尿蛋白阳性。

3）重度中毒。上述症状加重，呼吸困难、发绀、意识丧失、昏迷、全身阵发性强直性抽搐，甚至角弓反张；休克、大小便失禁；呼吸、心跳停止，死亡。除吸入高浓度氰化氢立即发生电击样死亡者外，临床大致可分四期：

①前驱期。出现眼及上呼吸道刺激症状，结膜充血、心悸、胸闷、头痛、恶心、呕吐，呼气有苦杏仁味，呼吸深快。

② 呼吸困难期。呼吸明显困难，胸部有紧束压迫感，气急、有恐惧感，查体意识模糊、呼吸频数变化，张口耸肩，瞳孔散大、眼球突出，血压波动。

③ 痉挛期。意识丧失，全身阵发性强直性抽搐，角弓反张、血压下降、呼吸浅快、各种反射消失，病理征阳性。大小便失禁，皮肤黏膜呈鲜红色，可伴肺水肿或呼吸衰竭。

④ 麻痹期。深昏迷，各种反射均消失，血压明显下降，呼吸浅且不规则，可因呼吸、心跳停止而死亡。可有多器官功能衰竭。因病情发展迅速，各期之间不易区分。

4) 慢性影响。长期接触低浓度氰化氢，可见眼及上呼吸道炎症发病率增加，类神经症样表现及自主神经功能紊乱。皮肤接触可出现皮疹及灼伤。

氰化氢属剧毒类，在短时间内如果高浓度吸入，可无任何先兆症状而突然昏倒，呼吸骤然停止而致电击样死亡。

(5) 预防原则　严格遵守操作规程，普及防毒和急救知识；加强个人防护，处理事故及进入现场抢救时，应佩戴防毒面具；含氰废气、废水应经处理后方能排放。国内常用氯碱法净化，其原理是将含氰化氢的废气或废水循环通入 4% 氢氧化钠碱液吸收槽，即生成氰化钠与水，然后加氯，氧化分解氰根，最后形成 CO_2、N_2 和 Cl_2 气排除，余下的是氯化钠溶液。

(6) 处治原则　根据氰化物接触史，以中枢神经系统损害为主的临床表现，结合现场调查，排除其他类似疾病，综合分析。

1) 防止毒物侵入。患者立即脱离现场，脱去污染的衣物，用清水或肥皂水清洗皮肤，静卧保暖；消化道摄入者立即催吐、洗胃；眼污染者用清水或 5% 硫代硫酸钠冲洗；皮肤灼伤者用 0.01% 高锰酸钾冲洗。

2) 氧疗。尽早进行高浓度氧吸入，有条件者使用高压氧治疗。高浓度氧可使氰化物与细胞色素氧化酶的结合逆转，并促进氰化物与硫代硫酸钠结合生成低毒的硫氰酸盐。吸入高浓度氧（>60%）不宜超过 24h。

3) 解毒。应用高铁血红蛋白生成剂，使体内形成足够的高铁血红蛋白，利用高铁血红蛋白的 Fe^{2+}，夺取与细胞色素氧化酶结合的氰离子，继而迅速给予硫代硫酸钠，使氰离子在酶的作用下转化为硫氰酸盐，随尿排出。常用的高铁血红蛋白形成剂为亚硝酸钠和 4 - 二甲基氨基苯酚（4-DMAP）。也可应用亚甲蓝、对氨基苯丙酮（PAPP）。

4) 对症支持治疗。重度中毒者常出现呼吸停止、心力衰竭、肺水肿、脑水肿。需严密监护，及时处理。心跳骤停者施以紧急复苏治疗，抽搐者可给予地西泮、巴比妥类；积极防治脑水肿，采用大剂量糖皮质激素、能量合剂、脱水利尿等，并可应用氧自由基清除剂、钙离子通道阻滞剂等。

3.3.5　有机溶剂类毒物概述

1. 理化特性与毒作用特点

有机溶剂是一大类在生活和生产中广泛应用的有机化合物，相对分子质量不大，常温下呈液态。有机溶剂包括多类物质，如链烷烃、烯烃、醇、醛、胺、酯、醚、酮、芳香烃、卤代烃、杂环化物等，多数对人体有一定毒性。大多用作清洗、去油污、稀释和提取剂；许多溶剂也用作中间体以制备其他化学产品。

工业溶剂约 30000 余种，具有相似或不同的理化特性和毒作用特点，现概括如下。

(1) 挥发性、可溶性和易燃性　有机溶剂多易挥发，接触途径以吸入为主。脂溶性是有机溶剂的重要特性，这是决定其与神经系统亲和，具有麻醉作用的重要因素；同时又兼具水溶性，故可经皮肤进入体内。多数有机溶剂具有可燃性，如汽油、乙醇等，可用作燃料；有些则属非可燃物，如卤代烃类化合物，用作灭火剂。

（2）化学结构　按化学结构将有机溶剂分为若干类（族），同类物的毒性趋于相似。例如，氯代烃类多具有肝脏毒性，醛类具有刺激性等。基本化学结构为脂肪族、脂环族和芳香族，其功能基团包括卤素、醇类、酮类、乙二醇类、酯类、羧酸类、胺类和酰胺类。

（3）吸收与分布　大多数有机溶剂吸入后有 40%～80% 在肺内滞留，体力劳动可使经肺摄入量增加 2～3 倍。有机溶剂多具脂溶性，故摄入后多分布于富含脂肪的组织中，包括神经系统、肝脏等；肥胖者接触有机溶剂后，在体内蓄积量多、排出较慢。此外，大多数有机溶剂可通过胎盘，也可通过母乳，影响胎儿和乳儿健康。孕妇及哺乳期妇女应脱离接触有机溶剂的岗位。

（4）代谢与排出　不同溶剂的代谢程度各异，有些可充分代谢，有些则几乎不被代谢。代谢对其毒作用起重要作用。例如，正己烷的毒性与其主要代谢物 2,5-己二酮有关；有些溶剂，如三氯乙烯的代谢，与乙醇相似，可因有限的醇和醛脱氢酶的竞争，而产生毒性的"协同作用"。进入体内的溶剂主要以原形物经呼出气排出，少量以代谢物形式经尿排出。多数有机溶剂的生物半衰期较短，一般为数分钟至数天，故生物蓄积对大多数有机溶剂来说，不是影响毒作用的重要因素。

2. 有机溶剂对健康的影响

（1）皮肤　有机溶剂所致的职业性皮炎，约占职业性皮炎总例数的 20%。有机溶剂几乎全部都能使皮肤脱脂或使脂质溶解而成为原发性皮肤刺激物。典型溶剂皮炎具有急性刺激性皮炎的特征，如红斑和水肿；也可见慢性裂纹性湿疹。有少数工业溶剂能引起过敏性接触性皮炎；个别有机溶剂甚至能引起严重的剥脱性皮炎（如三氯乙烯）。

（2）中枢神经系统　易挥发的脂溶性有机溶剂几乎全部能引起中枢神经系统的抑制，多属非特异性的抑制或全身麻醉。溶剂的脂溶性与麻醉作用密切相关，麻醉作用又与化学物结构有关，如碳链的长短，有无卤基或乙醇基取代，是否具有不饱和（双）碳键等。

急性有机溶剂中毒时出现的中枢神经系统抑制症状与酒精中毒相似，可表现为头痛、恶心、呕吐、眩晕、步态不稳、语言不清、倦怠、嗜睡、衰弱、易激怒、神经过敏、抑郁、定向能力障碍、意识错乱或丧失，以致死于呼吸抑制。虽然大多数工业溶剂的生物半衰期较短，24h 内症状大都相应缓解，但值得注意的是，大多数情况下，常常同时接触多种有机溶剂，它们呈协同作用，使代谢半衰期延长；大量接触后中枢神经系统出现持续脑功能不全，并伴发昏迷，以至脑水肿。

有机溶剂慢性接触可导致慢性神经行为障碍，如性格或情感改变（抑郁、焦虑）、智力功能失调（短期记忆丧失、注意力不集中）等；还可能因小脑受累导致前庭—动眼功能失调。

（3）周围神经和脑神经　有机溶剂可引起周围神经损害，但仅有少数溶剂对周围神经系统呈特异毒性。例如，二硫化碳、正己烷及甲基正丁酮能使远端轴突受累，引起两侧对称、感觉运动神经的混合损害，主要表现为手套、袜样分布的肢端末梢神经炎和感觉异常及衰弱感；有时出现疼痛和肌肉抽搐，远端反射则多呈抑制。三氯乙烯能引起三叉神经麻痹，多限于三叉神经支配区域的感觉功能丧失。

（4）呼吸系统　有机溶剂对呼吸道均有一定刺激作用；高浓度的醇、酮和醛类还会使蛋白变性。接触溶解度高、刺激性强的溶剂（如甲醛类），主要引起上呼吸道刺激。大量接触溶解度低、刺激性较弱的溶剂，常在呼吸道深部溶解，可引起急性肺水肿。长期接触刺激性较强的溶剂还可致慢性支气管炎。

（5）心脏　有机溶剂对心脏的主要影响是心肌对内源性肾上腺素敏感性增强。发生心律不齐，如发生心室颤动，可致猝死。

（6）肝脏　在接触剂量大、接触时间长的情况下，任何有机溶剂均可导致肝细胞损害。其中一些具有卤素或硝基取代的有机溶剂，对肝毒性尤其明显。芳香烃（如苯及其同系物）对肝毒性较弱。短期内过量接触四氯化碳时，可产生急性肝损害；而长期较低浓度接触时，工人可出现慢性肝病，包括肝硬化。

（7）肾脏 四氯化碳急性中毒时，可出现肾小管坏死性急性肾衰竭。多种溶剂或混合溶剂慢性接触可导致肾小管性功能不全，出现蛋白尿等。溶剂接触还可能与原发性肾小球性肾炎有关。

（8）血液 苯可损害造血系统，导致白细胞和全血细胞减少，以至再生障碍性贫血。某些乙二醇醚类能引起溶血性贫血（渗透脆性增加）或再生障碍性贫血（骨髓抑制）。

（9）生殖系统 大多数溶剂容易通过胎盘脂质屏障，还可进入睾丸。有些溶剂（如二硫化碳）对女性生殖功能和胎儿的神经系统发育均有影响。

（10）致癌 在常用溶剂中，苯是肯定的人类致癌物质，可引起急性或慢性白血病。

3.3.6 常见有机溶剂中毒及其防治

1. 苯（C_6H_6）

（1）理化特性 苯在常温下为带特殊芳香味的无色液体，相对分子质量为78，沸点为80.1℃，极易挥发，蒸气的相对密度为2.77。自燃点为562.2℃，爆炸极限为1.4%~8%。易着火。微溶于水，易与乙醇、氯仿、乙醚、汽油、丙酮、二硫化碳等有机溶剂互溶。

（2）职业接触机会 苯在工农业生产中被广泛使用，接触机会很多。苯是有机化学合成中常用的原料，如制造苯乙烯、苯酚、药物、农药、合成橡胶、塑料、洗涤剂、染料、炸药等；作为溶剂、萃取剂和稀释剂，苯可用于生药的浸渍、提取、重结晶及油墨、树脂、人造革、粘胶和油漆等制造；苯的制造，如焦炉气、煤焦油的分馏，石油的裂化重整与乙炔合成苯；用作燃料，如工业汽油中苯的含量可高达10%以上。

（3）毒理 苯在生产环境中以蒸气形式由呼吸道进入人体，皮肤吸收很少，经消化道吸收完全，但实际意义不大。苯进入体内后，主要分布在含类脂质较多的组织和器官中。一次大量吸入高浓度的苯，大脑、肾上腺与血液中的含量最高；中等量或少量长期吸入时，骨髓、脂肪和脑组织中含量较多。进入体内的苯，约有50%以原形由呼吸道排出，约10%以原形储存于体内各组织，40%左右在肝脏代谢为酚。苯代谢产物被转运到骨髓或其他器官，可能表现为骨髓毒性和致白血病作用。但迄今苯的毒作用机制仍未完全阐明，目前认为主要涉及如下几个方面：

1）干扰细胞因子对骨髓造血干细胞的生长和分化的调节作用。骨髓基质是造血的微环境，在调节正常造血功能上起关键作用，苯代谢物以骨质基质为靶部位，降低造血正调控因子白介素 IL-1 和 IL-2 的水平，同时活化骨髓成熟白细胞，产生高水平的造血负调控因子肿瘤坏死因子 TNF-α。

2）氢醌与纺锤体纤维蛋白共价结合，抑制细胞增殖。

3）损伤 DNA，或是苯的活性代谢物与 DNA 共价结合，抑或是代谢产物引发氧化性应激，对 DNA 造成氧化性损伤，由此诱发突变或染色体的损伤，引起再生障碍性贫血或因骨髓增生不良，最终导致急性髓性白血病。

4）癌基因的激活。肿瘤的发生往往并非单一癌基因的激活，通常是两种或两种以上癌基因突变的协同作用。苯致急性髓性白血病可能与 ras、c-fos、c-myc 等癌基因的激活有关。

（4）毒作用表现 苯的毒作用表现如下：

1）急性中毒。急性苯中毒是因短时间吸入大量苯蒸气所致。主要表现为中枢神经系统的麻醉作用。轻者出现兴奋、欣快感、步态不稳及头晕、头痛、恶心、呕吐、轻度意识模糊等。重者神志模糊加重，由浅昏迷进入深昏迷状态或出现抽搐。严重者导致呼吸、心跳停止。液态苯吸入肺内，可引起肺水肿和肺出血。

2）慢性中毒。长期接触低浓度苯可引起慢性中毒，其主要临床表现如下：

① 神经系统。多数患者表现为头痛、头昏、失眠、记忆力减退等类神经症，可伴有自主神经系统功能紊乱，如心动过速或过缓，皮肤划痕反应阳性，个别病例有肢端麻木和痛觉减退表现。

② 造血系统。慢性苯中毒主要损害造血系统。有近5%的轻度中毒者无自觉症状，但血象检查发现异常。重度中毒者常因感染而发热，常见齿龈、鼻腔、鼻膜与皮下出血，眼底检查可见视网膜出血。最早和最常见的血象异常是持续性白细胞计数减少，主要是中性粒细胞减少，白细胞分类计数中淋巴细胞相对值可增加到40%左右。血液涂片可见白细胞有较多的中毒性颗粒、空泡、破碎细胞等。电镜检查可见血小板形态异常。中度中毒者可见红细胞计数偏低或减少；重度中毒者全血细胞明显减少，淋巴细胞百分比相对增高。

慢性苯中毒的骨髓象主要表现为：呈再生障碍性贫血表现；骨髓增生异常综合征。苯可引起各种类型的白血病，苯与急性髓性白血病密切相关。国际癌症研究中心（IARC）已确认苯为人类致癌物。我国也将苯所致白血病列入职业病名单。

③ 其他。经常接触苯，皮肤可脱脂、变干燥、脱屑以至皲裂，有的出现过敏性湿疹、脱脂性皮炎。苯还可损害生殖系统，女职工接触苯可导致月经血量增多、经期延长，以及自然流产和胎儿畸形率增高。苯对免疫系统也有影响。

（5）预防原则　预防原则如下：

1）以无毒或低毒的物质取代苯。例如，在油漆及制鞋工业中，以汽油、环己烷、甲苯、二甲苯等低毒溶剂作为稀释剂或粘胶剂，以乙醇等作为有机溶剂或萃取剂。

2）生产工艺改革和通风排毒。生产过程密闭化、自动化和程序化；安装有充分效果的局部抽风排毒设备。

3）卫生保健措施。对苯作业现场进行空气中苯浓度的监测。作业工人应加强个人防护，如戴防苯口罩或使用送风式面罩。进行周密的就业前和定期体检，筛检出禁忌证。女职工怀孕期及哺乳期必须调离苯作业，以免对胎儿产生不良影响。

4）注意职业禁忌证。血象指标低于或接近正常值下限者，各种血液病，严重的全身性皮肤病，月经过多或功能性子宫出血。

（6）处治原则　处治原则如下：

1）急性中毒。应迅速将中毒患者移至空气新鲜处，立即脱去被苯污染的衣服，用肥皂水清洗被污染的皮肤，注意保暖。急性期应卧床休息。急救可用葡萄糖醛酸，忌用肾上腺素。病情恢复后，轻度中毒者一般休息3~7d即可工作，重度中毒者应按病情恢复程度而定。

2）慢性中毒。无特效解毒药，根据造血系统损害所致血液疾病对症处理。一经确定诊断，应立即调离接触苯及其他有毒物质的工作岗位。在患病期间应按病情分别安排工作或休息。轻度中毒者一般可从事轻工作或半日工作；中度中毒者应视病情适当安排休息；重度中毒者必须全休。

2. 甲醛（H_2CO）

（1）理化特性　甲醛又名蚁醛，相对分子质量为30.03，相对密度为0.815，沸点为−21℃，常温、常压下为无色、具特殊刺激性气味的气体。易燃，易溶于水、醇和醚。其37%（体积分数）水溶液称为福尔马林。

（2）职业接触机会　甲醛用途广泛，在制造合成树脂、表面活性剂、塑料、橡胶、鞣革、造纸、染料、制药、农药、照相胶片、炸药等，以及在消毒、熏蒸和防腐过程中均可接触甲醛，某些胶水中也含有甲醛。

（3）毒理　甲醛可经呼吸道吸收，其水溶液福尔马林可经消化道吸收。甲醛在呼吸道及消化道黏膜中很快反应，与不同的功能基团结合或开始聚合反应，并很快在各种组织，特别在肝及红细胞中氧化成甲酸从尿中排出。短期内接触高浓度甲醛蒸气可引起以眼、呼吸系统损害为主的全身性疾病。轻度中毒有视物模糊、头晕、头痛、乏力等症状，检查可见结膜、咽部明显充血，以及胸部听诊呼吸音粗糙或闻及干性啰音。X射线检查无重要阳性发现。重者可出现喉水肿及窒息、肺水肿、支气管哮喘及肝肾损伤。甲醛对皮肤有致敏作用。

（4）毒作用表现　甲醛的毒作用表现如下：

1）刺激反应。表现为一过性的眼及上呼吸道黏膜刺激症状，肺部无阳性体征，胸部X射线检查无异常发现。

2）轻度中毒。有下列情况之一者：

① 具有明显的眼及上呼吸道黏膜刺激症状，体征有眼结膜充血、水肿，两肺呼吸音粗糙，可有散在的干、湿性啰音，胸部X射线检查有肺纹理增多、增粗，以上表现符合急性气管—支气管炎。

② 一度至二度喉水肿。

3）中度中毒。血气分析结果是轻度至中度低氧血症，并且具有下列情况之一者：

① 持续咳嗽、咳痰、胸闷、呼吸困难，两肺有干、湿性啰音，胸部X射线检查有散在的点状或小斑片状阴影。以上表现符合急性支气管肺炎。

② 三度喉水肿。

4）重度中毒。血气分析结果为重度低氧血症，并且具有下列情况之一者：

① 肺水肿。

② 四度喉水肿。

（5）预防原则　生产环境应加强通风和局部换气，生产过程机械化、生产设备密闭化；避免皮肤直接接触甲醛溶液；加强作业环境监测，做好就业前体检和定期健康检查，有呼吸系统疾病、皮肤疾病、眼病患者及对甲醛过敏者，不应从事接触甲醛的职业。

（6）处治原则　处治原则如下：

1）现场处理。立即脱离现场，及时脱去被污染的衣物，对受污染的皮肤使用大量的清水彻底冲洗，再使用肥皂水或2%碳酸氢钠鲜液清洗。溅入眼内需立即使用大量的清水冲洗。

2）短期内吸入大量的甲醛气体后，出现上呼吸道刺激反应者至少观察48h，避免活动后病情加重。对接触高浓度的甲醛可给予0.1%淡氨水吸入；早期、足量、短程使用糖皮质激素，可以有效地防止喉水肿、肺水肿。

3）保持呼吸道通畅。给予支气管解痉剂、去泡沫剂，必要时行气管切开术。

4）合理氧疗，对症处理，预防感染，防治并发症。

5）轻度和中度中毒治疗后，经短期休息，一般可从事原作业；但对甲醛过敏者应调离原作业；重度中毒视疾病恢复情况，酌情安排不接触毒物工作。

3. 汽油

（1）理化特性　汽油呈无色或浅黄色，为具有特殊臭味的液体。汽油蒸气的相对密度为3～3.5。易挥发、易爆、易燃，易溶于苯、醇和二硫化碳等有机溶剂，溶于脂肪，不溶于水。其主要成分为脂肪烃。

（2）职业接触机会　职业接触汽油的机会大致可分为接触燃油汽油和接触溶剂汽油两类。职业性溶剂汽油的主要接触行业有橡胶、制革、制鞋、橡胶制品、轮胎、清洗机械零件、炼油和油库等。

（3）毒理　汽油主要以蒸气形式经呼吸道吸入，也可因口吸油管经口吸入肺内。汽油具有去脂作用，能引起中枢系统细胞内类脂质平衡障碍，对其有麻醉作用，使中枢及自主神经功能紊乱。急性中毒以神经或精神症状为主，误将汽油吸入呼吸道可引起吸入性肺炎；慢性中毒主要表现为神经衰弱综合征、自主神经功能紊乱和中毒性周围神经病。

（4）毒作用表现　汽油的毒作用如下：

1）急性中毒。急性中毒包括如下几种情形：

① 轻度中毒。有下列表现之一：头痛、头晕、恶心、呕吐、步态不稳、视力模糊、烦躁；出现情绪反应，哭笑无常及兴奋不安等表现；轻度意识障碍。

② 重度中毒。有下列表现之一：中度或重度意识障碍；化学性肺炎；反射性呼吸停止。

③ 吸入性肺炎。汽油液体被吸入呼吸道后，有下列表现之一：剧烈咳嗽、胸痛、咯血、发热、呼吸困难、紫绀及肺部啰音；X射线检查，肺部可见片状或致密团块阴影；白细胞总数及中性粒细胞可增加。

2）慢性中毒。慢性中毒包括如下几种情形：

① 轻度中毒。有下列表现之一：四肢远端麻木，出现手套、袜样分布的痛、触觉减退，伴有跟腱反射减弱；神经—肌电图显示有神经源性损害。

② 中度中毒。除上述表现外，有下列表现之一：四肢肌力减弱至三度或以下，常有跟腱反射消失；四肢远端肌肉（大、小鱼际肌，骨间肌）萎缩。

③ 重度中毒。有下列表现之一者，诊断为重度中毒：中毒性脑病，常见表现为表情淡漠，反应迟钝，记忆力、计算力丧失等；中毒性精神病，类精神分裂症；中毒性周围神经病所致肢体瘫痪。

3）皮肤损害。皮肤长期反复接触汽油，可引发皮肤干燥、皲裂，以及皮肤弹性、光泽度降低，皮肤过度角化，指甲出现脆甲、甲变色等损害，其中以皲裂和甲异常最为常见。

（5）预防原则　对有汽油蒸气逸散的作业场所应加强通风和换气；加强个人防护，进入汽油槽车一类场所时，应穿防护服、戴防毒面具；严禁用口吸汽油管；患有神经系统疾病、过敏性皮炎者，不得从事接触高浓度汽油的工作。

（6）处治原则

1）急性中毒后应迅速脱离现场，清除皮肤污染及安静休息。急救原则与内科相同。

2）慢性中毒根据病情进行综合对症治疗。汽油吸入性肺炎可给予短程糖皮质激素治疗及对症处理。

3）观察对象每年体检一次，重点进行神经系统检查，尽可能做神经—肌电图检查。

4）急性中毒轻度患者治愈后，可恢复原工作；重度中毒患者经治疗恢复后，应调离汽油作业；吸入性肺炎治愈后，一般可恢复原工作。慢性中毒患者应调离汽油作业，定期复查，并根据病情适当安排工作或休息。

3.4　其他有机类毒物和农药中毒及其防治

3.4.1　苯的氨基和硝基化合物类毒物概述

1. 苯的氨基和硝基化合物的一般描述

苯的氨基、硝基化合物又称芳香族氨基和硝基化合物，是苯及其同系物的苯环不同位置上的氢原子被氨基（—NH_2）或硝基（—NO_2）取代，即成为苯的氨基、硝基化合物。由于卤素（主要为氯）或烃基（甲基、乙基等）可与氨基或硝基共存于苯环上，因此可形成很多种化合物。常见的苯的氨基和硝基化合物有苯胺、对苯二胺、联苯胺、二硝基甲苯、三硝基甲苯（TNT）和硝基氯苯等。其主要代表为苯胺（$C_6H_5NH_2$）和硝基苯（$C_6H_5NO_2$）。

该类物质在常温下大多属沸点高、挥发性低的固体或液体，难溶或不溶于水，易溶于脂肪、醇、醚、氯仿及其他有机溶剂。几种常见的苯的氨基和硝基化合物的理化特性如表3-2所示。

表3-2 几种常见的苯的氨基和硝基化合物的理化特性

名　称	分子结构	物　态	熔点/℃	沸点/℃
苯胺	$C_6H_5NH_2$	液体	-6.2	184.4
对硝基苯胺	$H_2NC_6H_4NO_2$	固体	146~147	—
硝基苯	$C_6H_5NO_2$	固体	5.6~5.7	210.9
对硝基甲苯	$H_3CC_6H_4NO_2$	固体	54.5	238.0
二硝基酚	$HOC_6H_3(NO_2)_2$	固体	114~115	升华
三硝基甲苯	$H_3CC_6H_2(NO_2)_3$	固体	82.0	不到沸点即爆炸
对苯二胺	$C_6H_4(NH_2)_2$	固体	140.0	297.0
对氨基酚	$HOC_6H_4NH_2$	固体	184.6	升华
联苯胺	$H_2NC_6H_4C_6H_4NH_2$	固体	127.5~128.7	400~401
硝基酚	$O_2NC_6H_4OH$	固体	45	214.5
三硝基苯甲硝胺	$(NO_2)_3C_6H_2N(NO_2)CH_3$	固体	130	187（爆炸）
苦味酸	$C_6H_2OH(NO_2)_3$	固体	124	300℃以上爆炸

苯的氨基、硝基化合物是化工生产的重要原料或中间体，广泛应用于染料、农药、橡胶、塑料、油漆、合成树脂、合成纤维、香料、油墨、鞋油等工业中。苯胺还应用于制药工业。三硝基甲苯作为炸药广泛应用于国防、采矿、开掘隧道中。因此，该类化合物的职业接触途径十分广泛。在生产条件下，它们主要以粉尘或蒸气的形态存在于空气中，可经呼吸道和完整无损的皮肤吸收。一般来说，脂溶性大的化合物吸收快，液体比固体易吸收，尤其是液体化合物经皮肤吸收而引起的中毒占主要地位。夏季，皮肤出汗、充血，更能促进毒物的吸收。

苯的氨基、硝基化合物在体内的代谢，初期是不同的。苯胺先经氧化，而硝基苯先经还原；苯胺转化快，硝基苯转化慢；最后，代谢产物均为对氨基酚，经肾随尿排出。因此，对尿中的对氨基酚的测定可作为其接触指标。硝基苯中毒时，尿中尚可排出少量的硝基酚。三硝基甲苯进入人体后，一部分以原形由尿排出，一部分氧化成三硝基甲醇后，再还原为2,6-二硝基-4-氨基甲醇；另一部分则还原为2,6-二硝基-4-羟氨甲苯和2,6-二硝基-4-氨基甲苯，最终，经肾从尿中排出。故对尿中三硝基甲苯代谢产物2,6-二硝基-4-氨基甲苯的测定，可作为三硝基甲苯机体的吸收指标。

2. 苯的氨基和硝基化合物对人体的危害

苯的氨基、硝基化合物的毒性作用，由于苯环上所代入的氨基或硝基的位置和数目的不同而有所不同，其毒性也不尽相同。例如，苯胺形成高铁血红蛋白较迅速；邻甲苯胺可引起血尿；硝基苯对神经系统作用明显；三硝基甲苯对肝和眼晶体产生明显损害；联苯胺和萘胺可致膀胱癌等。一般取代的氨基或硝基的数目越多，则毒性也越大。这类化合物的毒作用有许多共同特性。

（1）血液损害　血液损害包括如下两个方面：

1）形成高铁血红蛋白。以苯胺和硝基苯最为典型。在正常情况下，血红蛋白含二价铁（Fe^{2+}），并能与氧结合形成氧合血红蛋白，故有携带氧的功能。当这类物质进入血液后，则可使血红蛋白的二价铁氧化为三价铁，并与羟基牢固结合而不易分离，因而失去携氧能力，同时也阻止了氧与血红蛋白的结合，造成机体组织缺氧。因为血红蛋白分子内只要有一个三价铁（Fe^{3+}）

存在，就可以使其他二价铁对氧的亲和力大大加强，使氧不易从血红蛋白释放到组织中去。高铁血红蛋白形成的机制可分为直接和间接两种。直接氧化物主要有苯肼、苯醌、亚硝酸盐和硝化甘油等。多数苯的氨基、硝基化合物为间接高铁血红蛋白形成剂，即在体内需经代谢转化形成某些中间产物才有此作用，如苯胺和硝基苯的中间代谢产物苯胲和苯醌亚胺都有较强的高铁血红蛋白形成能力。仅有少数，如对氯硝基苯、对氨基酚等可直接形成高铁血红蛋白。这类化合物形成高铁血红蛋白的能力差异很大，其次序为硝基苯胺＞苯胺＞硝基氯苯＞二硝基苯＞三硝基甲苯＞二硝基甲苯。此外，有些如二硝基酚、联苯胺等则不能形成高铁血红蛋白。若大量生成高铁血红蛋白超过了生理还原能力时，即发生高铁血红蛋白症，并出现化学性发绀。

2）溶血作用。正常红细胞的生存，需要不断供给还原型谷胱甘肽（GSH）以维持细胞膜的正常功能。由于高铁血红蛋白的形成，还原型谷胱甘肽减少，使红细胞膜破裂溶血。此外，毒物及代谢产物直接作用于珠蛋白分子中的巯基，使珠蛋白变性，形成沉淀物出现于红细胞中，即变性珠蛋白小体，也称赫恩兹小体（Heinz body）。此种红细胞极易破裂，故变性珠蛋白小体的大量出现，可视为溶血先兆。但赫恩兹小体的量与溶血的轻重程度并不一定平行。中毒后 2～4d 计数可达高峰，7d 左右才完全消失，其出现的多少和早晚，常与毒物的性质和中毒的严重程度有关。溶血作用与高铁血红蛋白形成也有一定的关系，但程度上并不平行。表3-3 列出了几种芳香族硝基化合物血液毒性比较。

表3-3　几种芳香族硝基化合物血液毒性比较

化　合　物	形成高铁血红蛋白（发绀）作用	溶 血 作 用	总毒性评价
硝基苯	3	1	2
o-硝基甲苯	5	3	5
p-硝基甲苯	5	3	5
o-硝基氯苯	4	2	3
p-硝基氯苯	4	2	3
m-二硝基胺	1	4	1
二硝基甲胺	5	6	5
m-硝基苯胺	2	5	4
p-硝基甲胺	2	5	4
1-硝基萘胺	6	6	6
硝基氯甲苯	6	5	6

注：表中最后一栏毒性分级从1级（稍有毒害）至6级（严重毒害）。

（2）**肝脏损害**　苯的氨基、硝基化合物常引起肝损害，如三硝基甲苯、硝基苯、二硝基苯、硝基苯胺等，可直接作用于肝细胞，引起中毒性肝病及肝脂肪变性。中毒性肝病与一般病毒性肝炎的鉴别相比有一定的困难，需结合现场调查及有关的实验室检查进行全面综合的分析。有些如间苯二胺、硝基苯胺、对氯硝基苯等则由于溶血作用，使胆红素、血红蛋白、含铁血黄素等红细胞破坏分解产物沉积于肝脏，引起继发性肝损害。但其病程一般较短，恢复较快。

（3）**晶体损害**　三硝基甲苯、二硝基酚、二硝基邻甲酚及环三次甲基三硝苯胺（黑索金）可致晶体损害，引起中毒性白内障。病变特点是先侵犯晶体的周边部，早期表现为周边部的点状混浊，皮质透明度降低，以后发展为周边环形混浊，中心部盘状混浊，逐渐发展成白内障，视力明显减退。停止接触毒物后，晶体病变仍可继续加重。

（4）皮肤损害和致敏作用　有些化合物对皮肤有强烈的刺激作用和致敏作用。例如，反复接触二硝基氯苯、三硝基甲苯，皮肤接触部位可产生灼痛、红斑、丘疱疹，严重者可出现局部细胞坏死，继发溃疡。若长期刺激可发生角质增生。有些化合物如二硝基氯苯、三硝基酚等尚有致敏作用，可能是由于毒物与表皮内的某些氨基酸相结合而形成致敏原的结果。

（5）神经系统损害　由于这类化合物脂溶性强，极易侵害富含类脂质的神经系统。重症中毒患者可能出现神经细胞脂肪变性，视神经区受损，可出现视神经炎、视神经周围炎等。

（6）泌尿系统损害　多数是由于氨基、硝基化合物引起大量溶血，红细胞破坏后的溶解产物如血红蛋白及胆色素等沉积于肾脏，间接地导致继发性肾脏损害。有的也可直接作用于肾脏，引起肾小球、肾小管变性、坏死。例如，邻硝基乙苯可直接损伤肾脏导致血尿。邻甲苯胺和对甲苯胺可致一时性血尿。急性苯胺中毒可出现尿道刺激症状。5-氯-邻甲苯胺可致出血性膀胱炎。

（7）致癌作用　苯的氨基化合物具有致癌作用。目前，公认的α-萘胺、β-萘胺和联苯胺可引起职业性膀胱癌，其中以β-萘胺的致癌性最强，α-萘胺的致癌性最弱。动物实验发现金胺是致肝癌物质，4-氨基联苯能致肝脏和膀胱肿瘤。

3. 一般预防措施

（1）根除或控制毒物　以无毒或低毒物质代替有毒物质或禁止使用剧毒物质。例如，用硝基苯加氢法代替铁粉还原法生产苯胺，可杜绝工人因进入反应锅内去除铁泥而引起的急性中毒；对毒物发生源应加强密闭和通风排毒措施，生产设备应密闭化、自动化，及时排除有毒蒸气及粉尘；建立安全生产制度，严格遵守操作规程，防止跑、冒、滴、漏，杜绝事故发生；矿山爆破后，应通风一定时间，待粉尘（TNT）降低后才可进入操作。定期检测车间空气中毒物的浓度，不能超过国家最高允许浓度标准。

（2）加强个体防护　由于这类化合物易经皮肤和呼吸道吸收，因此，应合理使用工作服、口罩、防毒面具及手套等个体防护用品，工作时要穿"三紧"（袖口、领口和袜口紧）工作服，工作后彻底淋浴。三硝基甲苯污染手时，可用5%亚硫酸钠洗手，或者用10%亚硫酸钾肥皂洗手，其遇三硝基甲苯即变为红色，如将红色全部洗净，即表示皮肤污染已去除。也可用浸过9∶1的酒精、氢氧化钠溶液的棉球擦手，若不出现黄色，则表示三硝基甲苯污染已清除。苯胺污染手时，可用75%酒精或肥皂水洗擦。车间应有淋浴设备，便于工人下班后淋浴，但水温不应超过40℃。

（3）上岗前及定期体格检查　接触苯的氨基、硝基化合物的工人，应进行就业前体检及每年一次的定期体检。凡有肝病、肾病、血液病、葡萄糖-6-磷酸脱氢酶（G-6-PD）缺陷及慢性皮肤病者，如久治不愈的慢性湿疹、银屑病等，不宜从事此类作业。患有肝病、胆病、各种血液病、各种原因引起的晶状体混浊或白内障及全身性皮肤病者，均不宜从事接触三硝基甲苯作业。

3.4.2　常见苯的氨基和硝基化合物中毒及其防治

1. 苯胺（$C_6H_5NH_2$）

（1）理化特性　苯胺又称阿尼林、氨基苯等。纯品为易挥发、具有特殊臭味、无色、油状液体，久置颜色可变为棕色。相对分子质量为93.1，熔点为 -6.2℃，沸点为184.3℃，蒸气密度为3.22g/L，略溶于水，易溶于苯、乙醇、乙醚、氯仿等。呈碱性，能与硫酸或盐酸化合成硫酸盐或盐酸盐。

（2）职业接触机会　自然界中少量苯胺存在于煤焦油中。工业所用的苯胺均是以硝基苯为原料人工合成的。苯胺广泛用于印染、制造染料及染料中间体、橡胶促进剂及抗氧化剂、照相显影剂、光学涂白剂、塑料、离子交换树脂、香水、药物合成等工业。在生产过程中，苯胺挥发或加热时其蒸气可经呼吸道吸入；在苯胺分装、搬运及运输中，液体泄漏或容器破裂沾污皮肤，可引起急性中毒。

（3）毒理　苯胺可经呼吸道、皮肤和消化道进入，但在生产过程中经皮肤吸收是引起中毒的主要原因。液体及其蒸气都可经皮肤吸收，气温越高、空气湿度越大，皮肤吸收率越高。

经呼吸道吸入的苯胺，可在体内滞留达90%。经氧化后生成毒性更大的中间代谢产物——苯基羟胺（苯胲），然后再氧化生成对氨基酚，与硫酸、葡萄糖醛酸结合后，经尿排出，为吸收量的13%~56%。随着苯胺吸收量的增加，其代谢物对氨基酚也相应增加，故接触苯胺的工人，尿中对氨基酚的量常与血中高铁血红蛋白的量呈平行关系。少量苯胺以原形态由呼吸道排出。苯胺的主要毒性是其代谢中间产物苯基羟胺，具有很强的高铁血红蛋白形成能力，使血红蛋白失去携氧功能，造成机体组织缺氧；产生溶血性贫血；引起中枢神经系统、心血管系统及其他脏器的一系列损害。

（4）毒作用表现　苯胺中毒的毒作用表现与血液中高铁血红蛋白的量有关。

1）急性中毒。短时间内吸收较大量苯胺，可引起急性中毒，以夏季为多见，主要表现为高铁血红蛋白血症引起的缺氧和发绀。急性中毒早期最先见于口唇周围呈紫蓝色，随中毒加深，可扩展到鼻尖、指端、耳廓及颜面等部位。其色调与一般缺氧所见的发绀不同，呈蓝灰色，称为化学性发绀。当血中高铁血红蛋白占血红蛋白总量的15%时，即可出现明显发绀，但无自觉症状。当高铁血红蛋白增高达30%以上时，出现头痛、头昏、恶心、乏力、手指麻木、全身酸痛、视力模糊、嗜睡、腱反射亢进和轻度溶血性贫血等症状。高铁血红蛋白升至50%以上时，患者颜面呈浅蓝灰色，尿呈葡萄酒色或暗褐色，出现呼吸困难、胸闷、心悸、恶心、呕吐、精神恍惚、抽搐等，进一步可发生休克、心律失常、以至昏迷、瞳孔散大、反应消失。中毒严重者4d左右可出现不同程度的溶血性贫血；2~7d可发生肝脏、肾脏、心脏损害和中枢神经系统症状，出现溶血性黄疸、中毒性肝病和膀胱刺激症状等；肾脏受损时，出现少尿、蛋白尿、血尿等，可发生急性肾功能衰竭；少数可见心肌损害。

2）慢性中毒。长期慢性接触苯胺可有类神经症和自主神经紊乱，表现为头晕、头痛、失眠、多梦、记忆力减退、倦乏无力及恶心、腹胀、食欲不振、心悸、气短等症状；轻度发绀、溶血性贫血和肝脾肿大、肝功能异常、红细胞出现赫恩兹小体；皮肤经常接触苯胺蒸气后，可发生湿疹、皮炎等。

（5）预防原则　预防原则见上文概述。

（6）处治原则　处治原则如下：

1）现场处理。迅速将患者撤离中毒现场，立即吸氧，脱去苯胺污染的衣服，用75%酒精反复擦洗污染皮肤，再用大量温肥皂水（勿用热水）或清水冲洗，防止继续吸收进入机体。眼部污染可用大量生理盐水冲洗。

2）高铁血红蛋白血症用高渗葡萄糖、维生素C、小剂量（1~2mg/kg）高铁血红蛋白血症的特殊解毒剂美蓝（亚甲蓝）治疗。

3）对症和支持治疗。保护肾脏功能，碱化尿液，应用适量肾上腺糖皮质激素，防治继发感染，严重溶血性贫血患者可输血治疗，必要时采用换血疗法或血液净化疗法。肝、肾功能损害治疗原则同内科。

4）轻、中度中毒治愈后，可恢复原工作。重度中毒视疾病恢复情况可考虑调离原工作。

2. 三硝基甲苯（$C_6H_2CH_3(NO_2)_3$）

（1）理化特性　三硝基甲苯有六种同分异构体。通常所指的是2,4,6-三硝基甲苯，又称黄色炸药，简称TNT，为无色或浅黄色单斜形结晶。相对分子质量为227.13，熔点为80.65℃，相对密度为1.654，沸点为240℃（爆炸）。本品易溶于丙酮、苯、醋酸甲酯、甲苯、氯仿、乙醚，极难溶于水。突然受热容易爆炸。

（2）职业接触机会 三硝基甲苯作为炸药，广泛应用于国防、采矿、开凿隧道中。在粉碎、球磨、过筛、配料、装药等生产工艺过程中都可接触大量TNT粉尘及其蒸气。在运输、保管及使用过程中，都可以接触TNT粉尘。TNT还用作照相药品和染料的中间体。

（3）毒理 三硝基甲苯可经皮肤、呼吸道及消化道进入机体。在职业接触条件下，主要经皮肤和呼吸道吸收。气温高、湿度大时，附着于皮肤的TNT粉尘极易经皮肤吸收。由于TNT具有亲脂性，经皮肤吸收是TNT职业接触的主要吸收途径；在生产硝胺炸药时，由于硝酸铵具有吸湿性，一旦污染皮肤，更易加速皮肤吸收。进入体内的三硝基甲苯在肝微粒体和线粒体的参与下通过氧化、还原、结合等途径进行代谢。其代谢问题至今不明确。但接触TNT的工人尿内4-氨基-2,6-二硝基甲苯（4-A）含量最高，也有一定量的原形TNT，因此，尿中4-A和原形TNT含量可作为生物监测指标。国际劳工组织（ILO）1983年提出接触TNT工人的尿液中4-A的接触限量为30mg/L。

有关TNT毒作用机制还未完全阐明，近年的研究表明，三硝基甲苯可在体内多种器官和组织内（肝、肾、脑、晶体、睾丸、红细胞等）接受来自还原辅酶Ⅱ的一个电子，被还原活化为TNT硝基阴离子自由基，并在组织内产生大量活性氧，可使体内重要的还原性物质，如还原型谷胱甘肽、还原型辅酶Ⅱ含量明显降低，进一步可影响蛋白质巯基的含量。TNT硝基阴离子自由基、活性氧可诱发脂质过氧化，与生物大分子共价结合并引起细胞内钙稳态紊乱，导致细胞膜结构与功能破坏，细胞内代谢紊乱甚至死亡，从而对机体产生损伤作用。

（4）毒作用表现 TNT对人的毒性作用主要是对眼睛晶体损害（以中毒性白内障为主要表现），其发病缓慢，一般需接触TNT 2～3年后发病。病随接触时间增长而增多，并且损害加重，晶体损害一旦形成，虽脱离接触但仍可继续发展。有关白内障形成的机制尚不清楚。TNT还对肝脏造成损害，肝脏是其毒作用的主要靶器官。对肝损害的急性病理改变主要是肝细胞坏死和脂肪变性，慢性改变主要是肝细胞再生和纤维增生。接触TNT的工人早期体征为肝肿大（或脾肿大）。肝肿大程度与肝损伤严重性并不平行，如果继续接触TNT，除肝大外，肝脏质地变硬，脾肿大一般在肝肿大之后，严重者可导致肝硬化。长期高浓度TNT接触可导致再生障碍性贫血等血液方面的改变及男工的睾酮降低，精子形成受损；女职工则月经异常率增加等。具体有如下表现：

1）急性中毒。接触高浓度TNT粉尘或蒸气可引起急性中毒。轻度中毒时，患者可有头晕、头痛、恶心、呕吐、食欲不振、上腹部及右季肋部痛，尿急、尿频、尿痛，面色苍白，口唇呈蓝紫色，可逐渐扩展到鼻尖、耳壳、指（趾）端。重度中毒者，除上述症状加重以外，尚有神志不清、呼吸浅表、频速，偶有惊厥，甚至大小便失禁，瞳孔散大，对光反应消失，角膜及腱反射消失。严重者可因呼吸麻痹死亡。

2）慢性中毒。长期接触TNT可致慢性中毒，主要损害肝脏、眼晶状体、血液等。

① 中毒性肝损伤。患者出现乏力、食欲减退、恶心、肝区疼痛，症状与传染性肝炎相似。体检可见肝肿大，大多在肋下1.0～1.5cm；有压痛、叩击痛，多数无黄疸，随着病情进展肝质地由软变硬，可出现脾肿大，严重者可导致肝硬化。

② 中毒性白内障。中毒性白内障在TNT中毒患者中较常见，并且患者具有特征性的体征，一般于接触6个月至3年发病，工龄越长则发病率越高，10年以上工龄检出率可高达82%。初始时晶体周边部呈环形混浊，视力不受影响。进一步发展可在晶体中央部出现环形或盘状混浊，视力明显减退。据报道，中毒性白内障检出率为9.6%～72.8%。中毒性白内障可伴有肝大，但也可在无肝损伤情况下单独存在。TNT对肝脏和晶体的损害不完全一致，肝脏损害早于晶体损害。

③ 血液改变。TNT可引起血红蛋白、中性粒细胞及血小板减少，可引起贫血，出现赫恩兹小体，严重者可发生再生障碍性贫血。在目前生产条件下，很少发生血液方面的改变。

④ 皮肤改变。TNT 作业者出现"TNT 面容"，表现为面色苍白，口唇、耳廓青紫。裸露在外的皮肤，如手、颈部、前臂等可产生过敏性皮炎、黄染，严重时呈鳞状脱屑。

⑤ 生殖功能影响。TNT 接触男工的血清睾酮显著降低，性欲下降，出现阳痿、早泄。精液检查可见精液量显著减少，精子形态异常率增高，精子活动率＜60％者明显增多。女职工接触者表现为痛经、月经周期异常，月经量过多或过少。

⑥ 其他。长期接触 TNT 的工人，类神经症发生率较高，可伴有自主神经功能紊乱，细胞免疫功能降低。部分人可出现肾损害，尿蛋白含量及尿中乳酸脱氢酶及亮氨酸氨基肽酶活性增高，有随工龄增加而增加的趋势。可见心肌劳损，心电图显示窦性心动过缓及不齐、P-R 间期延长、左室高电压等改变。

在生产条件下，TNT 急性中毒很少见到，以慢性中毒为主。

（5）预防原则　预防原则见前文概述。

（6）处治原则　应迅速将急性中毒者移至空气新鲜处，立即脱去被污染的衣服，用肥皂水（忌用热水）清洗皮肤上的毒物。可给予维生素 C 加葡萄糖液静脉注射或静脉滴注，出现发绀者可给予亚甲蓝加入 25％ 葡萄糖液 20mL 静脉滴注；肝脏损伤者按内科保肝治疗，根据病情制订治疗方案，可依据病情选用口服葡萄糖内酯、联苯双酯，静脉滴注维生素 C，禁止饮酒，禁用或慎用引起肝脏损害的药物。白内障治疗目前尚无特效药物，可用氨肽碘、吡诺辛钠等眼药水滴眼。采取对症及支持疗法，适当休息，增加营养等。

轻度中毒应立即调离原作业并休息治疗，治愈后一般应调离可能存在肝脏损害的作业；中度中毒应住院积极治疗，治愈后应调离有毒有害作业；重度中毒应予较长时间休息，治疗后明显好转者在健康情况许可下，可适当安排无毒害的轻工作。

眼晶体有可疑损害者可一年复查一次。一旦诊断为职业性三硝基甲苯白内障，按白内障常规治疗处理。晶体完全混浊者可实行白内障摘除术，术后酌情配矫正眼镜，有条件者可行人工晶体移植术。凡对视力发生确切影响者，应脱离三硝基甲苯接触。已有晶体混浊，而无明显功能损害者，也应酌情调换其他工作。对晶体混浊，视力或视野明显受损者，应适当安排休息或从事轻工作。

3.4.3　高分子化合物生产中的毒物概述

1. 一般情况描述

高分子化合物简称高分子，相对分子质量高达几千至几百万，一般在 $10^4 \sim 10^7$ 范围内，其化学组成很简单，都是由一种或几种单体，经聚合或缩聚而成，故又称聚合物。聚合是指许多单体连接起来形成高分子化合物的过程，此过程中不析出任何副产品，如聚乙烯，是由许多单体乙烯分子聚合而成。缩聚是指单体间首先缩合析出一分子的水、氨、氯化氢或醇以后，再聚合为高分子化合物的过程，如酚醛树脂是由苯酚与甲醛缩聚而成。

高分子化合物就其来源可分为天然高分子化合物和合成高分子化合物。天然的如蛋白质、核酸、纤维素、羊毛、棉、丝、天然橡胶、淀粉；合成的高分子化合物，如合成橡胶、合成纤维、合成树脂等。本文所说的高分子化合物主要是指合成高分子化合物。

高分子化合物具有机械、力学、热学、声学、光学、电学等许多方面的优异性能，表现为强度高、质量轻，隔热、隔音、透光、绝缘性能好，耐腐蚀，成品无毒或毒性很小等。半个世纪以来，高分子化学工业在数量上和品种上迅速增加，其应用形式主要包括五大类：塑料、合成纤维、合成橡胶、涂料和粘胶剂等。高分子化合物广泛应用于工业、农业、化工、建筑、通信、国防、日常生活用品等方面；也广泛应用于医学领域，如一次性注射器、输液器，各种纤维导管、血浆增容剂，人工肾、人工心脏瓣膜等。特别是在功能高分子材料，如光导纤维、感光高分子材料、高分子分离膜、高分子液晶、超电导高分子材料、仿生高分子材料和医用高分子材料等方面的应用、研究、开发将会日益活跃。

高分子化合物的生产可分为四个部分：

① 生产基本的化工原料。

② 合成单体。

③ 单体聚合或缩聚。

④ 聚合物树脂的加工塑制和制品的应用。

例如，腈纶的生产过程，先由石油裂解气丙烯与氨作用，生成丙烯腈单体，然后聚合为聚丙烯腈，经纺丝制成腈纶纤维，再织成各种织物。又如，聚氯乙烯塑料的生产过程，先由石油裂解气乙烯与氯气作用生成二氯乙烯，再裂解生成氯乙烯，然后经聚合成为聚氯乙烯树脂，再将树脂加工为成品，如薄膜、管道、日用品等。

高分子化合物的基本生产原料有煤焦油、天然气、石油裂解气和少数农副产品等，以石油裂解气应用最多，主要有不饱和烯烃和芳香烃类化合物，如乙烯、丙烯、丁二烯、苯、甲苯、二甲苯等。常用的单体多为不饱和烯烃、芳香烃及其卤代化合物、氰类、二醇和二胺类化合物，这些化合物多数对人体健康可产生不良影响。

在高分子化合物生产过程的每个阶段，作业者均可接触到不同类型的毒物，主要来自于三个方面：生产基本的化工原料、合成单体、单体聚合或缩聚生产过程；生产中的助剂；树脂、氟塑料在加工、受热时产生的毒物。

2. 高分子化合物生产中毒物的毒作用

一般来说，高分子化合物的成品无毒或毒性很小。其毒性主要取决于所含游离单体的量和助剂的种类。例如，脲醛树脂对皮肤的刺激作用大于酚醛树脂，是因其所含的游离单体甲醛较多之故。

高分子化合物生产中的职业中毒多发生于单体制造，如氯乙烯、丙烯腈；对接触者可致急、慢性中毒，甚至引起职业性肿瘤。聚四氟乙烯生产中，通过二氟一氯甲烷（F_{22}）高温裂解制取四氟乙烯单体时，裂解气和残液气组分中含有多种有机氟气体，其中八氟异丁烯为剧毒物质，可致接触者急性肺水肿。

在单体生产和聚合过程中，还可接触各种助剂（添加剂），包括催化剂、引发剂（促使聚合反应开始的物质）、调聚剂（调节聚合物的相对分子质量达一定数值）、凝聚剂（使聚合形成的微小胶粒凝聚成粗粒或小块）等。在聚合物树脂加工塑制为成品的成型加工过程中，为了改善聚合物的外观和性能，也要加入各种助剂，如稳定剂（增加聚合物对光、热、紫外线的稳定性）、增塑剂（改善聚合物的流动性和延展性）、固化剂（使聚合物变为固体）、润滑剂、着色剂、发泡剂、填充剂等。除了在单体生产和聚合或缩聚过程中可接触各种助剂外，由于助剂与聚合物分子大多数只是机械结合，因此很容易从聚合物内部逐渐移行至表面，进而与人体接触或污染水和食物等，影响人体健康。例如，含铅助剂的聚氯乙烯塑料，在使用中可析出铅，因而不能用来储存食品或包装食品。又如，邻苯二甲酸（2-乙基己基）酯（DEHP）是聚氯乙烯塑料的主要增塑剂，将血液保存在该聚氯乙烯储血袋中3周，血液中可检出增塑剂 DEHP $0.50 \sim 0.75 mg/L$；用含增塑剂 DEHP 的聚氯乙烯塑料管做血液透析时，可引起部分病人产生非特异性肝炎，血液中可析出 $10 \sim 20 mg/L$ 的 DEHP；改用不含 DEHP 增塑剂的塑料管做透析后，肝炎症状和体征消失。DEHP 对人类为可能的潜在性致癌物。助剂的种类繁多，在生产高分子化合物中一般接触量较少，其危害没有生产助剂时严重。助剂中的氯化汞、无机铅盐、磷酸三甲苯酯、二月桂酸二丁锡、偶氮二异丁腈等毒性较高；碳酸酯、邻苯二甲酸酯、硬脂酸盐类等毒性较低；有的助剂如顺丁烯二酸酐、六次甲基四胺、有机铝、有机硅等对皮肤黏膜有强烈的刺激作用。

高分子化合物与空气中的氧接触，并受热、紫外线和机械作用，可被氧化。例如，对聚四氟乙烯加热，温度由 510℃ 升至 700℃ 的过程中，热裂解产物中全氟异丁烯的含量可从微量增加至30%，热裂解产物的毒性也随之增高。高分子化合物加工、受热时产生的裂解气和烟雾毒性较大。聚氯乙烯在温度高于 300℃ 时可裂解为氯化氢和二氧化碳等，600℃ 时有少量光气、氯气。聚四氟乙烯在高温下可裂解为剧毒的全氟异丁烯、氟光气、氟化氢等，吸入后可致急性肺水肿和化学性肺炎。高分子化合物在燃烧过程中受到破坏，热分解时产生各种有毒气体，其中一氧化碳和缺氧是主要危害。含碳、卤族元素（氯、氟）及含氮的聚合物燃烧时，可生成窒息性或刺激性气体，如一氧化碳、氯化氢、氟化氢、氰化氢、氯气、光气等，吸入后可引起急性中毒。

高分子化合物生产中某些化学物质的远期效应——致癌、致突变、致畸作用，值得引起重视。高分子化合物本身无毒或毒性很小。但某些高分子化合物粉尘，可致上呼吸道黏膜刺激症状。酚醛树脂、环氧树脂等对皮肤有原发性刺激或致敏作用。聚氯乙烯等高分子化合物粉尘对肺组织具有轻度致纤维化作用。

3.4.4 高分子化合物生产中的常见毒物危害及其防治

1. 氯乙烯（$CH_2 = CHCl$）

（1）理化性质 氯乙烯又名乙烯基氯，常温、常压下为无色、略具有芳香气味气体，相对分子质量为 62.5，加压或在 12~14℃ 时变为液体，凝固点为 −159.7℃，沸点为 −13.9℃，蒸气压为403.5kPa（25.7℃），蒸气密度为 2.15g/L，闪点为 −78℃。微溶于水，可溶于盐水、乙醇、二氯乙烷、轻汽油，极易溶于乙醚、四氯化碳。易燃、易爆，与空气混合时的爆炸极限为 3.6%~26.4%（体积分数）。

（2）职业接触机会 氯乙烯主要作为制造聚氯乙烯塑料的单体，也可与丙烯腈、醋酸乙烯、偏氯乙烯等制成共聚物，用作绝缘材料、黏合剂、涂料或制造合成纤维、薄膜，还可作为中间体或溶剂。氯乙烯合成过程中，在转化器、分馏塔、储槽、压缩机及聚合反应的聚合釜、离心机处都可能接触到氯乙烯，特别是进入聚合釜内清洗或抢修时，接触浓度最高。另外，在使用聚氯乙烯树脂制造各种制品时，也有氯乙烯单体产生。

（3）毒理 氯乙烯主要通过呼吸道吸入其蒸气而进入人体，液体氯乙烯污染皮肤时可部分经皮肤吸收。吸入人体的氯乙烯大部分以原形从呼吸道排出，少部分进入体内，可分布于皮肤、肝脏、肾脏中。在停止接触氯乙烯 10min 内，约有 82% 被排出体外，有时从尿中可检出氯乙烯和氯乙醛。目前认为氯乙烯是通过肝微粒体细胞色素 P450 酶进行代谢的。在该酶的作用下，氯乙烯氧化为有高度活性的中间代谢物环氧化物——氧化氯乙烯（CEO），氧化氯乙烯可自发重排（或经氧化）形成氯乙醛（CAD），这些中间活性产物在谷胱甘肽硫转移酶催化下，形成 S-甲酰甲基半胱氨酸由尿排出；或经进一步氧化后形成 N-乙酰-S-（2-羟乙基）半胱氨酸经尿排出。氯乙醛可在醛脱氢酶作用下转变为氯乙酸，部分经尿排出，部分氯乙酸与谷胱甘肽（GSH）结合并进一步氧化分解为 CO_2，并形成硫代二乙酸，经尿排出。

短期吸入较高浓度的氯乙烯气体引起以中枢神经系统抑制为主要表现的全身性疾病，主要表现为麻醉作用；较长时期接触氯乙烯气体引起以肝脾损害为主要表现及肢端溶骨症、肝血管肉瘤等为特点的全身性疾病。氯乙烯长期吸入试验可诱发大、小鼠肝血管肉瘤及肝、肾、肺、乳腺等肿瘤。氯乙烯为人类致癌物。有关氯乙烯致癌机制还未完全清楚，目前认为氯乙烯的活性环氧化中间代谢物——氧化氯乙烯为双功能烷化剂，可直接与体内大分子物质 DNA、RNA 和蛋白质共价结合，并可形成 DNA 加合物，引起 DNA 碱基配对错误，诱导基因突变，导致细胞恶性转化，引发肿瘤。

（4）毒作用表现

1）急性中毒。急性中毒由于检修设备或意外事故大量吸入所致，多见于聚合釜清釜工。主要表现为麻醉作用，轻度中毒有醉酒感、眩晕、头痛、恶心、乏力、胸闷、嗜睡、步态蹒跚等。若及时脱离接触，吸入新鲜空气，症状可减轻或消失。重度中毒可发生意识不清、抽搐、持续昏迷甚至死亡。

氯乙烯液体污染皮肤，可致局部麻木，随之出现红斑、水肿以至局部坏死等。污染眼部呈明显刺激症状。

2）慢性中毒。长期接触氯乙烯，对人体健康可产生不同程度的影响，如类神经症、雷诺综合征、周围性神经病、肢端溶骨症、肝脾肿大、肝功能异常、血小板减少等，这些症状也称为"氯乙烯病"或"氯乙烯综合征"。

① 神经系统以类神经症和自主神经功能紊乱为主，其中以睡眠障碍、多梦、手掌多汗为常见。有学者认为，神经、精神症状是慢性氯乙烯中毒的早期症状，精神方面主要表现为抑郁，清釜工可见皮肤瘙痒、烧灼感、手足发冷或发热等多发性神经炎表现，有时还可见手指、舌或眼球震颤。神经传导和肌电图可见异常。

② 消化系统有食欲减退、呃逆、恶心、腹胀、便秘或腹泻等症状。

③ 可有肝脏、脾脏不同程度肿大，也可有单纯肝功能异常。病情较缓慢，早期可有一般肝病表现，如乏力、厌食、腹胀、肝区痛等。肝病后期，肝脏明显肿大、肝功异常、黄疸、腹水等。一般肝功能指标不敏感。

④ 肢端溶骨症，多见于工龄较长者。特点为末节指骨骨质溶解性损害，早期手指麻木、疼痛、肿胀、僵硬等。X 射线常见一指或数指末节指骨粗隆边缘半月形缺损及骨折线，常见骨皮质硬化，严重者发展至指骨变粗变短，呈杵状指。手指动脉痉挛，遇冷发白，呈现雷诺现象。动脉造影手指动脉管腔狭窄、部分或全部阻塞。手、前臂皮肤局限性增厚、僵硬、活动受限，呈硬皮样损害。目前认为，肢端溶骨症是氯乙烯所致全身性改变在指端局部的一种表现。肢端溶骨症的发生常伴有肝、脾肿大。

⑤ 血液系统有贫血倾向，伴轻微溶血，一般白细胞计数正常；但嗜酸性细胞增多，部分患者可有轻度血小板减少、凝血障碍等。

⑥ 皮肤经常接触氯乙烯可有皮肤干燥、粉裂、丘疹、粉刺或手掌皮肤角化、指甲变薄等，有的可发生湿疹样皮炎或过敏性皮炎，可能与增塑剂和稳定剂有关。少数接触者可有脱发。

⑦ 肿瘤。氯乙烯为化学致癌物，可引起肝血管肉瘤。此外调查发现，氯乙烯作业男工的肝癌发病率、死亡率明显升高，氯乙烯接触人员的造血系统、胃、呼吸系统、脑、淋巴组织等肿瘤发病率增高。

⑧ 其他。调查结果显示，氯乙烯作业女职工和作业男职工配偶的流产率增高，胎儿中枢畸形的发生率也有增高；长期吸入氯乙烯烟尘可引起尘肺样改变；部分可出现甲状腺功能受损，检查4h 尿液中 17-羟皮质类固醇的含量降低。

（5）预防原则　预防原则如下：

1）密闭、通风、排毒，降低车间空气中氯乙烯的浓度。聚合反应容器采用夹套水冷却装置，防止聚合釜内温度剧升及氯乙烯蒸气逸出。加强设备维护、保养，防止氯乙烯气体外逸和防火、防爆。

2）在出料和清釜时，进釜前必须先进行釜内通风换气，或者用高压水或无害溶剂冲洗，并经测定釜内温度和氯乙烯浓度合格后，穿戴防护服和通风式面罩，并在他人监督下，方可入釜清洗。为防止粘釜和减少清釜次数及清釜时间，可在釜内涂以"阻聚剂"。

3）加强健康监护，每年体检一次，接触浓度高者每 1～2 年做手指 X 射线检查，并查肝功能。凡有精神、肝脏、肾脏疾病及慢性皮肤病者，不宜从事氯乙烯作业。

（6）处置原则

1）急性中毒。应迅速将中毒者移至空气新鲜处，立即脱去被污染的衣服，用清水清洗被污染的皮肤，注意保暖，卧床休息。急救措施和对症治疗原则与内科相同。轻度中毒者治愈后，可返回原岗位工作；重度中毒者治愈后，应调离有毒作业岗位。

2）慢性中毒。可给予保肝及对症治疗。符合外科手术指征者，可行脾脏切除术。肢端溶骨症患者应尽早脱离接触。轻度中毒者和中度中毒者治愈后，一般应调离有害作业岗位；重度中毒者应调离有毒有害作业岗位，应予以适当的治疗和长期休息。

2. 含氟塑料

（1）理化特性　含氟塑料多为白色晶体、颗粒或粉末。多由有机氟化合物经聚合成为不同品种的含氟塑料，如聚四氯乙烯（PEET）、四氟乙烯、六氟乙烯共聚物（F_{46}）、聚三氟氯乙烯（PCTFE 或 F_3）等。含氟塑料的化学性能稳定，基本无毒，250℃以下不分解，耐高、低温，耐腐蚀，防辐射，耐摩擦，不导电。但若加温裂解，可产生多种有毒的裂解物，有的甚至是高毒物质。例如，聚合四氟乙烯在 400℃时生成氟光气和氟化氢；450℃时主要为四氟乙烯、六氟丙烯、八氟环丁烷及少量八氟异丁烯；500℃以上时剧毒的八氟异丁烯含量明显上升。

（2）职业接触机会　含氟塑料广泛用于工业、农业、国防、医学和日用品。聚四氟乙烯占含氟塑料总产量的 85%～90%，其次是聚全氟乙丙烯和聚三氟氯乙烯。含氟塑料常用于制造塑料薄膜、火箭、飞机的特殊零件、防腐材料、填料及医学上的各种导管、心脏瓣膜等。含氟塑料生产过程中接触的有毒物质主要来自单体制备和聚四氟乙烯的加工烧结过程。例如，由二氟一氯甲烷（F_{22}）高温裂解制备四氟乙烯单体时的四氟乙烯及裂解气，其中包括六氟丙烯、八氟正丁烯、三氟氯乙烯、八氟环丁烷、八氟异丁烯和未知组分 10 多种。这些毒物在裂解过程中以气体形式泄漏，成为生产性接触的主要来源。F_{22} 提取四氟乙烯后的残液中含多种毒物，这些残液若处理不当可引起严重中毒事故。也可因违反安全操作规程，裂解温度控制失灵，致温度上升或聚合釜泄露及电焊工高温切割、焊接有含氟涂料涂层的部件等而接触裂解气。

（3）毒理　有机氟聚合物本身无毒或基本无毒。但某些单体、单体制备中的裂解气、残液气及聚合物的热裂解产物具有一定毒性，有的为剧毒物，对人体有明显的肺部刺激损害。生产中产生的氟烯烃类等化合物的化学性质不稳定，其分子中含氟原子数目越多，毒性就越大。例如，八氟异丁烯 > 六氟丙烯 > 四氟乙烯 > 三氟氯乙烯 > 二氟乙烯 > 氟乙烯，其中三氟氯乙烯有肾毒性。这些裂解产物可通过多种途径进入机体，工业上以呼吸道吸入为主，主要经呼吸道和肾脏排出。

裂解气、残液气及聚合物热解物的主要靶器官是肺。损害特征是急性间质性肺水肿，小支气管及支气管坏死性改变，管壁充血水肿，有大量炎性细胞浸润，其中支气管黏膜坏死、脱落，连同黏液、炎症细胞、红细胞等凝聚成团块状，栓塞于支气管腔内，形成阻塞性支气管炎，引起支气管及细支气管的坏死性病变，及随后的纤维性病变。人意外吸入八氟异丁烯对呼吸道和眼的刺激作用不明显，根据接触程度，可在短期内引起肺损害，表现为支气管周围炎、化学性肺炎、间质性或弥漫性肺水肿，并有心肌损害。中毒后尚可引起肺纤维化，影响肺通气功能。人长期低浓度接触有机氟可引起骨骼改变，骨密度增高、骨纹增粗等。

（4）毒作用表现　毒作用表现如下：

1）急性中毒。急性中毒见于事故性吸入有机氟裂解气、裂解残液气和聚合物热裂解物。裂解气一般无明显上呼吸道黏膜刺激症状，因而常被忽视。根据吸入量及裂解气成分的不同，一般潜伏期为0.5~24h，以2~8h发病最多，但也有长达72h者。按病情可分为轻、中、重度中毒。

①轻度中毒。吸入后72h内出现头晕、头痛、咽痛、咳嗽、胸闷、乏力等症状。有咽部充血、体温升高、呼吸音粗糙、散在干啰音或湿啰音等体征。X射线显示两肺纹理增多、增粗或紊乱，边缘模糊。

②中度中毒。上述症状加重，出现烦躁、胸部紧束感、胸闷、胸痛、心悸、呼吸困难、轻度发绀。肺部局限性呼吸音减弱，两肺有较多干、湿啰音。X射线显示两肺纹理增多、增粗、边缘模糊，有广泛网状阴影和散在小点状阴影，部分肺野呈毛玻璃状，肺野透亮度降低。

③重度中毒。中度中毒的临床症状加重，出现发绀、胸闷、气急、呼吸困难、咳粉红色泡沫痰。两肺呼吸音减弱，或者有弥漫性湿啰音，X射线显示两肺纹理增强紊乱、肺门增宽，两肺野透亮度降低，可见广泛的大小不等、形态不一、密度高、边缘不清的团片状阴影。较严重患者可出现急性呼吸窘迫综合征（ARDS），表现为气促、发绀、鼻翼翕动、进行性呼吸窘迫，伴焦虑、烦躁、出汗等症状；也可出现头昏、头痛、乏力、恶心、嗜睡、运动不协调、意识减退甚至昏迷等神经系统症状。高浓度吸入中毒可伴有缺氧引起的震颤、惊厥和脑水肿。心脏也可受损，表现为心音低钝、心律失常、虚脱、心电图S-T段降低或升高，或者有心功能不全的临床表现。还可见肝、肾功能及血气分析异常，尿液检查可见微量蛋白质、红细胞、白细胞，尿氟也可增高。

2）氟聚合物烟尘热。氟聚合物烟尘热主要为吸入聚四氟乙烯热解物微粒所致，病程经过与金属烟尘热样症状相似。表现为发热、寒战、乏力、头昏、肌肉酸痛等，并伴有头痛、恶心、呕吐、呛咳、胸部紧束感、眼及咽喉干燥等。发热多在吸入后0.5h至数小时发生，体温为37.5~39.5℃，持续4~12h。检查可见眼及咽部充血或扁桃腺肿大，白细胞总数及中性白细胞增高，一般1~2d自愈。

3）慢性中毒。长期接触有机氟树脂生产、加工和使用过程中产生的裂解气和热解产物，可出现不同程度的类神经症，脑电图出现反映中枢神经系统抑制的θ慢波增多，α波节律欠规则。还可见以氟离子形式沉积为特征及骨质增生等骨骼改变。

（5）预防原则　预防原则如下：

1）加强密闭、通风、排毒。设备经常维修，防止跑、冒、滴、漏；严格掌握聚合物烧结温度，防止超过450℃，避免或减少剧毒物质产生；烧结炉与一般操作室隔开，并安装排风扇，防止热解气外逸。

2）对含氟残液进行焚烧处理。残液储罐要密闭化，防止暴晒；含有机氟化合物的瓶罐，未经处理不得随意开放或排放。对用聚四氟乙烯薄膜包裹的垫圈、管道、阀门等，如需电焊、焊接或高温切割时，应将聚四氟乙烯薄膜去除后方可操作。

3）加强作业场所空气中毒物浓度监测，将其控制在最高容许浓度之下。注意个人防护，保持良好的卫生习惯，在采样、检修或处理残液时必须佩戴供氧式防毒面具。

4）定期体检，凡有明显的呼吸、心血管系统及肝、肾疾病者，均不宜从事有机氟工作。

（6）处治原则　处治原则如下：

1）凡有确切的有机氟气体吸入者，不论有无自觉症状，必须立即离开现场，绝对卧床休息，进行必要的医学检查和预防性治疗，并观察72h。

2）早期给氧，氧浓度一般控制在50%~60%，慎用纯氧和高压氧。并发急性呼吸窘迫综合征时可应用较低压力的呼气末正压呼吸（PEEP 0.5kPa左右）。

3）尽早、足量、短程应用糖皮质激素。强调对所有观察对象及中毒患者就地给予糖皮质激素静脉注射等预防性治疗。中毒患者根据病情轻重，在中毒后第1d可适当加大剂量，以后足量短程静脉给药。中度以上患者，为防治肺纤维化，可在急性期后继续小剂量间歇应用糖皮质激素。

4）维持呼吸道畅通，可给予支气管解痉剂超声雾化吸入。咳大量泡沫痰者宜早期使用去泡沫剂二甲硅油（消泡净）。出现呼吸困难经采用内科治疗措施无效后可行气管切开术。

5）出现中毒性心肌炎及其他临床征象时，治疗原则一般与内科相同。

6）合理选用抗生素，防治继发性感染。

7）氟聚合物烟尘热患者，一般给予对症治疗。凡反复发病者，应给予防治纤维化的治疗。

8）中毒者治愈后，可恢复原工作；若患者中毒后遗留肺、心功能减退者，应调离原工作岗位，并定期复查。

3.4.5　农药类毒物概述

1. 农药的种类及毒性

农药是指用于消灭、控制危害农作物的害虫、病菌、鼠类、杂草及其他有害动物、植物和调节植物生长的各种药物，包括提高药物效力的辅助剂、增效剂等。农药的使用范围很广，林业、畜牧、卫生部门也需要应用。农药的种类繁多，按其主要用途可分为杀虫剂、杀螨剂、杀菌剂、杀软体动物剂、杀线虫剂、杀鼠剂、除草剂、脱叶剂、植物生长调节剂等。其中以杀虫剂品种最多，用量最大。

职业性农药中毒主要发生在农药厂工人及施用农药的人员中。在农药生产过程中尤其在出料、分装和检修时，车间空气中农药的浓度较高，皮肤污染与接触机会较多，易引起中毒。施用农药过程中，在配料、喷洒及检修施药工具时，衣服、皮肤可被农药沾染，特别在田间下风侧喷药、拌种及在仓库内熏蒸，可吸入农药雾滴、蒸气或粉尘。在装卸、运输、供销、保管过程中，如管理和防护不足，也可引起中毒。

各种农药的毒性相差悬殊，有些制剂如微生物杀虫剂、抗生素等实际无毒或基本无毒，大部分品种为中毒或低毒，也有些品种为剧毒或高毒。农药急性中毒主要取决于其急性毒性，几乎可危害人体神经、循环、呼吸、生殖、消化、排泄等每一个系统，以及人体的大部分主要器官，如眼、心脏、肝脏、肾脏等。慢性危害还包括蓄积毒性和远期作用，如致癌、生殖发育毒性、免疫功能损害等。

直接损害中枢神经系统的农药有：有机磷类、氨基甲酸酯类、拟除虫菊酯类、溴甲烷、磷化氢、氟乙酰胺、有机汞等。

损害周围神经系统的常见农药有：铊、砷及某些有机磷酸酯类，如甲氟磷、敌百虫、壤虫硫磷、苯硫磷、氯蜱硫磷、马拉硫磷、乐果、氧化乐果、敌敌畏、甲胺磷、水胺硫磷、对硫磷、稻瘟净、甲拌磷、丙氟磷。

能引起呼吸系统损害的常见农药有：溴甲烷、百草枯、有机磷农药。溴甲烷、百草枯中毒以肺为靶器官。有机磷农药中毒，由于其乙酰胆碱在体内大量蓄积造成腺体分泌增加，以及支气管黏液腺大量分泌，可引起肺水肿或成人型呼吸窘迫综合征。呼吸功能衰退和肺水肿常常是有机磷农药中毒的死亡原因。

引起循环系统损害的常见农药有：杀虫脒、代森锌、硫酸铜、抗凝血类农药。杀虫脒在体内转化为某些代谢产物后对血红蛋白起氧化作用，产生高铁血红蛋白（三价铁），使其丧失携氧能力，造成组织缺氧。杀菌剂代森锌中的硫与血红蛋白相结合产生硫血红蛋白，并且一旦形成就很稳定，不能逆转，使正常红细胞丧失携氧能力。硫酸铜产生中毒性溶血。抗凝血类农药，尤其是杀鼠剂（如杀鼠灵、克灭鼠、敌鼠等），影响血液凝血机制。

引起心脏中毒损害的农药有：敌稗、林丹、代森铵、杀虫脒、拟除虫菊酯、杀灭菊酯、有机磷农药。有机磷农药及其所含杂质对心脏的毒作用可能导致在恢复期间发生猝死。

2. 一般预防措施

我国农药中毒高发的原因主要是生产工艺落后、保管不严、配制不当、任意滥用、操作不善、防护不良。因此，预防的重点是：

1）改革农药生产工艺，特别是出料、包装实行自动化或半自动化。

2）严格实施农药安全使用规程，严格规定使用期限，防止污染环境。

3）农药实行专业管理和严格保管，严禁滥用农药。

4）加强个人防护与提高人群自我保健意识。

5）做好接触人群中毒筛检工作：对农药中毒高危人群，如农药厂农药出料工、包装工、检修工，农忙季节农药配制、施药人员，以血液胆碱酯酶作为筛检指标，定期进行农药中毒筛检；对敌敌畏、敌百虫、马拉硫磷等急性中毒患者，在急性中毒症状消失后，以神经—肌电图进行筛检，早期发现迟发性周围神经病。

6）还要注意农药急性中毒并发症的控制，重点在排毒和解毒。

由于害虫对农药抗药性的增强，为提高杀虫药效，近年来常使用两种或两种以上的农药混合剂。我国发展的混配农药主要以杀灭害虫为主，多以有机磷农药为主体，配以拟除虫菊酯、氨基甲酸酯等其他杀虫剂制成的二元混合剂。因此混配农药的职业卫生问题日益受到各方面的关注。混配农药的毒性大多呈相加作用，少数可为协同作用，如马拉硫磷与异丙威混配。因此，混配农药对人、畜的危害性增大。

目前对混配农药的毒理、职业危害及中毒的防治研究还不多，应加强这一方面的工作，为我国开发和推广应用高效低毒的混配农药及其中毒的防治提供科学依据。

3.4.6 几类主要农药中毒及其防治

1. 有机磷酸酯类农药

有机磷农药是目前我国生产和使用最多的一类农药，在农药所致的职业危害中占有很大的比例。我国生产的有机磷农药绝大部分为杀虫剂，如对硫磷、内吸磷、马拉硫磷、乐果、敌百虫、敌敌畏等。也有些品种如稻瘟净、克瘟散等可用作杀菌剂。近年，又先后合成了一些灭鼠剂、杀线虫剂、除草剂、脱叶剂、不育剂、生长调节剂等。

（1）理化特性　有机磷农药大多为磷酸酯类或硫代基磷酸酯类化合物，除少数品种如敌百虫外，有机磷农药一般为油状液体，工业品呈浅黄色至棕色，易挥发，常有类似大蒜的臭味。易溶于有机溶剂和植物油，对光、热、氧及在酸性溶液中较稳定，遇碱则易分解，故残效期较短。但敌百虫易溶于水，在碱性溶液中可变成毒性较大的敌敌畏。因此，敌百虫中毒时禁用碱性液体处理。

（2）毒理　有机磷农药可经消化道、呼吸道及完整的皮肤、黏膜吸收入体，经皮肤吸收常是职业性中毒的主要途径。吸收后的农药迅速随血流分布到全身各组织器官，其中以肝脏含量最高，肾脏、肺、脾脏次之，可通过血脑屏障进入脑组织，有的还能通过胎盘屏障到达胎儿体内。人体内的有机磷农药一般都能迅即代谢转化，故体内常无明显的物质蓄积。代谢物主要经由肾脏随尿液、小部分随粪便排出。有机磷农药的中毒机制一般有如下几个方面：

1）抑制胆碱酯酶（ChE）活性。有机磷农药毒作用的主要机制是抑制胆碱酯酶（ChE）活性，使其失去分解乙酰胆碱（Ach）的能力，导致乙酰胆碱在神经系统内聚集，从而产生相应的神经系统功能紊乱。

2）迟发性多发性神经毒作用（OPIDP）。有些品种如敌百虫、敌敌畏、马拉硫磷、甲胺磷、三甲苯磷等急性中毒症状消失后可出现迟发性多发性神经毒作用。有关 OPIDP 的机制尚不完全清楚。

3）心肌损害。重症有机磷农药中毒也可引起心肌损害，可能系有机磷直接对心脏毒性所致。

4）中间型综合征（IMS）。近年，还发现有机磷农药急性中毒出现抑制 ChE 活性和 OPIDP 之前，有中间型综合征，主要表现为肌无力，累及的肌肉有颈肌、上肢肌和呼吸肌，常伴颅神经支配的肌肉瘫痪，有时可导致呼吸衰竭而死亡。其机制还有待进一步阐明。

（3）毒作用表现　毒作用表现如下：

1）急性中毒。有如下几种情形：

① 毒蕈碱样症状（轻度中毒）。患者主要表现为食欲减退、恶心、呕吐、腹痛、腹泻、多汗、流涎、视物模糊、瞳孔缩小、支气管痉挛、呼吸道分泌物增多；严重时可以出现呼吸困难、肺水肿、大小便失禁等。

② 烟碱样症状（中度中毒）。患者出现全身紧束感、动作不灵活、发音含糊、胸部压迫感等，进而可有肌肉震颤、痉挛，多见于胸部、上肢和面颈部，严重时可因呼吸肌麻痹而死亡。

③ 中枢神经系统症状（重度中毒）。常见有头痛、头晕、倦怠、乏力、失眠或嗜睡、多梦，严重时可出现烦躁不安、意识模糊、惊厥、昏迷等，甚至出现呼吸中枢麻痹而危及生命。

另外，有少数重症患者在症状消失后 48～96h，个别在 7d 后出现中间型综合征；有少数患者在中毒恢复后，经 4～45d 潜伏期，出现迟发性周围神经病；个别患者，在急性有机磷中毒抢救好转、已进入恢复期时，可因心脏毒作用而发生电击样死亡。

2）慢性中毒。慢性中毒多见于农药厂工人。由于长期少量接触有机磷农药，胆碱酯酶活力明显降低，但症状一般较轻。主要有类神经症，部分患者出现毒蕈碱样症状。

3）致敏作用和皮肤损害。有些有机磷农药具致敏作用，可引起支气管哮喘、接触性皮炎或过敏性皮炎。

（4）预防原则　在农业生产中使用农药时，应认真贯彻执行原农牧渔业部、原卫生部颁发的《农药安全使用规定》和国家标准《农药合理使用准则》等法规、标准。预防农药中毒的关键在于加强领导和普及安全用药知识。同时，还应强化操作规程、控制用药范围和加强医疗预防服务。

1）安全用药操作规程。应注意如下几个方面：

① 配药、拌种应有专用容器和工具，正确掌握浓度。拌过农药的多余种子应妥善保管，防止误服。各种容器、工具用毕后，应在指定地点清洗，防止污染水源等。

② 喷药时应遵守安全操作规程，防止药剂污染皮肤和吸入中毒。大风和中午高温时应停止喷药。

③ 施药工具应注意保管、维修，防止发生阻塞、漏水或其他故障。严禁用口吹吸喷头和滤网。

④ 施药工人应穿长袖衣、长裤和鞋、袜，使用塑料薄膜围裙、裤套和鞋套。皮肤可涂抹肥皂，以减少药液经皮肤吸收。使用碱液纱布口罩，可以防止吸入中毒。配药和检修喷药器械时，应戴橡胶手套。工作时，禁止吸烟或进食，不要用手擦脸或揉眼睛。皮肤污染时，立即用肥皂洗净。工作服和手套需用碱水浸泡，再用清水洗净。

⑤ 施用过高毒农药的地方要竖立标志，在一定时间内禁止放牧、割草、挖野菜等，以防人、畜中毒。

2）加强管理，限制用药范围。可从如下几个方面入手：

① 农药的运输应有专人负责运送和看管，不得与粮食及其他食物、日用品混合装载。装卸时，如果发现包装破损渗漏，应立即妥善改装。被污染的地面和包装材料、运输工具等，要用 1% 碱水、5% 石灰乳或 10% 草木灰水处理。

② 供销部门应有专人负责农药保管、收发工作。剧毒农药应有专仓、专柜保管，不可与粮食、蔬菜、瓜果、饲料等混放。药械和农药空瓶、空箱等容器，应用碱水彻底消毒或交给供销部门统一处理，不可用于其他用途。

③ 严格按照规定合理使用农药。剧毒农药不得用于防治蔬菜和成熟期的粮食作物及果树的害虫。凡因农药中毒死亡的家畜、家禽等应予深埋或焚毁，严禁食用或出售。

3）医疗预防措施。包括如下几个方面：

① 施药人员每天喷药时间一般不得超过6h，连续施药3~5d后应休11天。

② 施药季节，医务人员应深入田间进行卫生宣传，协助做好安全用药工作，收工后对施药人员进行家访，及时发现和治疗中毒患者。

③ 对接触者应进行就业前和定期限体检。有机磷农药作业人员应每年体检一次，检查项目除与就业前体检要求相同外，还需根据接触有机磷农药的情况，增加测定全血胆碱酯酶活性的次数。必要时，进行神经—肌电图检查。对患有神经系统器质性疾病，明显的肝、肾疾病，明显的呼吸系统疾病，全身性皮肤病，全血胆碱酯酶活性明显低于正常者，不宜参加此项工作。妊娠期和哺乳期妇女也不宜从事此项工作。

（5）处治原则　处治原则如下：

1）急性中毒。应采取如下措施：

① 清除毒物。立即使患者脱离中毒现场，脱去污染衣服，用肥皂水（忌用热水）彻底清洗污染的皮肤、头发、指甲；眼部受污染，应迅速用清水或2%碳酸氢钠溶液冲洗，洗后滴入1%后马托品数滴；口服中毒者，用温水或2%碳酸氢钠溶液反复洗胃，直至洗出液无农药味为止。

② 特效解毒药物。迅速给予解毒药物，轻度中毒者可单独给予阿托品；中度中毒者，需要阿托品及胆碱酯酶复能剂（如氯解磷定、解磷定）两者并用。

③ 对症治疗。处理原则同内科。

④ 劳动能力鉴定。急性中毒在治疗后3个月内不宜接触有机磷农药。有迟发性神经病者，应调离有机磷作业岗位。

2）慢性中毒。应脱离接触，进行治疗，以对症和支持疗法为主。待症状、体征基本消失，血液中胆碱酯酶活性恢复正常后调离有机磷作业1~3个月。以后一般可恢复原工作。但若屡次发病或病情严重者，应予以调换工作。

2. 拟除虫菊酯类农药

拟除虫菊酯类杀虫剂是仿效天然除虫菊化学结构的合成农药，其分子由菊酸和醇两部分组成。此类农药杀虫谱广、药效高，对哺乳类动物毒性一般较低（对水生动物毒性较大），环境中残留时间较短。现我国使用的有20几种，如氯菊酯、杀虫菊酯、溴氰菊酯、甲醚菊酯、氯氰菊酯。

（1）理化特性　拟除虫菊酯类农药绝大多数为黏稠油状液体，呈黄色或黄褐色，易溶解于多种有机溶剂，难溶于水，大多不易挥发，在酸性溶液中稳定，遇碱则易分解失效。拟除虫菊酯有很多异构体，可分为Ⅰ型（不含氰基，如氯菊酯）和Ⅱ型（含氰基，如溴氰菊酯）。目前以Ⅱ型使用较多。按构型不同，可分为顺式和反式异构体。按旋光性，又有右旋和左旋之分。

（2）毒理　常用的拟除虫菊酯一般为中等毒或低毒农药，职业性拟除虫菊酯中毒常系经皮肤吸收和经呼吸道吸入引起。拟除虫菊酯类化合物在体内代谢很快，主要在肝脏的酯酶和混合功能氧化酶作用下，经水解、氧化，其代谢产物与葡萄糖醛酸、硫酸、谷氨酸等结合，成为水溶性产物随尿排出。

拟除虫菊酯具有神经毒性，毒作用机制尚未完全阐明。一般认为，它和神经细胞膜受体结合，改变受体通透性；也可抑制 Na^+/K^+-ATP 酶、Ca^{2+}/Na^+-ATP 酶，引起膜内外离子转运平衡失调，导致神经传导阻滞；此外，还可作用于神经细胞的钠通道，使钠离子通道的 m 闸门关闭延迟、去极化延长，形成去极化后电位和重复去极化；抑制中枢神经细胞膜的 γ-氨基丁酸受体，使中枢神经系统兴奋性增高。

（3）毒作用表现

1）急性中毒 职业性拟除虫菊酯中毒常系经皮肤吸收和经呼吸道吸入引起，主要表现为：

① 皮肤、黏膜刺激症状。多在接触后 4~6h 出现以下症状：流泪、眼痛、畏光、眼睑红肿、球结膜充血和水肿等，有的患者还可有呼吸道刺激症状。面部皮肤或其他暴露位瘙痒感，并有蚁走、烧灼或紧麻感，也可有粟粒样丘疹或疱疹。

② 全身症状。例如，头晕、头痛、恶心、食欲不振、乏力等，并可出现流涎、多汗、胸闷、精神萎靡等。较重者可出现呕吐、烦躁、视物模糊、四肢肌束颤动等。有些患者可有瞳孔缩小，但程度较急性有机磷农药中毒轻。部分患者体温轻度升高。严重中毒者可因呼吸、循环衰竭而死亡。

2）慢性中毒。长期接触低浓度拟除虫菊酯是否会引起慢性中毒，有待观察和研究，目前尚无人类发生慢性中毒的证据。

3）变态反应。除皮炎外，溴氰菊酯还可引起类似枯草热的症状，也可诱发过敏性哮喘等。拟除虫菊酯与有机磷农药混用时，可产生增毒作用。临床表现具有急性有机磷农药中毒和拟除虫菊酯中毒的双重特点，但以有机磷农药中毒特征为明显。

（4）预防原则 具体预防原则同有机磷农药。另外，拟除虫菊酯作业者应作就业前体检，常年作业人员每年体检一次。季节作业人员，作业结束后体检一次。凡患有周围及中枢神经系统器质性疾病、暴露部位的慢性皮肤病或有严重过敏性皮肤病史者，不宜从事接触拟除虫菊酯作业。

（5）处置原则 立即脱离现场，有皮肤污染者应立即用肥皂水或清水彻底冲洗；严密观察观象；急性中毒以对症治疗为主，重度中毒者应加强支持疗法。

复习思考题

1. 各种不同形式的生产性毒物是如何进入人体并在其中发挥毒性作用的？其影响因素怎样？
2. 试比较铅、汞、砷三种典型金属或类金属毒物毒性作用的异同，并阐述其应采取的防治措施。
3. 刺激性气体和窒息性气体各自的中毒机制是什么？试选出其中几种典型有毒气体进行说明。
4. 有机类物质的毒作用特点是什么？如何防治？
5. 当前我国农业生产中存在哪些农药中毒危险？可采取怎样的防范措施？

延伸阅读文献

［1］顾祖维，吴中亮，仲伟鉴. 现代毒理学概论［M］. 北京：化学工业出版社，2005.

［2］孟紫强. 环境毒理学［M］. 北京：中国环境科学出版社，2003.

［3］黄吉武，童建. 毒理学基础［M］. 2 版. 北京：人民卫生出版社，2016.

［4］赵宇亮，柴之芳. 纳米毒理学：纳米材料安全应用的基础［M］. 北京：科学出版社，2010.

第4章

粉尘的职业危害及其防治

4

内容提要

本章介绍了生产性粉尘对人体危害的一般知识，阐述了职业活动过程中出现的各种不同类型粉尘的特性及其对人体的危害和预防措施。

学习目标

深入认识生产性粉尘对人体的危害特性及其影响因素，熟悉粉尘控制与防护的一般性措施，掌握矽肺、煤工尘肺、石棉肺、硅酸盐类尘肺、碳尘肺、电焊工尘肺等典型尘肺病的致病机制和病症表现及相应的预防、控制措施。

粉尘是指直径很小的固体颗粒，可以是自然环境中天然生成的，也可以是生产或生活中由于人为因素生成的。生产性粉尘是指在生产过程中形成的，并能长时间悬浮在空气中的固体颗粒，其粒径多在 $0.1 \sim 10 \mu m$。生产性粉尘的产生不仅污染环境，还影响着作业人员的身心健康。根据粉尘的不同特性，对人的机体可引起多种损害，其中以呼吸系统损害最为明显和重要，包括上呼吸道炎症、肺炎（如锰尘）、肺肉芽肿（如铍尘）、肺癌（如石棉尘、砷尘）、尘肺及其他职业性肺部疾病等。本章主要介绍生产性粉尘的产生和特性，生产性粉尘导致的职业疾患和基本防治措施。

4.1 生产性粉尘的特点和防护

4.1.1 粉尘的来源和分类

生产性粉尘的来源十分广泛，如矿山开采、隧道开凿、建筑、运输等；冶金工业中的原料准备、矿石粉碎、筛分、选矿、配料等；机械制造工业中的原料破碎、配料、清砂等；耐火材料、玻璃、水泥、陶瓷等工业的原料加工、打磨、包装；皮毛、纺织工业的原料处理；化学工业中固体颗粒原料的加工处理、包装等过程。由于工艺的需要和防尘措施的不完善，上述生产领域均可产生大量粉尘，造成生产环境中粉尘浓度过高。

生产性粉尘的来源决定了粉尘的接触机会和行业。在各种不同生产场所，可以接触到不同性质的粉尘。例如，在采矿、开山采石、建筑施工、铸造、耐火材料及陶瓷等行业，主要接触的粉尘是石英的混合粉尘；石棉开采、加工制造石棉制品时接触的是石棉或含石棉的混合粉尘；焊接、金属加工及冶炼时接触金属及其化合物粉尘；农业、粮食加工、制糖工业、动物管理及纺织工业等，以接触植物或动物性有机粉尘为主。

根据生产性粉尘的性质，可分为以下三类。

1. 无机粉尘

根据来源不同，无机粉尘又可分为：

（1）金属性粉尘　如铅、锌、铝、铁、锡等金属及其化合物粉尘等。

（2）矿物性粉尘　如石英、石棉、滑石、煤粉尘等。

（3）人工合成无机粉尘　如水泥、玻璃纤维、金刚砂粉尘等。

2. 有机粉尘

（1）植物性粉尘　如木尘及烟草、棉、麻、谷物、亚麻、甘蔗、茶粉尘等。

（2）动物性粉尘　如畜毛、羽毛、角粉、角质、骨、丝粉尘等。

（3）人工合成的有机粉尘　如树脂、有机染料、合成纤维、合成橡胶粉尘等。

3. 混合性粉尘

混合性粉尘是指上述各类粉尘的两种或多种混合存在。此种粉尘在生产中最常见，如清砂车间的粉尘含有金属粉尘和型砂粉尘。由于混合性粉尘的组成成分不同，其毒性和对人体的危害程度有很大的差异。

在防尘工作中，常根据粉尘的性质初步判定其对人体的危害程度。对混合性粉尘，查明其中所含成分，尤其是游离二氧化硅所占的比例，对进一步确定其致病作用具有重要的意义。

4.1.2　生产性粉尘的理化特性及卫生学意义

粉尘的理化特性不同，对人体的危害性质和程度也不同，发生致病作用的潜伏期等也不相同。影响粉尘损害机体的特性如下。

1. 粉尘的化学成分

作业场所空气中粉尘的化学成分及其在空气中的浓度是直接决定其对人体危害性质和严重程度的重要因素。化学性质不同，粉尘对人体可引起炎症、肺纤维化、中毒、过敏和肿瘤等。例如，含有游离二氧化硅的粉尘，可引起矽肺，而且含硅量越高，病变发展越快，危害性就越大；石棉尘可引起石棉肺；如果粉尘含铅、锰等有毒物质，吸入后可引起相应的全身铅、锰中毒；如果是棉、麻、牧草、谷物、茶粉尘等，不但可阻塞呼吸道，而且可以引起呼吸道炎症和变态反应等肺部疾患。

成分相同的粉尘，由于化学构型、表面结构和包裹情况的变化造成对人体的毒作用程度不一。例如，二氧化硅具有致纤维化作用，但其游离型的作用远远大于结合型，结晶型的作用又大于非结晶型。实际生产过程中，粉尘的性质还会随工艺流程发生变化。例如，在陶瓷的生产过程中，其原料高岭土中含大量游离二氧化硅，是陶瓷粗坯生产过程中的主要职业危害，具有很强的致矽肺作用。但当粗坯经过高温煅烧，部分游离二氧化硅转化成结合型二氧化硅，粉尘致矽肺能力将减弱。又如，同是金属粉尘，某些金属粉尘通过肺组织吸收，进入血循环，引起中毒；某些金属粉尘可导致过敏性哮喘或肺炎。此外，某些粉尘还能引发接触性皮炎。

2. 粉尘的浓度和接触时间

同一种粉尘，在作业环境中浓度越高，暴露时间越长，对机体的危害越严重。由于机体对侵入体内的粉尘有一定的清除能力，因此，较低浓度的粉尘对机体的损伤相对较小，即使长期接触也可以不引起任何临床症状。而高浓度粉尘作业可能在短时间内造成明显的病损。对于能在机体蓄积或其损伤能蓄积的粉尘，其造成的机体损伤与累积粉尘接触剂量（粉尘浓度×时间）密切相关。因此，为保护粉尘作业工人的身体健康，应对车间空气中生产性粉尘的最高容许浓度、时间加权平均容许浓度、短时间接触容许浓度做具体的规定。所谓粉尘最高允许浓度，是指工作地点、在一个工作日内、任何时间有毒化学物质均不应超过的浓度。工作地点是指工人在生产过程中经常或定期停留的地点。时间加权平均容许浓度是以时间为权数规定的 8h 工作日、40h 工作周的平均容许接触浓度。而短时间接触容许浓是指在时间加权平均容许浓度前提下容许短时间（15min）接触的浓度。

3. 粉尘的分散度

分散度是指物质被粉碎的程度，以粉尘粒径大小的数量或质量组成百分比来表示。前者称粒子分散度，粒径小的颗粒越多则分散度越高；后者称质量分散度，质量越轻的颗粒占总质量百分比越大，质量分散度越高。粉尘粒子（简称尘粒）的大小一般以直径（μm）表示。

粉尘被机体吸入的机会与其在空气中的稳定程度和分散度有关，粉尘粒子分散度越高，由于质量轻，在空气中悬浮的时间越长，沉降速度越慢，被人体吸收的机会就越多。分散度越高，单位体积总表面积越大，越易参与理化反应，对人体危害也越大。总表面积是指单位体积中所有粒子表面积的总和。随着粒子表面积的增加，表面吸附能力随之增强。分散度高的粉尘，由于其表面积大，在液体或溶液中的溶解度也会增加。

粉尘分散度与粉尘在呼吸道中的阻留有关。不同直径的粉尘粒子在呼吸道的沉积部位不同，一般认为，空气动力学直径小于 15μm 的粒子可以吸入呼吸道，进入胸腔范围，因而称为可吸入粉尘或胸腔性粉尘。其中 10 ~ 15μm 的粒子主要沉积在上呼吸道。空气动力学直径小于 5μm 的粒子可到达呼吸道深部和肺泡区，称之为呼吸性粉尘。呼吸性粉尘是粉尘颗粒中损伤机体的关键性部分。

4. 粉尘的硬度

坚硬且外形尖锐的尘粒可能引起呼吸道黏膜机械损伤；而进入肺泡的尘粒，由于质量轻，肺泡环境湿润，并受肺泡表面活性物质影响，对肺泡的机械损伤作用可能不很明显。

5. 粉尘的溶解度

粉尘溶解度的高低与其对人体危害有关。溶解度高的粉尘常在呼吸道溶解吸收，而溶解度低的粉尘在呼吸道不能溶解，往往能进入肺泡部位，在体内持续作用，如石英尘。一般来说，有毒粉尘如铅等，溶解度越高，对人体的毒作用越强；相对无毒粉尘如面粉，溶解度越高则作用越低。此外，正常情况下，呼吸道黏膜的 pH 为 6.8 ~ 7.4，如果吸入的粉尘溶解引起 pH 改变，会引起呼吸道上皮黏液纤毛系统排除功能障碍，导致粉尘阻留。

6. 粉尘的荷电性

物质在粉碎过程和流动中互相摩擦或吸附空气中离子而带电。尘粒的荷电量除取决于其粒径大小、密度外，还与作业环境的温度和湿度有关。悬浮在空气中 90% ~ 95% 的粒子带正电或负电。荷电性对粉尘在空气中的稳定程度有影响。同性电荷相斥，增强了空气中粒子的稳定程度；异性电荷相吸，使尘粒碰击、聚集并沉降。一般来说，荷电性的颗粒在呼吸道内易被阻留，危害大。

7. 粉尘的爆炸性

爆炸性是某些粉尘特有的，如高分散度的煤尘、面粉、糖、亚麻、硫黄、铅、锌等可氧化的粉尘，在适宜的温度和浓度下（如煤尘的浓度为 $35g/m^3$，面粉、铝、硫黄的浓度为 $7g/m^3$，糖的浓度为 $10.3g/m^3$），一旦遇到明火、电火花和放电时，会发生爆炸，导致重大人员伤亡和财产损失。

4.1.3 生产性粉尘在人体内的代谢过程

粉尘通过呼吸道、眼睛、皮肤等进入人体，其中以呼吸道为主要途径。因此，本节主要讨论粉尘从呼吸道吸入后的代谢过程。

1. 粉尘在呼吸道的过程

被人体吸入的粉尘，在没有阻力的情况下，会经气管、主支气管、细支气管后，进入气体交换区域的呼吸性细支气管、肺泡管和肺泡，并在进入的过程中产生毒作用，影响气体交换功能。而实际上，可吸入粉尘被吸入呼吸道后，主要通过撞击、重力沉积、随机热动力冲击（又称布朗运动）、静电沉积、截留而沉降，只有极少部分粉尘能进入肺泡区。

2. 人体对粉尘的防御和清除

人体对吸入的粉尘具备有效的防御和清除机制。一般认为有以下三道防线：

（1）腔、喉、气管、支气管树的阻留作用　大量粉尘粒子随气流吸入时通过撞击、重力沉积、静电沉积、截留作用阻留于呼吸道表面，减少了粉尘进入气体交换区域的含量。气道平滑肌收缩使气道截面积缩小，减少含尘气流的进入，增强粉尘截留，并可起动咳嗽和喷嚏反应，排除粉尘。

（2）呼吸道上皮黏液纤毛系统的排除作用　呼吸道上皮存在黏液纤毛系统，是由黏膜上皮细胞表面的纤毛和覆盖其上的黏液组成。正常情况下，阻留在气道内的粉尘黏附在气道表面的黏液层上，纤毛向咽喉方向有规律地摆动，将黏液层中的粉尘逐渐移出。但如果长期大量吸入粉尘，损害黏液纤毛系统的功能和结构，将极大降低粉尘清除量，导致粉尘在呼吸道滞留。

（3）肺泡巨噬细胞的吞噬作用　进入肺泡的粉尘多数黏附在肺泡腔的表面，会被活动于肺泡腔及从肺间质进入肺泡的巨噬细胞吞噬，形成尘细胞。大部分尘细胞通过自身阿米巴样运动及肺泡的舒张转移至黏液纤毛表面，再通过纤毛运动而清除。绝大部分粉尘通过这种方式约在 24h 内排出体外；小部分尘细胞因粉尘作用受损、坏死、崩解，粉尘颗粒重新游离到肺泡腔，再被新的巨噬细胞吞噬，如此循环往复。很小部分粉尘从肺泡腔进入肺间质后被间质巨噬细胞吞噬，形成尘细胞，这部分尘细胞多数进入淋巴系统，沉积于肺门和支气管淋巴结，有时也可经血液循环到达其他脏器；极少数坏死、崩解释放出尘粒，再被其他巨噬细胞吞噬。尖锐的纤维粉尘，如石棉可穿透脏层胸膜进入胸腔。

人体通过各种清除功能，可排除进入呼吸道 97%～99% 的粉尘，1%～3% 的尘粒沉积在体内。但长期较大量吸入粉尘可削弱上述各项清除功能，导致粉尘过量沉积，酿成肺组织病变，引起疾病。

4.1.4　生产性粉尘对人体的危害

所有粉尘对身体都是有害的。根据生产性粉尘的不同特性，可能引起机体的不同损害。例如，可溶性有毒粉尘进入呼吸道后，能很快被吸收入血流，引起中毒；放射性粉尘，则可造成放射性损伤；某些硬质粉尘可损伤角膜及结膜，引起角膜混浊和结膜炎等；粉尘堵塞皮脂腺和机械性刺激皮肤时，可引起粉刺、毛囊炎、脓皮病及皮肤皲裂等；粉尘进入外耳道并混在皮脂中，可形成耳垢等。

1. 对呼吸系统的影响

粉尘对机体影响最大的是呼吸系统损害，包括尘肺、粉尘沉着症、上呼吸道炎症、游离二氧化硅肺炎、肺肉芽肿和肺癌等肺部疾病。

尘肺是由于在生产环境中长期吸入生产性粉尘而引起的以肺组织纤维化为主的疾病。它是职业性疾病中影响面最广、危害最严重的一类疾病。据统计，尘肺病例约占我国职业病总人数的 2/3以上。根据粉尘性质的不同，尘肺的病理学特点不一，其病变过程将在后续章节中详细论述。

根据临床观察、X 射线胸片检查、病理尸检和实验研究资料，我国按病因将尘肺分为以下五类：

（1）矽肺 由于长期吸入游离二氧化硅含量较高的粉尘所致。

（2）硅酸盐肺 由于长期吸入含有结合二氧化硅的粉尘，如石棉、滑石、云母等所致。

（3）碳尘肺 由于长期吸入煤、石墨、炭黑、活性炭等粉尘所致。

（4）混合性尘肺 由于长期吸入含游离二氧化硅粉尘和其他粉尘（如煤尘）等所致。

（5）金属尘肺 由于长期吸入某些致纤维化的金属粉尘（如铝尘）所致。

为了更好地保护工人健康，我国目前颁布了 12 种具有确定名称的法定尘肺病，即矽肺、煤工尘肺、石墨尘肺、炭黑尘肺、石棉肺、滑石尘肺、水泥尘肺、云母尘肺、陶工尘肺、铝尘肺、电焊工尘肺、铸工尘肺。尘肺中以矽肺为最严重，其次为石棉肺。尘肺病的病变轻重程度主要与生产性粉尘中二氧化硅的含量有关。石棉肺由含结合型二氧化硅（硅酸盐）粉尘引起。其他尘肺病理改变和临床表现均较轻。

有些生产性粉尘，如锡、铁、锑等粉尘，主要沉积于肺组织中，呈现异物反应，以网状纤维增生的间质纤维化为主，在 X 射线胸片上可以看到满肺野结节状阴影，主要是这些金属的沉着。这类病变又称粉尘沉着症，不损伤肺泡结构，因此肺功能一般不受影响，脱离粉尘作业，病变可以不再继续发展，甚至肺部阴影逐渐消退。有机性粉尘也引起肺部改变，如棉尘病、职业性变态反应肺泡炎、职业性哮喘等。这些均已纳入职业病范围。某些粉尘，如石棉、放射性粉尘，以及含镍、铬、砷等的粉尘能引起呼吸系统肿瘤。粉尘接触还常引起粉尘性支气管炎、肺炎、哮喘、支气管哮喘等疾病。

2. 局部作用

粉尘作用于呼吸道黏膜，早期引起其功能亢进、黏膜下毛细血管扩张、充血，黏液腺分泌增加，以阻留更多的粉尘，长期则形成黏膜肥大性病变，然后由于黏膜上皮细胞营养不足，造成萎缩性病变，呼吸道抵御功能下降。粉尘产生的刺激作用可引起上呼吸道炎症。皮肤长期接触粉尘可导致阻塞性皮脂炎、粉刺、毛囊炎、脓皮病。金属粉尘还可引起角膜损伤、混浊。沥青粉尘可引起光感性皮炎。

3. 全身中毒作用

含有可溶性有毒物质的粉尘，如含铅、砷等，可在呼吸道黏膜很快溶解吸收，导致全身中毒，呈现出相应毒物的急性中毒症状。

4.1.5 生产性粉尘的控制与防护

粉尘的危害十分普遍，尤以发展中国家为甚，全世界大约近 1 亿劳动者接触粉尘并给自身造成危害。1995 年 4 月国际劳工组织（ILO）和世界卫生组织（WHO）职业卫生联合委员会提出"ILO/WHO 全球消除矽肺的国际规划"，号召世界各国行动起来，目标是到 2030 年消除矽肺病。我国是世界上尘肺危害最严重的国家之一，据卫生部 2010 年以来公开报道的尘肺病数据统计，我国目前尘肺病患者高达 72 万例以上。尘肺病患者不但有国有企业正式职工，更有大量私有企业人员或国有企业的农民合同工、轮换工。根据有关报告，国有企业粉尘浓度监测合格率一般在 60% 左右，乡镇企业约为 35%，有些私有小型厂矿没有防尘措施或防尘措施还很不完善。因此，要保护接触粉尘人员的健康，达到上述目标，任务还十分艰巨，必须采取强有力和效果明显的措施。

我国政府对粉尘控制工作一直给予了高度重视，企业在控制粉尘危害、预防尘肺发生方面，结合国情做了不少行之有效的工作，也取得了很丰富的经验，将防尘、降尘措施概括为"革、水、风、密、护、管、查、教"的八字方针，对我国控制粉尘危害具有指导作用。

1）革，即工艺改革和技术革新，这是消除粉尘危害的根本途径。

2）水，即湿式作业，可防止粉尘飞扬，降低环境粉尘浓度。

3）风，即加强通风及抽风措施，常在密闭、半密闭产尘源的基础上，采用局部抽出式机械通风，将工作面的含尘空气抽出，并可同时采用局部送入式机械通风，将新鲜空气送入工作面。

4）密，即将产尘源密闭，对产生粉尘的设备，尽可能密闭，并与排风结合，经除尘处理后再排入大气。

5）护，即个人防护。

6）管，即维修管理。

7）查，即定期检查环境空气中的粉尘浓度及接触者的定期体检。

8）教，即加强宣传教育。

具体通过下述措施实施。

1. 法律措施是保障

新中国成立以来，我国政府颁布了一系列的政策、法令和条例来防止粉尘危害，保护工人健康。特别是 2002 年 5 月 1 日开始实施，经 2011 年 12 月、2016 年 7 月两次修订的《中华人民共和国职业病防治法》，充分体现了对职业病预防为主的方针，为控制粉尘危害和防治尘肺病的发生提供了明确的法律依据。此外，国家还针对一些粉尘危害严重的行业制定了该行业的防尘规程，如《耐火材料企业防尘规程》（GB 12434—2008）、《水泥生产防尘技术规程》（GB/T 16911—2008）。根据这些法规条例的要求，各级地方政府、存在粉尘危害的企业主管部门和负责人，有责任和义务建立和维护本地区和本系统厂矿的防尘设施，使作业点粉尘浓度达到国家卫生标准的要求，对防尘工作定期检查，并接受各级卫生监督、疾病控制机构对作业现场粉尘浓度、尘肺发病情况的依法监测和监督。

我国还从卫生标准上逐步制定和完善了生产场所粉尘的最高容许浓度，明确地确立了防尘工作的基本目标。1979 年卫生部颁布的《工业企业卫生标准》（TJ 36—1979）中对 9 种生产性粉尘的最高容许浓度做了规定，1983—1996 年又陆续增加了 40 项粉尘的卫生标准。2007 年 11 月新修订的《工作场所有害因素职业接触限值　第 1 部分：化学有害因素》（GBZ 2.1—2007）规定的粉尘标准为 47 项，包括短时间（瞬时）接触容许浓度和时间加权平均浓度两项指标，其中 14 项粉尘又细分为总粉尘浓度和呼吸性粉尘浓度，矽尘根据其中游离二氧化硅含量分成三类，石棉又具体分为总尘浓度和纤维浓度。

同时，动员社会各界力量加强防尘意识和有关法规的宣传教育工作，具有粉尘危害的企业更应从组织制度上教育和培训工人，从制度上保证防尘工作的落实。

2. 采取技术措施控制粉尘

各行各业根据其粉尘的产生特点形成了它们各具特色的控制粉尘浓度的技术措施，在此不能一一叙述。防尘和降尘措施概括起来主要体现在：

（1）改革工艺过程，革新生产设备　这是消除粉尘危害的主要途径，如使用遥控操纵、计算机控制、隔室监控等措施避免工人接触粉尘；使用含石英低的原材料等。

（2）湿式作业，通风除尘　采用喷雾洒水、通风和负压吸尘等经济而简单实用的方法，能在较大程度上降低作业场地的粉尘浓度。在露天开采和地下矿山应用较为普遍。

（3）抽风除尘　对不能采取湿式作业的场所，可以适用密闭抽风除尘的方法。采用密闭尘源和局部抽风相结合，防止粉尘外溢。抽出的空气经过除尘处理后排入大气。

（4）化学抑尘　采用湿润剂、粘结剂和凝聚剂等化学溶液（抑尘剂）对道路、建筑工地、散堆料场等处的松散表面进行处治，可有效抑制这些地方开放性粉尘的产生。化学抑尘技术是 20 世纪，特别是近 40 年来，比较新颖和有效的粉尘防治手段之一。

3. 采取卫生保健措施，开展健康监护

首先是个人防护和个人卫生。在作业现场防尘、降尘措施难以使粉尘浓度降至国家卫生标准所要求的水平时，如井下开采的盲端，应使用防尘防护用品，如防尘口罩、送风口罩、防尘眼镜、防尘安全帽、防尘衣、防尘鞋等。有关的个体防护用品，请参看本书其他章节。此外，还应注意个人卫生，作业点不吸烟，杜绝将粉尘污染的工作服带回家，经常进行体育锻炼，加强营养，增强个人体质。

据我国《职业健康监护技术规范》（GBZ 188—2014）的规定，从事粉尘作业的工人必须进行就业前和定期健康检查，脱离粉尘作业还应做脱尘作业检查。

（1）就业前体检 就业前体检的检查项目有：职业史、自觉症状及既往史、结核病接触史、一般临床检查、拍摄胸大片以及必要的其他检查。不满 18 岁以及有下列疾病者不得从事接触粉尘作业：①活动性结核病；②严重的慢性呼吸道疾病；③严重影响肺功能的胸部疾病；④严重的心血管疾病。

（2）定期体检 定期检查的目的是为及时发现尘肺、尘肺患者并观察病情变化。检查项目有：职业史、自觉症状和拍摄后前位胸大片，检查间隔根据有关卫生法规，由地方卫生主管部门参考粉尘的性质和作业场所空气中粉尘浓度及粉尘的理化特性而定。原则是重度接触者 1~2 年检查一次，轻度接触者 2~3 年检查一次，接触更轻者 3~5 年检查一次。对于一些近年兴起的高危险特殊行业（如珠宝加工业），应加强检查力度，缩短检查间隔。发现不宜从事粉尘作业的疾患者和尘肺等职业性疾病时，应立即调离接触粉尘岗位。在脱尘前还进行一次健康检查，记载职业史，拍摄胸片。这样既了解脱尘时的健康状况，也为以后随访观察保存了档案资料。

已经脱离粉尘作业的工人，也应根据接触粉尘的性质和浓度继续随访。尘肺患者复查一般每年一次，可疑尘肺也需每年复查一次。

4.2 矽尘的危害及矽肺的发生与防治

游离二氧化硅粉尘，称为矽尘（也称硅尘），极高纯度者通常称为石英，也常以石英代表游离二氧化硅。游离二氧化硅在自然界中分布很广，是地壳的主要成分，约 95% 的矿石中含有数量不等的游离二氧化硅。游离二氧化硅按晶体结构分为结晶型、隐晶型和无定型三种。结晶型二氧化硅如石英，存在于石英石、花岗石、矿石或夹杂于其他矿物内的硅石中等。隐晶型二氧化硅主要存在于玉髓、玛瑙、石英玻璃等中；无定型二氧化硅主要存在于硅藻土、硅胶等中。游离二氧化硅在不同温度和压力下，其硅氧四面体结构会发生变化，形成多种同素异构体，随着温度的升高，硅氧四面体依次为：石英、鳞石英、方石英、柯石英、超石英和人工合成的凯石英等。

生产性粉尘中游离二氧化硅的含量系指生产性粉尘中含有结晶型游离二氧化硅的质量百分比，其含量的高低对矽肺的发生和发展起着重要作用。在生产过程中，长期吸入游离二氧化硅含量高的粉尘会发生以肺组织纤维化为主的矽肺病。矽肺是尘肺中危害最严重的一种，也是我国职业病中对工人健康危害非常严重的一类疾病。

4.2.1 矽尘的职业接触途径

通常接触含有 10% 以上游离二氧化硅的粉尘作业，称为矽尘作业。常见的矽尘作业，如矿山采掘时使用风钻凿岩或爆破、选矿等作业；开山筑路、修建水利工程及开凿隧道等；玻璃厂、石英粉厂、耐火材料厂等生产过程中矿石原料破碎、碾磨、筛选、配料等作业；机械制造业中铸造车间的型砂粉碎、调配、铸件开箱、清砂及喷砂等作业，均可产生大量的含硅粉尘。有的沙漠地带，沙中含硅量也很高。

随着乡镇企业的迅速发展，矽尘作业分布面更广，接触人数也更多，而不少企业设备简陋，劳动条件差，使新的矽肺病例不断发生。

4.2.2　矽肺发生的影响因素及其致病机理

1. 影响矽肺发生的因素

矽肺发病与下列因素有关：粉尘中游离二氧化硅的含量、二氧化硅的类型、粉尘的浓度和分散度、接触粉尘的时间（接触粉尘工龄）、防护措施、接触者个体因素等。

（1）空气粉尘中游离二氧化硅的含量和二氧化硅的类型　在空气粉尘中游离二氧化硅的含量越高，粉尘浓度越高，则发病时间越短，病变越严重。试验证实，各种不同石英变体的致纤维化能力依次为鳞石英＞方石英＞石英＞柯石英＞超石英；晶体结构不同，致纤维化能力各异，依次为结晶型＞隐晶型＞无定型。

（2）粉尘接触时间　矽肺的发展是一个慢性过程，接触较低浓度的游离二氧化硅粉尘多在15～20 年后发病，但发病后，即使脱离粉尘作业，病变仍可继续发展。少数人由于持续吸入高浓度游离二氧化硅粉尘，经 1～2 年即发病，称之为"速发型矽肺"。还有些接触粉尘者，虽然接触较高浓度的粉尘，在离开粉尘作业时没有发现矽肺的征象，在脱离接触粉尘作业若干年后被诊断为矽肺，称为"晚发型矽肺"。这常见于部队复员的工程兵，服役时曾从事坑道作业。有的矽尘作业工人调到非粉尘作业，但脱离接触粉尘后仍需定期检查肺部情况。

国外一般将矽肺分为三个亚型：

1）普通型，接触一定浓度游离二氧化硅粉尘，一般在接触粉尘开始后 20 年以上发病。

2）激进型，接触较高浓度游离二氧化硅粉尘，开始接触粉尘后 5～10 年发病。

3）速发型，接触极高浓度游离二氧化硅，在很短时间，甚至在 1 年内就发病，病理改变以肺泡内硅性蛋白沉积为主，常导致死亡。

（3）肺内粉尘的蓄积量　矽肺的发生发展及病变程度还与肺内粉尘的蓄积量有关。肺内粉尘的蓄积量主要取决于粉尘的浓度和分散度、接触粉尘的时间和防护措施。空气中粉尘浓度越高，分散度越大，再加上接触粉尘的时间越长，防护措施差，吸入并蓄积在肺内的粉尘量就越大，越易发生矽肺，病情越严重。

（4）混合性粉尘的作用　生产环境中很少有单纯石英粉尘存在，大部分情况下是多种粉尘同时存在。因此，必须考虑混合性粉尘的联合作用。例如，开采铁矿时，粉尘中除含有游离二氧化硅外，还有铁、氧化铝、镁、磷等；煤矿粉尘中除包括游离二氧化硅外，还有煤和其他元素。

（5）机体状态　工人的个体因素和健康状况对尘肺的发生也起一定作用。矽肺的发生与某些遗传因素或个体易感性有关。既往患有肺结核，尤其是患有活动性肺结核、其他慢性呼吸系统疾病的人易患矽肺。凡有慢性呼吸道炎症者，呼吸道的清除功能较差，呼吸系统感染尤其是肺结核，能促使矽肺病程迅速进展和加剧。此外，个体因素，如年龄、健康素质、个人卫生习惯、营养状况等也是影响矽肺发病的重要条件。

2. 矽肺的致病机理

游离二氧化硅粉尘的溶解度很低，吸入后，能在肺内长期存留，当它沉积在肺泡中时，首先引起肺泡巨噬细胞聚集和吞噬，巨噬细胞吞噬尘粒成为尘细胞，尘细胞可以通过淋巴管进入淋巴结，也可以进入肺间质，甚至扩散至胸膜。由于游离二氧化硅的毒作用，其表面的羟基基团与次级溶酶体膜上脂蛋白中的受氢体（氧、氮、硫等原子）形成氢键，改变膜的通透性，使溶酶体内的酶释放到胞浆中，直接损伤细胞膜，引起细胞自溶死亡；或者间接通过形成自由基，过氧化反应损伤细胞膜，尘粒又释放出来，再被其他巨噬细胞吞噬，吞噬和死亡的过程反复发生。含尘细胞的死亡是矽肺发病的首要条件，尘细胞死亡时释放出尘粒及细胞内酶和细胞因子。这些因子有的能够诱导更多的巨噬细胞生成并包围和再吞噬尘粒，如作用于肺泡Ⅱ型上皮细胞，增加其表面活性物质的分泌，肺泡Ⅱ型上皮细胞也能转化为巨噬细胞，或释放出脂类物质刺激骨髓干细胞，使巨噬细胞大量增殖并聚集；有的参与刺激成纤维细胞增生，如致纤维化因子（H 因子），它刺激成纤维细胞，进而胶原纤维增生；有的引起网织纤维及胶原纤维的合成，如释放出抗原物质，引起免疫反应。抗原抗体复合物沉积于胶原纤维上发生透明性变。新生巨噬细胞也会发生死亡和释放尘粒与细胞因子的过程，如此循环往复，最后造成矽结节的形成和肺弥漫性纤维化。其整个过程如图 4-1 所示。

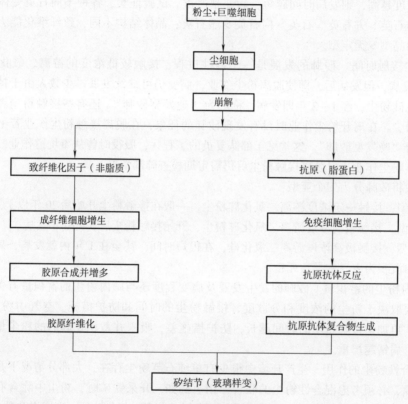

图 4-1　矽结节形成机制

不少研究发现矽肺患者中肺癌高发，远高于非矽肺接触粉尘工人，推测可能与肺纤维化有关。也有研究认为是石英本身的过氧化作用引起 DNA 氧化性损伤，这种氧化性损伤是突变发生的基础。但目前仍不能排除粉尘中所含其他致肿瘤物质，如多环芳烃、砷、镍和氡子体等的干扰。矽肺发病机理十分复杂，肺组织纤维化本质上是肺泡组织不可逆损伤的一种非特异性修复过程。

4.2.3　矽肺的病理形态及病症表现

1. 矽肺的病理形态

尸检肉眼观察，可见矽肺较正常肺的肺体增大，重症型晚期肺体积缩小，一般含气量减少，呈灰白色或黑白色，晚期呈花岗岩样。肺密度增加。触及表面有散在、孤立的结节（如沙粒状），肺弹性丧失，融合团块处质硬似橡皮。可见胸膜粘连、增厚。肺门和支气管分叉处淋巴结肿大，呈灰黑色，背景夹杂玉白色条纹或斑点。

显微镜下，矽肺病理形态可分为结节型、弥漫性间质纤维化型、硅性蛋白沉积和团块型（进行性大块纤维化型）等。

（1）结节型矽肺　由于长期吸入游离二氧化硅含量较高的粉尘而引起的肺组织纤维化，典型病变为矽结节。尘细胞的聚集是矽结节形成的基础。淋巴结内也可见矽结节。矽尘可随组织液流向它处引起新的矽结节。所以脱离粉尘作业后，矽肺仍可继续发展。多个结节聚集成大结节，很多大结节融合成大的玻璃样团块，如图4-2所示。

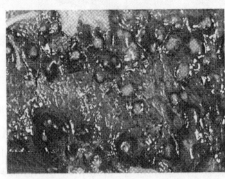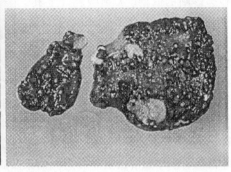

图4-2　矽肺及其矽结节

（2）弥漫性间质纤维化型矽肺　弥漫性间质纤维化型矽肺见于长期吸入的粉尘中游离二氧化硅含量较低（40%～90%），或虽游离二氧化硅含量较高，但吸入量较少的病例，如硅藻土的煅烧工、鳞石英尘接触者等。其病变进展缓慢，特点是在肺泡、肺小叶间隔及小血管和呼吸性细支气管周围的纤维组织呈弥漫性增生，互相连接呈放射状、星芒状，肺泡容积缩小，有时形成大块纤维化，其间夹杂粉尘颗粒和尘细胞。

（3）硅性蛋白沉积矽肺　硅性蛋白沉积矽肺多见于短期内接触高浓度、高分散度石英尘的青年工人，如隧道作业、玻璃拌料及石英喷砂、破碎、磨粉等工种可见。病理特征为肺泡腔内有大量蛋白分泌物，称之为硅性蛋白；随后可伴有纤维增生，形成小纤维灶乃至矽结节。

（4）团块型矽肺　由上述类型矽肺进一步发展，病灶融合而成。矽结节增多、增大、融合，其间继发纤维化病变，融合扩展而形成团块状。此病变多见于双上肺。

（5）并发病灶　若被结核菌感染，可形成矽肺结核病灶。矽肺结核的病理特点是既有矽肺又有结核病变。

多数矽肺病例，由于长期吸入混合性粉尘，兼有结节型和弥漫性间质纤维化型病变，难分主次，称混合型矽肺；有些严重病例兼有团块型病变。

2. 矽肺的病症表现

（1）症状和体征　肺的代偿功能很强，矽肺患者可在相当长的时间内无明显自觉症状，但X射线胸片上已呈现较显著的矽肺影像改变。随病情进展或有并发症时，出现气短、胸闷、胸痛、咳嗽、咳痰等症状和体征。无特异性，虽可逐渐加重，但常与胸片改变并不一定平行。胸闷、气急程度与病变范围及性质有关，这是由于肺组织的广泛纤维化，使肺泡大量破坏，支气管变形、狭窄、痉挛及胸膜增厚和粘连，使通气及换气功能受到损害。当活动或病情加重时，呼吸困难可加重。早期患者多数无明显的阳性体征，少数病人两肺可听到呼吸音粗糙、减弱或干啰音；支气管痉挛时可听及哮鸣音，合并感染可有湿啰音，若有肺气肿，则呼吸音降低。

（2）X射线表现　矽肺的基本病理变化是肺组织内有特征性的结节形成和弥漫性间质纤维化。

矽肺 X 射线胸片影像是肺组织矽肺病理形态在 X 射线胸片上的反映，是"形"和"影"的关系，与肺内粉尘蓄积、肺组织纤维化的病变程度有一定关系，但由于多种原因的影响，并非完全一致。这种 X 射线胸片改变是病变组织和正常组织对 X 射线吸收率不同形成的，呈现发"白"的圆形或不规则形小阴影，作为矽肺诊断的依据。X 射线胸片上其他影像，如肺门变化、肺气肿、肺纹理和胸膜变化，对矽肺诊断也有参考价值。图 4-3 所示为正常肺与矽肺的 X 射线胸片对比图。

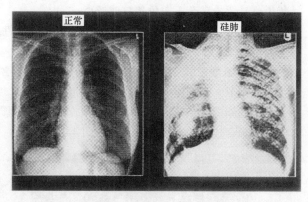

图 4-3 正常肺与矽肺的 X 射线胸片对比图

矽肺的常见胸部 X 射线胸片上表现为肺纹理增多、增粗，出现圆形或不规则小阴影。矽肺晚期 X 射线片上显示融合块状大阴影和胸膜改变。肺门改变是由于尘细胞有肺门淋巴结积聚，纤维组织增生，可使肺门阴影扩大，密度增高。晚期由于肺部纤维组织收缩和团块的牵拉，使肺门上举外移，阴影可呈"残根样"改变。如果在淋巴结包膜下有钙质沉着，可呈现蛋壳样钙化。胸膜改变是由于淋巴管阻塞致淋巴瘀滞和逆流而累及胸膜，引起胸膜广泛纤维化增厚。矽肺晚期由于肺部纤维组织收缩牵拉和粘连，横膈可呈现"天幕状"影像，肺底胸膜粘连，使肋膈角变钝。根据这些改变的分布范围及密集程度，通过综合分析可确定矽肺期别。

（3）呼吸功能改变 早期矽肺，由于病变轻微，对呼吸功能影响不大，肺功能常无明显改变，与 X 射线胸片所显示的影响变化不一致。随着病变进展，肺组织纤维增多，肺泡弹性改变，可出现限制性通气改变，如肺活量、肺总量和残气均降低，而用力肺活量和最大通气量尚属正常。病变进一步发展至弥漫性结节纤维化和并发肺气肿时，肺活量进一步减小，当肺泡大量损害和肺泡毛细血管壁因纤维化而增厚时，可引起肺弥散功能障碍，肺功能以限制性障碍为特点。呼吸功能测定在诊断上意义不大，主要作为劳动能力鉴定的依据。

（4）实验室检查 多年来，国内外学者从免疫学和生物化学角度，发现一些生物标志物有助于反映机体的粉尘接触剂量，某些指标能作为早期矽肺诊断指标，其临床使用价值正在探讨中。

（5）并发症 矽肺病人的主要并发症和继发症有肺结核、肺及支气管感染、自发性气胸及肺心病等，其中最常见的是肺结核。矽肺合并结核后，可促使矽肺加速恶化，肺结核也迅速进展，并且抗结核药物不易奏效，这是矽肺患者死亡的主要原因之一。严重的融合团块性矽肺可引起右心衰竭，最终因充血性心力衰竭而死亡。矽肺和并发症互相促进，一旦出现并发症，病情进展加剧，甚至死亡。

4.2.4 矽肺的诊断及分类

诊断矽肺必须以确切的接触游离二氧化硅粉尘职业史为前提，以技术质量合格的高千伏 X 射线后前位胸片为依据，根据国家尘肺 X 射线诊断标准，参考受检者的系列胸片和该单位矽肺发病情况，方可做出 X 射线诊断和分期。对于职业史不清或只有单张胸片及胸片质量不佳者，应尽量查清职业史，重新拍摄出质量良好的 X 射线胸片再行诊断，避免误诊和漏诊。按照《劳动能力鉴定 职工工伤与职业病致残等级》（GB/T 16180—2014），矽肺诊断由职业病执业医师组成的诊断组做出，发给尘肺病诊断证明书，患者享受国家相应医疗和劳动保险待遇。

在诊断矽肺时应注意与下述疾病的鉴别：急性和亚急性血行播散型肺结核、肺含铁血黄素沉着症、肺癌、肺霉菌病、肺泡微石症等。因为，上述疾病也可在 X 射线胸片上显示为圆形小阴影。

对于少数生前有较长时间接触粉尘职业史而未被诊断为矽肺者，根据本人遗愿或死后家属提出申请进行尸体解剖诊断者，具有诊断权的职业病理医师按照《职业性尘肺病的病理诊断》（GBZ 25—2014），参考患者生前接触粉尘史和历次拍摄的 X 射线胸片，综合判断并做出诊断，交送检单位和由职业病医师组成的诊断组处理。该诊断可作为享受职业病待遇的依据。根据我国现行的《职业性尘肺病的诊断》（GBZ 70—2015），采用小阴影的密度和累及范围、大阴影占肺野的面积进行诊断，确定尘肺的分期。尘肺的分期及其表现情况介绍如下。

1. 一期尘肺（Ⅰ）

1）有总体密集度 1 级的小阴影，分布范围至少达到 2 个肺区。

2）接触石棉粉尘，有总体密集度 1 级的小阴影，分布范围只有 1 个肺区，同时出现胸膜斑。

3）接触石棉粉尘，小阴影总体密集度为 0，但至少有 2 个肺区小阴影密集度为 0/1，同时出胸膜斑。

2. 二期尘肺（Ⅱ）

1）有总体密集度 2 级的小阴影，分布范围超过 4 个肺区。

2）有总体密集度 3 级的小阴影，分布范围达到 4 个肺区。

3）接触石棉粉尘，有总体密集度 1 级的小阴影，分布范围超过 4 个肺区，同时出现胸膜斑并已累及部分心缘或膈面。

4）接触石棉粉尘，有总体密集度 2 级的小阴影，分布范围达到 4 个肺区，同时出现胸膜斑并已累及部分心缘或膈面。

3. 三期尘肺（Ⅲ）

1）有大阴影出现，其长径不小于 20mm，短径大于 10mm。

2）有总体密集度 3 级的小阴影，分布范围超过 4 个肺区并有小阴影聚集。

3）有总体密集度 3 级的小阴影，分布范围超过 4 个肺区并有大阴影。

4）接触石棉粉尘，有总体密集度 3 级的小阴影，分布范围超过 4 个肺区，同时单个或两侧多个胸膜斑长度之和超过单侧胸壁长度的 1/2 或累及心缘使其部分显示蓬乱。

4.2.5　矽肺的处治和预防

1. 治疗

矽肺目前尚无根治办法。我国学者多年来研究了数种治疗矽肺的药物，在动物模型上观察到抑制胶原纤维增生、保护肺泡巨噬细胞的作用，临床试用也观察到了某种程度减轻症状的效果，但各地报道的使用疗效看法不一，还有待继续观察和评估。因而临床上以对症治疗和预防并发症最为重要，采取综合措施，原则是提高病人的抗病能力。同时，应配合增强营养和适当体育锻炼以增强体质，消除和改善症状，减轻病人痛苦，延长寿命。常用治疗药物有：克矽平（聚 2-乙烯吡啶氮氧化物，PVNO）、汉防己甲素（$C_{38}H_{42}O_6N_2$）、羟基哌喹、磷酸哌喹、铝制剂等。

2. 职业病致残等级程度鉴定

矽肺患者诊断后，应依据其 X 射线诊断尘肺期别、肺功能损伤程度和呼吸困难程度，进行职业病致残程度鉴定。按《劳动能力鉴定　职工工伤与职业病致残等级》（GB/T 16180—2014），尘肺致残程度共分为 6 级，由重到轻依次如下：

1）一级。具备下列 2 种情况之一：

① 肺功能重度损伤和呼吸困难Ⅳ级，需终生依赖机械通气。

② 尘肺Ⅲ期伴肺功能重度损伤及（或）重度低氧血症 [$PO_2 < 5.3kPa(40mmHg)$]。

2）二级。具备下列 4 种情况之一：

① 肺功能重度损伤及（或）重度低氧血症。

② 尘肺Ⅲ期伴肺功能中度损伤及（或）中度低氧血症。

③ 尘肺Ⅱ期伴肺功能重度损伤及（或）重度低氧血症 [$PO_2 < 5.3kPa(40mmHg)$]。

④ 尘肺Ⅲ期伴活动性肺结核。

3）三级。具备下列3种情况之一：

① 尘肺Ⅲ期。

② 尘肺Ⅱ期伴肺功能中度损伤及（或）中度低氧血症。

③ 尘肺Ⅱ期伴活动性肺结核。

4）四级。具备下列3种情况之一：

① 尘肺Ⅱ期。

② 尘肺Ⅰ期伴肺功能中度损伤及（或）中度低氧血症。

③ 尘肺Ⅰ期伴活动性肺结核。

5）六级。尘肺Ⅰ期伴肺功能轻度损伤及（或）轻度低氧血症。

6）七级。尘肺Ⅰ期，肺功能正常。

3. 患者安置原则

1）尘肺一经确诊，不论期别，均应及时调离接触粉尘的作业岗位。不能及时调离的，必须报告当地劳动、安全生产、卫生行政主管部门及工会，设法尽早调离。

2）伤残程度轻者（六级、七级），可安排在非接触粉尘作业岗位从事劳动强度不大的工作。

3）伤残程度中等者（四级），可安排在非接触粉尘作业岗位做些力所能及的工作，或者在医务人员的指导下从事康复活动。

4）伤残程度重者（一级、二级、三级），不承担任何工作，在医务人员指导下从事康复活动。

4. 预防

矽肺预防的根本措施在于控制作业场所的粉尘浓度，某些特殊作业点可采用个体防护。

根据《职业健康监护技术规范》（GBZ 188—2014）的规定，开展接触粉尘工人的健康监护，从事粉尘作业的工人必须进行就业前和定期健康检查，脱离粉尘作业时还应做脱尘健康检查。

4.3 煤尘的危害与煤工尘肺及其防治

煤矿粉尘的健康危害主要包括导致接触工人患尘肺病、发生煤尘或瓦斯煤尘爆炸事故、影响作业安全及危害矿区周围的生态环境等多个方面。我国政府十分重视煤矿尘肺防治工作，至20世纪70年代末，我国防尘工作较好的煤矿，尘肺病的患病率已从20世纪60年代初的10%~30%下降至1%以下。但近年来我国煤工尘肺病的发病率又有升高趋势。煤工尘肺病仍是我国当前危害严重的职业病之一。

4.3.1 煤矿粉尘的职业来源及其理化特性

1. 煤矿粉尘的来源

煤矿粉尘是煤炭生产过程中伴随煤和岩石被破碎而产生的混合性粉尘，主要含有煤尘、岩尘及少量其他物质。

煤可分为褐煤、烟煤和无烟煤等，是主要能源和化工原料之一。煤炭开采有两种生产形式，一种是井工开采，另一种是露天开采，两者均会产生大量的粉尘。露天开采适用于埋藏较浅或裸露地表的煤层，主要有表土剥离和采煤两道工序，前者为清除煤层表面的覆土和岩石，这一工序无论采用何种工具，都必定有较多的粉尘飞扬。采煤工序多用电铲掘煤，粉尘飞扬较少。井工开采通过掘取巷道到达煤层，然后用适当的采煤方法落煤，并用转运工具将其运出。由于井下作业面空间狭小，空气流通差，在掘进、采煤、爆破、装运等生产工序中都会产生大量粉尘，如果防尘措施不健全，其危害是非常严重的。相对而言，露天开采由于采矿通风良好，粉尘浓度不高，粉尘的分散度也较小，粉尘危害不及井下作业严重，但也不容忽视。我国煤矿大多数为井工开采，均为地下作业，生产环境中粉尘浓度高，对工人的危害较大。

近年来，随着大量新技术的采用，尤其是综采机掘的迅速发展，极大地提高了煤矿机械化程度，煤炭产量成倍增长。但这种生产条件下产生的煤矿粉尘也随之增多，采掘工作面的粉尘浓度大幅度增加。例如，在无防尘措施的条件下，炮采作业面的粉尘浓度为 $300 \sim 500 mg/m^3$，而机采作业面的粉尘浓度达到 $1000 \sim 3000 mg/m^3$，综采作业面的粉尘浓度更是高达 $4000 \sim 8000 mg/m^3$。煤矿其他旨在增加产量的新技术采用时也可能存在粉尘产生量增加的问题。例如，锚喷支护技术的推广应用，由于从上料口上料到喷射混凝土等工序都有大量粉尘产生，因而增加了井下空气中的粉尘浓度。

在煤炭堆放和使用的其他地方也可以接触煤尘，如洗煤厂、各种煤炭转运站、转运码头等，但这些地方的煤尘危害一般较轻。

2. 煤矿粉尘的理化特性

1）粉尘的化学成分直接决定着对人体的危害性质和程度。煤的主要成分是碳和含碳有机物，尘粒结构则以碳为主，采煤过程因围岩及矸石的破碎也同时产生一定比例的矽尘。这些成分中对人体危害最大的是游离二氧化硅。并且，粉尘中含游离二氧化硅的量越高，引起尘肺病变的程度越重，病情发展越快，危害也越大。

2）粉尘的分散度与粉尘在空气中悬浮时间及其可能进入肺内的含量密切相关。

3）煤尘的吸附性。煤尘的吸附性表现在煤尘能吸附某些有毒气体，如一氧化碳、氮氧化物等，引起中毒作用。

4）煤尘的荷电性。煤炭生产中粉尘所带电荷的来源有三点：采煤与凿岩中，高速旋转的钻头与岩、煤的摩擦，使产生的粉尘表面带有电荷；在流动中粉尘相互间摩擦生电；粉尘吸附了空气中的离子而带电。

5）粉尘的自燃和爆炸性。高分散度的煤炭粉尘具有爆炸性。煤的碳化程度越低，挥发分越高，煤尘的爆炸性越强。发生爆炸的条件有两个：其一，粉尘在空气中有足够的浓度，在浓度爆炸域之内；其二，必须具有高温（火焰、火花、放电）。一般煤尘爆炸的下限浓度为 $30 \sim 50 g/m^3$，上限浓度为 $1000 \sim 2000 g/m^3$，处于上限、下限浓度之间的粉尘都具有爆炸危险性，其中爆炸力最强的浓度为 $300 \sim 500 g/m^3$。

当煤等可燃性物料被研磨成粉料时，总表面积增加，系统的表面自由能也增加，提高了粉尘的化学活性，特别是提高了氧化产热能力，这种情况在一定条件下会转化为燃烧状态。粉尘的燃烧是由于粉尘氧化而产生的热量不能及时散发，而使氧化反应自动加速所造成的。在封闭或半封闭空间内低于爆炸浓度下限或高于爆炸浓度上限的粉尘虽然不能爆炸，但可以燃烧，仍是不安全的。

4.3.2 煤尘对人体的主要危害

1. 呼吸系统疾病

（1）尘肺 在与煤有关的生产或作业过程中，长期吸入大量粉尘可能引起矽肺或煤工尘肺。煤炭生产中，由于工种不同，工人接触粉尘性质也有差异，因此传统上将煤工尘肺分为三种类型。

煤矿围岩中游离二氧化硅含量一般都在 10% 以上，岩石掘进工作面工人，主要接触岩石粉尘，游离二氧化硅含量较高，所患尘肺为矽肺。采煤工作面工人，主要接触煤尘，其游离二氧化硅含量多在 5% 以下，所患尘肺为煤肺。接触硅尘又接触煤尘的混合工种工人，其尘肺在病理上往往兼有矽肺和煤肺的特征，这类尘肺可称之为煤矽肺，是我国煤工尘肺最常见的类型。目前我国一般把煤肺和煤矽肺统称为煤工尘肺，国外也有将煤工尘肺分为单纯煤工尘肺和复杂煤工尘肺两类。

煤工尘肺。接触矽尘又接触煤尘的混合工种工人，其尘肺在病理上往往兼有矽肺和煤肺的特征，这类尘肺可称之为煤矽肺，是我国煤工所患尘肺病中最常见的类型。

（2）慢性阻塞性肺病（COPD） 国内外许多研究已证实，长期吸入煤尘不但引起尘肺，还会引起慢性阻塞性肺病，包括慢性支气管炎、支气管哮喘及肺气肿。并且，慢性阻塞性肺病可独立存在而不伴有明显尘肺，其发病机理尚未明了，可能与吸烟、呼吸道感染及遗传因素等均有关。

（3）上呼吸道炎症 煤尘首先侵犯上呼吸道黏膜，早期引起其机能亢进，黏膜下血管扩张、充血，黏液腺分泌增加，阻留更多粉尘，久之酿成肥大性病变，然后由于黏膜上皮细胞营养不良，最终造成萎缩性病变，呼吸道抵抗力下降，容易继发病毒及细菌等感染性疾病。

（4）肺癌 有研究表明，一些有煤矿的地区，肺癌的发病率有升高的趋势，可能与吸入煤矿生产性粉尘有关。但据英国 24 个煤矿统计，接触粉尘的工人与不接触粉尘人群的肺癌发病率无明显差别。1997 年国际癌症研究协会已将二氧化硅列为致癌物，但煤尘是否致癌仍在争论中，煤矿工人肺癌的发病机制有待进一步探讨。

2. 局部作用

煤尘沉着于皮肤可能堵塞皮脂腺，容易继发感染而引起毛囊炎、疖肿等；进入眼内的粉尘颗粒，可引起结膜炎等。煤尘中其他杂质还可能引起过敏性皮炎且有中毒作用等。

4.3.3 煤工尘肺的病理类型及病症表现

1. 病理类型

虽然煤工尘肺的形成机制还不十分清楚，但现有的研究提示其发生主要涉及三个方面的病理过程：首先是炎症细胞在下呼吸道的聚集和激活；然后是成纤维细胞的增生；最后是细胞外基质合成增加。进入肺内的煤尘颗粒主要与肺泡巨噬细胞和肺泡上皮细胞相互作用，刺激反应性氧化物（ROS）生成及细胞因子释放，细胞因子间相互作用形成细胞因子网络，吸引中性粒细胞、淋巴细胞、嗜酸性粒细胞等在肺泡内聚集，引起持续性肺泡炎症，成纤维细胞增生，胶原合成，最终导致肺组织纤维化。由此造成的病理改变随吸入的矽尘与煤尘的比例不同而有所差异，除了凿岩工所患矽肺外，基本上属混合型，多兼有弥漫性纤维化及结节型两者特征。主要病理改变如下：

（1）煤斑 煤斑又称煤尘灶，是煤工尘肺最常见的原发性特征性改变，是病理诊断的基础指标。肉眼观察成灶状，色黑，质软，直径为 2～5mm，境界不清，多在肺小叶间隔和胸膜交角处，表现为网状或条索状。

（2）灶周肺气肿 灶周肺气肿是煤工尘肺又一病理特征。煤工尘肺常见的肺气肿有两种：一种是局限性肺气肿，为散在分布于煤斑旁的扩大气腔，与煤斑共存；另一种是小叶中心性肺气肿，在煤斑的中心或煤尘灶的周边，有扩张的气腔，居小叶中心。这是由于煤尘和尘细胞在Ⅱ级呼吸性细支气管周围堆积，使管壁平滑肌等结构受损，从而导致灶周肺气肿的形成。若病变进一步发展，向肺泡道、肺泡管及肺泡扩展，即波及全小叶形成全小叶肺气肿。

（3）煤硅结节 肉眼观察煤硅结节，呈圆形或不规则形，大小为 2～5mm 或稍大，色黑，质坚实。在肺切面上稍向上凸起。镜下观察可见到两种类型：一类是典型煤硅结节，其中心部由旋涡样排列的胶原纤维构成，可发生透明性变，胶原纤维之间有明显的煤尘沉着，周边则有大量煤尘细胞、成纤维细胞、网状纤维和少量的胶原纤维，向四周呈放射状；另一类是非典型煤硅结节，无胶原纤维核心，胶原纤维束排列不规则并较为松散，尘细胞分散于纤维束之间。

（4）弥漫性纤维化　在肺泡间隔、小叶间隔、小血管和细支气管周围和胸膜下，出现程度不等的间质细胞和纤维增生，并有煤尘和尘细胞沉着，间质增宽变厚，晚期形成粗细不等的条索和弥漫性纤维网架，肺间质纤维增生。

（5）大块纤维化　大块纤维化又称为进行性块状纤维化（PMF），是煤工尘肺的晚期表现。肺组织出现约 $2cm \times 2cm \times 1cm$ 的一致性致密的黑色块状病变，多分布在两肺的上部和后部，右肺多于左肺。病灶呈长梭形、不整形，少数似圆形，边界清楚。镜下观察，其组织结构有两种类型：一种为弥漫性纤维化，在大块纤维中及其周围有很多煤尘和煤尘细胞，见不到结节改变；另一种为大块纤维化病灶中可见煤硅结节。有时在团块病灶中见到空洞形成，洞内积储墨汁样物质，周围可见明显代偿性肺气肿。

（6）其他　胸膜呈轻度至中度增厚，在脏层胸膜下，特别是与小叶间隔相连处有数量不等的煤尘、煤斑、煤硅结节等。肺门和支气管旁淋巴结多肿大，色黑质硬，镜下可见煤尘、煤尘细胞和煤硅结节。

2. 病症表现

煤工尘肺病病情缓和，发病工龄多在 20 年以上；病情演变也较慢，多数在定期检查时通过 X 射线胸片发现有早期煤工尘肺。但煤工尘肺患者的症状较多，出现也较早，特别在吸烟的矿工中多见。

（1）咳嗽　咳嗽是尘肺病患者最常见的主诉，主要与合并症有关。早期患者咳嗽多不明显，随病情进展，患者多合并慢性支气管炎，晚期患者易合并肺部感染，均使咳嗽明显加重，常与季节、气候等有关。

（2）咳痰　煤工尘肺患者咳痰是常见症状，这主要是呼吸系统对粉尘的不断清除引起的，痰多为黑色。当大块纤维化部位发生缺血坏死形成空洞时，则经常咳出大量黑痰，其中可明显看到有煤尘颗粒；当合并急性感染时也可咳出大量脓性痰。

（3）胸痛　胸痛症状在煤工尘肺患者中不如在硅肺及石棉肺患者中多见。胸痛部位不一，性质多不严重，一般为隐痛，也有胀痛及针刺样痛等。其原因可能是纤维化病变的牵扯作用。

（4）呼吸困难　呼吸困难是尘肺的固有症状。尘肺病患者的呼吸困难程度与病情有关。随着肺组织纤维化程度加重，有效呼吸面积减少，通气/血流比例失调，呼吸困难也逐渐加重。合并 COPD 及慢性肺源性心脏病者，呼吸困难更明显，若合并呼吸道感染，可很快发生心肺功能失代偿而导致心力衰竭及呼吸功能衰竭，这是尘肺病患者的主要死亡原因。

（5）咯血　咯血较为少见，可由于上呼吸道长期慢性炎症引起黏膜血管损伤，咳痰中带少量血丝；也可能由于大块纤维化病灶的溶解破裂，损及血管而咯血量较多，一般为自限性。尘肺合并肺结核是咯血的主要原因，并且咯血时间较长，量也会较多。因此，尘肺病患者如有咯血症状，应十分注意是否合并肺结核。痰中带血还应与肺癌鉴别。

（6）X 射线胸片表现　煤工尘肺早期以 X 射线胸片圆形小阴影为主。不规则小阴影也可以同时出现，即混合型小阴影，但一般以圆形小阴影为主。圆形小阴影的病理基础是矽结节、煤矽结节及煤尘纤维灶。圆形小阴影最早出现的部位是右中肺区，其次为左中、右下肺区；左下及两上肺区出现较晚。随着尘肺病变进展，圆形小阴影增多且直径增大，密集度增加，分布范围扩展，可布满全肺。不规则形小阴影多呈网状，有的密集呈蜂窝状，其病理基础为煤尘灶、弥漫性间质纤维化、细支气管扩张及小叶中心性肺气肿。这样的病例可能由于现场的粉尘含游离二氧化硅较高所致。煤矽肺患者常见大阴影，但煤工尘肺患者则罕见大阴影。煤矿工人矽肺大阴影的特点与其他行业所见相同。此外，还有肺纹理和肺门阴影的异常变化等。

（7）其他 除上述症状外，可有程度不同的全身症状，常见的有消化功能减弱、胃纳差、腹胀、便秘等。肺功能检查时出现肺活量（VC）下降、用力呼气一秒量（FEV_1）下降等症。

煤工尘肺早期多无明显体征。当肺部发生复杂性煤工尘肺的进行性大块纤维化时可出现肺气肿体征，如桶状胸、肋间隙增宽、叩诊呈过清音、听诊呼吸音减弱、残气量增加等。当继发感染可听到干、湿性啰音，尤其在双肺底很明显。合并肺结核空洞，可有局限性湿啰音。可发绀和发生杵状指。合并肺心病心衰者，可见右心衰的各种临床表现、缺氧、黏膜发绀、颈静脉充盈怒张、下肢水肿、肝肿大等。

3. 煤工尘肺的并发症

（1）肺结核 肺结核是煤工尘肺常见的合并症，也是尘肺病患者常见死因之一。

（2）肺部感染 煤工尘肺患者由于抵抗力降低，弥漫性肺纤维化，常易发生肺部感染，如支气管炎、融合性小叶性肺炎、肺脓肿等。肺部感染加重了呼吸衰竭和死亡，因此，应积极预防肺部感染。

（3）自发性气胸 晚期尘肺患者合并有阻塞性和代偿性肺气肿，并可出现肺大泡，当剧咳或过度用力时肺大泡破裂突发自发性气胸，病人可出现典型症状。

（4）肺源性心脏病 晚期尘肺时广泛的弥漫性纤维化，肺毛细血管床减少，血流阻力增高，增加了右心负荷，从而导致肺源性心脏病（简称肺心病）。随着防尘技术的进步，井下作业环境的改善，尘肺发病率下降，但煤矿工人COPD的发病率仍高，最后发展为肺心病。因此，肺心病是目前煤矿工人的主要死因。

4.3.4 煤工尘肺的治疗与康复

煤工尘肺应严格按《职业性尘肺病的诊断》（GBZ 70—2015）进行诊断和分期，并据此进行健康监护、治疗和劳动能力鉴定。煤工尘肺是一种危害工人健康，可以造成工人劳动能力丧失的职业病。晚期尘肺病由于严重肺纤维化，有效呼吸面积减少，病人高度呼吸困难，十分痛苦。因此，对尘肺患者要采取积极的综合性治疗。首先是对尘肺病变的治疗，控制纤维化病变的进展，保护肺的正常生理功能；其次是积极治疗和控制尘肺的各种并发症，防止病情恶化，减轻病人痛苦，对挽救和延长患者生命具有重要的临床意义。

1. 病因治疗

煤工尘肺的病因治疗，应是防止粉尘在肺内沉积，增强肺的廓清能力，降低粉尘毒性，保护细胞膜，抑制胶原纤维形成。煤工尘肺的主要治疗药物请参见矽肺治疗一节。

2. 大容量全肺灌洗技术

大容量全肺灌洗技术能清除已吸入肺内的多种粉尘、吞噬了粉尘的巨噬细胞及肺泡巨噬细胞吞噬粉尘后分泌的致纤维化生长因子，从而改善症状和肺功能，遏制或延缓病变的进展，减轻病人的痛苦，延长患者生命。我国于1988年首次开展该项治疗，现已发展为一项非常成熟的技术，在国际上处于领先水平。

3. 对症治疗及并发症治疗

煤工尘肺患者的抵抗力降低，冬春两季易并发呼吸道感染，病人可在医护人员监护下做保健体操、太极拳等活动以增强体质，同时给予对症治疗，缓解症状，减轻痛苦。

4. 康复治疗

康复治疗的目的在于减轻症状，减少并发症，改善活动能力，提高生活质量，延长患者生命。主要包括如下几个方面：

1）诊断为尘肺者首先要脱离粉尘作业，并根据病情和代偿功能状况进行劳动能力鉴定，合理安排无尘作业或休息。已吸烟者应立即戒烟；同时还应避免接触其他有害粉尘、烟雾及气体，减少呼吸道过敏性及理化因素损伤性炎症。

2）预防呼吸道感染，包括病毒、支原体或细菌感染。

3）呼吸锻炼，可提高潮气量，减少呼吸频率，变浅速呼吸为深慢呼吸，从而改善气体分布，纠正通气/血流比例失调，提高动脉氧分压。

4）长程家庭氧疗（LTOT），可提高煤工尘肺伴慢性呼吸衰竭患者的生存率和生活质量。

5）营养支持。

4.3.5　煤尘危害的控制和防护措施

可采用以下与煤矿粉尘控制和防护有关的特异性措施。

1. 煤矿粉尘浓度的工业卫生标准

工作场所空气中煤尘的游离二氧化硅的含量不同，煤矿粉尘浓度的职业接触限制值也不相同。对于矽尘含量小于 10% 的煤尘，瞬时总粉尘浓度不超过 $6mg/m^3$，时间加权平均浓度不超过 $4mg/m^3$；呼吸性粉尘瞬时浓度不超过 $3.5mg/m^3$，时间加权平均浓度不超过 $2.5mg/m^3$。

2. 煤尘的监测和分级管理办法

我国《煤矿安全规程》中规定，煤矿企业必须按国家规定对生产性粉尘进行监测。为了更好地防止煤矿尘肺病的发生，在测定作业点煤尘浓度和煤尘中游离二氧化硅含量的基础上，1990 年中煤总劳字第 151 号文件印发的《煤矿尘肺病管理办法》规定应根据尘肺病防治工作的实际情况对不同的粉尘作业实行分级管理。

（1）一级管理　粉尘中游离二氧化硅的含量大于 50% 的，粉尘浓度必须控制在 $2mg/m^3$ 以下。对未达到要求的，监督机构有权提出限期改进；逾期未完成的，及时上报有关部门并令其停产改进。

（2）二级管理　粉尘中游离二氧化硅的含量为 25%～50% 的，粉尘浓度必须控制在 $4mg/m^3$ 以下；粉尘中游离二氧化硅的含量为 10%～25% 的，粉尘浓度必须控制在 $6mg/m^3$ 以下。对未达到要求的，监督机构有权提出限期改进；逾期未完成的，及时上报有关部门并令其停产改进。

（3）三级管理　粉尘中游离二氧化硅的含量为 5%～10% 的，粉尘浓度必须控制在 $10mg/m^3$ 以下；游离二氧化硅的含量小于 5% 的，粉尘浓度必须控制在 $20mg/m^3$ 以下。对未达到要求的，监督机构应根据实际情况提出分期改进意见，并监督执行。

3. 煤矿粉尘防治技术

防治煤矿粉尘的措施分为防尘措施、预防煤尘爆炸的措施（防爆措施）及限制煤尘爆炸扩大灾害范围的措施（隔爆措施）三大类。其中，防尘措施分为以下四类：

（1）减尘措施　减尘措施主要是指减少采、掘作业时的粉尘发生量，是矿井尘害防治工作中最为积极有效的技术措施。减尘措施主要包括：改进采掘机械结构及其运行参数减尘，湿式打眼、湿式凿岩，水封爆破，添加水炮泥爆破，封闭尘源，采用捕尘罩及预湿煤体减尘措施（如采空区或巷道灌水、煤层注水）等。减尘措施是以预防为主的治本性措施，应考虑优先采用。

（2）降尘措施　降尘措施是矿井综合防尘的重要环节，现行的降尘措施主要包括各产尘点的喷雾洒水，如采煤机上内、外喷雾，放炮喷雾，支架喷雾，应用降尘剂，泡沫除尘，装岩洒水及巷道净化水幕等。

（3）矿井通风排尘　矿井通风排尘是指借助风流稀释与排出矿井空气中的粉尘。矿井内各个产尘点在采取了其他防尘措施后，仍会有一定量的粉尘进入矿井空气中，其中绝大部分是小于 $10\mu m$ 的微细粉尘，如果不及时通风稀释与排出，将由于粉尘的不断积累而造成矿井内空气严重污染，危害矿工的身心健康。

（4）个体防护　矿井各生产环节尽管采取了多项防尘措施，但仍难以使各作业地点粉尘浓度达到卫生标准。此种情况下，特别是在强产尘源和个别不宜安装防尘设备条件下作业的人员，必须佩戴个体防尘用具。个体防尘用具主要包括防尘面罩、防尘帽、防尘呼吸器、防尘口罩等，其目的是使佩戴者既能呼吸净化后的洁净空气，又不影响正常操作。

4.4　其他尘肺病及其防治

4.4.1　石棉粉尘与石棉肺

1. 石棉的理化性质

石棉属于硅酸盐类矿物，含有氧化镁、铝、钾、铁、硅等成分。按其来源可分为天然和人造两类，按其性质可分为闪石石棉和蛇纹石石棉（即温石棉）两类，其中闪石石棉又可以分成青石棉、铁石棉、直闪石石棉、透闪石石棉和阳起石石棉五种。石棉多数为白色，也有灰色、棕色、绿色的石棉。石棉有纤维和非纤维两类。纤维是指纵横径比大于 3∶1 的尘粒。直径小于 3μm、长度大于或等于 5μm 的纤维称为可吸入性纤维；直径大于或等于 3μm、长度大于 5μm 的纤维称为不可吸入性纤维。石棉具有较好的物理力学性能，抗拉性强、不易折断、耐火，耐碱，绝缘，溶于盐酸。质纯、纤维长的石棉可以做防火、隔热的石棉布。

2. 石棉的职业接触机会

接触石棉的作业主要是石棉加工和处理，其次是石棉矿的开采和选矿。根据制造工艺及用途不同，石棉制品可分为石棉水泥制品、石棉纺织制品、石棉保温隔热制品、石棉橡胶制品、石棉制动（传动）制品、石棉电工材料和石棉沥青制品等几大类。石棉广泛应用于建筑、造船、汽车火车制造、航空航天、供电消防及国防建设等20多个工业部门。

3. 石棉粉尘的吸入、代谢和影响其危害的因素

石棉粉尘主要是通过呼吸道进入肺部。在纤维粉尘随气流经气道进入肺泡的过程中，较长的纤维在支气管分叉处易被截留，软而弯曲的温石棉纤维多在呼吸性细支气管以上部位被截留沉积，直而硬的闪石类纤维则能进入肺泡沉积。吸入肺泡的石棉纤维大多被巨噬细胞吞噬，小于 5μm 的纤维可以完全被吞噬，一根长纤维可由两个或多个细胞同时吞噬。吞噬后大部分由黏液纤毛系统排出，部分经由淋巴系统清除，有部分滞留于肺内，还有部分直而硬的纤维可穿过肺组织到达胸膜，损伤肺细胞和胸膜间皮细胞。

影响石棉危害的主要因素包括：石棉的种类、石棉纤维的长度和直径、石棉纤维尘的浓度、接触石棉时间和接触者个体差异等。粉尘中含石棉纤维量越高，接触时间越长，越易引起肺纤维化，常以接触量（浓度×接触时间）表示，接触量越大，吸入肺内的纤维越多，发生石棉肺的可能性越大。脱离粉尘作业后仍可发生石棉肺。闪石类石棉（青石棉）致病作用明显强于蛇纹石类石棉（温石棉）。此外，接触者个体差异及其生活习性，如吸烟等均与石棉肺的发病有关。

4. 石棉肺的发病机理和病理特征

生产过程中长期吸入石棉粉尘会引起石棉肺。石棉肺的发病机理至今尚不清楚，根据近年研究报道，石棉损伤细胞和致肺纤维化的发病机理可以归纳为直接作用和自由基导损伤。石棉肺的病理特征之一是肺间质弥漫性纤维化，但极少有结节或类结节状纤维化。吸入的石棉纤维易随支气管长轴进入肺下叶，故纤维化以两肺下部为重，由下向上逐渐加重。这一点不同于矽肺病变以两肺中部为重的特点。纤维化病变以胸膜下区、血管支气管周围和小叶间隔最为显著，以两下

叶底后部病变尤为突出。石棉肺的另一个病理特征是胸膜的增生性改变，胸膜增厚和胸膜斑。胸膜斑是指厚度大于 5mm 的局限性胸膜增厚，镜下胸膜斑由玻璃样变的粗大胶原纤维束构成。石棉引起的胸膜斑也被看作是接触石棉的一个病理学和放射学标志。胸膜斑可以是接触石棉者的唯一病变，可不伴有石棉肺。

5. 石棉肺的病症表现

（1）症状和体征　石棉肺一般进展缓慢，早期无自觉症状，最主要的症状是咳嗽和呼吸困难。咳嗽一般多为干咳或有少许黏液性痰咳，难于咳出，多发生阵发性咳嗽。发病初期，患者在进行体力活动时出现呼吸困难，以后随病情加重而明显。晚期，休息时也会气紧，病程可以持续十几年甚至几十年。胸痛不是石棉肺的特征，但若累及胸膜，会发生胸痛。一时性尖锐胸痛多见于严重呼吸困难或呼吸肌负荷加重；若持续性胸痛，首先要考虑的是肺癌或恶性胸膜间皮瘤。石棉肺特征性的体征是双下肺区出现捻发音，只在吸气期间闻及，该症状出现较早，随病情进展而增多，肺中区甚至肺上区也可闻及，由细小声变为粗糙声。杵状指（趾）出现于石棉肺晚期，随着病变加重而明显。若其迅速发生或突然恶化，则可能是合并肺癌的信号，预后不良。石棉肺晚期并发肺心病时可出现唇、指发绀。

（2）肺功能　石棉肺患者由于肺间质弥漫性纤维化，严重损害肺功能。石棉肺早期肺功能损害是由于肺弥漫性纤维化而使肺硬化，导致肺顺应性降低，表现为肺活量渐进性下降，这是石棉肺肺功能损害的特征。肺一氧化碳弥散量是发现早期石棉肺的最敏感指标之一，有报道认为它的下降早于肺活量。如果同时有肺气肿，则残气量和肺总量可能正常或稍高。随着病情加重，多数石棉肺患者的肺功能改变主要表现为肺活量、用力肺活量、肺总量下降，而第一秒用力呼气容积/用力肺活量变化不大，预示纤维化进行性加重，呈限制性肺功能损害的特征。石棉肺患者肺功能变化类型，也可能表现为阻塞性或混合性肺功能损害。

（3）X 射线胸片变化　石棉肺的 X 射线胸片表现主要是不规则小阴影和胸膜变化。不规则小阴影是石棉肺 X 射线表现的特征，也是我国诊断石棉肺和石棉肺分期的主要依据。早期两肺下区近肋膈角处出现密集度较低的不规则小阴影，随着病情的进展而增多、增粗，并且呈网状并向中肺区扩展。胸膜变化包括胸膜斑、胸膜增厚和胸膜钙化。局限性胸膜增厚，当厚度大于 3mm 时称胸膜斑，是我国石棉肺诊断和分期的指标之一。胸膜改变与肺内病变程度不完全一致。某些石棉肺的胸片上还出现类圆形小阴影，多见于石棉采矿工，是由于矿石内含有游离二氧化硅粉尘所致。

6. 石棉肺的诊断和处理

石棉肺的诊断要根据详细的石棉接触职业史和现场石棉粉尘浓度测定资料，质量合格的 X 射线胸片，按照《职业性尘肺病的诊断》执行诊断和分期。石棉肺患者按《劳动能力鉴定　职工工伤与职业病致残等级》（GB/T 16180—2014）进行工伤鉴定。

7. 石棉粉尘与肺部癌变

石棉是公认的致癌物，石棉纤维在肺中沉积可导致肺癌和恶性间皮瘤。也有石棉引起肠癌、喉癌和其他癌症等多致癌性的报道，但还缺乏足够的证据。石棉不仅危害职业接触的工人，而且因使用广泛而污染大气和水源，危害广大居民。许多国家立法严格控制石棉的生产和使用，并将石棉作为法定致癌物严加控制。

8. 石棉粉尘的监测和预防

（1）石棉粉尘的监测　石棉粉尘浓度的测定方法不同于其他粉尘，多数粉尘用重量法衡量其在空气中的浓度，但对石棉来说，重量法无法区分作业场所尘团中混杂的非石棉纤维粒，更不能区别出能被吸入肺泡的呼吸性石棉纤维，而后者是引起石棉肺和由石棉引发有关疾病的主要物质。因此，应采用纤维计数法反映空气中石棉粉尘的浓度。

（2）预防措施 预防石棉肺及其有关疾病发生的关键在于从源头上消除石棉粉尘的危害，所以寻找和选用石棉代用品是当今世界各国的重要课题。欧美一些发达国家已禁止使用石棉。而发展中国家也尽可能控制使用石棉，特别是青石棉。我国是世界上主要石棉生产国之一，产品以温石棉为主。由于石棉特性优良和成本低廉，目前还难以做到完全停止生产和使用石棉及其制品。因此，根据我国的具体情况，应该从石棉开采的源头开始，一直到石棉废物的处置，每一个有可能造成污染的步骤都要严格控制粉尘浓度，加强防护措施。并且严格执行石棉尘排放的国家标准。同时制定出适应我国具体情况的卫生标准和操作规则，做到让具体操作人员按规程操作，有章可循。

同时，对石棉作业工人要加强宣传吸烟的危害，说服他们戒烟。坚决贯彻执行国家有关加强防止石棉纤维粉尘危害的规定。

4.4.2 水泥粉尘与水泥尘肺

1. 水泥粉尘的接触机会

水泥分为天然水泥和人工合成水泥。天然水泥是将水泥样结构的自然矿物质经过煅烧、粉碎而成；人工水泥为人工合成的无定型硅酸盐，又称为硅酸盐水泥，由石灰质（石灰石、泥灰或白垩）与黏土质（黏土—页岩、Al_2O_3、SiO_2）和少量校正原料以适当成分配制成生料，经高温煅烧至部分熔融后，得到以硅酸钙为主成分的熟料，再加适量石膏等磨成细粉状的建筑材料。水泥粉尘的职业接触机会主要在水泥生产厂及运输、储藏和使用水泥的建筑、筑路等行业。

2. 水泥尘肺的病症表现

水泥尘肺是由于长期吸入高浓度水泥粉尘（包括生料、熟料和成品）而引起的尘肺。水泥尘肺的发生除了粉尘浓度、工龄和个体因素外，与水泥的化学组成有密切关系。由于水泥原料是混合性粉尘，其中结合和游离二氧化硅含量不同，水泥原料粉尘引起的尘肺属混合尘肺，水泥成品粉尘引起的尘肺为水泥尘肺。水泥尘肺的发病时间为 8～34 年，一般在接触粉尘20年以上。病理表现为尘斑型和结节型，偶见大块纤维化形成，肺内可见含铁小体。

患者多表现为以气短为主的呼吸系统自觉症状，其次主要有胸痛、气急、咳嗽、咳痰和慢性鼻炎等表现。肺功能以阻塞性肺通气功能障碍为主，往往先于自觉症状和胸片改变。X 射线表现既有不规则形小阴影改变，又有圆形小阴影改变。

3. 诊断和预防

水泥尘肺的诊断根据详细可靠的职业接触史、X 射线表现和其他临床表现。X 射线胸片确诊按《职业性尘肺病的诊断》执行。预防水泥粉尘要严格控制作业场所的粉尘浓度，必须采用综合防尘措施，在技术措施方面，喷雾增湿降尘和袋式除尘器等效果明显。应定期监测作业场所的粉尘浓度，及时将其控制在容许浓度之下。接触粉尘工人的就业前体检和定期体检应根据《职业健康监护技术规范》的规定进行。

4.4.3 滑石粉尘与滑石尘肺

1. 滑石粉尘的性质与职业接触机会

纯滑石为含镁硅酸盐，形状有颗粒状、纤维状、片状及块状等。纤维状滑石中含有少量的石棉类物质，又称为石棉型滑石。颗粒状滑石不含石棉类物质，也不含纤维状物质，称为非石棉型滑石。某些品种含有少量游离二氧化硅、钙、铝和铁。纯滑石通常为结晶型，呈白色，不溶于水，具有化学性质稳定、滑润性、耐热、耐水、耐酸碱、耐腐蚀、不易导电、吸附性强等性能，故广泛应用于橡胶、建筑、纺织、造纸、涂料、高级绝缘材料、医药、化妆品生产及雕刻等场合。

2. 滑石尘肺的病症表现

滑石尘肺是指长期吸入滑石粉尘而引起的以慢性肺组织纤维增生为主要损害的疾病。滑石尘肺的发病潜伏期和严重程度取决于吸入的滑石尘的性质、吸入量和作业人员的个体差异。如果粉尘中石棉或游离二氧化硅含量较高，病变将表现为混合性尘肺，具有石棉肺或矽肺特征。滑石尘肺的病理改变与石棉肺相似，其基本病变有：

1）类结节型为不规则的无细胞性胶原组织，很少有典型的矽结节。

2）弥漫性肺纤维化型与石棉肺相似，在纤维化区除有滑石外，还有透闪石和直闪石。

3）异物肉芽肿型常伴随纤维化病变出现，肺内可见滑石小体。

滑石尘肺患者的病症表现也与石棉肺相似，病程进展缓慢，发病工龄一般在 10 年以上，早期无明显症状，随着病情的发展，部分患者可有咳嗽、咳痰、胸痛、气急等症状。由于接触的滑石粉尘中所含杂质不同，其病变类型不同，X 射线胸片表现多样：可有不规则的小阴影，也可有圆形小阴影，还可有大阴影出现。胸壁、膈肌多见滑石斑阴影，但较石棉肺少而轻。

3. 诊断和预防

滑石尘肺的诊断根据详细可靠的职业接触史、X 射线胸片表现和其他临床表现。X 射线胸片确诊按照《职业性尘肺病的诊断》（GBZ 70—2015）执行。预防滑石尘肺应严格控制工作场所粉尘的浓度。一要加强监测，监测时可分两步走，首先用相差显微镜进行定性，然后根据滑石的种类不同而采取相应的测定方法。若是纤维状滑石，则用相差纤维镜纤维计数法；若是颗粒状滑石，则采用总粉尘浓度测定。二要采取综合防尘措施，如湿式作业和抽风除尘，将工作场所的粉尘浓度控制在容许浓度之下。接触粉尘工人的就业前体检和定期体检应根据《棉尘病诊断标准》（GBZ 56—2002）的规定进行。

4.4.4 云母粉尘与云母尘肺

1. 云母粉尘的性质及职业接触机会

云母是天然铝硅酸盐矿物，自然界分布广，成分复杂，种类繁多，其晶体结构均含硅氧层，应用最多的为白云母。云母柔软透明，富有弹性，具有耐酸、隔热、绝缘性能，并易分剥成薄片，广泛用于电气绝缘材料和国防工业。接触云母的职业主要为采矿和加工。开采云母时主要接触的是混合性粉尘，含一定量游离二氧化硅。加工云母时主要接触的是纯云母尘。

2. 云母尘肺的病症表现

云母尘肺是由于长期吸入云母粉尘而引起的慢性肺组织纤维增生疾病。长期吸入高浓度云母粉尘可发生云母尘肺，采矿工的发病工龄为 11 ~ 38 年，平均为 25 年；云母加工工人的发病工龄在 20 年以上。病理改变主要为肺纤维化和不同程度的结节肉芽肿、肺泡间隔、血管和支气管周围结缔组织增生和脱屑性支气管炎，伴有明显的支气管扩张和局限性肺气肿，肺内可见云母小体。患者主要表现为胸闷、胸痛、气急、咳嗽、咳痰等，无阳性体征，并且很少有其他并发症。胸部 X 射线表现云母尘肺属于弥漫性纤维化型尘肺，早期类似石棉肺改变，以两肺弥漫性不规则小阴影为主，也可见边缘模糊的圆形小阴影，肺门不大，但密度高。胸膜改变不明显。

3. 诊断和预防

云母尘肺的诊断和预防同上述尘肺病。

4.4.5 炭黑粉尘与炭黑尘肺

1. 炭黑尘的理化性质及职业接触机会

炭黑是气态或液态碳氢化合物，在空气不足的条件下，经不完全燃烧或热裂解而得的产物。

碳成分占90%~95%（体积分数），含游离二氧化硅0.5%~1.5%（体积分数）。炭黑尘质轻，颗粒细小，直径一般为0.04~1.04μm，因此极易飞扬且长时间悬浮于空气中。

炭黑作为填充剂、着色剂等广泛用于橡胶、塑料、电极制造、油漆、油墨、墨汁、造纸、冶金等工业，此外，还用作脱色剂、净化剂，用于助滤器、炭黑纸的制造。接触炭黑的主要工种是炭黑厂的筛粉、包装，其次是炭黑制品，如电极厂配料、成形，橡胶轮胎厂的投料等。

2. 炭黑尘肺的病症表现

炭黑尘肺是长期吸入较高浓度炭黑粉尘引起的尘肺。炭黑尘肺发病工龄最短15年，最长25年以上，平均24年。其病理改变与石墨尘肺、煤工尘肺极为相似。病变多在肺间质的血管周围，炭黑尘灶由聚集成堆的吞噬炭黑的尘细胞、炭黑尘及数量不等的胶原纤维组成。呼吸性细支气管周围可见灶性肺气肿。患者早期表现不明显，可有咳嗽、咳痰、气短。少数患者肺功能呈不同程度减退，以阻塞性通气障碍为主。多数患者无阳性体征，病程极为缓慢。此病预后较好。炭黑尘肺X射线胸片改变与石墨尘肺、煤工尘肺相似，早期可见肺纹理明显增多，以中下肺区较为明显。随病变进展，肺野可见圆形小阴影，有时可见到不规则小阴影，整个肺区呈毛玻璃感，偶能看到不同程度的肺气肿及轻度胸膜增厚、粘连改变。

3. 诊断与预防

炭黑尘肺的诊断同其他尘肺病。诊断为炭黑尘肺的工人应停止接触粉尘工作，根据患者的身体状况安排其他不接触粉尘的工作，或者休息疗养，同时进行对症治疗。一般停止接触粉尘后，症状有所缓解。预防炭黑尘肺的根本措施是降低作业点的粉尘浓度。可采取综合防尘措施，灵活运用防尘八字方针。根据炭黑尘质轻易飞扬，并且长期悬浮空气中的特点，如果密闭不严，可造成生产车间空气中粉尘浓度极高。因此，防尘工作的重点应放在密闭除尘上。接触粉尘工人的就业前体检和定期体检同样应根据《棉尘病诊断标准》的规定进行。

4.4.6 焊接烟尘与电焊工尘肺

1. 焊接烟尘的性质及职业接触机会

电焊时产生的烟、尘取决于焊条种类和金属母材及被焊金属。由于电焊作业产生电弧高温，焊条芯、药皮和焊接母材发生复杂的冶金反应，熔化蒸发，逸散在空气中氧化并冷凝成烟尘混合物或气溶胶。焊接尘是以氧化铁为主，同时混有其他成分，如二氧化硅、氧化锰、氟化物、臭氧、各种微量金属和氮氧化物的混合性粉尘。电焊作业中易接触焊接尘，常见于建筑、机械加工、造船、国防、铁路等工业部门。锅炉、油罐或船体装备等通风不良及密闭的容器内进行电焊作业时，接触电焊烟尘浓度较高。

2. 电焊工尘肺的病症表现

电焊工尘肺是长期吸入高浓度的电焊烟尘而引起的以慢性肺组织纤维增生为主的尘肺。电焊工尘肺发病缓慢，发病工龄多在15~20年。其发病与焊接种类和接触粉尘量有一定关系。电焊工尘肺的肺脏呈灰黑色，体积增大，质量增加，弹性减弱；肺内可见散在大小不等、多呈不规则形或星芒状的尘灶，直径多为1mm；常有局限性胸膜增厚及气肿。镜下见两肺散在1~3mm黑色尘斑或结节，常伴有灶周肺气肿。尘斑由大量含尘巨噬细胞及少数单核细胞构成，间有少许胶原纤维，分布在肺泡腔、肺泡间隔、呼吸性细支气管和血管周围。后期逐渐增大呈结节状，一般为2~5mm，其中粉尘较少，胶原纤维成分较多。晚期病例偶见块状纤维化病变。患者早期症状表现主要有胸闷、胸痛、咳嗽、咳痰和气短等，但很轻微。在X射线胸片已有改变时仍可无明显自觉症状和体征。随病程发展，尤其是出现肺部感染或并发肺气肿后，可出现相应的临床表现。肺功能检查早期基本在正常范围，并发肺气肿等病变后肺功能才相应降低。电焊工可合并有锰中毒、氟中毒和金属烟雾热等职业病。X 射线胸片表现早期以不规则形小阴影为主，多分布于两肺中、下区。圆形小阴影出现较晚，并且有分布广、密集度低的特点，随病情发展密集度逐渐增加。个别晚期病例出现大阴影。肺门一般不增大，很少有胸膜粘连和肺气肿。少数病例可见肺门密度增高、阴影增大、结构紊乱等征象。胸膜早期无改变，晚期可出现肥厚、粘连。脱离作业后，很少有进展。

3. 诊断及预防

电焊工尘肺的诊断和其他尘肺相同。电焊工尘肺一经确诊，应及时调离焊接作业岗位，根据身体情况安排其他无接触粉尘工作或休息，同时进行对症治疗。由于焊接过程除烟尘外，还有高温和电弧光造成的紫外线等职业性有害因素，因此，焊接作业人员的健康防护需全面考虑，根据焊接工作地点的不同和焊接烟尘的特点进行防护。首先要注意尽量使用自动或半自动焊接工艺和低尘低毒焊条。其次必须使用焊条电弧焊的，若有固定作业点时，可在作业点侧面进行局部吸风除尘；若无固定作业点时，应尽量减少密闭操作，改善作业条件。同时注意使用个人防护用品，如佩戴专用的防护面罩、防护眼镜和适宜的防护手套，不得有裸露的皮肤。在罐内焊接者应戴送风头盔或送风口罩。此外，焊接工操作时应使用可移动屏障围住操作区，以免其他人员受到紫外线照射。焊接工人的就业前体检和定期体检同样应根据《棉尘病诊断标准》的规定进行。长期在密闭容器内操作的电焊及辅助工，工龄在 3 年以上的，应每隔 2 年摄胸片一次；一般电焊工工龄在 5 年以上的，应每隔 3 年摄一次胸片。如果发现有严重的呼吸系统疾病、明显的心血管病，以及肝、肾等疾病，不宜接触焊接作业，应调换工作。

4.4.7　有机粉尘引起的肺部疾病

1. 有机粉尘的职业接触机会

有机粉尘按其来源可分为植物性粉尘、动物性粉尘和人工合成有机粉尘。有机粉尘中常夹杂有游离型二氧化硅、各种微生物、聚合物单体等物质，可增加有机粉尘的危害。有机粉尘的职业接触机会有：纺织工业的棉、毛、麻纺织和生丝生产；轻工业的木材加工和木器制造；烟草、茶、皮毛的加工处理；化学工业的塑料、合成橡胶、合成纤维、有机染料的生产、储存、运输及使用；农、牧业的粮食收获、加工、饲料制作、家禽饲养、蘑菇栽培等作业。有机粉尘可引起多种肺部疾患，如棉尘病、外源性变态反应性肺泡炎、单纯性非特异性呼吸道刺激等。

2. 棉尘病

长期吸入棉、麻等植物性粉尘会引起棉尘病。该病多在周末或放假休息后再工作时发生，以支气管痉挛、气道阻塞为主要表征，又称"星期一热"，临床上具有特征性的胸部紧缩感、胸闷、气短，可伴有咳嗽，偶有咳痰，并有急性通气功能下降，长期反复发作可导致慢性通气功能损害，但肺部病理并无类似尘肺的纤维化改变。

棉尘病的诊断据《棉尘病诊断标准》进行。患者按阻塞性呼吸系统疾病处理，以对症治疗为主，反复发作者应调离原岗位。控制生产场所棉尘浓度是防止棉尘病的关键。此外，棉花应储存在干燥地方，以防污染。其次，健康监护也十分重要，应加强在岗职业人群的定期体检及新工人就业前体检，有慢性呼吸系统疾病的人不宜从事此类工作。接触粉尘工龄在 10 ~ 20 年的工人应作为健康监护的重点。

3. 职业性变态反应性肺泡炎

由于在职业活动中吸入被霉菌、细菌或血清蛋白污染的有机粉尘，如枯草、甘蔗及鸽、鸡、鹦鹉等禽类的羽毛和粪便而引起的可逆性间质肉芽肿性肺炎，称为职业性变态反应性肺泡炎。常见的有"农民肺"和"甘蔗肺"。农民肺属于职业性的外源性变态反应性肺泡炎。主要症状表现：

从接触至出现畏寒、发热、呼吸急促，常相隔 4~8h，有时伴有干咳。2~3d 后症状自行消失。接触霉变枯草 2~3 月，急性症状反复发作，症状加重。持续接触若干年后，则产生不可逆的肺组织纤维化增生，伴有肺气肿和支气管扩张，肺功能出现改变，病人丧失劳动能力。

职业性变态反应性肺泡炎的诊断根据《职业性变态反应性肺泡炎诊断标准》（GBZ 60—2002）进行。轻度患者应暂时脱离接触，对症处理；重度患者应尽早使用糖皮质激素治疗。预防对策主要有防止枯草堆霉变、加强个人防护、建立卫生监护制度等。

复习思考题

1. 生产性粉尘对人体的危害主要有哪几个方面？如何对其实施有效的控制和防护？
2. 矽肺病是怎样产生的？如何对其进行诊断、分类、预防和处治？
3. 请比较煤工尘肺和硅酸盐类尘肺病的异同。
4. 联系实际，对某一典型的生产行业的粉尘危害情况进行分析，并提出相应的防治对策和措施。

延伸阅读文献

[1] 陈卫红，邢景才，史延明. 粉尘的危害与控制 [M]. 北京：化学工业出版社，2005.

[2] 王贵云，范雪云. 尘肺肺心病 [M]. 北京：化学工业出版社，2007.

[3] 李德文，马骏，刘何清. 煤矿粉尘及职业病防治技术 [M]. 北京：中国矿业大学出版社，2007.

[4] 李德鸿，何凤生. 尘肺病 [M]. 北京：化学工业出版社，2010.

[5] 李侠，等. 职业性肺部疾病 [M]. 济南：山东科学技术出版社，2010.

[6] 杨胜强. 粉尘防治理论及技术 [M]. 北京：中国矿业大学出版社，2015.

第5章

物理因素职业危害及其防治

5

内容提要

本章分析了各种不良物理因素对人体的职业性危害及其影响因素，同时阐述了与此相应的防治措施。

学习目标

理解高温与低温、高气压与低气压、噪声与振动、不良照明及电磁辐射等对人体的危害机制，熟悉由此造成的职业病及其病症表现，并掌握有关的防治对策和措施。

生产和工作环境中，存在着许多物理性因素。目前，生产中经常接触的物理因素有：气象条件，如气温、气湿、气流、气压；噪声和振动；电磁辐射，如 X 射线、γ 射线、紫外线、可见光、红外线、激光、微波和射频辐射等。这些物理因素可能引起中暑、手臂振动病、电光性皮炎和电光性眼炎等职业病及职业有关疾病。与化学因素相比，物理因素具有以下特点：

(1) 自然存在　作业场所常见的物理因素，多数在自然界中均有存在。正常情况下，有些因素不但对人体无害，反而是人体生理活动或从事生产劳动所必需的，如气温、可见光等。

(2) 参数特定　每一种物理因素都具有特定的物理参数，如表示气温的温度，振动的频率、速度、加速度，电磁辐射单位面积（或体积）的能量或强度等。物理因素对人体是否造成危害及危害的程度是由这些参数决定的。研究物理因素的职业危害及其预防，需要结合其具体参数加以研究和分析。在进行卫生学评价时要全面测量和考虑各种参数。

(3) 来源明确　作业场所中存在的物理因素一般有明确的来源，称作"源"。当产生物理因素的"源"处于工作状态时，作业环境中存在这种因素，可以造成环境污染，影响人体健康。一旦"源"停止工作，则作业场所相应的物理因素即不复存在，如噪声、电磁辐射等。

(4) 强度不均　作业场所空间中物理因素的强度一般不是均匀的，多以该因素产生"源"为中心，向四周传播，其强度一般随距离的增加呈指数关系衰减。如果在传播的途中遇有障碍，则可产生反射、折射、绕射等现象，改变了这类因素在空间的分布特点。在研究对人体危害和进行现场评价时需要注意这种特点，在采取防护措施时也可以利用这种特点。有些物理因素，如噪声、微波等，可有连续波和脉冲波两种存在状态，性质的不同使得这些因素对人体危害的程度有所不同。

(5) 作用不对称　许多情况下，物理因素对人体的危害程度与物理参数不呈直线相关关系，常表现为在某一范围内是无害的，高于或低于这一范围对人体会产生不良影响，而且影响的部位和表现可能完全不同。例如，正常气温对人体是必需的、有益的，高温则引起中暑，低温可引起冻伤或冻僵。又如，高气压可引起减压病，低气压则引起高山病等。对于某些物理因素，除了研究其不良影响或危害以外，还研究"适宜"范围，如合适温度、合理照明等，以便创造良好的工作环境。

物理因素的预防，在各个环节都有可行、有效的方法。在技术措施中，加强"源"的控制显得十分重要，如辐射源、声源和热源的屏蔽。通过各种措施，将某种因素控制在某一限度或正常范围内。如果条件容许，使其保持在适宜范围内则更好。除了某些放射性物质进入人体可以产生内照射以外，绝大多数物理因素在脱离接触后体内没有该种因素的残留，因此物理因素对人体所造成的伤害或疾病的治疗，一般不需要采用"驱除"或"排出"危害因素的治疗方法，主要是针对人体的病变特点和程度采取相应的治疗措施。目前，对于许多物理因素引起的严重损伤，尚缺乏有效治疗措施，对于物理因素的职业危害，主要应加强预防措施。由于物理因素向外传播的方向和途径容易确定，在传播过程中加以控制也能收到较好的效果。如果采用技术方法不能有效控制有害因素，采取个人防护措施也是切实可行的方法，如防护服、防护眼镜或眼罩、耳塞或耳罩等。

随着生产发展和技术进步，生产劳动和工作中接触的物理因素越来越多，其中有些因素在一般生产过程中虽然有接触，但由于强度小，对人体健康不产生明显影响，不引起人们的注意，如超声、次声、工频电磁场等。对于生产场所和工作环境中新出现的能够危害人体健康的物理因素，需要及时加以研究解决。

5.1 不良气象条件对人体的危害及其防治

生产环境的气象条件又称微小气候，主要包括气温、气湿、气流和辐射热。它既受大气的气象条件影响，可因季节或地区的不同而不同；又受生产设备、厂房结构、生产过程、热源分布及人体活动等影响，因此即使同一车间的不同工作地点，气象条件也可以有很大差别。

（1）气温 生产场所的气温除了受大气温度的影响外，还受太阳照射及生产场所热源的影响。

（2）气湿 生产过程对生产环境的气湿影响很大。敞开液面的水分蒸发或蒸汽放散可以使生产环境的湿度增加，如造纸、电镀、印染、缫丝等。生产环境的气湿用相对湿度表示，相对湿度在80%以上为高湿，低于30%为低湿。冬季在高温车间，当大气中含湿量低时，可以见低气湿现象。

（3）气流 生产环境的气流一方面受外界风力的影响，另一方面与生产场所的热源分布和通风设备有关。

（4）热辐射 热辐射是指电磁波中能产生热效应的辐射线，主要是红外线及一部分可见光。红外线不能直接加热空气，但可使受到辐射的物体温度升高而成为二次辐射源。太阳及生产环境中的各种熔炉、开放火焰、熔化的金属等热源均能产生大量热辐射。

5.1.1 高温作业的危害及其防治

1. 高温环境和高温作业及其类型

根据环境温度及其和人体热平衡之间的关系，通常把35℃以上的生活环境和32℃以上的生产劳动环境作为高温环境。高温环境因其产生原因的不同可分为自然高温环境（如阳光热源）和工业高温环境（如生产型热源）。自然高温环境是由日光辐射引起的，主要出现于夏季（每年7～8月）。夏季高温的炎热程度和持续时间因地区的纬度、海拔和当地气候特点而异。这种自然高温的特点是作用面广，从工农业作业环境到一般居民住室均可受到影响，而其中受影响最大的则是露天作业者。工业高温环境的热源主要为各种燃料的燃烧（如煤炭、石油、天然气、煤气等），机械的转动摩擦（如电动机、机床、砂轮、电锯等），以及其他使机械能变成热能的作业，也有部分来自产热的化学反应。工业高温环境是生产劳动中经常遇到的，如金属冶炼、机械制造和加工、陶瓷和砖瓦煅烧、发电厂和煤气厂锅炉供热等作业环境。在印染、纺织、缫丝、造纸的蒸煮作业场所，不仅气温高，而且湿度大。所有的工业环境高温均可因夏季的自然高温而加剧。

高温作业是指有高气温、或有强烈的热辐射、或伴有高气湿（相对湿度≥80% RH）相结合的异常作业条件、湿球黑球温度指数（WBGT 指数）超过规定限值的作业，它包括高温天气作业和工作场所高温作业。其中，高温天气是指地市级以上气象主管部门所属气象台站向公众发布的日最高气温35℃以上的天气。高温天气作业是指用人单位在高温天气期间安排劳动者在高温自然气象环境下进行的作业。工作场所高温作业是指在生产劳动过程中，工作地点平均 WBGT 指数≥25℃的作业。可见，高温作业通常分为以下三种类型：

（1）高温、强热辐射作业 例如，冶金工业的炼焦、炼铁、轧钢等车间；机械制造工业的铸造、锻造、热处理等车间；陶瓷、玻璃、搪瓷、砖瓦等工业的炉窑车间；火力发电厂和轮船的锅炉间等。这些生产场所的气象特点是气温高、热辐射强度大，而相对湿度较低，形成干热环境。

（2）高温、高湿作业 高温、高湿作业的特点是高温、高湿，而热辐射强度不大，主要是由于生产过程中产生大量水蒸气或生产上要求车间内保持较高的相对湿度所致。例如，印染、缫丝、造纸等工业中液体加热或蒸煮时，车间气温可达35℃以上，相对湿度常达90%以上。潮湿的深矿井内气温可达30℃以上，相对湿度达95%以上。如果通风不良，就形成高温、高湿和低气流的不良气象条件，即湿热环境。

（3）夏季露天作业 夏季的农田劳动、建筑、搬运等露天作业，除受太阳的辐射作用外，还受被加热的地面周围物体放出的热辐射作用。露天作业中的热辐射强度虽较高温车间低，但其持续时间较长，加之中午前后气温升高，又形成高温、热辐射的作业环境。

2. 高温作业对人体的影响

高温作业时，人体可出现一系列生理功能改变。当生理功能的改变超过一定的限度，则可产生不良的影响，主要为以下几点：

（1）体温调节障碍 在高温环境中，体表血管反射性扩张，皮肤血流量增加，皮肤温度增高，通过辐射和对流使皮肤的散热增加；汗腺增加汗液分泌，通过汗液蒸发使人体散热增加，1g 汗液从皮肤表面蒸发要吸收 2.51MJ 的汽化热。人体出汗量不仅受环境温度的影响，而且受劳动强度、环境湿度、环境风速因素的影响。高温环境中人体只能通过汗蒸发来散热，如果此时伴有高湿度，则散热困难，人体产生闷热；要是伴有高气流（有风）则利于散热。高温加上强烈的太阳辐射则很容易发生中暑，主要表现有头晕、头痛、眼花、耳鸣、心悸、恶心、四肢无力、注意力不集中，重者可出现皮肤干燥无汗、体温升高、痉挛等。

（2）水盐代谢紊乱 在常温下，正常人每天进出的水量为 2～2.5L。在炎热季节，正常人每天出汗量为 1L，而在高温下从事体力劳动，排汗量会大大增加，每天平均出汗量达 3～8L。由于汗的主要成分为水，同时含有一定的无机盐和维生素，所以大量出汗对人体的水盐代谢产生显著的影响，同时对微量元素和维生素代谢也产生一定的影响。当水分丧失达到体重的 5%～8% 而未能及时得到补充时，就可能出现无力、口渴、尿少、脉搏加快、体温升高、水盐平衡失调等症状，使工作效率降低，严重者可能导致热痉挛。

（3）循环系统负荷增加 在高温条件下，由于大量出汗，血液浓缩，同时高温使血管扩张，末梢血液循环增加，加上劳动的需要，肌肉的血流量也增加，这些因素都可使心跳过速，而每搏输出量减少，加重心脏负担，血压也有所改变，长期如此可使心肌肥大。

（4）消化系统疾病增多　在高湿条件下劳动时，体内血液重新分配，皮肤血管扩张，腹腔内脏血管收缩，这样就会引起消化道贫血，可能出现消化液（唾液、胃液、胰液、胆液、肠液等）分泌减少，使胃肠消化过程所必需的游离盐酸、蛋白酶、脂酶、淀粉酶、胆汁酸的分泌量减少，胃肠消化机能相应地减退。同时大量排汗及氯化物的损失，使血液中形成胃酸所必需的氯离子储备减少，也会导致胃液酸度降低，这样就会出现食欲减退、消化不良及其他胃肠疾病。由于高温环境中胃的排空加速，使胃中的食物在其化学消化过程尚未充分进行的情况下就被过早地送进十二指肠，从而使食物不能得到充分的消化。

（5）神经系统兴奋性降低　在高温和热辐射作用下，大脑皮层调节中枢的兴奋性增加，由于负诱导，使中枢神经系统运动功能受抑制，因而，肌肉工作能力、动作的准确性和协调性、反应速度及注意力均降低，易发生工伤事故。

（6）肾脏负担加重　高温可加重肾脏负担，还可降低机体对化学物质毒性作用的耐受度，使毒物对机体的毒作用更加明显。高温也可以使机体的免疫力降低，抗体形成受到抑制，抗病能力下降。

3. 中暑及其诊断和治疗

中暑是高温环境下发生的一类疾病的总称。中暑的发生与周围环境温度有密切关系，一般当气温超过人体表面温度时，即有发生中暑的可能。但高温不是唯一的致病因素，生产场所的其他气象条件，如湿度、气流和热辐射也与中暑有直接关系。中暑按发病机理可分为热射病、日射病、热衰竭和热痉挛四种类型。

（1）热射病　热射病是由于机体产热和受热超过散热，引起体内蓄热，使体温调节功能发生障碍，体温升高所致。发病前常感觉头痛、头昏、全身乏力、恶心、呕吐等。热射病一般发病急骤，突然昏迷，开始大量出汗，后期出现"无汗"，体温可达40℃以上，皮肤干热发红。此病是中暑中较常见的一种，也是最严重的一种，如果抢救不及时，很容易引起死亡。

（2）日射病　日射病多发生于夏季露天作业或有强烈热辐射的高温车间，是由于太阳或热辐射作用于无防护的头部，使颅内组织受热引起脑膜及脑组织充血水肿。日射病的症状为头痛、头晕、眼花、耳鸣、恶心、呕吐、兴奋不安或意识丧失，体温可不升或略有升高。

（3）热衰竭　热衰竭又称热晕厥或热虚脱。一般认为是由于周围毛细血管的扩张及大量失水造成循环血量减少，脑部供血不足所致。表现为头晕、头痛、恶心、呕吐、面色苍白、皮肤湿冷、多汗，体温一般不升高，脉搏细弱，严重者发生晕厥。

（4）热痉挛　高温作业时，由于大量出汗，引起缺水、缺盐而发生肌肉痉挛、疼痛。痉挛常发生在四肢、咀嚼肌及腹肌等经常活动的肌肉部位，尤以腓肠肌为最多。患者神志清醒，体温正常，发作时影响工作。

实际上在发生中暑的过程中，以上四种类型难以明显区分开。

按照我国《职业性中暑诊断标准》（GBZ 41—2002），可将中暑诊断分为三级：

（1）中暑先兆（观察对象）　指劳动者在高温作业场所劳动一定时间后，出现头昏、头痛、口渴、多汗、全身疲乏、心悸、注意力不集中、动作不协调等症状，体温正常或略有升高。

（2）轻症中暑　除中暑先兆的症状加重外，出现面色潮红、大量出汗、脉搏快速等表现，体温升高至38.5℃以上。

（3）重症中暑　出现热射病、热痉挛或热衰竭的主要临床表现之一者，或出现混合型者可诊断为重症中暑。

对有中暑先兆和轻症中暑者，应迅速离开高温作业环境，到通风良好的阴凉处安静休息，补充含盐清凉饮料，必要时给予仁丹、解暑片、藿香正气水。对热痉挛者，及时口服含盐清凉饮料，必要时给予葡萄糖生理盐水静脉点滴。对重症中暑者，应迅速送入医院进行抢救。

4. 高温作业的劳动防护

长期的高温作业，可导致职业病的产生，因此必须采取有效措施，预防并控制与高温作业相关疾病的发生。防暑降温要考虑到厂房的设计、劳动安全保护设备的设置、个人防护用品的使用，同时要考虑卫生保健措施，以增加人体对高温的抵抗能力。

（1）厂房设计与工艺流程的安排　厂房设计与工艺流程的安排具体如下：

1）工艺流程的设计宜使操作人员远离热源，同时根据其具体条件采取必要的隔热降温措施。

2）热加工厂房的平面布置应呈 L 形或 Ⅱ、Ⅲ 形。开口部分应位于夏季主导风向的迎风面，而各翼的纵轴与主导风向的夹角为 0°～45°。

3）高温厂房的朝向，应根据夏季主导风向对厂房能形成穿堂风或能增加自然通风的风压作用确定。厂房的迎风面与夏季主导风向的夹角宜为 60°～90°，最小也不应小于 45°。

4）热源应尽量布置在车间的外面；采用热压为主的自然通风时，热源尽量布置在天窗的下面；采用穿堂风为主的自然通风时，热源应尽量布置在夏季主导风向的下风侧；热源布置应便于采用各种有效的隔热措施和降温措施。

5）热车间应设有避风的天窗，天窗和侧窗应便于开关和清扫。

6）夏季自然通风用的进气窗下端距地面不应高于 1.2m，以便空气直接吹向工作地点。冬季自然通风用的进气窗下端一般不低于 4m。如果低于 4m，应采取防止冷风吹向工作地点的有效措施。

7）自然通风应有足够的进风面积。产生大量热、湿气、有害气体的单层厂房的附属建筑物，占用该厂房外墙的长度不得超过外墙全长的 30%，且不宜设在厂房的迎风面。

8）产生大量热或逸出有害物质的车间，在平面布置上应以最大边作为外墙。如果四周均为内墙，应采取措施向室内送入清洁空气。

（2）综合防护技术措施　具体内容如下：

1）当作业地点气温大于或等于 37℃ 时应采取局部降温和综合防暑措施，并应减少接触时间。车间作业地点夏季空气温度应按车间内外温差计算。其室内外温差的限度，应根据实际出现的本地区夏季通风室外计算温度确定。

2）特殊高温作业，如高温车间桥式起重机驾驶室，车间内的监控室、操作室及炼焦车间拦焦车驾驶室等应有良好的隔热措施，热辐射强度应小于 700W/m²，室内气温不应超过 28℃。

3）高温作业车间应设有工间休息室，休息室内气温不应高于室外气温；设有空调的休息室室内气温应保持在 25～27℃。

（3）营养保健措施　营养保健措施如下：

1）在炎热季节对高温作业的工人应供应含盐清凉饮料（含盐量为 0.1%～0.2%，质量分数），饮料水温不宜高于 15℃。

2）高温环境中生活或工作的人员每天有大量氯化钠随汗液丧失。通常每天可损失氯化钠 20～25g，若不及时补充，可引起严重缺水和缺氯化钠，严重时可引起循环衰竭及痉挛等。气温在 36.7℃ 以上时，每升高 0.1℃，每天应增补氯化钠 1g。但也不能太高，约为 25g 或稍多，不应超过 30g。

3）随汗液排出的还有钾、钙和镁等，其中钾最值得注意。在高温环境下也观察到中暑病人血钾浓度下降，所以长期缺钾的人员，在高温条件下最易中暑。由此，对高温环境下生活或从事军事活动的人员要注意补钾，以提高其机体耐热能力。补充钾盐可用氯化钾片，每片含有钾

2.5mmol，每天2片，可补充4L汗液损失的钾。也可增加含钾丰富的食物，通常各种植物性食品的钾含量较高，所以高温作业工人应尽量多吃各种新鲜蔬菜和瓜果；还应增加维生素C、维生素 B_{12} 及胡萝卜素的摄入。在植物食品中，各种豆类含钾特别丰富，如黄豆、绿豆、赤豆、蚕豆和豌豆含钾量都较高。除钠和钾外，对于钙、镁和铁也应注意。经汗液由体内损失钙和镁的量分别可达0.33mmol/L和0.13mmol/L或0.42mmol/h和0.6mmol/h；还有一定量铁损失，每天由汗液损失可达0.3mg，相当于通过食物所吸收铁量的1/3。因此，高温下生活或作业人员的饮食应特别注意补充铁。除动物肝脏等内脏和蛋黄外，还可补充豆类食品。通过汗液可损失多种矿物质，对高温作业人员不能仅补充氯化钠，更不能滥用，还必须考虑到体内电解质平衡。

（4）严格筛查职业禁忌证　凡有心血管疾病、持久高血压、溃疡病、活动性肺结核、肝肾疾病、甲亢等患者，均不宜从事高温作业。

5.1.2　低温作业的危害及其防治

1. 低温环境和低温作业及其类型

所谓低温，是指环境气温以低于10℃为界限。严格地说，对于人体的实感温度，还应当考虑当时环境的空气湿度、风速等综合因素。低温对人体的影响较为复杂，涉及低温的强弱程度、作用时间及方式。例如，突然进入低温环境作业，机体对受到的暴寒与长时间在低温环境作业逐渐适应的应激程度不同。此外，因机体本身的生理状况及其作业的性质与条件而对低温的耐受能力等也有较大差异。

低温作业是指在寒冷季节从事室外及室内无采暖的作业，或在冷藏设备的低温条件下及在极区的作业，工作地点的平均气温等于或低于5℃。在低温环境中，机体散热加快，引起身体各系统一系列生理变化，可以造成局部性或全身性损伤，如冻伤或冻僵，甚至可引起死亡。我国东北、华北及西北部分地区属于寒区。其气候特点是气温低、温差大、寒潮多；雪期长，积雪深，结冻期长，冻土层厚。在这些地区遇到严寒强风潮湿天气，从事露天作业及在工艺上要求低温环境的车间作业，尤其是衣服潮湿、工人饥饿时易发生冻伤。容易发生冻伤的作业有以下几种类型：

1）冬季在寒冷地区或极区从事露天或野外作业，如建筑、装卸、农业、渔业、地质勘探、野外考察等，以及在室内因条件限制或其他原因而无采暖的作业。

2）在人工降温环境中工作，如储存肉类的冷库和酿造业的地窖等，这类低温作业的特点是没有季节性。

3）在暴风雪中迷途、过度疲劳、船舶遇难、飞机迫降等意外事故。寒冷天气中进行战争或训练。人工冷却剂的储存、运输和使用过程中发生意外。

2. 低温作业对人体的影响

（1）体温调节　寒冷刺激皮肤引起皮肤血管收缩，使身体散热减少，同时内脏血流量增加，代谢加强，肌肉产生剧烈收缩使产热增加，以保持正常体温。如果在低温环境中时间过长，超过了人体的适应和耐受能力，体温调节发生障碍，当直肠温度降为30℃时，即出现昏迷，一般认为体温降至26℃以下极易引起死亡。

（2）中枢神经系统　在低温条件下脑内高能磷酸化合物的代谢降低，此时可出现神经兴奋与传导能力减弱，出现痛觉迟钝和嗜睡状态。

（3）心血管系统　低温作用初期，心输出量增加，后期则心率减慢、心输出量减少。长时间在低温下，可导致循环血量、白细胞和血小板减少，从而引起凝血时间延长并出现血糖降低。寒冷和潮湿能引起血管长时间痉挛，致使血管营养和代谢发生障碍，加之血管内血流缓慢，易形成血栓。

（4）其他部位 如果较长时间处于低温环境中，由于神经系统兴奋性降低，神经传导减慢，可造成感觉迟钝、肢体麻木、反应速度和灵活性降低，活动能力减弱。最先影响手足，由于动作能力降低，差错率和废品率上升。在低温下，人体其他部位也发生相应变化，如呼吸减慢，血液黏稠度逐渐增加，胃肠蠕动减慢等。由于过冷，致使全身免疫力和抵抗力降低，易患感冒、肺炎、肾炎等疾病，同时还引发肌病、神经痛、腰痛、关节炎等。

3. 冻伤的发生及其治疗

身体局部的冷损伤称为冻伤。冻伤是由于受低温作用，使局部皮肤和组织温度下降明显，组织胶质结构破坏或细胞胶体发生变化，出现暗紫色缺氧、浮肿、麻木、疼痛或失去知觉。冻伤好发部位是手、足、耳、鼻及面颊等部位。导致局部组织过冷，一般需要 -10℃ 以下的温度。当湿度或气流速度较大时，发生冻伤的温度可能还要高一些。

冻伤通常分为三度：一度冻伤局部出现红肿；二度冻伤局部出现水泡及周围红肿；三度冻伤表现为局部组织坏死、脱落，严重者可以影响整个肤体并引起坏疽。

治疗冻伤目前还无十分有效的措施。一般预防可采用全身应用血管扩张剂，如烟酸等。对皮损未破者，可用10%樟脑醑、10%樟脑软膏、冻疮膏或蜂蜜猪油软膏（含70%蜂蜜和30%猪油）涂抹。对已破溃者，可采用加利凡诺糊膏、1%红霉素软膏、0.5%新霉素软膏或10%鱼石脂软膏等涂抹。此外，还有紫外线照射、氦氖激光、音频电疗等物理疗法。

4. 低温作业的劳动防护

（1）注意低温环境下的营养供给 低温环境可使人体的热能消耗增加。根据测定，在不同的低温环境中，人体基础代谢可增加10%~15%，并且低温下的寒战、笨重的防寒服增加身体负担并使活动受限，也使能量消耗增加。此外，低温下体内一些酶的活力增加，使机体的氧化产能能力增强，热能的需要量也随之增加，总热能消耗增加5%~25%。具体热能供给量应参照个体生理状况及劳动强度而定，一般每日热能供给量为12.55~16.74MJ/人。其中，蛋白质的供给量应略有增加，占总能量的13%~15%为宜。据报道，某些必需氨基酸能使机体增强耐寒能力。例如，甲硫氨酸经过甲基转移作用可提供适应寒冷所需的甲基，对提高耐寒能力十分重要。因此在提供的蛋白质中，应有1/2以上的动物蛋白，以保证充足的必需氨基酸的供给。碳水化合物对于未适应低温或短时间内接触低温的作业人员来说，仍然是热能的主要来源。但是，随着在低温环境下作业时间的延长，体内热能代谢的方式也逐步发生改变，即原先以碳水化合物为主的热能来源已不能满足机体的需要，因而转变为以脂肪供给能量为主。在低温作业人员的膳食供给方面也必须做相应的调整，在总热能的来源中，降低碳水化合物所占的比例，增加脂肪热能来源。一般脂肪供能应占35%~40%，甚至更高。低温环境中，不论是作业人员还是当地居民，对维生素的需要量比常温同样情况下显著增加，一般北极地区人体维生素的需要量比温带地区增加30%~35%。特别是维生素C，美国、加拿大对北极地区工作人员每人每日供给500mg，苏联对寒冷地区居民维生素C供给量根据劳动强度的不同定为每人每日70~120mg，而且与能量代谢密切相关的维生素 B_1、维生素 B_2 和烟酸的需要量也随之增加。近年来，人们对维生素E的耐寒能力及其机制研究很多，认为维生素E能改善由于低温而引起的线粒体功能降低，提高线粒体代谢功能；维生素E还能促进低温环境中机体脂肪等组织中环核苷酸的代谢，从而增加能量代谢，提高耐寒能力。此外，维生素A、维生素 B_6、维生素C与泛酸，均具有对机体的保护作用和缓解应激作用。寒冷地区易缺乏钙和钠。钙的缺乏主要由于膳食来源缺乏、日照时间短，致使维生素D不足，因此应增加富含钙的食物。低温环境下食盐的需要量升高，据调查，寒带地区的居民每人每日食盐摄入量高达26~30g，但血压并未随之升高。有报告表明，低温条件下摄入较多食盐可使机体产热功能加强。研究表明，低温作业人员血清中矿物质与微量元素有一定的变化，常见钠、钙、镁、碘、锌比常温中降低。在膳食调配时，应注意选择含上述营养素较多的食物供给，以维持机体的生理功能，增强对低温环境的适应能力，提高低温作业的工作效率。

（2）采用有效的防护措施 首先要设置良好的御寒设备。在冬季，寒冷作业场所要有防寒采暖设备，露天作业要设防风棚、取暖棚。冬季车间的环境温度，重劳动不低于10℃，轻劳动不低于15℃，以保持手部皮肤温度不低于20℃为宜，全身皮肤温度不低于32℃。其次要注意有效的个体防护。应使用防寒装备，选用热导率低、吸湿性小、透气性好的材料制作防寒服。低温时在户外活动，服装护具不能透风。因为，风能加快人体的散热，是导致冻伤的重要原因。如果暴露在-6℃和45km/h的风速下，受到的低温伤害相当于在-40℃环境下造成的损伤。所以，应尽量找避风的环境活动。要注意不要在野外洗手洗脸，特别不要在风中洗涤，水是热的良导体，皮肤表面大约15%的热量通过传导和对流散失，冷水中热能传导散失率会增加25倍。因此，活动时，尽量避开潮湿的地方，衣服、鞋帽要选择能防潮的，一旦感到鞋袜受潮要立即更换。还要注意保证局部循环通畅。局部的循环障碍是导致表皮冻伤的主要原因，所以，选择鞋、袜、手套时，尽可能选择那种柔软而又宽松的。户外活动时要不停地活动，经常搓揉外露的皮肤。如果不小心碰破了手指，要尽量选用较宽的止血带，包裹时要比平时松一些，马上采取保温措施，还要频繁更换止血带。最后要注意营养、休息和保持良好的心态。在寒冷的环境中长时间活动之前，一定要吃好、休息好。精神心理因素，尤其是恐惧，与冻伤有密切的关系。严寒中，一旦发生意外，保持镇静的心态，这是防止低温伤害的重要保证。此外，注意不要吸烟，尼古丁是一种良好的血管收缩剂，大量吸烟会促成表皮冻伤。

（3）注意冷藏作业下的劳动保护 冷藏作业下的劳动保护注意事项如下：

1）建立健全各项规章制度，做到有章可循；加强冷藏作业工人的安全知识教育，提高他们的安全生产意识，杜绝违章操作、冒险作业现象的发生。

2）加强制冷设备的检查检修，严禁跑、冒、滴、漏。若发现氨气泄漏，应及时采取措施抢修，防止泄漏扩大。要保证制冷车间通风设备良好，万一氨气大量泄漏时应能及时排出屋外，避免中毒事故的发生。制冷车间内必须配备适用的防毒面具或氧气呼吸器。对于使用氟利昂-12的冷冻机，应配备必要的检测仪器，如卤素灯等。

3）采用臭氧消毒除臭时，应时刻检测库内的臭氧浓度。若臭氧浓度超过2mg/m³时，作业工人不可待在库房内，否则需戴防毒面具。

4）工作时，必须穿戴好防寒服、鞋、帽、手套等保暖用品；防寒衣物要避免潮湿，手脚不能缚得太紧，以免影响局部循环。冷库附近要设置更衣室、休息室，保证作业工人有足够的休息次数和休息时间，有条件的最好让作业后的工人洗个热水澡。

5）作业工人应谨慎操作，防止运输工具或货物碰撞库门、电梯门、墙壁及排管，对易受碰撞的地方应设置防护装置。登高作业时，应脚踏实地，集中思想，防止从高处溜滑跌落。人在轨道下推、拿滑轮时，必须戴好安全帽。两人搬运货物时，步调要一致，做到同起同落，避免失手跌倒受伤。卸货装车时，严禁倒垛。

6）冷库货物应合理堆垛，不要超高堆垛，以防货垛倒塌伤人和损坏排管。堆垛时，还必须留出合理的通道。对于非包装物的堆码尤需注意：在靠通道和单批垛长超过10m的垛头，要堆码成双排井字垛或采取其他加固方法。

7）要注意库房出口安全。为保证库内作业工人随时走出，库门里外应均能打开。如果原设计库门不能从里面打开，则应在库房合适位置设置可从里面打开的应急出口，或者安装能向外呼救的报警按钮。对于采用电动或气动的库门，必须同时配置手动门装置。所有库门和供紧急情况下使用的太平门、报警器应派专人负责定期检查，发现问题及时整改。为了万无一失，管理人员在最后出门时，应仔细认真地检查库内的每个角落，清点人数，确定库内没有留人后方可下班。

8）要定期对作业工人进行体格检查，凡是年龄在 50 岁以上，且患有高血压、心脏病、胃肠功能障碍等疾病的人必须调离低温岗位。要重视女工的特殊保护，严禁安排"四期"内的女工从事冷藏作业。

9）工人在冷库作业时，由于受低温环境的影响，其机体、营养代谢会发生改变，因此，作业工人应特别注意饮食，少吃冷食，以免冷食对胃肠道产生不良刺激，影响消化。热食应以高脂和富含蛋白质的食物为主，如肉类、蛋类、鱼类、大豆和豆制品等，并且还应多吃一些富含维生素 C 的蔬菜等。

5.1.3 高气压下作业的危害及其防治

1. 高气压下作业及其对人体的影响

人类在地球上主要生活在正常大气压，即"常压"的环境中，该环境的压力一般为 101.325kPa，即 1atm。从生理学的意义上讲，凡超过这一范围的压力，均称为高压。一般情况下，人体习惯居住地区的大气压，同一地区的气压变动较小，对正常人无不良影响。但人们有时需要在异常气压下工作，如在高压下的潜水或潜涵作业，低气压下的高空或高原作业。此时气压与正常气压相差甚远，若不注意防护可影响人体健康。

高气压下进行的作业，有潜水作业和潜涵作业。潜水作业一般用于水下施工、打捞沉船等作业。潜水员每下沉 10m，可增加 0.1MPa（1atm），称附加压。潜水员在水下工作，需穿特制的潜水服，下潜和上升到水面时随时调节压缩空气的阀门。潜涵作业是指在地下水位以下深处或在沉降于水下的潜涵内进行的作业。例如，建桥墩时，所采用的潜涵逐渐下沉（施工人员在潜涵里一起下沉），到一定深度，为排出潜涵内的水，需用与水下的压力相等或大于水下压力的高气压通入，以保证水不致进入潜涵。其他如高压氧舱、加压舱和高压科学研究舱等工作，高空飞行的机舱密封不良等也可造成舱内气压降低过快，这些工作也是高压作业的职业接触途径。

健康人能耐受 0.3～0.4MPa（3～4atm），若超过此限度，则可对机体产生影响。在加压过程中，由于外耳道的压力较大，使鼓膜向内凹陷产生内耳堵塞感、耳鸣及头晕等症状，甚至可压破鼓膜。在高气压下，则可发生神经系统和循环系统功能性改变。在 0.7MPa（7atm）以下时，高的氧分压引起心脏收缩节律和外周血流速度减慢。0.7MPa（7atm）以上时，主要为氮的麻醉作用，如酒醉样、意识模糊、幻觉等。对血管运动中枢的刺激，引起心脏活动增加、血压升高及血流速度加快。对呼吸系统的影响主要表现有：呼吸频率减低，在 6～8 个附加压下处于安静状态时，可减至 10～12 次/min；由于气体密度增加，呼吸加深，呼吸阻力加大，并且呼气阻力比吸气阻力显著；通气量降低，肺泡通气量不足，可影响气体交换；肺活量增加，呼吸肌做功增大，屏气时间延长，在 600kPa 时，可从常压下平均 91s 延长至 216s。高压对消化系统也有一定影响，主要对胃分泌及胆肝分泌机能均有较大抑制，使胃的紧张度下降，蠕动次数减少。例如，潜水员在高压下食欲普遍明显下降，并不愿进油腻食物等，即是其主要表现。

2. 减压病及其防治

（1）减压病及其病症表现 减压病是在高气压下工作一定时间后，转向正常压力时，因减压过速、降压幅度过大所引起的一种职业性疾病，此时人体的组织和血管中产生气泡，导致血液循环障碍和组织损伤。

人在高气压下工作，必须呼吸压力与该气压相等的高压空气才能维持正常呼吸。在高气压下，空气各成分的分压都相应升高，经过呼吸和血液循环，溶解入体内的量也相应升高。高压空气中，氧占的比例不大，溶解氧又可被组织所消耗，在一定分压范围内是安全的。但惰性气体氮所占的比例大（80%），在体内既不被机体所利用，也不与机体内其他成分结合，仅单纯以物理溶解状态溶于体液组织中。每深潜10m，可多溶解1L氮。氮在脂肪中的溶解度比血液高4倍，因此多集中在脂肪和神经组织内。此时如果能正确执行减压操作规程，分段逐渐脱离高气压环境，则体内溶解的氮可由组织中缓慢释放而进入血液，经肺泡逐渐呼出，不产生不良影响。但若减压过速或发生意外事故，外界压力下降幅度太大，体内溶解氮气体张力与外界气压的比率超过饱和安全系数，就无法继续溶解，在几秒至几分钟内迅速生成气泡，游离于组织和血液中。减压越快，气泡产生越快。在脂肪较少、血管分布较多的组织中，气泡多在血管内形成而造成栓塞，引起一系列症状；在脂肪较多、血管分布较少的组织中，含氮较多，脱氮困难，气泡多积聚于血管壁外，产生压迫症状。与此同时，由于血管内外气泡继续生成，引起组织缺氧和损伤，可使细胞释放K^+、肽、组胺类物质和蛋白水解酶等。后者又可刺激产生组胺和5-羟色胺，此类物质可作用于微循环系统，最终使血管平滑肌麻痹，使微循环血管阻塞等，进一步减低组织中氮的脱饱和速度。可见，减压病的发病机制，原发因素是气泡，此外还有许多其他物理因素与之联合作用，继而引起一系列病理生理效应，使减压病的临床表现更趋复杂。

急性减压病大多在数小时内发病，减压越快则症状出现越早，病理变化也越重。皮肤奇痒是减压病出现较早较多的症状，并伴有灼热、蚁行感、出汗，重者出现皮下气肿和大理石斑纹。由于减压病时气泡形成于肌肉、关节、骨膜处，故可引起疼痛。约90%的减压病人可出现关节痛，轻者酸痛，重者可跳动性、针刺或撕裂样剧痛，使患者关节运动受限，呈半屈曲状态，即"屈肢症"。骨内气泡可致骨坏死。减压病也可出现截瘫、四肢感觉和运动功能障碍、直肠和膀胱功能麻痹等。若累及脑，可头痛、感觉异常、运动失调、偏瘫，以及眼球震颤、复视、失明、听力减退、内耳晕眩等。当体内有大量气栓时，可出现心血管功能障碍和淋巴系统受累，表现为脉细、血压下降、心前区紧压感、皮肤黏膜发绀、四肢发凉、局部浮肿，还可出现剧咳、咯血、呼吸困难、胸痛、发绀等肺梗死症状。

（2）减压病的预防　对减压病的唯一根治手段是消除气泡，及时加压治疗。患者需在特殊的高压氧舱内，按规定逐渐减压，待症状消失后出舱。为了防止减压病的发生，必须对潜水人员进行安全教育，使其了解发病的原因及预防措施，同时严格遵守潜水作业规程。潜水作业安全，必须从技术上做到潜水技术保证、潜水供气保证和潜水医务保证三者密切协调配合，严格遵守潜水作业制度。同时进行技术革新，如建桥墩时采用管柱钻孔法代替潜涵，使工人可以在江面上工作而不必进入高压环境。预防减压病的保健措施也很重要，工作前防止过劳，严禁饮酒，加强营养。工作时注意防寒、受潮。工作后喝热饮料、洗热水澡等。潜水员在就业前、下潜前要定期进行体格检查。

5.1.4　低气压下作业的危害及其防治

1. 低气压下作业及其对人体的影响

低气压系指大气压力降至0.1MPa（1atm）以下的情况。由于大气压力取决于空气的质量，而离地面越远，空气越稀薄，所以，海拔越高，大气压越低，海拔2000m以上已形成对人体产生生理应激的低气压。人类处于低气压环境有若干种情况：

1）一是航空航天，即乘坐飞行器或载人航天飞行器进入低气压空间。

2）二是低压舱或称减压舱，是模拟高空低气压环境的大型实验设备，用于研究低气压与缺氧对机体的影响及其防护，也可用于对飞行员、航天员进行高空生理适应、低氧耐力检查和医学鉴定，目前也用于对运动员进行模拟"高原"训练，以提高耐力性等项目的成绩。

3）三是高原和高山。高原与高山是指海拔在3000m以上的地点，海拔越高，氧分压越低。在此种低气压下工作，还会遇到强烈的紫外线和红外线、日温差大、温湿度低、气候多变等不利条件。

低气压对人体的影响，主要是人体对缺氧的适应性及其影响，特别是呼吸和循环系统受到的影响更为明显。在高原地区，大气中氧气随高度的增加而减少，直接影响肺泡气体交换、血液携氧和结合氧在体内释放的速度，使机体供氧不足，产生缺氧。初期，大多数人肺通气量增加，心率加快，部分人血压升高；适应后，心脏每分钟输出量增加后，每搏输出量也增加。由于肺泡低氧引起肺小动脉和微动脉的收缩，造成肺动脉高压，使右心室肥大，这是心力衰竭的基础。血液中红细胞和血红蛋白有随海拔升高而增多的趋势。血液比重和血液黏滞度的增加也是加重右心室负担的因素之一。此外，初登高原由于外界低气压而致腹内气体膨胀，胃肠蠕动受限，消化液如唾液、胃液和胆汁减少，常见腹胀、腹泻、上腹疼痛等症状。轻度缺氧可使神经系统兴奋性增高，反射增强，海拔继续升高，则会出现抑郁症状。

2. 高原病及其预防

高原病又称高山病或高原适应不全症，按发病急缓分为急性和慢性高原病两种。

（1）急性高原病 急性高原病有三种类型：

1）一是急性高原反应。该病一般是由于短时间进入3000m以上的高原而导致的，表现为头痛、头晕、目眩、心悸、气短，重者食欲减退、恶心、失眠、疲乏、胸闷、面部浮肿等。急性高原反应多发生在登山后24h内，大多数4~6天症状消失。

2）二是高原肺水肿，多发生在海拔4000m以上处，多为未经习服的登山者。早期反应与急性高原反应不易区别，严重者有干咳、多量血性泡沫痰、呼吸极度困难、胸痛、烦躁不安、两肺广泛性湿啰音。

3）三是高原脑水肿，其发病率低，死亡率高。由于缺氧引起脑部小血管痉挛而产生脑水肿。缺氧又可直接损害大脑皮层，故患者除有急性高原反应外，可出现剧烈头痛、兴奋、呼吸困难，随后嗜睡转入昏迷，少数可有脑膜刺激症状及抽搐等。

（2）慢性高原病 慢性高原病有五种类型：

1）一是慢性高原反应，即有些患者虽然在高原居住一定时间，但始终存在高原反应症状，常表现为神经衰弱综合征，有时出现心律失常或短暂晕厥。

2）二是高原心脏病。该病以儿童为多见。由于缺氧引起肺血管痉挛，导致肺动脉高压，右心室因持续负荷过重而增大，使右心衰竭。

3）三是高原红细胞增多症，常发生在3000m以上处，红细胞、血红蛋白随海拔增高而递增，伴有发绀、头痛、呼吸困难及全身乏力等。

4）四是高原高血压。一般移居高原一年内为适应不稳定期，血压波动明显而升高者多，以后趋于稳定。

5）五是高原低血压，但此患病率较低。

慢性高原病主要见于较长期生活于高原的人，由于某种原因失去了对缺氧的适应能力，因而引起相应的临床症状。

预防高原病的发生，首先应进行适应性锻炼，实行分段登高、逐步适应。在高原地区应逐步增加劳动强度，对劳动定额和劳动强度应相应减少和严格控制。同时摄取高糖、多种维生素和易消化的食物，多饮水，不饮酒；注意保暖防寒、防冻，预防感冒。对进入高原地区的人员，应进行全面体格检查，凡有心脏、肝脏、肺、肾脏等疾病，高血压、严重贫血者，均不宜进入高原地区。

5.2 噪声和振动对人体的危害及防治

5.2.1 噪声的分类

生产过程中产生的频率和强度没有规律的声音，听起来使人感到厌烦，称其为生产性噪声。国际上评价生产性噪声多用 A 声级，以 dB（A）表示，可直接从声级计上读出。正常青年人的听阈声级是 0 ~ 10dB（A），平时语言交谈的声级一般在 60 ~ 70dB（A）。作业环境中的噪声按其产生的机制可分为三类：

（1）机械噪声　由机械的撞击、摩擦、传动而引起的，如纺织机、电锯、压力机、破碎机等发出的噪声。

（2）空气动力噪声　由空气压力变动引起的，如鼓风机、空气压缩机、汽轮机等发出的噪声。

（3）电磁性噪声　由电磁的空隙交变力相互作用而产生的噪声，如发动机、变压器发出的噪声。

根据噪声强度随时间的变化，生产性噪声可分为连续性和间断性噪声。连续性噪声按其随时间分布过程中声压级波动是否 <3dB（A），又分为稳态噪声和非稳态噪声。间断性噪声是指声级保持在背景噪声之上的持续时间 ≥1s，并多次下降到背景噪声水平的噪声。在间断性噪声中，有一种脉冲性噪声，其声音持续时间 ≤0.5s、间隔时间 >1s、声压有效值变化 ≥40dB（A），对人体的危害较大。

目前影响工人健康，严重污染环境的十大噪声源是：风机、空压机、电动机、柴油机、纺织机、压力机、木工圆锯、球磨机、高压放空排气和凿岩机。这些设备产生的噪声可高达 120 ~ 130dB（A）。

5.2.2 噪声的危害及其影响因素

1. 噪声的危害

根据作用的系统不同，噪声危害可分为听觉系统（特异性）危害和听觉外（非特异性）系统危害两种。

（1）听觉系统危害　长期接触强烈的噪声，听觉系统首先受损，听力的损伤有一个从生理改变到病理改变的过程。首先表现为暂时性听阈位移，即人或动物接触噪声后引起听阈变化，脱离噪声环境后经过一段时间听力可恢复到原来水平。根据变化程度不同，暂时性听阈位移可分为听觉适应和听觉疲劳。听觉适应是指短时间暴露在强烈噪声环境中，感觉声音刺耳、不适，停止接触后，听觉器官敏感性下降，脱离接触后对外界的声音有"小"或"远"的感觉，听力检查听阈可提高 10 ~ 15dB（A），离开噪声环境 1min 之内可以恢复。听觉疲劳是指较长时间停留在强烈噪声环境中引起听力明显下降，离开噪声环境后，听阈提高超过 15 ~ 30dB（A），需要数小时甚至数十小时后听力才能恢复。其次表现为永久性听阈位移。这是指噪声引起的不能恢复到正常水平的听阈升高。根据损伤的程度，永久性听阈位移又分为听力损伤及噪声性耳聋两种。听力损伤是指患者听力曲线在 3000 ~ 6000Hz 出现"V"形下陷，此时患者主观无耳聋感觉，交谈和社交活动能够正常进行。噪声性耳聋是指人们在工作过程中，由于长期接触噪声而发生的一种进行性的感音性听觉损伤，随着损伤程度加重，高频听力下降明显，同时语言频率（500 ~ 2000Hz）的听力也受到影响，语言交谈能力出现障碍。最后还有一类听觉系统危害为爆震性耳聋，是指在某些生产条件下，如进行爆破，由于防护不当或缺乏必要的防护设备，可因强烈爆炸所产生的振动波造成急性听觉系统的严重外伤，引起听力丧失的现象。根据损伤程度不同，可出现鼓膜破裂、听骨破坏、内耳组织出血，甚至同时伴有脑震荡。患者主诉耳鸣、耳痛、恶心、呕吐、眩晕，听力检查严重障碍或完全丧失。

噪声性耳聋属于我国法定的职业病，可据连续 3 年以上职业性噪声作业史，出现渐近性听力下降、耳鸣等症状，纯音测听为感音神经性聋，并结合职业健康监护资料和现场职业卫生学调查，进行综合分析，且排除其他原因所致听觉损害等情况来进行诊断。我国《职业性噪声聋的诊断》（GBZ 49—2014）中，对符合双耳高频（3000Hz、4000Hz、6000Hz）平均听阈≥40dB者，根据较好耳语频（500Hz、1000Hz、2000Hz）和高频4000Hz听阈加权值对该病进行诊断及分级，即26~40dB者为轻度噪声聋；41~55dB者为中度噪声聋；≥56dB为重度噪声聋。

（2）听觉外系统危害 噪声还可引起听觉外系统的损害，主要表现在神经系统、心血管系统等，如易疲劳、头痛、头晕、睡眠障碍、注意力不集中、记忆力减退等一系列神经症状。高频噪声可引起血管痉挛、心率加快、血压增高等心血管系统的变化。长期接触噪声还可引起食欲不振、胃液分泌减少、肠蠕动减慢等胃肠功能紊乱的症状。也有报道噪声可使肾上腺皮质功能亢进，女工可出现月经失调，男工可出现精子数量减少、活动能力下降。

此外，噪声对工作的危害是不言而喻的。患有职业性耳聋的工人在工作中很难很好地与别人交换意见，以致影响工作效率；由于噪声易引起心理恐惧及对报警信号反应的迟钝，它常又是造成工伤死亡事故的重要因素。

2. 影响噪声对人体危害的因素

（1）强度和频谱特性 噪声的强度越大、频率越高则危害越大。

（2）接触时间和方式 同样的噪声，接触时间越长危害越大，噪声性耳聋的发生率与工龄有密切的关系；缩短接触时间有利于减轻噪声的危害；持续接触方式的危害高于间断接触。

（3）噪声的性质 脉冲声的危害高于稳态声，窄频带噪声的危害高于宽频带噪声。

（4）其他危害因素 同时存在有振动、高温、寒冷和毒物时加重危害。

（5）机体健康状况和个体敏感性 有听觉系统疾患者或对声音敏感的人，易受损害。

（6）个体防护因素 个人积极防护，配用防护耳罩、耳塞，可有效减轻噪声危害。

5.2.3 噪声危害的防治

1. 控制噪声源

1）减少零件摩擦，调节机械运转速度，封闭噪声量大的机组，改善通风系统等。

2）材料运输过程中避免物件冲击碰撞，使用软橡胶承受冲击，调整输送速度，以胶带取代滚筒等。

3）衰减噪声源的震动，阻隔震动源，使用阻尼物质，加装减振设备，减小共振面积等。具有生产性噪声的车间应尽量远离其他非噪声作业车间、行政区和生活区。

4）噪声较大的设备应尽量将噪声源与操作人员隔开；工艺允许远距离控制的，可设置隔声操作（控制）室。

5）噪声与振动强度较大的生产设备，应安装在单层厂房或多层厂房的底层；对振幅、功率大的设备应设计减振基础。

2. 制定和执行卫生标准

1）工作场所操作人员每天连续接触噪声8h，噪声声级卫生限值为85dB（A）。对于操作人员每天接触噪声不足8h的场合，可根据实际接触噪声的时间，按接触时间减半、噪声声级卫生限值增加3dB（A）的原则，确定其噪声声级限值。但最高限值不得超过115dB（A）。表5-1列出了工作地点噪声声级的卫生限值。

表5-1 工作地点噪声声级的卫生限值

日接触噪声时间/h	卫生限值/dB（A）
8	85
4	88
2	91
1	94
1/2	97
1/4	100
1/8	103
最高不得超过115dB（A）	

2）非噪声工作地点噪声声级的卫生限值如表5-2所示。

表5-2 非噪声工作地点噪声声级的卫生限值

地点名称	卫生限值/dB（A）	工效限值/dB（A）
噪声车间办公室	75	不得超过55
非噪声车间办公室	60	
会议室	60	
计算机室、精密加工室	70	

3）工作地点脉冲噪声声级的卫生限值如表5-3所示。

表5-3 工作地点脉冲噪声声级的卫生限值

工作日接触脉冲次数/次	卫生限值/dB（A）
100	140
1000	130
10000	120

3. 个人防护

工作地点生产性噪声声级超过卫生限值，而采用现代工程技术治理手段仍无法达到卫生限值时，可采用有效的个人防护措施，如防护耳塞、防护耳罩、头盔等，其隔声效果可高达20～40dB。在控制职业噪声危害方面，护耳器目前在世界范围内仍然发挥着重要的作用，使用面很广。即使在业余活动的场合，只要有强噪声存在，护耳器也可大派用场。使用护耳器是一种既简便又经济的办法。国外有关噪声的法规标准一般都明文规定：在噪声达到或超过90dB（A）的场合，工人必须使用护耳器，任何人（包括工厂的上司、来厂参观的贵宾）只要进入该场所，也都必须佩戴护耳器；那些对噪声较敏感的工人，即使在85～90dB（A）环境下工作，也必须使用护耳器。

4. 健康监护

对上岗前的职工进行体格检查，检出职业禁忌证，如听觉系统疾患、中枢神经系统疾患、心血管系统疾患等。对在岗职工则进行定期体检，以早期发现听力损伤。

5.2.4　振动的分类及其职业接触机会

1. 振动的分类

物体在外力作用下沿直线或弧线以中心位置（平衡位置）为基准的往复运动，称为机械振动，简称振动。物体离中心位置的最大距离为振幅。单位时间内振动的次数称为频率，它是评价振动对人体健康影响的常用基本参数。振动的不良影响与振动频率、强度和接振时间有关。研究发现，振动的有害作用在振动频率为 6.3 ~ 16Hz 时与频率无关，但为 16 ~ 1500Hz 时，随频率的增加而作用下降。为便于比较和进行卫生学评价，我国目前以 4h 等能量频率计权加速度有效值作为人体接振强度的定量指标。

根据振动作用于人体的部位和传导方式不同，可将生产性振动相对分为局部振动和全身振动两种。这两种振动无论是对机体的危害还是防治措施方面都迥然不同。局部振动是指手部接触振动工具、机械或加工部件，振动通过手臂传导至全身，故又称为手传振动或手臂振动；全身振动是指工作地点或座椅的振动，人体足部或臀部接触振动，通过下肢躯干传导至全身。

2. 振动的职业接触机会

全身振动的频率范围主要在 1 ~ 20Hz。局部振动作用的频率范围在 20 ~ 1000Hz。上述划分是相对的，在一定频率范围（如 100Hz 以下）既有局部振动作用又有全身振动作用。

接触局部振动的作业主要是使用振动工具的各工种，如铆工、锻工、钻孔工、捣固工、研磨工及电锯、电刨的使用者等。他们使用的工具可归为风动工具、电动工具和高速旋转工具三类。全身振动作业主要是振动机械的操作工，如震源车的震源工、车载钻机的操作工、钻井发电机房内的发电工及地震作业、钻前作业的拖拉机手等。此外，各类交通工具（汽车、火车、船舶、飞机、拖拉机、收割机等）上的作业也可引起全身振动。

5.2.5　振动对人体的危害及其影响因素

1. 振动对人体的危害

从物理学和生物学的观点看，人体是一个极复杂的系统，振动作用不仅可以引起机械效应，更重要的是可以引起生理和心理的效应。人体接受振动后，振动波在组织内的传播，由于各组织的结构不同，传导的程度也不同，其大小顺序依次为骨、结缔组织、软骨、肌肉、腺组织和脑组织。40Hz 以上的振动波易为组织吸收，不易向远处传播；而低频振动波在人体内传播得较远。全身振动和局部振动对人体的危害及其临床表现是明显不同的。

（1）全身振动对人体的不良影响　振动所产生的能量，能通过支撑面作用于坐位或立位操作的人身上，引起一系列病变。由于人体是一个弹性体，各器官都有它的固有频率，当外来振动的频率与人体某器官的固有频率一致时，会引起共振，因而对该器官的影响也最大。全身受振的共振频率为 3 ~ 14Hz，在此条件下全身受振作用最强。接触强烈的全身振动可能导致内脏器官的损伤或位移，周围神经和血管功能的改变，可造成各种类型组织的、生物化学的改变，导致组织营养不良，如足部疼痛、下肢疲劳、足背脉搏动减弱、皮肤温度降低；女工可发生子宫下垂、自然流产及异常分娩率增加。振动加速度还可使人出现前庭功能障碍，导致内耳调节平衡功能失调，出现脸色苍白、恶心、呕吐、出冷汗、头疼头晕、呼吸浅表、心率和血压降低等症状。晕车和晕船即属全身振动性疾病。全身振动还可引起腰椎损伤等。

（2）局部振动对人体的不良影响　局部接触强烈振动是以手接触振动工具的方式为主的。由于工作状态的不同，振动可传给一侧或双侧手臂，有时可传到肩部。这种振动对机体的影响是全身性的，可引起神经系统、心血管系统、骨骼—肌肉系统、听觉器官、免疫系统等多方面改变。

在神经系统方面，以上肢手臂末梢神经障碍为主，常以多发性末梢神经炎的形式出现，表现为皮肤感觉迟钝，痛觉和振动觉减退，神经传导速度减慢，反应潜伏期延长。高频振动的不良影响更为明显。自主神经功能紊乱，出现血压、心率不稳，指甲松脆，手颤，手多汗等，可能由于振动首先侵犯自主神经中无髓鞘的神经纤维所致。大脑皮层功能下降，脑电图有改变，条件反射潜伏期延长。在心血管系统方面，$40 \sim 300Hz$ 的振动可引起周围毛细血管形态和张力的改变，血管痉挛变形，局部血流量减少。指端甲皱毛细血管检查，管袢数量减少，口径变细，异型管袢增多。手部血管造影，可见动脉狭小或栓塞。指血流图发生改变，表现波幅低，上升时间延长，上升角减小，重搏波消失。早期手部特别是手指皮肤温度降低，遇冷皮肤温度降低更为明显且恢复时间延长，重者手指遇冷变白（白指）。心电图检查出现心动过缓、窦性心律不齐、房室传导阻滞和 T 波低平。高血压的发生率增高。在骨骼—肌肉系统方面，手部肌肉萎缩，多见于鱼际肌和指间肌。手握力和手捏合力下降。肌电图异常，呈现正锐波和纤颤波。可发生肌纤维颤动和疼痛。$40Hz$ 以下的大振幅冲击性振动可引起骨和关节改变，主要发生在指骨、掌骨、腕骨和肘关节。可见骨质疏松、脱钙、囊样变（空泡样变）、骨皮质增生；骨岛形成、骨关节变形及无菌性骨坏死等变化。局部振动对听觉器官也会造成影响。由于振动过程往往同时有噪声产生，振动与噪声同时作用于人体，可加重对听力的损害。振动对听力损伤的特点是以 $125 \sim 500Hz$ 的低频部分听力下降为主，其损伤发生在耳蜗顶部。振动对免疫系统的影响表现为血清中白蛋白含量下降，α_2 球蛋白、γ 球蛋白和免疫球蛋白 IgM 含量增高。振动可能是引起超免疫反应的一种因素。

（3）振动病　我国已将振动病列为法定职业病。振动病一般是对局部振动病而言的，也称职业性雷诺现象、振动性血管神经病、气锤病和振动性白指病等。它主要是由于局部肢体（主要是手）长期接触强烈振动而引起的。长期受低频、大振幅的振动时，由于振动加速度的作用，可使自主神经功能紊乱，引起皮肤分析器与外周血管循环机能改变，久而久之，可出现一系列病理改变。早期可出现肢端感觉异常、振动感觉减退。主诉手部症状为手麻、手疼、手胀、手凉、手掌多汗，多在夜间发生；其次为手僵、手颤、手无力（多在工作后发生），手指遇冷即出现缺血发白，严重时血管痉挛明显，X 射线片可见骨及关节改变。如果下肢接触振动，以上症状出现在下肢。神经衰弱综合征多表现为头痛、头晕、失眠、乏力、心悸、记忆力减退及记忆力不集中等。临床检查有手部痛觉、振动觉、两点分辨觉减退。前臂感觉和运动神经传导速度减慢。对局部振动病重要且有诊断意义的是振动性白指，以寒冷为诱因的间歇性手指发白或发绀。

2. 影响振动对人体危害的因素

（1）振动本身的特性　振动本身的特性如下：

1）频率。人体能够感受得到的振动频率在 $1 \sim 1000Hz$。低频（$20Hz$ 以下）大振幅振动作用于全身时，主要影响前庭和内脏器官；而当局部受振时，骨关节和局部肌肉组织受损较明显。高频率（$40 \sim 300Hz$）振动对末梢循环和神经功能损害明显。

2）振幅。在一定的频率下，振幅越大，对机体的影响越大。大振幅、低频率的振动作用于前庭，并使内脏移位。高频率、低振幅的振动主要对组织内的神经末梢起作用。

3）加速度。加速度越大，振动性白指的发生频率越高，从接触到出现白指的时间越短。

（2）接振时间　接振时间越长，危害越大。

（3）体位和操作方式　对全身振动而言，立位时对垂直振动敏感，卧位时对水平振动敏感。强制体位，如手持工具过紧、手抱振动工具紧贴胸腹部时，使机体受振过大或血循环不畅，促使局部振动病的发生。

（4）环境温度和噪声　寒冷和噪声均可促使振动病的发生。

（5）工具质量和被加工件的硬度　工具质量和被加工件的硬度均可增加作业负荷和静力紧张

程度，加剧对人体的损伤。

5.2.6　振动危害的防治

振动的防治要采取综合性措施，即消除或减弱振动工具的振动，限制接触振动的时间，改善寒冷等不良作业条件，有计划地对从业人员进行健康检查，采取个体防护等项措施。

1. 消除或减少振动源的振动

消除或减少振动源的振动是控制噪声危害的根本性措施。通过工艺改革尽量消除或减少产生振动的工艺过程，如用焊接代替铆接、水力清砂代替风铲清砂。采取减振措施，减少手臂直接接触振动源。

2. 限制作业时间

在限制接触振动强度还不理想的情况下，限制作业时间是防止和减轻振动危害的重要措施。应制定合理的作息制度和工间休息制度。

3. 改善作业环境

改善作业环境是指要控制工作场所的寒冷、噪声、毒物、高气湿等作业环境，特别要注意防寒保暖。

4. 加强个体防护

合理使用防护用品也是防止和减轻振动危害的一项重要措施，如戴减振保暖的手套。

5. 医疗保健措施

就业前查体，检出职业禁忌证。定期体检，争取早期发现手振动危害的个体，及时治疗和处理。

6. 职业卫生教育和职业培训

进行职工健康教育，对新工人进行技术培训，尽量减少作业中的静力作用成分。

7. 卫生标准

1989 年，国家对局部振动作业制定了卫生标准，标准限值的保护率可达 90%。所以，通过预防性卫生监督和经常性卫生监督，严格执行国家标准，也可预防振动危害。

5.3　不良照明对人体的危害及防治

5.3.1　照明的物性指标及分类

人们在生产劳动过程中，通过视觉功能才能认出和了解物体的形状、大小、位置与颜色。从外界所获得的信息量中约有 80% 是由视觉得到的。而视觉的形成有赖于光线的刺激，使眼睛对被看对象产生反应。所以，视觉现象的变化决定于光、对象、眼睛三要素的变化，而且缺一不可。但是人们通过视觉所获信息的效率和质量又与视觉特征和照明条件有着直接关系，而且照明条件对视觉功能也有明显影响。良好的生产性照明是保证劳动者身心健康、提高生产效率、实现安全生产的重要条件之一。

1. 照明的基本物性指标

光是一种波长范围很广的电磁辐射，人眼所能感觉的光的波长范围为 380 ~ 760nm（纳米），称为可见光。但人眼并不是对这一波长内的一切辐射都具有同样的视觉灵敏度，在波长为 555nm 时，视灵敏度达到最高。人眼的色视觉与光辐射的波长也有关，不同波长的光在视觉上形成不同颜色，如 700nm 的光呈红色，580nm 的光呈黄色，470nm 的光呈蓝色。单一波长的光呈现一种颜色，称为单色光。日光和灯光都是由不同波长的光混合而成的复合光，它们呈白色或其他颜色。波长短于 380nm 的有紫外线、X 射线、γ 射线、宇宙线；大于 760nm 的有红外线、无线电波等。它们与光的性质有所不同，人眼是看不见的。涉及光性质的物理指标很多，主要有光通量、发光强度、光亮度、光照度、对比度、折射率等。

（1）涉及光性质的物理指标的定义及单位

1）发光强度。一种光源所能产生的光线的强度称为发光强度（I），单位为 cd（坎德拉，candela）。一支规定的国际蜡所发生的光的强度为 1cd。从光源发出的可见光辐射的能流称为光通量（Φ，也称光通量），是表示光源发光能力的基本量，单位为 lm（流明，lumen）。1cd 的光源放在半径 1m 的圆球中心处，通过该球面每平方米的光通量为 1lm。所以有

$$总光通量 = 发光强度 \times 球面积 \tag{5-1}$$

2）光照度。物体表面所受到照射光或投射光线的强度称为光照度，简称照度，单位为 lx（勒克斯）。1lx 是 1m² 面积上均匀分布 1lm 光通量的照度。故有

$$光照度（lx）= 平面上的光通量（lm）/该平面的面积（m²）。 \tag{5-2}$$

3）光亮度。投射到物体的光线，一部分被物体透过或吸收，一部分被物体表面反射，物体单位面积所反射光线的多少，称为物体的光亮度（L），简称亮度。物体之所以被看得见，就是因为物体有亮度，人们是通过亮度的差异来辨别颜色相同的各种物体的。亮度的单位为 cd/m²。

4）折射率。折射率是指表示物体表面反射光通量占投射到物体表面上总光通量的比例。即

$$折射率 = 物体表面反射光通量（lm）/物体表面投射光通量（lm） \tag{5-3}$$

5）吸收率。吸收率是指表示物体表面吸收光通量占投射到物体表面上总光通量的比例。即

$$吸收率 = 物体表面吸收光通量（lm）/物体表面投射光通量（lm） \tag{5-4}$$

6）透过率。透过率是指表示透过物体的光通量占投射到物体表面上总光通量的比例。即

$$透过率 = 透过物体的光通量（lm）/物体表面投射光通量（lm） \tag{5-5}$$

当物体的折射率、吸收率、透过率三者之和为 1 时，表明为透明物体；当折射率、吸收率之和为 1 时，表明为不透明物体。

（2）亮度、照度与发光强度的关系　物体表面上的照度，取决于光源的强度、物体与光源的距离及光线投射于物体的角度。同一物体在同一方向和距离时，物体的照度与光源的强度成正比，发光强度越高，物体表面的照度也越大；同一发光强度下，物体的照度与物体和光源间距离的平方成反比，物体距离光源越远，物体表面的照度越低；同一强度的光源下，物体表面的照度与光线投射角的余弦成正比，物体表面垂直于投射线时照度最大，平行于投射线的物体表面照度最低。物体表面的照度（E）与发光强度（I）、光线投射角（α）及光流至物体表面的距离（r）的关系式为

$$E = \frac{I\cos\alpha}{r^2} \tag{5-6}$$

物体亮度取决于物体的照度及物体的折射率。同一物体，其亮度与照度成正比，照明强度越大，物体的亮度也越大。而物体的折射率则因各种物体的颜色及性质而异。

2. 照明的分类及特点

生产场所中使用的照明有自然照明、人工照明及综合照明（前两者并用）三种。

（1）自然照明　自然照明是以自然光线作为光源，是一种最经济也是最良好的照明方式。自然光柔和明亮，使人眼感到舒适，加之光谱中的紫外线对人体健康有益，同时又可节约能源，因此在设计照明时，应尽量考虑最大限度地利用自然采光。依厂房结构不同，一般有三种自然采光形式，其特点如表 5-4 所示。

表 5-4　自然采光形式及特点

类　别	结　构	特　点
侧面采光	利用建筑物的侧窗采光	光的方向性强，结构简单，但光线不均匀，有阴影
顶部采光	利用各种天窗、屋顶落差	采光量大，均匀，结构复杂，造价较高
混合采光	同时利用侧面和上部采光	比较理想

但自然照明有其局限性，它受不同时间、不同季节、不同条件的限制，并且光线强度多变。若利用不当时有如下缺点：在时间和空间上常不能保证有足够的均匀性，有时不能满足每个工作面所需要的照度；有时因直射阳光刺激可引起炫目。为此，常常要采用人工光源作为补充照明。

（2）人工照明　人工照明是指在自然采光不足或不能利用阳光的时间（如夜班）、场所（如矿井、隧道、地下室等）和需要高照度的作业（如精密作业），为从事生产活动或保证作业安全而采用人工光源的一种照明形式。人工照明应选择接近自然光的人工光源，常用的有荧光灯、白炽灯、高强度气体放电灯（高压钠灯、荧光高压汞灯、金属卤化物灯）等。在人工照明中，荧光灯优于白炽灯，因其光谱近似太阳光，发热量小、发光面积大，可使视野的照度均匀，采光效果较白炽灯高 3 ~ 4 倍。除特殊情况下，人工照明不宜使用有色光线，因为有色光照明下，视力效能将会降低，如白光下视力效能为 100%，黄光下为 99%，蓝光下为 92%，红光下为 90%。

人工照明可根据具体的需要加以调节、改变，应用十分便利，故在生产性照明中占有重要的地位。人工照明按照射范围可以分为以下五种：

1）一般照明。一般照明又称全面照明，是指不考虑特殊局部需要，通常在整个工作场所安置若干照明器，给整个工作台提供大体相同的照度，使各工作面普遍达到所规定视觉条件的照明方式。它适用于对光线投射方向没有特殊要求、工作点较密集或作业工作点不固定的场所。

2）局部化照明。局部化照明是指在为一般的工作区域提供照明的同时给邻近区域提供较低的照明方式。对于照度要求较高，工作位置密度不大，并且单独装设一般照明不能满足要求的场所，宜采用局部化照明。

3）局部照明。局部照明是指在某些工作面上分别装上照明器，使其达到所规定视觉条件的照明方式。由于它靠近工作面，可少耗电而获得高的照度。但要注意直接眩光和使周围视野变暗的影响。如使用可移动式的照明器，可以随时将其调整到最有效的位置。一般对工作面照度要求不超过 30 ~ 40lx 时，可不必采用局部照明。

4）混合照明。混合照明是指由一般照明与局部照明共同组成的照明方式。它是在工厂内特定地点（如试验、检查场所及流水线作业上进行细致操作的地方）给以高照度的照明方式，是一种经济、合理、实用的照明方案。常用于要求照明高或有一定的投光方向，或固定工作点分布较稀疏的场所。一般照明与局部照明的适宜比例在 1∶5 左右，可视工作场所的大小而定，工作场所较小的地方可适当提高一般照明的比例。图 5-1 所示为上述各种照明系统的主要差异。

5）特殊照明。特殊照明是指应用于特殊用途或有特殊效果的各种照明，如方向照明、透过照明、微细对象检查照明、不可见光照明、运动对象检查照明、色彩检查照明等。

（3）综合照明　综合照明是在自然照明的基础上加上人工照明以满足工作面上所需照度的一种照明方式。这种照明方式既能达到充分利用自然光的目的，又考虑到自然照明的不足，并选用适当的人工照明加以补充。目前，现代化的生产厂房都选用综合照明方式，同时按照一年四季及一天中早、中、晚自然光变化规律配置可调式人工照明系统，使得生产照明系统设置更加合理、高效、灵活、健康。

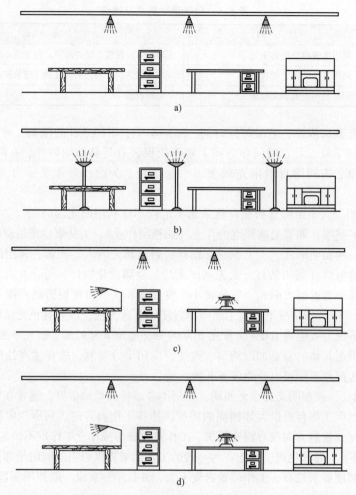

图 5-1　各种照明方式示意图

a) 一般照明　b) 局部化照明　c) 局部照明　d) 混合照明

5.3.2　不良照明对人体与作业的影响

1. 影响人视觉功能的因素

人的视觉功能是指视感觉器官对事物识别能力的总称，它包括视力、视野、适用性、视觉速度、色觉等诸多方面。它对产品的数量、质量和安全生产均有重要影响。影响人视觉功能的因素主要有如下几个方面。

（1）视角　视角是指瞳孔中心对视察物体的张角。物体在视网膜上成像的大小是由视角的大小决定的。一个物体能否被看见，首先要求它在视网膜上所形成的像要足够大，使视网膜上两个被光刺激的锥体之间要至少有一个不受光或少受光刺激的锥体把它们隔开，否则就分辨不出两点。能看得见的最小视角称为最小生理极限角。通常用"分"（′）为单位表示视角大小。一般规定最小生理极限角为 0.5′。若长时间在小于最小生理极限角下视物，则会严重影响视力。

（2）对比感度　如果要辨别某一背景上的物体，背景与物体必须要有一定的对比度（颜色对比和/或亮度对比）。物体与背景之间的亮度差越大，眼睛就越容易将它与背景区别开来。对一定视角的物体，刚刚能辨别时，其物体与背景的最小亮度差叫作临界亮度差，它与背景亮度之比叫作临界对比，而临界对比的倒数称为对比感度。

对比感度与照度、物体大小、观察距离及眼适应情况等因素有关，对比感度越大的人能分辨越小的亮度对比，或者在相同的对比条件下，辨别物体更清楚。视力较好的人，其临界对比约为0.01，也就是说，其对比感度为100。可见对比感度的大小能影响视物的分辨能力与速度。

（3）光强分布与眩光　环境中光强分布和亮度的对比是影响视觉的主要因素。就光强分布而言，全面照明比局部照明更为可取，因为全面照明可以避免眩光。因此，应将电灯尽可能地均匀分布以避免光强的差异。往返穿梭于光强不一的区域容易导致眼睛疲劳，随着时间的延长，可导致视力下降。

由于亮度分布不适当，或亮度的变化幅度太大，或空间和时间上存在极端的亮度对比，引起不舒适或降低观察物体的能力，或同时产生这两种现象的视觉条件，称为眩光。简言之，眩光就是使眼睛炫耀不适的光。眩光可分为直射眩光、反射眩光和对比眩光三种。无论哪种眩光都会使眼部刺激不适，妨碍视力而引起疲劳。直射眩光是光线未经扩散直接照射到眼睛引起的；反射眩光是光线照射到反光很强的物体上，由物体表面反射到眼部引起的；对比眩光是物体与背景的亮度不协调，明暗相差太大产生。眩光能使眼睛的分辨能力降低。长时间连续承受眩光的工人会发生眼睛紧张和视觉功能失调。与眩光有关的因素有：

1）光源的亮度。直接观看可承受的最大亮度是 $7500cd/m^2$。

2）光源的位置。当光源位于观察者的 $45°$ 视角内时易产生眩光，如果将光源放置在这一视角之外则眩光大为降低。图 5-2 所示提供了避免直接和间接（反射）眩光的方法。总的来说，光源安装的位置越低或房间越大，眩光就越强，因为在大房间的光源或位置低的光源更容易进入能产生眩光的视角内。

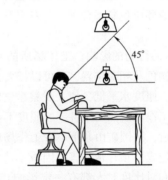

3）不同物体表面的亮度分布。视野内物体的亮度差别越大，越容易产生眩光，也越容易降低眼睛的分辨力，因为眩光效应能影响视觉的适应过程。所以要求最大亮度差别最好不要超过如下的值：视觉作业/工作台表面 = 3：1、视觉作业/周围背景 = 10：1。

4）暴露的时间量级。如果暴露的时间太长，甚至亮度较低的光源也能产生眩光。

一般工作中人工照明引起的眩光都是照明设备配置不合理和使用不当所致，因此在生产场所要采取措施，避免眩光的产生。

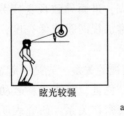
眩光较强

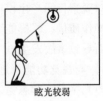
眩光较弱

a)

（4）照度的均匀度与稳定性　影响照明质量的另一个因素是照度的均匀度，工作面上（一般为长、宽各在 0.75m 范围内）最小照度与平均照度之比称为照度均匀度。照度均匀度小时，使视力调节紧张，易引起视觉疲劳，故规定照度的均匀度应大于 0.7。如果光源的端电压不稳定，也会影响到照度的不稳定，时高

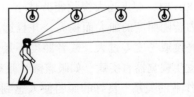
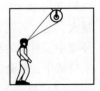

b)

图 5-2　影响眩光的因素及预防措施
a）灯安装的高度　b）房间的大小

时低，眼睛需要不断地适应，也易于发生视觉疲劳。因此，要求电源端电压不应高于照明器额定电压的105%或低于97.5%。当采用荧光灯照明时，还要注意降低频闪效应，因为它也会使人眼花，易疲劳，容易对转运物体的转运方向产生错觉。

2. 照明对人体和作业的影响

（1）照明与人群健康的关系

1）对生理功能的影响。光对人的生理作用是多方面的。光主要通过神经系统来影响机体整个内部环境。眼睛对可见光的刺激与反应是很敏感的，甚至很小的刺激就可引起大脑皮层的兴奋过程并形成条件反射。例如，人的觉醒与睡眠节律是与日夜周期变化有着密切联系的。光也可以通过自主神经系统影响物质代谢过程。此外，各种单色光也有不同的作用，如红色光、黄色光可使呼吸加深加快，脉搏加速；绿色光、蓝色光及紫色光则引起相反的结果。

2）对心理和情绪的影响。光作为一种信号能显著地作用于人的大脑皮层，直接影响人们的心理活动、情绪状态。例如，黑暗的环境使人们心情沉闷、阴郁、不安和恐慌，明亮的环境使人心情豁然开朗、兴奋愉快、精神振奋。光色不同，其心理作用及感情效果也不一样。例如，红色光、黄色光引起兴奋作用，有温暖感，看起来觉得近，有大的感觉；而蓝色光、紫色光引起抑制，有镇静作用和寒冷感，看起来有远或小的感受。光的波长不同，表现出完全相反的感情效果，中等波长的黄绿色光产生最舒适的感情。此外，色序不同，轻重感也各异，因此常利用光色作为安全标志，如红色光表示危险、禁止，绿色光表示安全、通行，黄色光表示注意。环境中高照度或亮度差过大，或环境色彩不合理、色彩混乱，都可引起不舒适感觉，分散注意力，容易导致视觉疲劳等。

3）对人的行为的影响。工作场所的照度适宜可以增强工人的辨识能力，有利于辨别物体高低、深浅、颜色及相对位置，还可以扩大视野，有利于增加判断反应时间，减少失误判断。相反，照明质量差、照度水平低，使人观察事物吃力，增加能量消耗，恶化眼的调试和会聚能力。资料表明，由于工作场所照明条件差、照度不符合要求的人身事故率为5%，在人身事故间接原因中占20%。据报道，我国矿山井下不少工作场所照明条件比较差，因看不清采场顶板或井巷周壁岩石冒落征兆，造成冒顶片帮伤害及因看不清溜井口而发生坠井事故也时有发生。此外，井下照明中眩光、翳影和对比度对人都有一定影响：眩光使视觉受到高度的刺激，大脑皮质细胞相互作用，使人对观察目标产生模糊，进而导致视觉疲劳，视力下降，同时使人烦恼，注意力不集中，影响工人操作质量；翳影能增加视网膜成像亮度，降低影像反差，使人看物体模糊不清，容易造成误判断而导致事故发生。

4）与视觉功能、近视的关系。光是引起视觉的刺激物。光进入视觉器官后，使人们产生视知觉，即光感觉、形态觉、色觉、立体觉、运动觉的综合。光刺激的强度决定着视觉。人的视觉功能直接与照明的质量有着密切关系。研究表明，人的视力是随着照度水平的提高而增加的，视觉疲劳的出现随着照度的增加而减少。我国曾就不同照度对儿童视功能影响进行的试验研究表明：当照度为 $10 \sim 1000 lx$ 时，照度越大视觉疲劳越小，相对视觉疲劳与照度的对数成反比关系；照度越大，远、近视力皆随照度的加大而提高，并且远、近视力皆与照度的对数成正比。如果在视觉环境中，过高的亮度或亮度差过大，或者照度不足，都会降低视觉效果，容易出现视觉疲劳，长期持续下去就会发生视觉器官疾病，如眼震颤、眼疲劳症、近视眼等。

（2）照明与作业的关系　良好的照明使人感到舒适，并能调整人的精神状态，进而提高工作效率。荷兰、美国科学家研究发现：人的工作时间长短与光照度水平要求呈线性关系，即实验对象的工作持续时间与他在工作台面上所需的光照度成正比，如图5-3所示。对清晨午后效应与光照度需求量关系的研究结果表明：清晨，持续工作时间/人工照度需求量的关系因子为负，到午间休息时，该值渐趋于零，午后该值仍为负。而到了下午 15 ~ 16 时，这一关系因子开始为正。可能是人们在极度疲劳的时候，常要将灯开得很亮，以使他们的注意力能够更加集中，如图 5-4 所示。研究认为，提高光亮度水平，可以或多或少地缓解人的疲劳程度，有效地提高工作竞技状态。有些研究结果还显示：人体处于低潮状态时，2500lx 左右的照度可以很有效地调整人的精神状态。

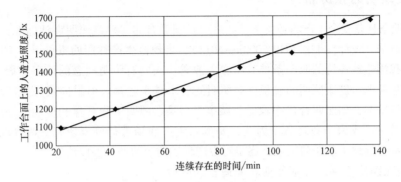

图 5-3　工作台面上的平均光照度与持续工作时间的关系

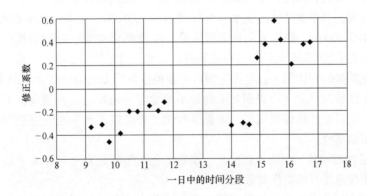

图 5-4　在一天中不同的时间分段所呈现出的持续工作时间与人工照度之间的修正值

在不良照明条件下，由于照明不好，作业者需要反复努力辨认生产对象及生产过程，易造成视觉疲劳，工作效率降低。图 5-5 所示为一精密加工车间在照明条件不好时（照度为 370lx），视觉疲劳增加，劳动生产率下降；当照度逐渐增加时，视觉疲劳也逐渐减少，劳动生产率随之增长（在 1200lx 以下表现明显）。此外，不良照明还会影响人的情绪，降低人的兴奋性与积极性，照度过低或炫目都会使人感到不愉快，容易疲劳，从而也影响工作效率。例如，有人根据研究结果指出，随着眩光作用的加强，其作业能力也明显下降，当眩光光源与视线角度在 40°时，作业能力下降 42%；20°时下降 53%；10°时下降 69%；5°时下降 84%。

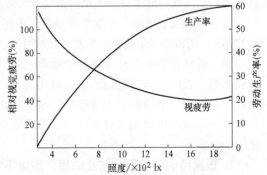

图 5-5　照度与劳动生产率、视觉疲劳的关系

（3）照明与安全　作业的安全性与照明有很大的关系。许多事故统计资料表明，事故原因虽然是多方面的，但不良照明是其主要原因之一。英国研究发现，事故次数与季节有关，如 11 月、12 月和 1 月的白天时间短，工作场所人工照明时间增加，与自然光相比，人工照明的照度值

较低，故在冬季事故次数最高。根据我国有关调查，在机械、铸造、纺织、造船、建筑等工业部门，人工照明的事故比自然采光情况下平均增加79%左右。英国的调查也获类似结果，事故平均增加25%左右，其中由于人跌倒引起的事故增加74%。

5.3.3　不良照明的预防措施

良好的照明条件是安全生产的必要条件之一。我国颁布的《建筑照明设计标准》（GB 50034—2013）和《建筑采光设计标准》（GB 50033—2013），为规范生产性照明提供了科学的依据。经过多年的发展，我国生产环境的照明条件有了很大改善，人们对照明理念的认识经历了普通照明—节能照明—绿色照明—健康照明的过程，对照明的要求越来越高。但目前我国生产环境中存在的照明问题还比较普遍，如照明合格率较低、城市光污染、照明工程环保和节能问题等，因此改善生产环境照明条件已成为当务之急。为此，要深入生产现场进行调查研究，评价现有照明条件，分析原因，有针对性地采取预防措施，逐步对生产环境的照明条件加以改进。

1. 积极提高照度水平，保证作业环境适宜的照度

人眼产生正常的视力所需要的照度，通常是50~75lx。随着照度的增加，人眼识别外界事物的清晰度和速度也相应提高，同时由于掌握外界情况所消耗的人体能量减少，工人的疲劳程度也会随之减轻。研究表明，当作业环境的照度从30lx增加到300lx时，工人的疲劳程度大约下降40%；如果照度继续增加到1000lx，则工人的疲劳程度进一步降低至50%，达到最低点。如果照度超过1000lx，则因工人感到光线刺眼又使疲劳程度回升。因此，过量的照度也不可取。为了使工人视力维持在不发生视觉障碍的程度以上，世界各国对于各种作业所需的最低照度都制定有统一的标准。一般地说，随着工作精细程度（以识别对象的最小尺寸定量地界定）的提高，工作面上所要求的照度也随之增加，所以要严格按我国的标准提供照明。提高照度水平是改善照明条件的关键，可从以下几个方面采取措施：

（1）选用合适的照明器　照明器在配光、改变光色、限制眩光和对环境的装饰美化、创造气氛、产生良好的生理感受方面发挥着重要作用。

（2）定期维护照明设备　定期维护照明设备是非常必要的。维护的目的是防止灯的老化和去除照明设备上聚集的灰尘。因此，应选择易于维护的灯和照明系统。实践证明，经常清拭灯具和更换灯泡（管），可以大大增加照度，改善照明条件。此外，定期清拭车间玻璃窗、粉刷墙壁、清扫地面，在改善自然照明方面也获得了良好效果。

（3）合理配置光源、增加灯具数量　采用人工照明时，光源应该是颜色好（接近自然光）、价廉和方便，所以应采用耗电小和发光强的灯具。一般来说，荧光灯（60lm/W）比白炽灯（15lm/W）发光强，并且耗电小，故应该多使用荧光灯。对于同一类型的灯来说，则大功率灯比小功率灯的效率高，长的荧光灯较短的荧光灯更有效。增加灯具数量可从两方面着手：一是增加灯盏数量；二是加大灯泡的功率来改进照度水平。此外，还应保持电压的稳定，如只达到额定电压的85%时，灯泡发出的光通量只能达到原规定的60%左右，不仅会降低照度，而且会缩短灯泡的使用寿命。

2. 提高照明的质量，防止炫目、照度不均匀及频闪效应

良好的照明条件除了适宜的照度外，还包括光源及其方向、光的颜色、照度均匀度、物体与背景的对比度、有无炫目等。

（1）充分利用自然光　日光是最好的光源，其光谱成分最适宜于人的视觉功能，作业环境利用更多的日光有助于改善光线的分布，消除或减弱阴影。为了充分利用日光，应注意做到以下几点：擦净窗户，增加玻璃的透光性；扩大窗户的面积或将窗户设于较高的位置；工人工作或机器放置的地点，尽可能选择在能够更多吸收日光的地方；在车间顶棚上安装半透明材料制造的天窗。

（2）限制炫目　炫目易造成视觉疲劳，产生不适感，降低视觉效率，损害视力。主要防止措施是限制光源的亮度。可用半透明材料减少光源亮度或遮住直射光线；灯具要有适度悬挂高度与必要的保护角（最好为 45°）。还可适当提高环境亮度，减少亮度对比，这对防止炫目均有效果。

（3）照度的均匀性　照度的均匀性主要通过合理的灯具布置来解决，并注意边行灯至场边的距离保持在 $L/2 \sim L/3$（L 为灯具间距）。灯具的布置可采用棋盘式和直角式，如图 5-6 所示。对于一般工作来说，有效工作面大体为 $30\text{cm} \times 40\text{cm}$，在这个工作面范围照度的差别应不大于 10%。

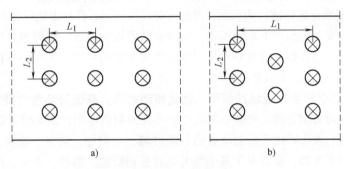

图 5-6　照明器的对称配置

a）棋盘式　b）直角式

（4）采取适当措施对生产性照明进行光学控制　如果在照明装置中使用裸露的灯泡，光线的分布则不可能满意，这种照明也不经济。而且，裸露的灯泡很可能成为眩光的来源，从而降低照明系统的效果。所以，对照明要进行适当的光学控制。最常用的方法有：

1）遮挡。例如，将灯安装在一个有开口的不透明的罩内，可通过遮挡控制光线输出，从而提高局部照明的效果。

2）反射。这一方法应用反射表面。反射表面可选择的范围非常宽，既可用具有极不光泽涂层的反射表面，也可用具有高反光的或镜子般涂层的反射表面。这种控制方法比遮挡法更有效，因为分散的光线被收集并反射到需要的地方。

3）漫射。如果将灯安装在半透明的灯罩内，光源外观的体积增大了，但同时其亮度也降低了。实际应用的散光罩吸收了灯发出的部分光线，这相应降低了照明系统的效率。

4）折射。这种方法应用棱镜效应，即应用玻璃或塑料等棱镜材料将光线"弯曲"，使其射向所需的方向。这一方法特别适用于室内一般照明，既具有控制眩光的作用，又具有较高的效率。

在许多情况下，一个照明系统可能需要综合使用以上几种方法。

（5）避免频闪效应的影响　荧光灯在交流电源作用下，随着电流的增减，光通量发生相应变化，容易引起频闪效应。将光通量波动深度控制在 25% 以下，可避免频闪效应的产生。在照明设计中，系统可按二相三线设置，将相邻灯具分别接在不同相位线路上；若系统按三相四线设置，三个相邻灯具分别接在不同相位线路上，则光通量波动深度可以达到 5%，将频闪效应降到更低，减少视觉疲劳，保证劳动生产率。

（6）提高被观察物体与其背景之间的对比度　为了提供一个视觉舒适的工作环境，需要对舒适、工作效率和视野内的照明进行综合考虑。从理论上讲，作业周围环境的照明最好是逐渐降低，以避免强烈的对比。视野内的观察对象、工作面和周围环境之间的亮度比最好为 5：2：1，最大容许亮度比为 10：3：1。如果工作场所照度水平要求不高（如 150～300lx），则视野内的亮度差别对视觉工作影响较小。

（7）正确使用光源的方向也是一个要注意的问题　一般情况下，人们总是习惯于光线来自前上方，但是对于检验等工作来说，光源的方向尤为重要，如检验瓶装液体，应该让光线从瓶底方向射入；检验印制电路板，应该让光线从边缘方向射入。

3. 合理进行照明设计

在新建或扩建厂房的设计过程中就应考虑到照明的设计，这样才能从根本上保证合理的照明。首先要充分了解生产工艺和工人活动的特点与要求，并参照已建厂房的调查情况与效果（如光源的比较、灯具配置、投照方法、控制器种类等），结合当前电力供应和经济情况，以《建筑采光设计标准》和《建筑照明设计标准》为依据，通过充分讨论研究，再提出比较合理的照明设施方案。在人工照明设计时，要考虑到以下几个因素，如作业区要求的照度、视野内亮度的分布、作业或观察对象的大小与反射率、作业或观察对象与周围环境亮度的对比、工作中容许观察的时间、个体特征（如年龄等），使设计方案更趋合理。

4. 合理运用色彩调节生产现场的照明，优化照明效果，降低劳动者的视觉疲劳

不同的色彩环境对劳动者的生理和心理会产生不同的刺激作用，从而给劳动者的生产效率带来不同的影响。因此，在生产现场营造适宜的色彩环境，对顶棚、墙壁、地板、过道、设备、工作台等施以适当的色彩装饰，使置身于其中的劳动者感到舒适、愉快、安全、精神振奋、精力集中，是保障劳动者身心健康、提高生产效率的一条重要途径，也是搞好生产现场管理的一个重要手段。照明应是首先保证的工作条件之一。由于不同色彩的反射能力不同，因而可利用色彩来调节生产现场的照明。按照明条件的要求，生产现场的顶棚、墙壁、墙围、地板的反射率应分别为：60%～95%、40%～60%、20%～40%、15%～30%。白色的反射能力（80%～95%）最高，淡绿色、中青色、中灰色的反射能力（分别为47%、36%、30%）较低，赭红色的反射能力（18%）低。所以，顶棚和墙壁一般选用白色，墙围选淡绿色或中青色，地板选中灰色。为了给人以明了的房间形体和地板面积的尺度感，同时也防止弄脏墙壁下端，建议在地板以上刷涂一段 10～15cm 赭红色的墙裙。这样的色彩环境能使人感到明亮清洁而又层次分明。

无论生产现场的色彩环境多么舒适，劳动者的视觉器官迟早会产生疲劳。为了延缓和降低这种疲劳，不宜把生产现场装饰成单一的色彩或一种色调占绝对地位，因为单一的色彩易引起视觉疲劳。黄绿色、绿色、蓝绿色、淡青色等不易使眼睛疲劳，可用这些生理上最适宜的色彩装饰生产现场，并在适当位置上运用相应的补色，使眼睛能在补色背景上获得平衡和休息。另外，选用适当的色彩对比，可以适当提高对细小零件的分辨力。但色彩对比不宜过大，否则会造成视觉疲劳的提早出现。因此，应消除视野内造成晃眼和易引起视觉紧张的对比强烈的色彩，以减轻视觉疲劳。

5. 更新照明理念，推行健康照明

人类社会要求健康地向前发展，健康照明也就应运而生。所谓健康照明，就是一种有利于人类、环境和社会健康发展的照明。它不仅涉及物理学、化学、生物学知识，而且还要研究生理学、心理学、气象学和计算机科学等相关科学，尤其与光度学、色度学、视觉科学和照明科学技术关系更为密切。健康照明要求做到照明技术与艺术的统一，满足生理和心理健康的需求。现行的照明设计主要考虑被照面上照度、眩光、均匀度、阴影、稳定性和闪烁等照明技术问题，而健康照明设计不仅要考虑这些问题，而且还要处理好紫外辐射、光谱组成、光色、色温等对人的生理和心理的作用。

5.4 电磁辐射及其对人体的危害和防护

5.4.1 电磁辐射的物性特征及分类

电磁辐射以电磁波的形式在空间向四周传播，它具有波的一般特征。电磁辐射常用频率和波长两个物理量来衡量，其波长（λ）、频率（f）和传播速度（c）之间的关系为 $\lambda = c/f$。

电磁辐射在介质中的波动频率，以赫兹（Hz）表示。电磁辐射的生物学作用性质，主要取决于辐射能的大小。一般波长越短，频率越高，辐射的量子能量越大，生物学作用也越强。电磁辐射能够引起生物组织发生电离作用的最小能量水平约为 12eV，即相当于 103nm 波长的电磁波，约介于紫外线和 X 射线之间。因此，又根据电磁波能否引起生物组织发生电离作用而将其分为电离辐射和非电离辐射。电离辐射包括由射线装置或放射性同位素产生的 X 射线、α 射线、β 射线、γ 射线及中子，此外还有不常接触到的质子、裂变碎片和重核等。电离辐射和放射性物质一直就存在于人们周围的环境中，自古以来，人类就受到天然存在的各种电离辐射源的照射。非电离辐射包括紫外线、可见光、红外线、激光和射频辐射等。波长为 100 ~ 400nm 的电磁波称为紫外线。太阳是极强的紫外线辐射源。在生产环境中，凡是物体的温度达 1200℃ 以上时，辐射光谱中即可出现紫外线。波长为 0.76 ~ 1000μm 的电磁波称为红外线，也称热射线。辐射线的温度越高，其辐射的红外线波长越短。自然界的红外辐射以太

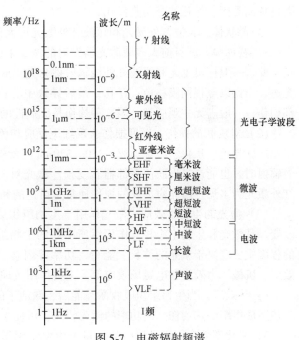

阳为最强。在生产环境中，加热金属、熔融玻璃和强发光体等都是红外辐射源。激光是一种人造的、特殊类型的非电离辐射，是在原子、分子内受激辐射而产生的一种新光源，并因此而得名。在无线电技术中被采用的电磁波，通常叫无线电波，也称射频辐射，其在电磁波谱占有很大的频段，其波长在 1mm ~ 3km，通常包括高频电磁场和微波。高频电磁场按波长可分为长波、中波、短波和超短波；微波分为分米波、厘米波和毫米波。其实，自然界中人们最熟悉的电磁辐射就是阳光，阳光（可见光部分）是介于能量较大的电离辐射（X 线、宇宙射线）等高频段射线与较弱的、非电离低频段射线之间的一个分界点。图 5-7 显示了不同种类的电磁辐射频谱。

图 5-7 电磁辐射频谱

5.4.2 激光对人体的危害及防护

1. 激光的特性和职业接触机会

激光是在物质的原子或分子体系内，因受激辐射的光得到放大的一种特殊光源。它具有亮度高、单色性、方向性、相干性好等一系列特性。由于激光性能优异，其在工业、农业、国防、医疗和科研领域中有广泛的应用。工业上用于金属和塑料部件的切割、微焊、钻孔、测量等；军事上用于高容量通信技术、测距、瞄准、追踪、导弹制导等；科学研究方面则用于微量元素分析、

等离子研究、热核工程控制及激光全息术、大气污染测定、地质测量等；医学上用于眼科的视网膜剥离修复、虹膜切除、玻璃体乳化及皮肤科和外科诸多领域。接触激光的人员随着其应用的扩大日益增加。

由于在激光装置工作时（有时称为"激光态"）能产生非常准直的光辐射束（如紫外线、可见光或红外辐射能量），故其危害的作用距离相当远，这与在一般工作场所遇到的各类危害因素是大不相同的。

2. 激光对人体的影响

激光对人体的伤害主要是眼睛和皮肤，其次是生物学效应。其伤害的程度主要取决于激光的波长、光源类型、发射方式、入射角度、辐射强度、受照时间及生物组织的特性与光斑大小等。

（1）对眼的损伤 在一般情况下，可见光与近红外波段激光主要伤害视网膜，紫外与远红外波段激光主要损伤角膜，而在远红外与近红外波段、可见光与紫外波段之间，各有一过渡光谱段，可同时造成视网膜和角膜的损伤，并可危及眼的其他屈光介质，如晶状体。

1）对角膜的损伤。波长为295～1400nm的紫外、可见光和红外激光，均可透过角膜，唯有295nm的紫外激光几乎全被角膜吸收，是损伤角膜的最主要波段。角膜上皮细胞对紫外线最为敏感，照射早期就有疼痛、畏光等症状。临床上表现为急性角膜炎和结膜炎。由于角膜表面的神经末梢对热异常敏感，红外激光也可灼伤角膜。常用的远红外 CO_2 激光器，当照射剂量每秒达到 $10W/cm^2$ 时，即可损伤角膜，主要症状为剧烈疼痛；照射剂量每秒达到 $100W/cm^2$ 时，可使角膜因过热而凝固、坏死甚至角膜穿孔。

2）晶状体。长波紫外激光和短波红外激光可大量被晶状体吸收，可使之混浊导致白内障。

3）视网膜。就目前大多数激光器发射的波长来说，以对视网膜的威胁最大，事故性伤害也多见于此。一般把可见光和短波红外线辐射称为光辐射的视网膜伤害波段，损伤的典型表现为水肿、充血、出血以至视网膜移位、穿孔，最后导致中心盲点和疤痕形成，视力急剧下降；视网膜边缘部灼伤，一般多无主观感觉，因这种灼伤是无病性的，人们容易麻痹、疏忽。

（2）对皮肤的损伤 轻度损伤表现红斑反应和色素沉着。随着辐照剂量的增加，可出现水疱，以至皮肤褪色、焦化、溃疡形成。250～320nm的紫外激光可使皮肤产生光敏作用。遭受大功率激光辐射时，也能透过皮肤使深部器官受损。激光对皮肤的损伤，主要由热效应所致，以可见光和红外激光为多见。激光对皮肤的损伤通常是可逆的和可复的。

（3）激光的生物学效应 激光作用于生物组织后，可使组织的理化特性、形态和机能等发生改变。凡激光和生物组织相互作用后所引起的生物组织的任何改变，称为激光生物效应，其作用的程度主要取决于激光的波长、能量、功率等因素。激光的生物效应主要表现为热效应、光化学效应、机械压力效应和电磁场效应等。主要作用机理如下：

1）热效应。当生物组织吸收激光能后，激活了的生物分子，使其与周围分子发生多次碰撞并产热造成组织的热灼伤。高功率的激光辐照，可使组织致热炭化或致热气化。

2）光化学效应。激光辐射的光量子由生物组织有选择地吸收而产生光化学效应，可使蛋白质、核酸变性，酶灭活，表现为杀菌效应、红斑反应和色素沉着等现象。

3）机械压力效应。激光所具有的动能可产生一定的光压，使组织发生机械性破坏。

4）电磁场效应。激光也为电磁波，生物大小分子在电磁场作用下，随频率的变化而转动、颤动，以致使分子不停地伸缩致使细胞损伤、破裂，导致组织的水肿并可使蛋白质、核酸等迅速变性、破坏。

3. 激光的安全防护

对激光的防护主要包括激光器、工作环境、个体防护及对激光操作人员的医疗监护四个方面。

（1）激光器的安全措施　激光装置的危险等级一般分为4级：1级是对眼安全的、无危险的级别。大部分封闭式的激光装置（如激光影碟播放机）属于该等级，无须采取防护措施。2级指有可见的激光束但能量很低，甚至直射人眼并聚焦于视网膜也无危险，如超级市场用的价格读码器和仓储扫描读码器等。3级指眨眼反应也不足以自我防护因而能损伤视网膜及角膜、晶体等的激光辐射，但短暂照射尚不足以损伤皮肤。许多研究用的激光设备及军用的激光测距仪，如激光瞄准具和激光测量装置即属此类。4级指能灼伤皮肤和能弥散反射的激光。所有的外科激光装置及焊接、切割用工业激光装置若不是密封设计的均属4级。但无论3级或4级的激光，只要设计成封闭的工作方式则都属于1级。凡有光束漏射可能的部位，应设置防光封闭罩，安装激光开启与光束止动的连锁装置、光栏孔盖的开闭阀门、遥控触发式或延缓发射开关、光学观察窗口的滤光设施及激光发射的声光信号装置。

（2）工作环境　激光工作室围护结构应用吸光材料制成，色调宜暗。实验室和车间应有良好的照明条件。房间内的墙壁、顶棚、地板、工作台应具有深色不反光的较粗糙表面，以减少对激光的反射和散射，在整个激光光路上应设置不透明的防光罩。为防止加工物质的有毒有害气体的逸出，室内应有一定效果的排风设施。

（3）个体防护　严禁裸眼直视激光束，使用经测试确定的安全防护目镜。穿颜色略深的防燃工作服。

（4）激光操作人员的医疗监护　对于激光操作人员的医疗监护，可根据其职业特点制定管理措施，防止有害照射的发生。医疗监护主要是对眼睛和皮肤进行检查。通过定期的视网膜照相观察眼睛的状况是医疗监护的重要内容，若发现眼睛有问题，应随时检查。一般检查要求的内容是：病史、视力、检查眼底、眼压，以及皮肤颜色、色素分布、过敏情况等。在激光操作工作中，工作人员若怀疑受到激光伤害可随时检查。一般每半年或一年定期检查，脱离激光工作时，应进行一次健康检查。

5.4.3　射频辐射对人体的危害及防护

1. 射频辐射的产生及职业接触机会

若交流电频率在每秒100kHz～300GHz时，据电磁感应定律，其周围就会形成高频率的电场和磁场，也就是射频电磁场，或称高频电磁场。其高频率的电磁辐射称为射频辐射，其频率与交流电频率相同，波长在1mm～3km的范围内，也称无线电波，这是电磁辐射中量子能量小、波长长的频段。按其波长不同又可分为高频电磁场和微波。通常把波长小于1m的电磁波称为微波，其强度以功率密度来表示，单位为mW/cm^2或$\mu W/cm^2$。微波的频率高、波长短、量子能量大，其生物学效应要强于高频电磁场。

射频辐射已广泛应用于工业、医学及研究领域乃至家庭。$3 \times 10^5 \sim 3 \times 10^{11}$Hz频段（即300GHz）是人们所熟悉的，如收音机、电视机及无线电通信（长途电话、蜂窝电话、无线电通信等）、雷达、高频炉、感应炉、无线开关及计算机监视器等均在此频段工作。射频可作为一种热源。工业上的高频感应加热，如高频热处理、焊接、冶炼，以及半导体材料加工等，使用频率多为300kHz～3MHz。高频介质加热，如塑料制品热合，木材、棉纱、纸张、食品的烘干，使用频率一般在10～30MHz。微波主要用于雷达导航、探测、通信、电视及核物理研究等，频率在3～300GHz。微波加热应用近年来发展较快，用于食品加工、医学理疗、家庭烹调，以及木材纸张、药材、皮革的干燥等。

2. 射频辐射对人体的不良影响和危害

射频辐射能通过加热而影响机体，造成灼伤、生殖能力的暂时性或永久性损伤。较大强度的射频辐射可引起人体中枢神经和自主神经系统的机能障碍。中枢神经机能障碍的主要症状为神经衰弱综合征，以头昏、乏力、睡眠障碍、记忆力减退最常见。也可引起心血管系统及晶状体的加速老化，引起白内障等，严重的可引起死亡。自主神经功能紊乱表现为心动过缓、血压下降，但在大强度影响的后阶段，有的则相反呈心动过速、血压波动及高血压倾向。微波接触者除神经衰弱症状较明显、持续时间较长外，还有脑电图慢波显著增加，周围血象白细胞总数暂时下降。长期接触大强度微波的人员中，发现晶状体点状或小片状混浊，有个别白内障报告，一般认为微波能加速晶状体正常老化过程。一般来说，射频辐射对机体的作用主要是机能性改变，停止接触数周后症状可减轻或消失。关于射频辐射的生物学效应机制目前尚不完全清楚，有致热效应和非致热效应学说两种。

（1）致热效应 生物体组织接受一定强度的电磁场辐射，达到一定的时间会使照射局部或全身的体温升高，此谓射频辐射的热效应。生物体犹如巨大的导电体，体内电解质分子中，正、负电荷不重合的，称极性分子；正、负电荷重合的为非极性分子。在电场作用下，非极性分子发生极化作用，成为偶极子。交变的电场使偶极子迅速取向，取向过程中的偶极子与周围分子（或粒子）碰撞、摩擦而生热。体内电解质溶液中的离子，在电场作用下运动，也能产生热量。实际上，交变电场的频率转换甚快，体内的某些极性大分子来不及转向，只能在原位上颤动而产生热量。体液中有些成分为导体，具有闭合回路的性质，在磁场作用下，产生局部性感应涡流而致生热。动物置于高强度的电磁场中一定时间，体温就会慢慢上升，直至高温痉挛致死。

（2）非致热效应 非致热效应是指致热效应以外的其他特殊生理影响，如中枢神经系统、内分泌、免疫和生殖功能的改变。在实际工作中人体处于射频辐射场中并未发现有体温升高的现象，也未测定出人体局部温度的上升，可工人却有一系列主观诉述，有时也能见到客观体征，人们把这种不足以引起人体产热而产生的健康影响，称为非致热效应。多数人认为可能是电磁场对神经-内分泌系统或细胞生物膜的直接作用所致。

生物学效应的一般规律是随频率的增加和波长变短而递增，故其强弱顺序为微波＞超短波＞短波＞中长波，但在微波波段以厘米波危害最大。此外，功率密度相同时，脉冲波的作用大于连续波。

3. 射频辐射的防护措施

对射频辐射的防护应根据需要采用有效的方式：用铁、铝、铜等金属屏蔽场源；使操作者的作业与休息地尽量远离场源，敷设吸收材料层，吸收辐射能量；穿戴微波防护服等个人防护用品。

（1）屏蔽 高频电磁场的辐射源有高频振荡管、振荡回路、高频馈线、高频感应线圈、工作电容器等。对这些辐射源可采取屏蔽措施。屏蔽材料一般应选用导电性和透磁性良好的材料，如铜、铝等。砖、木、水泥、塑料、有机玻璃等是非导体，不能用作屏蔽材料。可将屏蔽材料做成板式或网眼式屏蔽设备。中短波屏蔽设备的网眼可大些，微波屏蔽设备的网眼要小。可做成屏蔽网、屏蔽罩、屏蔽室等。屏蔽体与辐射源之间应保持一定距离，四周结构应保持尖端突出，要有良好的接地装置。

（2）远距离操作和自动化 由于电磁场辐射源所产生的场能与距离的平方成反比，故应在不影响操作的前提下尽量远离辐射源。例如，当不可能对辐射源进行屏蔽时，可在隔离屏蔽室内操作或用机械手、自动控制操作等。

（3）合理布局 将射频辐射产生场所尽可能地远离非专业工人的作业点和休息场所。

（4）职业卫生标准 生产工艺过程有可能产生微波或高频电磁场的设备，应采取有效的防止电磁辐射能的泄漏措施。我国《工作场所有害因素职业接触限值 物理因素》中将通常意义的射频辐射进一步细分为超高频辐射和高频辐射并规定，工作地点超高频辐射（频率为30M～300MHz或波长为 1 ~ 10m）强度按 8h/d 计算的卫生限值为：连续波 0.05mW/cm² （14V/m）；脉冲波 0.025mW/cm² （10V/m）。高频辐射（频率为 100k ~ 30MHz，相应波长为 10 ~ 3000m）的强度按 8h/d 计算的卫生限值为：当频率在 100k ~ 3MHz 时，为 50V/m （5A/m）；当频率在 3M ~ 30MHz 时，为 25V/m。工作地点微波（300M ~ 300GHz）电磁辐射强度的限值如表 5-5 所示。

表 5-5　工作地点微波电磁辐射强度的限值

波　型		8h 平均功率密度/$\mu W \cdot cm^{-2}$	日总计量/$\mu W \cdot cm^{-2}$
全身辐射	连续波	50	400
	脉冲波	25	200
肢体局部辐射	连续或脉冲波	500	4000

工作日接触连续波时间小于 8h，容许辐射平均功率密度按下式计算

$$P_d = 400/t \tag{5-7}$$

式中　P_d——容许辐射平均功率密度（$\mu W/cm^2$）；

　　　　t——接触辐射时间（h）。

工作日接触脉冲波时间小于 8h，容许辐射平均功率密度按下式计算

$$P_d = 200/t \tag{5-8}$$

式中符号意义同上。对于短时间接触时，其卫生限值不得大于 5mW/cm²，同时需要使用个体防护用具。

（5）个人防护　个人防护的目的是防止辐射线直接作用于人体，常用的防护用品有：金属防护服，一般用在大强度、短时间接触时；在难以采用其他有效措施时，可穿戴用铝丝或涂银布料制成的防护服。

5.4.4　低频和极低频电磁场对人体的危害及其防护

1. 低频和极低频电场和磁场的产生及职业接触机会

近年来，人们对于电磁场的生物学作用及其对人类健康的影响日趋关注，并就电磁场与癌症的关系、对生殖系统和神经行为反应的作用等做了大量的研究。2001 年，世界卫生组织接受了国际癌症研究中心（IARC）有关极低频即高压线、变电站电磁场与癌症关系研究的评价结论，把极低频电磁场作为可疑致癌源，与咖啡、苯乙烯、电焊烟雾、汽车尾气等归属为一类致癌物。低频（VLF）和极低频（ELF）电场和磁场的频率为静电场 0 ~ 30kHz。本节将 ELF 所指的频率范围划为 0 ~ 300Hz，VLF 的频率范围划为 300Hz ~ 30kHz。在 0 ~ 30kHz 的频段，电场和磁场是分开作用的，应区别对待。电场强度（E）以 V/m 计，磁场强度（H）则以 A/m 和磁通密度（B）以 T 计算。此频段中最主要的频率是 50Hz 和 60Hz，即发电、送电及用电的各类设备。我国和大多数国家的电器都使用 50Hz 的电流，而美洲地区则为 60Hz。

产生低频（VLF）和极低频（ELF）电场或磁场典型的设备有发电机、变压器、电解设备、感应加热装置、电弧炉、电焊设备、运输机械等，用于工业、商业、医疗、科研的各种电器、电炉、焊接设备、精炼设备、超远距离通信设备、无线电导航设备，以及视频显示器（VDUs）。高压、超高压输电线路及变电站是工人经常接触的最强电磁场的场所，在判断地面的电磁场强度时，首要考虑的因素是架线的高度、地形、电线的侧向距离及电压，当侧向距离为线高的 2 倍时，电场强度随距离增加而呈线性衰减。在对炼钢电炉及焊接设备的磁场研究中发现，点焊机及铸铁炉产生的磁场在 1m 内达到 10mT，感应炉旁操作工位上最大磁场强度达 2.5mT。由于产生磁场的线圈尺寸都不大，一般不会产生对全身的作用，而主要影响操作者的双手。电热高炉及其他大功率电

气设备在电化学工业中应用很广泛，因而从事此行业者易暴露于强电场和磁场中，如在感应电熔炉和工业用电解罐附近测到的磁场可强达 50mT。视频显示器（VDU$_S$）又称可视终端装置（VDT$_S$），其应用日趋广泛，使用者都很关心低水平辐射问题。经研究发现，仅在极近荧屏处测到高达 0.9μT 的磁场（当频率为 15 ~ 125kHz 时）。各国的有关机构和专家们对 VDT$_S$ 所进行的测定与调查得出的结论是：VDT$_S$ 的辐射不构成对健康的危害。即使在工作不正常或工况极差时，VDT$_S$ 的辐射水平也远不到任何国家或国际组织设定的危险值，因此完全不必对 VDT$_S$ 进行常规的辐射剂量测定。

2. 低频和极低频电场和磁场对人体的影响

流行病学研究表明，居住在输电线路附近的居民中儿童白血病的发生率略高；从事"电"职业的人群中白血病和脑瘤的发生率高于其他人群。对生殖过程的流行病学研究发现，父母任何一方接触电磁辐射均可影响妊娠及导致儿童的癌症。关于神经行为的反应，在青年志愿人员中进行的实验性研究发现，暴露于较弱的电磁场中使心率减慢及脑电图波形改变。近来还发现由电引起的过敏症，主要表现在皮肤及神经系统，症状如面部潮红、发热、刺激感及紧绷感觉；神经系统的症状有头痛、头晕、疲劳、肢体刺痛感、呼吸加快、心慌、出汗、心情压抑及记忆力减退。低频电磁场对人体的作用机理及生物学效应目前已知的有：

1）电场中暴露的身体表面感应出电荷，导致身体内部产生电流，其强度与体表的电荷相关。体表电荷的量可因暴露状态、身体在电场中的位置、身体形状和体积等的不同而变化很大，因而体内的电流强度与分布是极不均匀的。

2）磁场也可感应出电场和体内电流而对人体产生作用。

3）当人体或金属物体与强电场接近到一定距离时会瞬时放电（电火花）。

4）电场或磁场可干扰或损坏一些植入体内的医疗仪器（如单极的心脏起搏器）。

3. 低频和极低频电场和磁场的防护措施

如何防止低频电、磁场对操作人员及公众的不良影响，是一个值得重视的问题。建议制定相关的暴露限制规定及实施方案；设置醒目标志防止大功率电磁场对心脏起搏器等植入式电子装置的干扰；专人负责强电磁场的安全防护；建立标准化的测量及监控方法；加强对有关工作人员关于电磁场的作用及防护措施的培训。

5.4.5 紫外辐射对人体的危害及防护

1. 紫外辐射的特性及职业接触机会

紫外辐射又称紫外线，是波长为 100 ~ 400nm 的电磁辐射。它又分为长波紫外线（UVA）、中波紫外线（UVB）和短波紫外线（UVC）。太阳辐射是紫外线的最大天然源。UVC 波长为 100 ~ 280nm，具有杀菌和微弱致皮肤红斑作用，为灭菌波段。阳光中的 UVC 被大气层吸收故不能到达地面。一般工作中用的 UVC 均来自人工紫外光源，它们以单一的 254nm 波长工作，能有效地杀死物体表面及空气中的细菌和病毒；UVB 波长为 280 ~ 315nm，具有明显的致红斑和角膜炎、结膜炎效应，为红斑区；UVA 波长为 315 ~ 400nm，可产生光毒性和光敏性效应，为黑斑区。波长短于 160nm 的紫外线可被空气完全吸收，而长于此波段则可透过真皮、眼角膜，以至晶状体。

凡物体的温度达 1200℃ 以上时，辐射光谱中即可出现紫外线。工业弧焊设备是最重要的紫外辐射源，随着温度升高，紫外线的波长变短，强度增大。冶炼炉炉温在 1200 ~ 2000℃ 时，产生紫外线的波长在 320nm 左右。电焊、气焊、电炉炼钢，温度达 3000℃ 时，可产生短于 290nm 的紫外线。乙炔气焊及电焊温度达 3200℃ 时，紫外线波长可短于 230nm。探照灯、水银石英灯发射的紫外线波长为 220 ~ 240nm。杀菌消毒用的紫外线灯，波长为 250 ~ 265nm 的紫外线最易被 DNA 物质吸收，因而可用于消毒灭菌。此外，从事碳弧灯和水银灯制版或摄影，也会受到过度紫外线照射。日光浴设备，主要辐射 UVA，但也含部分 UVB。长期使用此类设备会使人的年辐射总剂量明显增多，而工作人员也受到低水平辐射。以释出紫外线为主的特制灯具，用于激发荧光粉的发光，常用于银行验钞、商业防伪及广告和迪斯科舞厅等，这类灯具无明显危害（但对光过敏皮肤例外）。

2. 紫外辐射对人体的影响

太阳辐射中存在紫外线，对人体健康具有积极作用，如产生人体必需的维生素 D_3。但如果接触过强的紫外线，又会对机体产生有害作用，以对皮肤和眼睛最具损伤作用。

（1）对皮肤的作用 皮肤对紫外线的吸收，随波长而异。波长在 200nm 以下，几乎全被角化层吸收；波长在 220～330nm，可被深部组织吸收。接触 300nm 波段，可引起皮肤灼伤；波长为 297nm 的紫外线，对皮肤作用最强，能引起皮肤发生红斑反应。由紫外线引起的皮肤急性炎症又称电光性皮炎，表现为受照部位于照射数小时后皮肤出现界线明显的水肿性红斑，严重的可发生水疱或大疱甚至组织坏死。患部有明显烧灼感和刺痛感，并常伴有全身症状，如头痛、疲劳、周身不适等，一般几天内消退并留有色素沉着。皮肤癌的发生率也与紫外线辐射有关。值得注意的是，不少药物和局部外用的某些香水、润肤液等均可使皮肤对紫外线过敏。

（2）对眼睛的作用 波长为 250～320nm 的紫外线，大部分被角膜和结膜上皮吸收，引起急性角膜结膜炎，称为电光性眼炎，是最常见的辐射性眼病。生产中常发生在电焊和乙炔焊接或切割作业、碳弧灯和水银灯制版或摄影、紫外线灯消毒等。此外，检修高压电时有短路火花发生的作业，在高空、高山、高原冰雪地、沙漠、海面等作业中也均可发生，如在阳光照射的冰雪环境下作业时，会受到大量反射的紫外线照射，引起急性角膜、结膜损伤，称为雪盲症。一般在照射后 6～8h 发病，潜伏期过后，眼部开始有异物感，症状逐渐加剧。重者可出现灼痛、刺痛、怕光、流泪等。检查时可见结膜充血、水肿、睑裂处角膜和结膜充满点状上皮脱落缺损，重症者可见瞳孔缩小，房水内有少量点状渗出物，滴荧光素着色，眼病可持续数小时。一般发作后 1～2d 大部分症状可减退，2～3d 可痊愈，照射剂量越大，恢复越慢，恢复后一般视力不受影响。慢性职业性接触紫外线辐射可引起白内障。紫外线与煤焦油、沥青、石蜡等同时作用皮肤时，可引起光感性皮炎。

3. 紫外辐射的防护措施

正确使用防护用具是预防紫外辐射损伤的重要措施。在紫外线辐射的环境下操作，应着长袖衣裤，戴宽檐帽，避免穿着反光性强的白色外衣。电焊工及其辅助工必须佩戴专门的面罩、防护眼镜及适宜的防护服和手套，非电焊工禁止进入紫外线操作区域裸眼观看电焊，电焊现场参观者也应戴防护眼镜。选择护目镜时应考虑紫外线辐射光源的能量强度及波长组成、工作人员距离辐射源的距离及暴露时间、镜材的透光特性、镜架的形状设计等因素，以保证紫外线不能从周边进入眼睛。如果周围有其他操作人员，应设防护屏障。电焊时产生的有害气体和烟尘，应采用局部排风措施加以排除。对紫外线异常敏感的着色性干皮病、血紫质病和光过敏症及白化病等患者，应禁止从事与紫外线有关的作业。对工人进行定期健康检查，发现紫外线辐射引起的疾病，应及时治疗或调离该作业。

5.4.6 电离辐射对人体的危害及防护

1. 电离辐射的分类

电离是指原子失去或有时得到电子而带电的过程，这时它们称为离子。电离辐射一词用以描述在空间以电磁波或亚原子粒子的形式传递能量，这两者在物质中可以引起电离，当电离辐射能通过物质时，随着离子的生成，能量就传给了物质。

一般把作用于人体的辐射分为天然辐射和人工辐射。天然辐射包括宇宙射线、次级宇宙射线和地球上存在着的天然放射性核素产生的辐射。天然放射性核素包括：由宇宙射线和地球的原子核相互作用产生的 ^{3}H、^{7}Be、^{22}Na 和 ^{24}Na 等宇生放射性核素，存在于地球中的 ^{40}K、^{238}U 和 ^{232}Th 放射系等。随着工业技术的发展，出现了越来越多变化了的天然辐射。例如，煤矿采掘把存在于地球深部煤中的天然放射性核素带到地表，从而变更了周围环境的辐射场和人员的照射；地热能的应用带来了 ^{222}Rn 的增加；开采磷酸盐岩带来的 ^{238}U 的增加及以一些含放射性镭较高的材料作为建材而增加的室内辐射；还有搭乘飞机受到的额外的宇宙射线照射等。人工辐射源主要包括核爆炸、核能发电、同位素生产和应用及医疗照射和消费品中的辐射源，还有人为生产的射线装置辐射源等。

目前常见的几种电离辐射源有：

（1）放射性核素 放射性核素是具有放射性且处于一定能级的质子数和中子数相同的一类原子的总和，如 ^{90m}Tc、^{99}Tc 和 ^{226}Ra 等。某些放射性核素的原子核能自发地衰变，放出 α 粒子、β 粒子、光子、中子和裂变碎片。

（2）X 射线机 X 射线是高速运动的电子与物质相互作用而产生的，这种过程通常在 X 射线机的 X 射线管内进行。常见的 X 射线机有医用诊断 X 射线机、CT、放射治疗 X 射线机、工业探伤 X 射线机、X 射线衍射仪、安全检查用的警务探测仪及电子显微镜等伴生 X 射线的电子产品。

（3）其他 粒子加速器的应用也很广泛，如医用辐射治疗、工业辐照加工、辐射探伤、放射性核素生产、材料分析及其他科研工作等。粒子加速器中被加速的带电粒子本身就是一种辐射，同时，加速的粒子轰击合适的靶，就可能产生 X 射线、中子及感生放射性。核反应堆是一种能释放多种电离辐射的辐射源。就辐射防护而言，最重要的核反应堆辐射是：瞬发裂变中子、瞬发裂变 γ 辐射、裂变产物的 γ 辐射、快中子非弹性散射的 γ 辐射及反应堆各构件吸收中子时的俘获 γ 辐射。

2. 电离辐射的职业接触机会

电离辐射技术在医学、科学研究、能源、工业、农业、地质、考古、军事等国民经济领域的应用不断发展并日益广泛。与电离辐射有关的职业包括所有生产、安装、维修、使用各种射线装置、含放射源装置和放射性同位素的工作，以及经营、运输放射源或含放射源装置的行业，其他还有虽然不直接利用电离辐射，但工作场所中有较高的辐射的行业，如航空、航天方面的职业，会接触到比常人高得多的宇宙射线，还有某些虽不属于放射性矿，但矿井中工作可能会接触到较高浓度的氡等。

在辐射医学领域，包括 X 射线透视、X 射线摄影、CT、介入治疗、核医学（包括放射性药物的诊断和治疗）、近距离和远距离的辐射治疗（包括 X 刀、γ 刀、中子刀）、加速器治疗（包括 X 刀）、深部 X 射线治疗、利用放射性同位素植入的治疗，还有其他利用到 X 射线和放射性同位素的诊疗活动，如利用 X 射线定位的碎石、用 X 射线或放射源的骨密度仪、使用放射源皮肤敷贴治疗等，均可以接触到电离辐射。

其他可接触电离辐射的非医学广泛领域有：机械、金属工业方面的射线探伤，包括 X 射线探伤、γ 射线探伤、加速器探伤和中子照相术；一些水泥、造纸、化工、建设等行业中应用的料位计、核子秤、测厚仪和密度计、湿度计等；石油和天然气开采业中钻井和测井中可用到放射源；辐照加工业，包括利用 γ 射线或电子束进行的辐照育种、杀虫，辐照食物保鲜、灭菌，辐照交联、聚合、缩聚等；在科研教学中使用 X 射线衍射仪、加速器等射线装置、标准放射源，放射性同位素示踪；荧光涂料、放射性药物生产和使用，放射性同位素实验室等开放型放射性同位素工作；核工业中铀矿开采、加工、浓缩，核反应堆安装、运行，核燃料的后处理；放射源废物的储存和处置等工作。

3. 电离辐射对人体的危害机制及影响因素

电离辐射不仅可使大多数人体组织受到损伤，而且植物和动物的生殖组织受照后也会对其后代产生效应。电离辐射对生物体的作用主要是产生电离和激发，该过程会使生物体内的某些原子发生变化。如果受影响的是活细胞内的大分子，则该细胞可能会被损伤。在辐射引起细胞的各种损伤中，最重要的是 DNA 的损伤。DNA 损伤可能会阻止细胞的成活或繁殖，但这种损伤常常会被细胞修复。如果在一个器官或组织中有足够多的细胞被杀死或不能繁殖和发正常功能，则会丧失器官的功能。这些效应是由大剂量照射引起的，并且存在有阈剂量，这种情况称为确定性效应。确定性效应定义为通常情况下存在剂量阈值的一种辐射效应，超过阈值时，剂量越高则效应的严重程度越大。如果 DNA 损伤被细胞修复得不完善，就可能会得到一个可存活但改变了的细胞。如果一个改变了的躯体细胞仍保持繁殖能力，就可能造成一个改变了的细胞克隆，它们最终可能会导致癌变。性腺中一个改变了的生殖细胞，就可能把错误的遗传信息传递给后代，从而引起某些后代的严重损害。这种可能由一个改变了的细胞引起的躯体或遗传效应，称为随机性效应。随机性效应定义为发生概率与剂量成正比而严重程度与剂量无关的辐射效应。影响电离辐射生物效应的因素很多，主要有如下几种：

（1）辐射种类　不同种类的辐射，在同样的吸收剂量下所产生的生物效应并不相同，可以从辐射权重因数看出。表 5-6 所示为各种辐射的辐射权重因数。

表 5-6　各种辐射的辐射权重因数

辐射的类型及能量范围		辐射权重因数
光子，所有能量		1
电子及介子，所有能量（不包括原子核向 DNA 发射的俄歇电子）		1
中子	能量 <10keV	5
	10 ~ 100keV	10
	>100keV ~ 2MeV	20
	>2 ~ 20MeV	10
	>20MeV	5
质子（不包括反冲质子）能量 >2MeV		5
α 粒子、裂变碎片、重核		20

（2）照射剂量　电离辐射照射人体发生能量传递才导致生物效应，显然人体吸收剂量越大，放射损伤越严重。如果全身一次在数分钟内受到 γ 射线照射的照射剂量不大于 0.25Gy，则不会出现明显的损伤。随着剂量的增加，会出现不同程度的损伤，如表 5-7 所示。

表 5-7　不同剂量对人体损伤的估计

剂量/Gy	损伤程度
<0.25	不明显或不易觉察的变化
0.25 ~ 0.5	可恢复的机能变化，可能有血液学的变化
0.5 ~ 1.0	机能变化、血液变化，但不伴有临床征象
1.0 ~ 2.0	轻度骨髓型急性放射病
2.0 ~ 4.0	中度骨髓型急性放射病
6.0 ~ 10.0	重度骨髓型急性放射病
10.0 ~ 50.0	肠型急性放射病
>50.0	脑型急性放射病

（3）剂量率 一般总剂量相同时，剂量率越大，生物效应越显著，但当剂量率达到一定程度时，生物效应与剂量率之间便失去比例关系。在足够小的剂量率条件下，当人体对损伤的恢复能力平衡时，则人体长期受照射而可能无放射损伤。每日 0.005~0.05Gy 的剂量率即使长期大量累积，也不会产生急性或亚急性放射病，仅能发生慢性病变或慢性放射病。当剂量达 0.05~0.1Gy/min 或更高时，则有可能引起急性放射病，而且其严重程度随剂量率的增大而加重。

（4）照射部位与面积 身体各部位对射线的敏感性不同。一般认为，在照射剂量和剂量率相同的情况下，全身损伤程度以照射腹部最严重，其次是盆腔、头部和胸部。对一定的照射剂量，生物效应随照射面积的扩大而增强。

（5）照射方式 照射方式分为外照射和内照射。内照射是指放射性核素进入人体内，由体内放出射线作用于机体；外照射是指辐射源在体外，其射线由体外作用于机体的不同部位或全身。若是兼有内、外两种照射则称为混合照射。内照射时，进入机体内的放射性物质数量少，排除快，物理半衰期短，而且分布于不重要的器官，因而损害轻；反之则损害重。外照射时，多向照射比单向照射所引起的损伤严重。

（6）个体的放射敏感性 总的说来，放射敏感性随着个体发育过程而逐渐降低，胎儿及幼年个体较成年者敏感，雄性较雌性敏感。个体敏感性同时还受机体内部环境与外界因素的影响。个体敏感性的差异，一般在低剂量时表现比较明显，而大剂量照射时，这种差异不显著。从事故病例来看，受到 8Gy 以上的辐射时，一般均可导致死亡，个体差异不显著。

（7）不同器官、组织与细胞的放射敏感性 一般的规律是，多细胞生物中分裂旺盛的细胞敏感，代谢旺盛的细胞较不旺盛的细胞敏感，胚胎及幼稚的细胞中较成熟的细胞敏感。人体中高度敏感的组织有：淋巴组织（淋巴细胞和幼稚的淋巴细胞）、胸腺（胸腺细胞）、骨髓组织（幼稚红细胞、粒细胞和巨核细胞）、胃肠上皮（尤其是小肠隐窝上皮细胞）、性腺（睾丸和卵巢的性细胞）、胚胎组织。中度敏感组织有：感觉器官（角膜、晶状体、结膜）、内皮细胞（主要是血管、血窦和淋巴管内皮细胞）、皮肤上皮（包括毛囊上皮细胞）、唾液腺及肾、肝、肺组织的上皮细胞。轻度敏感组织有：中枢神经系统、内分泌腺（包括性腺的内分泌细胞）、心脏。不敏感组织有：肌肉、软骨和骨组织、结缔组织。以上各组织的放射敏感性均是以形态学损伤为衡量指标来进行比较的。出于辐射防护的目的，为了考虑不同器官或组织对发生辐射随机性效应的不同敏感性，采用了组织权重因数，具体数值可查相关标准。

4. 电离辐射对人体的危害——放射性疾病

（1）外照射急性放射病 外照射急性放射病是指人体一次或数日内分次受到大剂量照射所引起的全身性疾病。一般来说，一次剂量达到 1Gy 以上的外照射可引起外照射急性放射病。

（2）外照射慢性放射病 外照射慢性放射病是指人体在较长时间内连续或间断受到超剂量限值的外照射，达到一定累积剂量（1.5Gy）后引起的以造血组织损伤为主并伴有其他系统改变的全身性疾病。临床特点是发病慢、病程长、症状多、体征少。病人主诉症状较多，以乏力、头痛、头昏、记忆力减退、睡眠障碍、易激动、脱发、食欲减退、心悸、气短、多汗等无力型神经衰弱症候群的表现为多见。易患感冒，出现男性性欲减退、阳痿，女性月经失调等性功能紊乱症状。在早期，通常无明显体征。实验室检查可见白细胞总数、分类和形态发生改变，骨髓轻度异常或增生低下，染色体畸变。

（3）内照射放射病 内照射放射病是指大量放射性核素进入体内，作为内照射源对机体照射所引起的全身疾病。内照射放射病的发病机理及病变的本质和外照射大体相同，由于其在体内的吸收、分布、代谢、排泄、生物半减期等复杂问题而有自己的特点。

(4) 放射性皮肤损伤　电离辐射对身体局部受到一次或短时间内多次大剂量外照射所引起的皮肤损伤称为急性放射性皮肤损伤，或称皮肤放射烧伤。由急性皮肤损伤迁延或小剂量长期照射引起的称慢性放射性皮肤损伤。急性放射性皮肤损伤分为三度：Ⅰ度为脱毛、红斑；Ⅱ度为红斑、烧灼感、水疱；Ⅲ度为红斑、水疱、坏死溃疡。慢性放射性皮肤损伤也分为三度：Ⅰ度时，皮肤干燥、粗糙、失去弹性，汗毛脱落，指甲灰暗或有纵嵴色条甲等；Ⅱ度时，皮肤角化过度、皲裂，较多疣状突起或皮肤萎缩变薄，指甲增厚变形等；Ⅲ度时，局部皮肤出现长期不愈的坏死和溃疡、角质突起、肌腱挛缩、关节变形、功能障碍等。

(5) 电离辐射的远后效应　电离辐射的远后效应是指个体受照后几个月、几年甚至几十年发生的效应。远后效应可出现在受照者本人身上，也可显现在后代身上，前者称为躯体晚期效应，后者称为遗传效应。躯体晚期效应主要是致癌作用，包括白血病（潜伏期 5 ~ 25 年）、甲状腺癌（潜伏期 16 ~ 20 年）、乳腺癌（潜伏期 10 ~ 20 年）、肺癌（潜伏期平均为 17 年）、骨肉瘤、皮肤癌（潜伏期平均为 20 ~ 25 年）。此外还有辐射性白内障，潜伏期从 6 个月到 35 年。遗传效应主要有胚胎致死、畸形、智力低下和致癌。

5. 电离辐射的防护

(1) 防护标准　防护标准是防护工作的依据，其主要内容是防止辐射危害所必须遵守的行为标准和量值标准。制定辐射防护标准的原则应该是既要保护环境，保障从事放射性工作人员和居民的健康和安全，又要有利于促进利用放射线和放射性元素及原子能事业的发展。目前，我国实行的国家标准是《电离辐射防护与辐射源安全基本标准》（GB 18871—2002）。在标准中使用了最大容许剂量当量，其意义为当职业工作者接受这样剂量的照射时，机体受到的损伤被认为是可以容许的，即在其一生中及其后代身上，都不会发生明显的危害，即使有某种影响，其发生率也是很低的，只能用统计学方法才能察觉。对于邻区的非放射性和居民，其限值为职业照射的十分之一。目前，我国规定的个人剂量限值标准如表 5-8 所示。

表 5-8　电离辐射的个人剂量限值

剂　　量	职 业 照 射	公 众 照 射
年有效剂量	20mSv（5 年平均）	1mSv
	50mSv（任何一年）	5mSv（某一年，若 5 年平均不超过 1mSv）
眼晶体年当量剂量	150mSv	15mSv
其他的年当量剂量	四肢或皮肤 500mSv	皮肤 50mSv

(2) 防护措施

1) 清除放射性表面污染。在放射性物质生产和使用的过程中，时常会发生人体表面和其他物体表面受到污染的现象，不但影响操作者本身的健康，也会污染周围的环境。因此，清除污染是预防放射损伤的重要手段之一，清除污染越早进行效果越好。手和皮肤污染的清除，可用肥皂、洗涤剂、高锰酸钾、柠檬酸等。不宜用有机溶剂及较浓的酸洗手，否则会促使污染物进入体内。清除工作服污染时，如果污染不严重，及时用普通清洗法即可；污染严重时，要用高效洗涤剂，如用草酸和磷酸钠的混合液清洗，但不宜手洗。清除污染的器械时，玻璃和陶瓷器皿应先用水清洗，然后浸入盐酸或柠檬酸溶液中 1h，取出用水冲洗，如不能消除污染，则再浸入络合溶液中15min，取出用水冲洗；金属器皿用水冲洗后，浸入柠檬酸溶液中 1h，再用水冲洗后擦干，不宜用过强的酸性洗液，以免腐蚀金属表面；塑料和橡胶制品可先用水或肥皂刷洗，不能去污时，用稀盐酸、硝酸或柠檬酸清洗，然后再用水冲洗。工作室表面污染后，应根据表面材料的性质及污染情况，选用适当的清洗方法。一般先用水及去污粉或肥皂刷洗，若污染严重则考虑用稀盐酸或柠檬酸溶液冲洗，或刮去表面或更换材料。

2）常规防护方法。防护工作一般分为内、外防护两部分。

① 外防护。外防护除控制放射源外，主要从时间、距离和屏蔽三个方面进行。时间防护是在不影响工作质量的原则下，设法减少人员受照时间，如熟练操作技术、减少不必要的停留时间、几个人轮流操作等。距离防护是在保证效果的前提下，应尽量远离辐射源。在操作中，切忌直接用手触摸放射源，使用自动或半自动的作业方式为好。屏蔽防护是外防护应用最多、最基本的方法。有固定的，也有移动的；有直接用于辐射源运输储存的，也有用于房间设备及个人佩戴的。屏蔽防护的设计主要考虑如下两个方面：

a. 屏蔽材料的选择。对于不同的辐射，应分别采取相应的屏蔽材料。带电粒子在物质中的射程一般不大，对实际常见的电子，最好使用铝、有机玻璃或混凝土一类的低原子序数的物质，以使电子在吸收过程中产生的韧致辐射减少到最小。对中子，当其能量在几兆电子伏特以上时，防护屏障中必须含有一定数量的中等或重的元素。对于几兆电子伏特以下的中子，主要靠弹性散射慢化中子，这时，氢是中子最好的慢化剂，所以常常以屏蔽材料中的氢含量来评价材料对中子的防护性能。大部分需要屏蔽的辐射是 X 射线和 γ 射线。屏蔽 X 射线和 γ 射线的材料很多，大致分为两类，一类是高原子序数、高密度的金属材料，如铅、铁、钨、铀等；另一类是通用的建筑材料，如混凝土、砖、土等。

b. 屏蔽厚度的确定。窄束、单能 X 射线或 γ 射线的衰减符合简单的指数规律，即

$$N = N_0 e^{-\mu d} \tag{5-9}$$

式中　N、N_0——分别为入射到物质层表面和穿过物质层的光子数；

　　　　μ——衰减系数，与物质本身的性质有关；

　　　　d——物质层的厚度。

屏蔽设计中常采用屏蔽材料对辐射的半衰减度（$d_{1/2}$）和十倍衰减厚度（$d_{1/10}$）。半衰减度和十倍衰减厚度分别表示将入射的 X 射线的光子数或 γ 射线的光子数减少到一半或 1/10 的物质层厚度。为了便于比较各种材料的屏蔽性能，常用铅来作为比较的标准。通常把达到与一定厚度的某屏蔽材料相同屏蔽效果的铅层厚度称为该屏蔽材料的铅当量，单位以 mmPb 表示。在实际应用中，铅当量不是固定不变的，它随着入射光子的能量和材料厚度的不同而变化。确定屏蔽厚度的基本原理是设置一定厚度的某屏蔽体后，使在关心的某一位置上，由辐射源造成的剂量不超过相应的剂量控制约束值。

② 内防护。内防护主要有围封隔离、除污保洁和个人防护三个环节。围封隔离是采用与外界隔离的原则，把开放源控制在有限的空间内。根据使用放射性核素的放射性毒性大小、用过多少及操作形式繁简，按照放射性防护的有关规定，把放射性工作单位分为三类，一、二类单位不得设于市区，三类和属于二类医疗单位可设于市区。在污染源周围按单位类别要划出一定范围的防护监测区，作为定期监测环境污染的范围。放射性工作场所、放射源及盛放射性废物的容器等要加上明显的放射性标记，提醒人们注意。对人员和物品出入放射性工作场所要进行有效的管理和监测。应用放射源不可能完全不污染，应除污保洁，随时监测污染。采取通风过滤的方法，使污染保持在国家规定的限制以下。对放射性"三废"要按国家规定统一存放和处理。个人防护如饮水、进食、吸烟、用口吸取放射性药物等，要根据不同的工作性质，配用不同的个人防护用具，如口罩、手套、工作服等。此外，要定期与不定期地进行有关放射性监测，它分为工作场所监测、人体监测和环境监测。工作场所的监测包括外照射、表面污染、空气污染的监测；人体监测包括内照射、体内污染、皮肤污染的监测；环境监测包括外照射和空气、水、土壤、动植物及三废中

放射性物质含量。常用的监测仪器有辐射探测仪（可探测 α、β、γ、X 射线等）、个人剂量仪、表面污染测定仪等。

复习思考题

1. 减压病和高原病是怎样产生的？如何预防？
2. 噪声和振动会产生什么样的职业病？怎样防治？
3. 不良照明是如何产生的？它有哪些重要的预防措施？
4. 电磁辐射有哪些种类？它们对人体的危害各有什么特点？
5. 试对你所在单位或学校的工厂中某一车间内的物理性危害因素进行分析和讨论，并提出相应的预防对策和措施。

延伸阅读文献

[1] 谢静芳，秦元明．气象环境与舒适度及健康［M］．北京：气象出版社，2004.
[2] 王罗春，周振，赵由才．噪声与电磁辐射——隐形的危害［M］．北京：冶金工业出版社，2012.
[3] 张星，余善法．噪声作业工人健康促进指南［M］．北京：化学工业出版社，2017.
[4] 李光男．科学用光　健康照明［M］．北京：蓝天出版社，2013.

第6章

职业性肿瘤和职业性传染病

6

内容提要

本章介绍了常见的职业性致癌因素和职业性肿瘤及其识别和预防，同时阐述了生物性职业有害因素及其危害作用特点，以及五种常见职业性传染病及其病源因素和防治措施。

学习目标

掌握呼吸道肿瘤、皮肤癌、膀胱癌等常见职业性肿瘤的病症表现及其病源性因素的种类和作用特征，熟悉职业性致癌因素的识别、控制、防护方面的知识，熟悉生物性职业有害因素的种类及其危害特点，了解炭疽病、布鲁氏菌病、森林脑炎、莱姆病和医疗卫生人员及人民警察在职业活动过程中感染的艾滋病等常见职业性传染病的病源特征和预防知识。

6.1 职业性致癌因素及其作用特征

6.1.1 概述

肿瘤已成为一类严重危害人类生命和健康的疾病，是当今全球突出的公共卫生问题。国际癌症研究中心（IARC）的数据表明，2000 年，世界恶性肿瘤新发病例为 1005.6 万例，恶性肿瘤死亡病例 621 万例，根据目前癌症的发病趋势，2020 年全世界癌症发病率将增加 50%。据统计，我国恶性肿瘤年发病病例约为 200 万例，死亡 150 万人，平均每死亡 5 个人中就有 1 个人死于恶性肿瘤。恶性肿瘤与劳动者职业活动不无关系。人们在工作环境中长期接触致癌因素，经过较长的潜伏期而患某种特定肿瘤，称职业性肿瘤或职业癌。能引起职业性肿瘤的致病因素称职业性致癌因素。职业性致癌因素可包括化学性因素、物理性因素和生物性因素三类，其中最常见的是化学性致癌因素。职业肿瘤的历史可追溯到 1775 年，英国外科医生 Percivall Pott 首次报告扫烟囱工的阴囊癌，其后陆续发现职业性致癌物质或致癌生产过程。迄今国际癌症研究中心（IARC）确认为与工农业生产有关的人类化学致癌物质或工业过程有 40 多种。近年来，有关物理因素所致职业性肿瘤的报道也日渐增多，主要以电离辐射为主，它可以引起白血病、肺癌、皮肤癌、脑癌、甲状腺癌、乳腺癌、骨癌等。非电离辐射如紫外线可引起黑色素皮肤癌也常有报道。射频辐射目前被国际癌症研究中心归为可能致癌物质。目前，国际上已公认的主要职业性致癌因素有：燃煤烟灰引起阴囊癌；沥青、煤焦油引起皮肤癌；页岩润滑粉引起阴囊癌；切削油引起阴囊癌；焦炉煤气、铬酸盐、氯甲醚引起肺癌；无机砷酸盐引起皮肤癌、肺癌；镍引起鼻腔癌、肺癌；石棉引起肺癌、胸腹膜间皮瘤；芥子气引起肺癌、上呼吸道癌；氯乙烯引起肝血管肉瘤；苯引起白血病；β-萘胺、α-萘胺、联苯胺、4-氨基联苯引起膀胱癌；硬木家具工易引起鼻旁窦癌；电离辐射（放射线）引起肺癌、皮肤癌、骨肉瘤、白血病。我国目前确定的职业病名单中职业性肿瘤有 11 种：①石棉所致肺癌、间皮瘤；②联苯胺所致膀胱癌；③苯所致白血病；④氯甲醚、双氯甲所致肺癌；⑤砷及其化合物所致肺癌、皮肤癌；⑥氯乙烯所致肝血管肉瘤；⑦焦炉逸散物所致肺癌；⑧六价铬化合物所致肺癌；⑨毛沸石所致肺癌、胸膜间皮瘤；⑩煤焦油、煤焦油沥青、石油沥青所致皮肤癌；⑪β-萘胺所致膀胱癌。

6.1.2　职业性致癌因素的典型作用特征

职业性致癌因素一般存在如下典型特征。

1. 潜伏期

肿瘤的发生通常有一定的时间过程。在首次接触致癌物到肿瘤发生有一个明显的间隔期，称为潜伏期。对人类，致癌物致癌的潜伏期最短为 4~6 年，如放射线致白血病；最长达 40 年以上，如石棉诱发间皮瘤。但大多数职业肿瘤的潜伏期较长，为 12~25 年。尽管如此，由于职业性接触程度较强，职业性肿瘤发病年龄比非职业性同类肿瘤提前，如芳香胺引起的泌尿系统癌症，发病年龄以 40~50 岁多见，较非职业性的发病年龄早 10~15 倍。

2. 阈值问题

大多数毒物的毒性作用存在阈值或阈剂量，即超过这个剂量时才可引起健康损害。因此，在预防工作中，以此作为安全接触剂量的依据。但是对职业性致癌物来说，是否存在阈值尚有争论。然而大多数致癌物的致癌作用发展过程均有前期变化（增生、硬化等），肿瘤是"继发产物"，具有此种作用则确定阈值就更有可能。故目前主张有阈值者获较多支持，一些国家已据此规定了"尽可能低"的职业性致癌物接触的"技术参考值"。但阈值问题并没有很好解决。

3. 好发部位

职业性肿瘤往往有比较固定的好发部位或范围，多在致癌因素作用最强烈、最经常接触的部位发生。由于皮肤和肺是职业性致癌物进入机体的主要途径和直接作用的器官，故职业性肿瘤也多见于皮肤和呼吸系统。但有时可累及同一系统的邻近器官，如致肺癌的职业性致癌物可引发气管、咽喉、鼻腔或鼻旁窦的肿瘤；也可发生在远隔部位，如皮肤接触芳香胺，导致膀胱癌；同一致癌物也可能引起不同部位的肿瘤，如砷可诱发肺癌和皮肤癌。此外，还有少数致癌物引起肿瘤范围广，如电离辐射可引起白血病、肺癌、皮肤癌、骨肉瘤等。

4. 病理类型

职业性肿瘤往往由于致癌物的不同而各具一定的病理类型。例如，铀矿工肺癌大部分为未分化小细胞癌，铬多致鳞癌，家具工所致鼻旁窦癌大部分为腺癌。一般认为，接触强致癌物及高浓度接触所致肺癌多为未分化小细胞癌，反之则多为腺癌。但是上述病理学特点不是绝对的，仅供与非职业性肿瘤做鉴别时参考。

6.1.3　国际确认的主要致癌物和生产过程

致癌物质的确定是一个长期而复杂的过程，必须经过大量的调查和实验研究，目前国际上将职业性致癌物分为确认致癌物及生产过程、可疑致癌物和潜在致癌物三类。其中，可疑致癌物又分两种情况：一种是动物实验证据充分，但流行病学资料有限；另一种是动物致癌试验阳性，特别是与人类血缘关系相近的灵长类动物的致癌试验阳性，对人致癌可能性很大，但缺少对人类致癌的流行病学证据。可疑致癌物是目前流行病学研究的重点。潜在致癌物是指在动物实验中已获得阳性结果，但在人群中尚无资料表明对人有致癌性的物质。而确认致癌物及生产过程是指在流行病学调查中已有明确的证据表明对人有致癌性的致癌物或生产过程。确认的主要职业性致癌物及确认的对人致癌的有关生产过程如表6-1、表6-2所示。

表6-1　确认的主要职业性致癌物

致 癌 物	致 癌 部 位
4-氨基联苯	膀胱
砷及其化合物	肺、皮肤、肝、血管肉瘤
石棉	胸、腹膜（间皮瘤）、肺、喉、胃肠道、肾
苯	造血组织（导致白血病，急性非淋巴性）
联苯胺	膀胱
铍及其化合物	肺
N-N-双（2-氯乙基）-2-萘氨	膀胱
氯甲甲醚，双氯甲醚	肺（主要为燕麦细胞）
镉及其化合物	肺、前列腺
铬酸盐，六价铬	肺
煤焦油	皮肤、阴囊、肺、膀胱
煤焦油沥青	皮肤、阴囊、肺、膀胱
环氧乙烷	血液
未处理和略处理的矿物油	皮肤、阴囊、肺
芥子气	肺
β-萘胺	膀胱
镍及其化合物	肺、鼻旁窦
氡及其衰变物	肺
页岩油	皮肤、阴囊
二氧化硅，结晶型	肺
煤烟灰	皮肤、肺、膀胱
含石棉纤维的滑石粉	肺、间皮瘤
紫外线辐射	皮肤
氯乙烯	肝脏（血管肉瘤）、脑、肺
木尘	鼻腔

表6-2　确认的对人致癌的有关生产过程

生 产 过 程	致 癌 部 位
铝生产	肺、膀胱
金胺制造	膀胱
靴鞋制作及修理	造血组织（导致白血病）
煤气制造	肺、膀胱、皮肤、阴囊
焦炭生产	肺、肾脏
家具制造	鼻腔（主要腺癌）
铸铁和铸钢	肺
异丙醇制造（强酸法）	鼻旁窦、喉
品红制造	膀胱
油漆工（职业接触）	造血组织（导致白血病）
橡胶工业	膀胱、造血组织（导致白血病，淋巴性）、胃、肺、皮肤、肠、前列腺、淋巴瘤
地下赤铁矿开采	肺

常见职业性肿瘤及其病源

6.2.1　职业性呼吸道肿瘤及其病源

在职业性肿瘤中，呼吸道肿瘤占极高比例。目前已知对人类呼吸道具有致癌作用的物质有砷、石棉、煤焦油类物质、氯甲醚类、铬、镍、芥子气、异丙油、放射性物质等。吸烟已被证明是肺癌发生的最危险因素，吸烟对职业性呼吸道肿瘤可有明显影响或相乘作用。

1. 砷

人群调查证明，接触无机砷化合物可引起呼吸道肿瘤，特别是肺癌。含砷有色金属冶炼，特别是铜冶炼工人因接触氧化砷，肺癌发病率比常人显著增高。调查已证明，接触砷的累积剂量与呼吸道肿瘤死亡率有明确的接触水平-反应关系。同时，砷化物暴露，包括饮用高砷水还可致皮肤癌。

2. 石棉

石棉是公认的致肺癌物质，1934 年首次报道，1955 年被确认；在其后大量的调查研究中，证明肺癌是威胁石棉工人健康的一种主要疾病，占石棉工人总死亡数的 20%。从接触石棉至发病的潜伏期约为 20 年，并呈明显的接触水平-反应关系。石棉致癌作用的强弱与石棉的种类及纤维形态有关。此外，石棉还可致胸腹膜间皮瘤。

3. 铬

人群流行病学调查已证明，铬特别是六价铬可致呼吸道肿瘤。从事铬酸盐生产的工人的肺癌发病率比一般人高，其肺癌死亡人数约占全部死亡人数的 20%～45%（一般人群为 1%～2%）；铬酸盐生产工人发生肺癌死亡的危险度比一般人高出 3～30 倍。铬铁合金生产也见类似情况，但电镀过程接触铬酸的工人则未见有此现象。

4. 氯甲醚类

工业上应用此类化合物有两种：双氯甲醚和氯甲甲醚，多用于生产离子交换树脂。两者对于呼吸道黏膜均有强烈的刺激作用。大量研究证明，氯甲醚类可致肺癌。所引起的肺癌多为燕麦细胞（未分化小细胞）型肺癌，恶性程度高。

5. 其他

接触放射性物质、芥子气、异丙油、镍精炼、多环芳烃等，均可使呼吸道肿瘤增多。

6.2.2　职业性皮肤癌及其病源

职业性皮肤癌是最早发现的职业性肿瘤，约占人类皮肤癌的 10%。职业性皮肤癌与致癌物的关系，往往是最直接、最明显的，经常发生在暴露部位和接触局部。能引起皮肤癌的主要化学物质有煤焦油、沥青、蒽、木馏油、页岩油、杂酚油、石蜡、氯丁二烯、砷化物等。煤焦油类物质所致接触工人的皮肤癌最多见。在煤焦油类物质中，主要含致癌力最强的苯并 [a] 芘及少量致癌性较弱的其他多环芳烃。扫烟囱工人的阴囊皮肤癌便是由于阴囊皮肤直接接触煤焦油类物质所引起的，它可由乳头状瘤发展而成，并以扁平细胞角化癌较为常见。

页岩油、煤焦油、沥青、木馏油等在引起职业性皮肤癌前可出现癌前皮损，表现为接触部位产生煤焦油黑变病、痤疮和乳头状瘤（或称"煤焦油软疣"），最常见于面部、颈部、前臂和阴囊。其他前驱性皮损还可有皮肤炎症、红斑疹、指甲变形、白斑症、角化过度和局限性侵蚀性溃疡等。

接触无机砷化物可诱发皮肤癌。早期见四肢及面部皮肤出现过度角化、色素沉着、溃疡形成、

Bowen病。这些变化可能属于癌前病变，可发展成扁平细胞角化癌或腺癌。

长期接触X射线又无适当防护的工作人员患皮肤癌增多，潜伏期为4~17年，多见于手指。早期见皮肤呈局灶性增厚，有较深的皱纹与擦损、局部萎缩、皮肤色素加深或减退、毛细血管扩张、指甲变脆、甲面成沟并凹陷，有时可出现溃疡，称为X线皮炎。在皮炎的基础上，有时可出现癌变。但目前认为，电离辐射引起皮肤癌，其剂量需高达30Sv，在一般职业条件下不常见。

6.2.3　职业性膀胱癌及其病源

职业性膀胱癌在职业肿瘤中占有相当比重，在膀胱癌死亡病例中有20%可找出可疑致癌物的接触史。主要的致膀胱癌物质为芳香胺类。高危职业有：生产萘胺、联苯胺和4-氨基联苯的化工行业；以萘胺、联苯胺为原料的染料、橡胶添加剂、颜料等制造业；使用芳香胺衍生物作为添加剂的电缆、电线行业等。芳香胺所致膀胱癌发病率各国报道不一，最低3%，最高71%，几种不同芳香胺致癌的平均发病率为26.2%。接触β-萘胺者膀胱癌发生率比常人高61倍；接触联苯胺者膀胱癌发生率比常人高19倍，接触α-萘胺者膀胱癌发生率比常人高16倍。此外，要注意吸烟对芳香胺致膀胱癌有协同作用。

6.2.4　其他职业性肿瘤及其病源

接触氯乙烯可引起肝血管肉瘤，多见于接触高浓度氯乙烯的清釜工，潜伏期为10~35年。接触高浓度苯可引起白血病，多数出现在接触苯后数年至20年，短者仅4~6个月，长者可达40年。以急性粒细胞性白血病最常见，也可引起较罕见的红白血病。值得注意的是，苯中毒白血病的发病通常继发于全血细胞减少或再生障碍性贫血之后。我国报道的白血病病例，在发病前多出现血细胞减少或再生障碍性贫血。近年发现，如对全血细胞降低的患者做骨髓检查，也有可能证明是属于一种周围血细胞减少的白血病，故由苯中毒发展为白血病的实际病例可能更多些。

6.3　职业性癌变的识别、控管与预防

6.3.1　职业性致癌因素的识别与判定

职业性致癌因素的识别和判定主要通过以下三种途径或方法。

1. 临床观察

通过临床诊断观察和分析，发现和探索职业性肿瘤的病因线索，是识别和判定职业性致癌因素的重要方法。人类最早的职业性肿瘤的发现就是从临床观察得到线索的，1775年英国外科大夫Pott从大量病例中揭示出了阴囊癌与烟囱清扫工作之间的关系。此后的老年家具工与鼻旁窦癌、煤焦油与皮肤癌、生产品红染料的工人与膀胱癌、接触放射性物质的人员与肺癌及白血病等均源于临床观察。

2. 实验研究

用可疑致癌物做动物诱癌试验或体外试验，观察能否诱发与人类相似的肿瘤或判定是否具有致突变或诱导染色体损伤的能力，从而在实验肿瘤学上推断其致癌性，是寻找职业性致癌因素的重要途径之一，目前实验研究主要以动物实验和体外试验为主。

（1）动物实验　目前已有标准化的动物诱癌试验研究程序。通过可靠的实验结果，可判断某种物质是否对被测动物具有致癌性，从而进一步研究分析动物实验结果与人类致癌是否有相关一致性。但值得注意的是，动物与人体的种类差别，实验条件、试验剂量与人体接触的生产环境、

剂量迥异，因此对致癌物的反应可能不同。例如，DDT 可诱发实验小动物的肿瘤，但迄今未见职业人群有与之相关的肿瘤的报告；反之，砷、苯已经流行病学证实对人致癌，但动物实验诱发肿瘤未见成功。

（2）体外试验　根据肿瘤的发生是由于 DNA 的突变所致，因此选用短期体外试验检测某些化学物质是否具有致突变性和诱导染色体损伤的能力，从而可推断其致癌性。该方法的优点是省时、经济。常用的试验有：Ames 试验，可检测化学物诱导 DNA 基因突变；DNA 修复试验，可用来证明 DNA 暴露于一种化合物时发生的损伤；染色体结构畸变分析，可检测化学物对细胞染色体的损伤作用；姐妹染色单体互换（SCE）试验，可判定化学物对遗传物质的影响；哺乳细胞恶性转化试验，用于判定加入培养液中的化学物是否具有使培养的细胞向恶性转化的能力。如果短期试验阳性，就应在动物实验和接触人群中进一步详细研究。当短期试验和动物实验均获得阳性结果，就可提供该物质为可疑致癌物的证据。

3. 流行病学调查

要确定职业性致癌物对人类的致癌性，流行病学研究可提供最有力的证据，因为其研究对象是人。虽然病例报告和描述性流行病学研究对致癌性只能提供建议性的证据，但分析性流行病学研究可对致癌的因果关系得出结论，如果大量的队列研究或病例-对照研究产生阳性结果，可为识别和判定致癌物质提供有力证据。

6.3.2　职业性致癌因素的控制和管理

职业肿瘤由于致病因素比较清楚，有可能采取相应的措施加以预防，或者将其危险度控制在最低水平。其中一个降低职业性肿瘤发病的重要手段是加强对职业性致癌因素的控制和管理。可从如下几个方面考虑。

1. 改革工艺流程，加强卫生技术措施

改革工艺流程，加强卫生技术措施包括加强原料选用，降低其中致癌物的含量。例如，石棉生产中，限制主要引起间皮瘤的青石棉的用量。对于不能立即改变工艺路线或目前无法代替的致癌物，工业部门需采取严格综合措施，控制工人接触水平。

2. 对致癌物采取严格管理措施

有些国家把致癌物分为两大类：一类为可避免接触的，如 β-萘胺、亚硝胺等，应停止生产与使用；另一类为目前仍需使用的工业化学物，如氯乙烯、羰基镍，则可根据现有资料，提出暂行技术标准严格控制接触水平。

另外，在制定安全使用措施时，还根据致癌物级别，如对动物和人均有致癌性，还是仅仅对动物有致癌性，在量值限制等方面予以区别对待。例如，美国对含有 4-氨基联苯、联苯的固体或液体混合物，因其对人有强致癌性，规定其含量不得超过 0.1%；对另一些致癌物，如二甲基硝胺，因仅对动物有致癌性，故规定为 1%。对新化学物质，应做致癌性筛试，提示有强致癌性者，应停止生产和使用。

6.3.3　职工的健康监护和自我防护

在下列情况下，可有效地对肿瘤高危人群进行医学监护：筛检方法易行且敏感；可能检出肿瘤前期的异常改变或在早期阶段的肿瘤；具备有效的干预措施足以降低"早期"肿瘤的发生率和死亡率，包括建立致癌物管理登记制度、对环境中致癌物的浓度进行经常性定期监测以准确估计人体接触水平。迄今，在职业性肿瘤中，仅用尿沉渣中脱落细胞涂片检查对早期诊断职业性膀胱癌有意义，对其他职业性肿瘤，包括与接触石棉有关的支气管癌，未能证明其死亡率能通过筛选和早期检出而下降。因此，要加强医学监护工作效率和效能的研究。

对职业性肿瘤的预防，还要加强对职工的健康教育和自我防护，其原则与预防其他职业中毒相同。应特别强调的是：处理致癌物时，应严防污染厂外环境；工作服应集中清洗、去除污染，禁止穿回家；许多致癌物与吸烟有协同作用，应在接触人群中开展戒烟健康教育；增进职业健康促进教育，对于与工人行为方式密切相关的制约因素，如操作规范、个人防护用品的使用、卫生习惯及接受健康筛检态度等，应侧重于职业健康促进教育的"第二级预防"，达到自我保护、早期检测和早期处理的目的。

6.3.4 致癌危险性预测制度

要有效预防职业性癌变，必须建立致癌危险性预测制度，并为制定法规提供依据。危险性预测，与流行病学调查和动物实验密切相关。在流行病学监护和动物实验的密切配合下，危险度评定可提供重要的定性和定量信息。

6.4 生物性职业有害因素及其危害的作用特点和预控措施

6.4.1 常见生物性有害因素及其职业接触途径

生物性有害因素是指生产原料和生产环境中存在的对职业人群健康具有有害影响的一类生物因素。常见的有如下几种：

1）微生物、寄生虫。例如，附着于动物皮毛上的炭疽杆菌、布鲁氏菌、蜱媒森林脑炎病毒、钩端螺旋体、支原体、衣原体、滋生于霉变蔗渣和草尖上的真菌或真菌孢子之类的致病微生物及其毒性产物，医院和屠宰场污水中的各种肠道致病菌和寄生虫等。

2）昆虫。常见的有蚊、蝇、蜱、螨等。它们可叮咬人致伤，此外也会传播多种疾病（如蚊叮咬可以传播疟疾、登革热，蜱叮咬可以传播森林脑炎等）。

3）动物、植物。一些动物如蛇类、鼠类及野生动物可以致人伤害，并可能传播某些疾病（鼠类咬伤可传播鼠疫、莱姆病，甚至狂犬病等）。某些动物的鳞片、毛发、粪便、毒性分泌物、酶或蛋白质及植物的茎、叶、花粉及其附着的真菌可致变异反应，引发接触性皮炎、过敏性哮喘等。

以上有害因素主要是通过病原微生物以多种途径进入人体而致害的。这些途径包括经呼吸道、消化道及经直接接触和间接接触感染等。这其中某些致病微生物可以以上多种途径进入人体，如炭疽杆菌和结核杆菌既可以通过直接接触传播，也可以通过呼吸道的吸入和消化道的食入而传播；艾滋病病毒可以通过直接接触感染者的血液而传播，也可以通过间接接触带有艾滋病病毒的医疗用品而传播。而某些病原则必须通过直接接触而导致人体致病，如人体只有与含有血吸虫尾蚴的水体直接接触才会发生血吸虫感染。

上述生物性职业有害因素的职业接触途径多样，主要有如下六个方面：

1）工业。例如，皮毛加工、食品工业（屠宰、鱼肉食品加工、奶制品生产）、纺织业（如初纺中接触棉尘）等。

2）农林牧业。例如，农业、林业工人野外作业、牧区放牧、家禽与家畜饲养、屠宰、兽医工作等。

3）渔业。例如，海洋捕捞、水产养殖等。

4）地质勘探。例如，筑路、森林与水资源、矿产资源勘探调查等。

5）医药卫生。例如，卫生防疫消毒、污水处理、生物制品生产。

6）其他。例如，实验动物饲养、动物园管理、驯兽、农村集体及个体专业户从事水貂等养殖、皮毛收购与制作等。

6.4.2　生物因素职业危害的特点

生物因素所致的职业危害具有不同于物理和化学因素的特点，其表现在如下几个方面：

1）生物因素所致职业病由致病微生物感染所致，多数情况下为急性发病，有发热、意识障碍及呼吸系统、消化系统、神经系统、皮肤黏膜等方面损害的表现。

2）生物因素所致的职业危害，从病源因素来看，主要有四类：一是因职业接触各种病原微生物而导致的各种感染性疾病，如病毒、细菌性感染病等；二是因职业接触各种生物性致敏原而出现的过敏性疾病，如采桑的农民因接触桑毛虫幼虫的毒毛而发生桑毛虫皮炎；三是因职业接触各种生物性毒素而出现的急性中毒性疾病等；四是咬伤，主要是由饲养的动物或野生动物（如蛇）所致。

3）不同种类的生物因素所致职业病，临床表现各不相同。有些特征性的临床表现可以提示某种特异性的微生物感染，以此为据可进一步进行体格检查或实验室检查。但有些生物性危害，如艾滋病病毒和乙型肝炎病毒的感染，可在长时期内无明显的具特征性的临床症状，此时需要根据职业史的提示，结合实验室检查方能做出正确的判断。

4）生物因素所致职业病的发病及病情的严重程度与生物的种类、接触剂量、接触方式或途径及人体易感性有关，通常不存在剂量-反应关系。

5）针对致病微生物的实验检测指标对诊断具有重要意义。这方面主要有细菌感染、病毒感染、真菌感染、寄生虫感染四类指标。目前，随着科学技术的迅猛发展，对微生物的诊断除了通过传统意义上的微生物学方法，如根据疑似的病原体微生物的物理化学特性或生化特性而加以诊断外，还可以通过对机体生物标本的免疫学检测特异的抗原抗体而做出免疫学诊断，也可以通过分子生物学手段特别是微生物的核酸成分而对其做出灵敏特异的分子水平上的诊断。

6）生物因素所致职业病的发病具有地区和行业聚集特点，主要集中在畜牧业、生物制品行业和野外作业等职业人群中。医务保健人员是传染病发生的高危职业人群。据不完全统计，我国目前约有600万活动性肺结核患者，数十万艾滋病病毒感染者，在被未检出之前，对接触者的健康威胁很大，尤其是医护人员，更应注意防止感染。此外，日常工作中频繁接触动物的工作人员，如兽医和动物实验室研究人员，接触禽畜或禽畜制品的工作人员，从事开垦、挖土、伐木和考古等野外工作的职业人群，以及农牧民和渔民等均可因职业暴露而不同程度地受到相关生物因素的危害。可见，与其他职业危害一样，为确定疑难传染病的病因，职业暴露史常可提供有价值的线索。

6.4.3　生物因素所致的职业危害及其一般预防措施

生物因素所致的职业危害，从导致危害的综合因素考虑，大体上可以分为职业性传染病、职业性变态反应、职业性生物中毒及生物高新技术带来的职业性生物危害四大类。

1）职业性传染病。职业性传染病是指在生产活动中，接触某种传染病病原体而引起的疾病。职业性传染病依据其病原体的不同，一般可分为五类：一是职业性细菌传染病，如炭疽、布鲁氏菌病等；二是职业性病毒传染病，常见的有森林脑炎、口蹄疫、鸟疫、挤奶工结节病、牧民狂犬病等；三是职业性真菌病，如放线菌病、皮肤真菌病；四是职业性螺旋体传染病，如钩端螺旋体病、莱姆病等；五是职业性寄生虫病，常见的有牧民包囊虫病、绦虫病、矿工钩虫病等。几乎所有的职业性传染病均可经直接接触含有病原性的污染源或受感染的动物而受到感染，如艾滋病、乙型肝炎、禽流感、细菌性败血症、皮肤癣病等，这其中以在脊椎动物与人之间天然传播的动物传染病最重要、最为常见。病原体吸入感染也是一种常见的传染途径，如吸入性炭疽、传染性非典型肺炎、流感等。也有的可通过媒介昆虫的叮咬而感染，如森林脑炎和流行性出血热。还有的可因摄入未煮熟的病畜乳汁、肉或含菌的饮料而得病，如布鲁氏菌病可偶尔有这种发病情况。职业性传染病在农林牧业中有时可引起暴发流行。在工业生产中，病例多为散发。随着我国畜牧业的发展，野生动物饲养和森林开发日益增多，将会有更多职工接触生物性职业有害因素，也可能会发生一些新的职业性传染病。

2）职业性变态反应。职业性变态反应由生产环境中的变应原或致敏原引起，表现为支气管哮喘、间质性肺炎、荨麻疹和湿疹性皮炎。其中一部分变态反应是由生物性致敏物，如霉菌或酵母菌孢子、兽皮和羽毛碎屑、昆虫碎屑、花粉、常青藤、大漆和某些植物粉尘等引起。多种植物性粉尘和动物性粉尘可引起变态反应性呼吸系统损害，可发生于上呼吸道，也可发生于支气管，也可两者都有。花粉是最重要的过敏源，此外，谷尘、烟草尘、茶叶尘等也常引起这类反应。发霉的草尘、发霉的甘蔗渣尘、动物的皮毛等常可引起外源性变态性肺炎。一部分寄生虫及其幼虫可引起接触者的过敏性皮炎，如禽类典吸虫和鸭毛毕吸虫的尾蚴、钩虫的蚴虫、桑毛虫和松毛虫幼虫及其毒毛均可引起过敏性皮炎等。

3）职业性生物中毒。职业性生物中毒是指因职业接触各种生物性毒素而引起的急性中毒性疾病。例如，农民在野外劳动时被蛇咬伤而出现急性中毒症状；林业工人或野外作业人员可能因误食有毒的蕈类（俗称伞菌，即蘑菇）而出现急性中毒性休克，如果抢救不及时，甚至会导致死亡；野外作业人员还有可能被毒蚊、毒蝇或毒蜂叮咬而出现局部中毒或全身中毒症状等。

4）生物高新技术带来的职业性生物危害。当前，以基因重组技术为代表的生物高新技术已深入到人们生活当中。迄今，很多转基因水果和转基因蔬菜已进入人类的食谱。转基因动物也已获得成功。生物技术在医药卫生领域也得到了成功和广泛的应用，目前，有相当数量的临床治疗性药物是通过单克隆抗体、基因克隆和基因重组技术获得的，如人干扰素、人生长激素、重组人胰岛素及大量的基因工程疫苗等均已广泛应用于临床实践。然而，由于现阶段人们对各种生命现象及生物的认知能力还很不足，对各种生物技术还不能完全有效地、正确地运用，因此，在充分享受生物技术给我们带来好处的同时，还不能忽视生物技术的应用可能带来的危害，特别是从事生物技术研究和生物技术产品生产的工作人员，必须提高警惕，采取有效措施以防范因从事相关科研和生产活动而造成的职业性危害。

要有效防治职业性生物危害，同样要坚持"预防为主，防治结合"的职业病防治方针。对职业性生物危害的治疗，其原则和传染病的治疗原则基本一致，即不仅在于促进患者的康复，还在于控制传染源，防止进一步传播。要遵循医学的"三早"措施，坚持综合治疗的原则，即治疗、护理与隔离、消毒并重，一般治疗、对症治疗与特效治疗并重的原则。为了做到有效预防，要尽量从源头上控制生物性职业有害因素。在可能存在生物危害的职业场所和工作部门，应采取严格措施做好生物危害的防护和个体防护。对暴露于生物性职业有害因素（特别是具有传染性的病原体）的人员，要采取严密的观察、必要的消毒隔离和及时有效的治疗，以减少乃至杜绝传染病的进一步蔓延。职业性生物危害作为一类人为的疾病，应按疾病"三级预防"的原则加以预防和控制，以保护职业人员的健康。按照"三级预防"的原则，应从如下几个方面开展工作：

① 要做好职业场所或职业环境的环境监测和生物监测，目的在于及早识别或察觉环境中存在的生物性职业有害因素、存在部位和潜在的职业接触机会，并对潜在的生物危害的强度进行评价，为及时采取有效的措施提供科学依据。

② 及时建立健全各项安全生产规章制度，制定和落实生物安全防护守则，对相关职业人员和

从事职业卫生的工作人员、部门管理人员等进行生物危害及生物安全的培训，让其充分了解和掌握生物性职业有害因素的种类、容易存在或滋生的职业场所和工作环节、常见的生物危害的表现和症状，以及职业性生物危害防护措施、紧急处理的步骤等。

③ 对职工进行健康监护，目的在于尽早发现与生物危害相关的健康损害或不良状况，及时处理，并查明致病源，杀灭或清除致病源。此外，通过定期的健康检查，发现不便继续从事具有潜在生物危害工作的人员，尽早将其调离危险的工作岗位，保护职业人员的健康。

④ 加强职业场所的卫生监督和卫生执法，一旦发现潜在的问题，则根据有关的政策和法律法规对该部门限期整改，从而最大程度地保障劳动者的权益，保护劳动者的身心健康。

⑤ 就有关政策法令的制定提供科学依据，主要是通过环境生物性监测和对职业人员的健康监护，分析发现的主要生物危害及其主要的生存环境、生产环节及各种常见的生物危害对职业人群的健康危害及其强度，由此提出针对性的防护措施，获得可供法律、法规制定的科学结论。

⑥ 实施职业暴露的危险度评估和应急处理。争取在第一时间对职业暴露人员进行危险度评估，一方面将危害降到最低限度，另一方面也为职业病防治法规的贯彻执行提供科学依据，同时通过应急处理，可以减少乃至杜绝感染性疾病的发生。

6.5　常见职业性传染病及其预防

6.5.1　职业性传染病的特点及分类

所谓传染病，即传染性疾病，是由病原体引起的，能在人与人、动物与动物或人与动物之间相互传染的疾病。而职业性传染病则是在职业生产过程由职业性有害因素所致的一种传染病，它既具有传染病的特点，又具有职业病的特点，与患病者所从事的职业有着必然的内在联系。每一种传染病都有它特异的病原体，包括微生物和寄生虫。传染病都有传染性，传染病的病原体可以从一个人经过一定的途径传染给另一个人，并且有比较固定的传染期，期间排出病原体，污染环境，传染他人。传染病患者大都有免疫性，在其疾病痊愈后，都可产生不同程度的免疫力，机体感染病原体后可以产生特异性免疫，感染后免疫属于自动免疫。传染病都是可以预防的，通过控制传染源、切断传染途径、增强人的抵抗力等措施，可以有效地预防传染病的发生和流行。传染病又有流行病学特征，传染病能在人群中流行，其流行过程受自然因素和社会因素的影响，并表现出多方面的流行特征。

目前发现的职业性传染病大都是由各种微生物引起的，我国法定职业病目录中给出了常见的五种，即炭疽、森林脑炎、布鲁氏菌病、莱姆病和艾滋病（限于医疗卫生人员及人民警察）。

6.5.2　炭疽病及其病源和防治

炭疽病是由炭疽杆菌所致的人畜共患的急性传染病。原系食草动物（羊、牛、马等）的传染病，人因接触这些病畜及其产品或食用病畜的肉类而被感染。炭疽病主要表现为局部皮肤坏死及特异的黑痂，或者表现为肺部、肠道及脑膜的急性感染，有时伴有炭疽杆菌性败血症。

炭疽病的传染源主要为患病的食草动物，如牛、羊、马、骆驼等，其次是猪和狗，它们可因吞食染菌食物而得病。人直接或间接接触其分泌物及排泄物可感染。炭疽病人的痰、粪便及病灶渗出物具有传染性。该病的传播途径一是经损伤的皮肤直接接触病菌而致病，病菌毒力强者也可能直接侵袭完整皮肤；二是经呼吸道吸入带炭疽芽孢的尘埃、飞沫等而致病；三是经消化道摄入被污染的食物或饮用水等而感染。因此，人群普遍易感，但发病与否与人体的抵抗力有密切关系。

炭疽的预防首先应管理好传染源，及时切断传播途径。炭疽为乙类传染病，肺炭疽应按甲类传染病进行管理。对感染病人应隔离和治疗；对病人的用具、被服、分泌物、排泄物及病人用过的敷料等均应严格消毒或烧毁，尸体火化；对可疑病畜、死畜必须进行同样处理，禁止食用或剥皮；对可疑污染的皮毛原料应消毒后再加工；牧畜收购、调运、屠宰加工要有兽医检疫；防止水源污染，加强饮食、饮水监督。其次是要保护易感者，对从事畜牧业、畜产品收购、加工、屠宰业，以及兽医等工作人员和疫区的人群，可给予炭疽杆菌减毒活菌苗接种，每年接种一次。与患者密切接触者，可以应用药物预防。

6.5.3 布鲁氏菌及其病源和防治

布鲁氏菌病是由布鲁氏菌引起的，以临床发热、多处关节受损为主要特征的急性或慢性人畜共患传染病，属自然疫源性疾病。布鲁氏菌为革兰阴性的短小球杆菌，有6个生物种及19个生物型，感染人群的主要是羊、猪和牛型菌，其中羊型菌对人的致病力最强，是国内的主要致病菌，猪型菌次之，牛型菌对人的致病力弱。其致病主要与活菌及其内毒素有关，细菌进入人体引起菌血症及毒血症，而出现发热等临床症状。细菌可反复进入血流而引起临床症状反复发作。该病也可引起各种变态反应，是慢性布鲁氏菌病的主要病变。由于病原菌主要在细胞内繁殖，抗菌药物和抗体均不易进入，因而导致该病不易根治。

布鲁氏菌病的预防要注意如下几点：病人和病畜应彻底治疗及隔离；加强畜产品的卫生监督，不出售及食用病畜肉；生乳应经巴氏消毒及煮沸饮用；注意个人防护；对可能受染者预防接种，可用 M-104 冻干活菌苗皮肤划痕接种，第二年复种一次。

6.5.4 森林脑炎及其病源和防治

森林脑炎又称苏联春夏脑炎或称远东脑炎，是由森林脑炎病毒经硬蜱媒介所致的自然疫源性急性中枢神经系统传染病。森林脑炎病毒属于虫媒病毒乙群，为 RNA 病毒，可在多种细胞中增殖，耐低温，对高温及消毒剂敏感，野生啮齿动物及鸟类是主要传染源，林区的幼畜及幼兽也可成为传染源，传播途径主要由于硬蜱叮咬。人群普遍易感，但多数为隐性感染，仅约1%出现症状，病后免疫力持久。该病主要见于我国东北及西北原始森林地区；流行于5~6月，8月后下降。该病多散发，林区采伐工人患病比较多；潜伏期为7~21日，多数为10~12天。该病的临床特点：

1）全身毒血症状，发热、头痛、身痛、恶心、呕吐、乏力；少数有出血疹及心肌炎表现；热程7~10天。

2）神经系统症状，意识障碍，脑膜刺激征。患病第2日后，可出现颈肌及肩胛肌弛缓性瘫痪，以致头下垂及手臂不能上举，摇摇无依。脑神经及下肢受累少见。瘫痪2~3周可恢复，约半数肌肉萎缩。轻症可无明显神经症状。

预防森林脑炎首先要加强防蜱灭蜱。其次要在林区工作时穿"五紧"防护服及高筒靴，头戴防虫罩；衣帽可浸邻苯二甲酸二甲酯，每套用量200g，有效期10天。再次是要注意预防接种，每年3月前注射疫苗，第一次2mL，第二次3mL，间隔7~10天，以后每年加强1针。

6.5.5 莱姆病及其病源和防治

莱姆病是由伯氏疏螺旋体感染而引起的一种自然疫源性疾病，是最常见的蜱传播疾病之一。主要传播媒介是蜱，宿主动物有鸟类、小型啮齿类动物和大型哺乳类动物。伯氏疏螺旋体是一个单细胞疏松盘绕的左旋螺旋体，其基本结构类似于细菌，发育微需氧，属发酵型菌，5%~10% 二氧化碳促进生长；最适生长温度为33~35℃；生长缓慢。蜱为伯氏疏螺旋体的储存宿主和莱姆病的主要传播媒介，若蜱和成蜱叮咬才可引起人体伯氏疏螺旋体的感染，幼蜱不造成人体感染。人感染后，伯氏疏螺旋体可在人体内长时间生存，同时引起多器官、多系统的损害。由于伯氏疏螺旋体有较强的穿透能力，侵犯人体后引起螺旋体血症弥漫全身，临床表现多种，潜伏期为 3 ~ 32天，平均 7 天，临床症状分为早、中、晚三期：早期主要表现为特征性皮肤损害（慢性游走性红斑）和全身感染症状（发热、头痛、恶心、呕吐和淋巴肿大等）；中期主要表现为心脏和神经系统疾病；晚期主要表现为复发性关节炎及慢性萎缩性肢皮炎，部分患者有精神异常的表现。人群对莱姆病普遍易感，以少年及青壮年感染率最高，男性多于女性。野外工作者、林业工人、旅游者、牧民及猎人的感染率较高，这与他们在林区活动多，被蜱叮咬机会较多有关。

有效预防莱姆病，要从以下几方面着手：第一是要注意环境的治理，在流行地区清理居住区灌木、木屑等杂物，及时修剪草坪等；第二是要做好蜱及宿主动物的管理，住宅区使用杀蜱剂控制蜱数量的增长，家养宠物要多注意动物的卫生等；第三是病例的监测，要及时识别病例并进行治疗，杀灭感染环境中的蜱等；第四是个人防护，减少在蜱出没地区的活动频率，避免被硬蜱叮咬，如野外活动穿防护服、皮肤涂驱蜱剂等、活动后及时检查身体有无蜱叮咬、使用杀蜱剂、叮咬后及时使用强力霉等防控措施；第五是注意人群免疫，主要有 OspA、OspC、BBK32 和 DbpA 等疫苗可供选用，多种疫苗联合使用效果更好。对莱姆病的治疗，选用抗生素是最有效的措施，应针对不同的临床阶段表现选用最佳的抗生素治疗，一般治疗越早预后越好。常用的抗生素有 β – 内酰胺类（如阿莫西林、头孢曲松钠、青霉素或Ⅲ代头孢类抗生素）、四环素类（主要是多西环素）、大环内酯类、头孢呋辛、头孢噻肟等。

6.5.6　职业性艾滋病及其病源和防治

艾滋病即获得性免疫缺陷综合征（acquired immune deficiency syndrome，AIDS），是一种由人类免疫缺陷病毒（human immuno deficiency virus，HIV）感染引起的病毒性传染病。HIV 主要攻击人的免疫系统，特别是对血液系统的淋巴细胞敏感。HIV 的主要靶细胞是 CD4 细胞，即 T 辅助细胞。当该细胞被攻击破坏，由正常数量 800 ~ 1050 个/mm^3 减少到 200 个/mm^3 以下时，患者因免疫功能严重缺陷而出现机会感染及肿瘤。由于 HIV 攻击的是免疫细胞本身，故细胞免疫受损，不足以清除细胞内病毒。机体一旦感染 HIV，便终生带毒，患者会出现各种机会性感染或肿瘤，至今为止尚无特效的治疗方法。AIDS 临床特点表现为潜伏期长、严重的免疫系统损伤及继发各种致死性机会感染和肿瘤。人体从感染 HIV 到发展成为 AIDS，一般要经历 8 ~ 10 年，其中可包括以下几个阶段：一是急性感染期，感染后 2 ~ 6 周，表现为发热、乏力、腹泻等急性感染症状；然后是 PGL，即持续性全身淋巴结肿大，这是一部分患者的表现；第三是 ARC，即 AIDS 相关综合征，为 AID 前期，表现为发热、长期腹泻、疲倦、消瘦、频繁感染、CD4 细胞数减少、P24 抗体下降等；最后是 AIDS 期，此阶段患者表现为全身衰竭、极度消瘦、持续发热、严重腹泻、伴有各种类型严重的机会感染或肿瘤。HIV 也可侵犯包括神经系统在内的多个系统和组织，表现为瘫痪、失明等。患者最终死于衰竭和感染。

在我国，医疗卫生人员及人民警察在职业活动或执行公务中，感染艾滋病已被纳入职业性传染病范围，可享受工伤保险等待遇。

对艾滋病的职业防护有如下措施：首先要提高防范意识，提高专业素养；其次是预先制定防护措施，规范相应工作流程；再次是暴露处理，包括紧急局部处理和根据三类暴露级别的用药方案和强化用药方案处理；最后是针对病人的心理安慰，加强其战胜疾病的信心。艾滋病迄今为止尚无特效的治疗方法，通常采用高效联合抗反转录病毒治疗，俗称"鸡尾酒疗法"，我国目前一线治疗方案中常用包括奈韦拉平（NVP）、齐多夫定（AZT）、拉米夫定（3TC）和司坦夫定（D4T）

等在内的药物进行治疗，常见组合为 AZT + 3TC + NVP、D4T + 3TC + EFV、D4T + 3TC + NVP、AZT + 3TC + EFV。

6.5.7 职业性传染病的一般预防措施

预防职业性传染病，除运用预防职业病的常规措施外，还要运用以下几种常规措施。

1. 要注意管理传染源

对患者和病原体携带者实施管理，要求早发现、早诊断、早隔离、积极治疗患者。对动物传染源，有经济价值的野生动物及家畜，应隔离治疗，必要时宰杀，并加以消毒；无经济价值的野生动物发动群众予以捕杀。

2. 要有效切断传播途径

要根据传染病的不同传播途径，采取不同的防疫措施。对肠道传染病，要做好床边隔离，吐泻物消毒，加强饮食卫生及个人卫生，做好水源及粪便管理。对呼吸道传染病，应进行室内开窗通风，保证空气流动、空气消毒，个人戴口罩。对虫媒传染病，应有防虫设备，并采用药物杀虫、防虫、驱虫。

3. 要保护好易感人群

要提高人群抵抗力，有重点、有计划地预防接种，提高人群特异性免疫力。人工自动免疫是有计划地对易感者进行疫苗、菌苗、类毒素的接种，接种后免疫力在 1~4 周出现，持续数月至数年。人工被动免疫是在紧急需要时注射抗毒血清、丙种球蛋白（γ 球蛋白）、胎盘球蛋白、高效免疫球蛋白，注射后免疫力迅速出现，维持 1~2 月即失去作用。

以上三个方面的措施，应在可能发生职业性传染病的生产过程中始终贯彻执行。

复习思考题

1. 目前国际公认的主要致癌物和生产过程有哪些？它们的典型作用特征是什么？
2. 试比较呼吸道肿瘤、皮肤癌、膀胱癌三类职业性肿瘤在其病源上的异同。
3. 工作场所如何有效控制和预防职业性致癌因素的危害？
4. 生物性职业有害因素对职业人群的危害有哪些特点？
5. 职业性传染病有哪些常见种类？如何预防？

延伸阅读文献

[1] 郑杰. 肿瘤的细胞和分子生物学 [M]. 北京：科学出版社，2017.

[2] 张华. 癌症是可以控制的慢性病：张华教授治疗肿瘤30年临证笔谈 [M]. 广州：广东科技出版社，2015.

[3] 易本谊. 传染病学 [M]. 4版. 北京：科学出版社，2017.

第7章

职业性有害因素的评价与检测

内容提要

本章涉及作业环境的评定方法及有害因素的检测技术、职业流行病学调查和健康监护，以及职业病危害评价等方面的知识。

学习目标

深入了解接触评定及职业流行病学调查的方法及职业健康监护的有关内容，掌握作业环境中有害物质及物理因素的检测技术，熟悉职业病危害评价、职业卫生防护措施评价和建设项目职业病危害评价的具体内容和方法。

人们在职业劳动过程中，通常会接触各种职业性有害因素，对身体健康产生不良影响。为有效地预防、控制和消除这些职业性有害因素，改善不良劳动条件，首先要通过作业环境评定、职业流行病学调查、实验研究及健康危险度评定，充分识别、评价和预测职业性有害因素的危害性质、程度及其作用条件，并对其远期影响的危险度进行估测，提出危险度管理的措施。

7.1 作业环境的评定

作业环境评定的目的是通过作业环境监测、生物监测等方法，分析作业环境中职业性有害因素的性质、强度（浓度）及其在时间、空间上的分布情况；估计作业者的接触水平，为分析接触水平-反应（或效应）提供依据；了解作业环境的卫生质量，评价劳动条件是否符合劳动卫生标准要求；检查预防措施效果；为进一步控制职业性有害因素及制定、修订卫生标准提供依据。作业环境评定的核心是接触评定。

7.1.1 接触评定的概念

接触是指作业者接触某种或某几种职业性有害因素的过程。接触评定是通过询问调查、环境监测、生物监测等方法，对劳动者所接触的职业性有害因素进行定性和定量的分析与评价，目的是估测某职业人群（如接触某化学物的职业人群）或个体接触该职业有害因素的情况和程度，在此基础上结合效应指标的测定，提出职业性有害因素作用的接触-反应关系，为职业性有害因素的危险度评定和推荐最大无作用水平提供可靠的依据。职业性有害因素的接触评定一般包括三个方面的内容：

1）接触人群特征分析，如接触人群的数量、性别、年龄分布。

2）接触途径及方式评定，如鉴定有害因素进入机体的主要途径和方式及接触的时间分布。

3）接触水平的估测，包括作业场所有害因素的浓度和实际进入机体的量，通常通过对作业点有害物质浓度定点采样监测和对接触的个体采样监测初步反应接触水平，通过测定机体内吸收的量较准确地反应接触水平。除了通过作业环境监测和生物监测的资料来估算接触水平外，还应注意其他方式的接触，如食物、饮水及生活环境等。

有毒有害物质对人体的影响，真正起作用的应当是靶组织、靶器官、靶细胞或靶作用部位毒物和（或）其代谢产物的浓度（生物效应剂量）。因此在接触评定中测定毒物实际被机体组织吸收的量或某一毒物在体内一个或几个器官组织甚至整个机体储存累积的量（内剂量），更能准确地反应接触水平。而测定车间空气中有毒有害物质的浓度（外剂量），由于没有考虑皮肤污染及毒物吸收率等因素的影响，只能初步反应接触水平。所以，接触评定时，除对生产环境进行监测外，还需要进行生物监测，以测定毒物在人体内的内剂量或生物效应剂量。人体在生物效应剂量的作用下，会出现早期的生物学效应，进一步可出现功能或结构的改变，甚至引起职业性病损。有关接触评定的内容如图7-1所示。

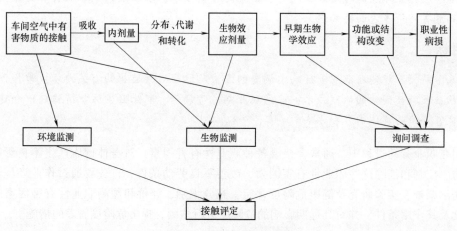

图7-1　接触评定的内容

7.1.2　接触评定的方法

接触评定的方法包括询问调查、环境监测和生物监测三种。

1. 询问调查

询问调查不仅可为分析接触人群的特征提供依据，而且通过询问调查获得的有关健康效应的信息是接触评定的重要依据，有时甚至是唯一的方法。询问调查的内容包括职业史、接触人群特征、接触方式、接触途径、接触时间等。

2. 环境监测

针对劳动者作业环境的特点，环境监测主要涉及如下几个方面的内容。

（1）分析作业环境中职业性有害因素的存在特点　由于生产工艺过程、劳动过程、外界环境条件、劳动组织和劳动制度的影响，生产环境中职业性有害因素具有（种类的）多样性、（接触的）变动性和间断性等特点。因此，必须深入现场详细了解有害因素的种类、来源、存在的形式、形态和浓度（或强度）等，仔细观察并记录作业者的操作过程、活动范围、接触途径及接触时间等，以便分清主次，确定评定对象。

（2）确定监测对象和拟订监测方案　根据职业性有害因素的特点，应深入现场调查，确定主要监测对象，拟订监测方案。确定监测对象时应考虑如下信息：企业领导、生产工艺（工程）技术人员和工人的反映；医务人员的临床观察，应特别注意临床表现与接触有害因素的时间顺序；毒理学资料，即通过查阅毒理学资料，了解毒性大小、毒作用特点等，以确定重点监测对象，如危害性较大的农药和某些重金属、有机化合物等；流行病学调查资料，如调查表明存在接触水平-反应（或效应）关系，则应着手建立监测体系，拟订监测方案，包括确定监测地点、监测时间、监测周期及监测记录表等。

（3）接触水平的估计　接触水平的估计是接触评定的重要环节。目前，多采用区域采样所测得的空气中有害物质浓度的平均值及波动范围作为评价指标。平均值的计算和表达随测定值的分布特征而异。如果测定值的分布较集中，呈正态分布或近似正态分布时，可用算术平均数表示；但生产环境中，有害物质的浓度测定值往往相差几倍或几十倍，呈倍数关系或偏态分布，则应该用几何平均数表示；有些情况下，出现个别较大值或较小值或一侧无确切值时，可用中位数表示。若生产过程不是连续的，而是间断的，或者作业者在一个工作班内要参加多种操作过程，估算接触水平时则要采用时间加权平均浓度（TWA）。但这些计算只能是接触水平的粗略估计，因为接触者的实际吸入量不仅取决于空气中有害物质的浓度和接触时间，还与吸入空气的量及有害物质的吸收系数有关。所以，接触水平的估计最好增加生物监测评估。

（4）作业环境监测资料的整理和保管　作业环境监测所得资料应根据卫生标准和法规，并参考有关文献资料，及时整理分析，对所观察的有害因素进行评价，分析作业环境中有害因素的浓度或强度在不同车间、工种和不同时间的分布，作为采取控制措施的依据，并供动态观察和前后对比之用。对监测所得的资料整理进行时常用的统计指标有

$$测定点合格率 = （合格点数/实测点数）\times 100\% \tag{7-1}$$
$$尘毒浓度测定点超标倍数 = 测定点实测浓度值/国家卫生标准浓度值 - 1 \tag{7-2}$$
$$测定率 = （实测点数/应测点数）\times 100\% \tag{7-3}$$

作业环境监测是一项经常性的工作，应建立定期的监测和登记制度，并根据监测结果提出改善措施，并且应将综合评价的结果定期向上级有关部门报告。

3. 生物监测

由于环境监测的结果并不能真实反映接触者机体内有害物质的实际吸入量，接触评定时还必须采用生物监测的方法。实际工作中，环境监测和生物监测最好两者并用，以发挥其互补作用，对职业性有害因素进行全面评价。

7.1.3　职业卫生调查

职业卫生调查是开展职业病防治工作的基本内容之一，是识别和评价职业病危害因素的必要手段，也是实施职业卫生服务和管理的重要步骤。其重要目的是了解工作场所劳动过程可能产生职业病危害因素的种类、性质、质量浓度（强度）、频数分布、变化规律、劳动条件，建立职业卫生档案，摸清主要职业病危害因素的状况，分析原因，制定防范措施和提出治理规划，为制定职业卫生标准和有关法规提供依据。根据调查对象的不同，职业卫生调查可分为工作场所劳动卫生调查和职业流行病学调查两类。前者主要以职业工作场所的劳动卫生情况为调查内容，它又分为劳动卫生基本情况调查、专题调查和事故调查等。后者主要以职业人群为调查对象，偏重于研究职业病危害因素对其健康的损害。本节主要阐述工作场所劳动卫生调查的内容，职业流行病学调查将另节描述。

1. 劳动卫生调查的基本内容

（1）劳动卫生基本情况调查 劳动卫生基本情况调查的目的是掌握所管辖地区或系统内工矿企业的劳动卫生状况和需求，建立所管辖单位的劳动卫生档案。调查对象为管辖内的所有工矿企业，必须逐个单位进行调查，根据统一表格认真填写。调查内容包括：

1）被调查单位概况，如单位名称、地址、性质、人数、职业分布、接触人数、机构设置、产品种类等。

2）主要有毒有害原材料、产品、中间产品和仪器设备。

3）工艺流程。

4）主要工作场所劳动条件，如工作地点环境微小气候、工作量、接触量、工种、布局、卫生条件等。

5）劳动组织及班次等。

6）职业病危害因素及其接触人数。

7）作业环境及接触者的健康状况。

8）防护设备和使用情况。

9）卫生保健和卫生情况等。

劳动卫生基本情况调查常通过"听"（听取介绍）、"看"（现场观察和查看有关的资料）、"问"（口头询问）、"测"（环境监测和生物监测）、"查"（健康检查）和"算"（资料分析）等方法获得基本情况。最后，对所得调查结果进行综合评价，提出改进建议，并建立健全劳动卫生档案。

（2）专题职业卫生调查 专题职业卫生调查是根据调查任务来源及目的要求，对某一系统（行业）或某一有害因素的劳动卫生基本情况的调查。在所辖地区内存在有下列情况之一者，即应考虑进行专题调查：某一系统（行业）在所辖区内所占比重较大；某一有害因素的危害性较突出，接触人数较多；采用新技术、新工艺而出现新的有害因素者；已有的有害因素出现新的职业性病损者等。专题职业卫生调查的目的在于探究职业性有害因素对职工健康的影响，或就其他具体问题（如病因探讨、患病率分析、早期监测指标筛选、预防措施效果评价和卫生标准研制或验证等）进行专项调查研究，其调查项目可视实际需要加以选择。以下就毒物、粉尘、高温、噪声等常见职业病危害因素的调查内容做简要阐述。

1）接触有毒化学物质作业调查。在调查中，主要着重了解生产过程中从原料到成品（包括原料中的杂质及中间产品、副产品、废弃物等）有毒化学物质的名称、数量、理化特性及操作者的接触方式、数量和持续时间，各工序中有毒化学物质来源和产生的原因，现有的防毒技术措施，如密闭通风设备、个人防护用品等的使用情况和实际效果，同时了解历年来毒物测定和劳动者体检的资料，既往发生化学毒物中毒的情况及其原因，医疗卫生机构和急救组织。为了查明劳动者接触毒物的程度，应按时测定工作场所空气中毒物的浓度及观察劳动者的血、尿或呼出气中化学毒物及其代谢产物的含量等。

2）粉尘作业调查。调查的重点主要是生产过程中粉尘产生的原因、粉尘的化学成分及分散度，尤其是测定空气中粉尘浓度和游离二氧化硅及其他有害物质的含量、操作人员接触粉尘的机会，以及现有防尘措施的使用情况和实际效果。收集历年来既往的粉尘检测结果和劳动者体检及尘肺发病情况的有关资料，掌握粉尘浓度、分散度及粉尘中游离二氧化硅或其他有毒物质的含量。

3）高温作业调查。调查的内容包括：

① 生产的基本情况，如主要产品、生产过程和生产设备；工种名称、劳动者总数及高温作业劳动者人数；劳动休息制度及防暑降温综合措施。

② 厂房建筑，如厂房面积、高度和方位；建筑材料、结构；天窗的形式，侧窗的结构、数量及占墙壁面积的比例。

③ 热源，如主要热源的名称（室内、室外）和数量，热源的温度（内部和表面）及热源的分布情况，绘制简易示意图。

④ 防暑降温措施，如企业对防暑降温的规章制度；隔热、通风及个体防护等设备种类、维修、管理和使用等情况；含盐饮料和保健食品种类、供应情况及卫生管理制度；休息室的地点和温度；医疗卫生机构和急救组织；就业前和离岗前体格检查制度和执行情况等。

⑤ 对生产场所进行气象条件测定。

⑥ 收集历年来高温测定、高温体检状况和既往发生中暑的资料。

4）生产性噪声调查。主要调查内容包括：

① 工作场所噪声源和声源的分布情况，了解厂房内外产生噪声的设备布局情况、数量及种类；设备在一个工作日内的运转情况。

② 劳动者接触噪声的时间（日、月、年及累计时间）和方式、班次与人数，并做详细的工时记录。

③ 工作场所防止噪声的措施（消声、吸声、隔声、隔振和阻尼隔声室等）种类、管理效果及个人护耳器（耳塞、耳罩、隔声帽）的使用情况。

④ 测定噪声强度和对噪声作业劳动者健康检查。

⑤ 收集历年来噪声测试、听力检查结果及职业性耳聋资料等。

（3）事故调查 事故调查常属计划外的应急性调查。发生急性事故性损害（如急性中毒事故）时，劳动卫生医师应会同临床医师参加抢救；医疗卫生机构（包括厂矿医院或诊所）应与有关安全监管人员一起按《企业职工伤亡事故报告和处理规定》和《放射性同位素与射线装置放射性防护条例》等制定职业病危害事故调查处理和报告办法，立即向所在地人民政府卫生行政部门和法律、法规规定的其他部门报告，并会同有关部门深入现场进行调查，根据生产工艺流程及其可能发生事故的有害因素，结合中毒者的临床表现等查明事故发生原因，提出治疗、预防对策，防止再次发生类似事故。

在现场，必须详尽了解事故发生的全过程和有关的规章制度，包括事故发生时的气象条件、设备运转、作业状态、操作规程及防护措施等；通过中毒患者或班组人员，了解事故发生的前后细节，以及同类生产的其他作业场所是否发生过类似事故。当现场未经清理时，应迅速检测生产环境中各可疑有害因素的浓度或强度；若现场已遭破坏，必要时采用模拟现场试验估测各可疑有害因素的接触浓度或强度。经皮肤吸收的毒物，应尽可能进行皮肤污染的测定；若有生物监测指标的，要及时采样测定。

最后，根据调查资料做出综合判断，提出处理意见及防止事故再度发生的对策和措施，用书面形式上报上级机关并分发有关单位，以汲取教训。

图 7-2 所示为工作场所劳动卫生调查的重点内容。

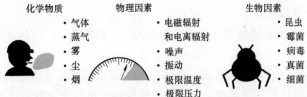

图 7-2 工作场所劳动卫生调查的重点内容

2. 职业卫生调查的步骤

除事故调查外，劳动卫生基本情况调查与专题调查的工作步骤基本相似，但后者常需更为周密的安排。典型的劳动卫生调查大致分为准备、实施和总结三个阶段。

（1）准备阶段 准备阶段包括以下几项内容。

1）制订计划。计划内容包括：调查目的、试图寻求的答案和可能遇到的困难；调查对象、对照选择、样本大小和抽样原则；调查方法；调查项目、观察指标和检查测定方法，所需器材、经费和人力；人员培训，调查队伍组织领导及协作关系；现场联系及时间安排；预期结果；数据处理，资料的整理、分析和总结。

2）查阅文献。围绕调查内容和目的，认真查阅国内外有关文献，充分掌握现有资料，借鉴别人的经验，使调查工作更有的放矢，效率更高。

3）拟订表格。调查表格项目及形式，应根据调查目的、内容及统计方法周密设计。每一个调查项目都必须有明确用意，而不是可有可无。调查表的内容一般包括：

① 调查表的名称。

② 一般项目，包括姓名、性别、出生年月、出生地、民族、文化程度、工作单位名称、职业、车间、工种及家庭住址。

③ 调查项目，根据调查目的而定，一般包括职业史及接触史、疾病史、目前健康状况、不良生活方式、环境监测、针对该项调查的体检和化验项目。

④ 调查者对调查结果的可信度估计。

⑤ 结束部分，包括调查人签名和调查日期。

为便于计算机处理，调查项目尽可能量化，可在表格偏旁位置预留空格，以便填入各项目的"量值"。另外，为验证调查对象回答内容的可靠性，可在询问项，如主观症状中，随机穿插与接触-反应（效应）完全无关的内容作为"干扰性项目"。整理分析时，分别算出"症状分"与"干扰分"，供判断参考。

4）选择对象。根据调查目的选择不同对象。一般原则是：

① 根据研究目的，确定样本的大小和抽样方法。

② 以密切接触有害因素的人群为观察对象，并选择同等条件非接触人群为对照组。

③ 在评价检测指标对反映环境浓度或机体反应的灵敏性和可靠性时，应尽可能分别选择接触高、中、低浓度（或强度）的接触者为对象。

④ 凡同时接触可干扰效应的其他因素者，不应列为对象。

⑤ 慢性职业病调查应特别注意潜伏期问题，现有接触人群或曾经接触者，均应列为调查对象。

⑥ 对照的选择应注意可比性，即性别、年龄、工龄等应合乎统计学要求。

5）试点调查。在正式调查全面开展前，最好先进行一次完全按照计划进行的小型试点调查，它除了调查的对象少和规模小外，其他均应与正式调查相同。目的是：

① 检查所预定计划是否完善、切实可行。

② 及时发现问题，如调查表格中的项目是否合适，测定仪器的功能是否完好，以及调查对象是否合作等。

③ 锻炼和考核整个调查队伍，积累经验，估计不同检查者之间的差异，进一步统一方法，缩小误差，提高工作效率和质量。

（2）实施阶段　在试点调查的基础上，总结经验教训，按调查计划，全面展开工作。这一阶段应特别注意现场调查的质量控制。最好制定调查工作手册，内容包括调查员工作须知、调查项目的各项标准及操作规程等，调查员必须严格遵守调查工作手册中的各项规章。专题调查组要建立各级分工负责的组织网络，如由项目负责人→现场调查督导人→调查员、摘抄员、检验员组成的三级工作网。随时抽查原始记录，及时复核补漏，汇总和整理调查资料。此外，尚需掌握工作进度，注意工作中的密切配合与协调，确保按质按量如期完成调查任务。

（3）总结阶段　总结阶段包括以下几项内容。

1）资料整理与统计分析。它又包括如下两个步骤：

① 资料检查。检查调查表格中的原始资料，内容包括：资料的完整性，即全部项目必须符合调查设计的要求并一一填齐；资料的可靠性，即调查方法正确，疾病诊断明确，测定数据准确等；资料筛选的原则性，即资料剔除不能带有主观性，而需要有一定的取舍原则。有下列情况之一者方可剔除：项目不全；记录欠正确；对照人群曾接触被调查的有害因素；接触人群曾接触足以影响调查结果的其他因素。

② 资料整理。可按以下步骤进行整理和分析：在同质基础上，按调查设计分组；按分组要求拟定整理表，对资料进行归并、组合；资料分析，按统计学原则，根据资料特征及分析目的，选用合适的统计方法和参数，探讨各自变量与因变量之间的联系及其强度，并阐明混杂效应及其程度。

2）调查汇总。根据调查结果写出全面总结，向调查企业和有关上级部门汇报。报告应针对所发现的问题做出卫生学评价，提出切实可行的干预措施建议，力争把通过调查所得到的科学结论反馈到企业劳动卫生工作中去。

3）论文撰写。作为一项科学研究，应结合调查发现，进一步查阅有关文献，深化感性认识，把调查报告提炼成一篇或几篇科学论文。科学论文一般由以下几部分组成：

① 论文的题目：尽可能简练地反映出研究的对象、方法和内容。

② 前言：说明该项研究内容的国内外概况，以及为什么要进行该项调查研究。

③ 摘要和关键词：摘要的目的就是要简明扼要地介绍调查的对象与方法、主要内容和结果；关键词要简洁明了，其目的也是为了介绍论文的主要内容。

④ 调查对象和方法（怎样调查）。

⑤ 结果：描述观察到的事实、现象和所获测试数据。

⑥ 讨论：对观察到的事实和现象进行综合分析、解释、论证和概括，说明事实和现象之间的联系，并与已报道的资料进行比较，将调查结果提高到理论高度。

⑦ 近期重要的有关参考文献：目的是指出引证资料和论点的出处，为读者进一步阅读提供线索。

7.1.4 生物监测

1. 生物监测的概念和意义

生物监测是指定期（有计划）检查人体生物材料中毒物和（或）其代谢产物的含量或由其所致的生物效应水平，并与参比值（标准）进行比较，以评价人体接触毒物的程度及可能的健康影响。这里应强调的是生物监测必须定期、系统而连续地进行。监测的内容不仅是生物材料中毒物和（或）其代谢产物的含量，而且应包括由其所致的生物效应水平。监测的目的是了解毒物进入机体的相对量及其生物效应剂量，并做出评价，为控制和降低人体接触水平，预防职业危害提供依据。

生物监测可反映不同途径（呼吸道、消化道和皮肤）和不同来源（职业和非职业接触）机体总的接触和总负荷，可以提供内剂量和内负荷及生物效应剂量。而内剂量和生物效应剂量与有害生物效应间往往具有量效关系，特别是生物效应剂量，如果其超过临界浓度，即有可能达到损害健康的程度。因此，生物监测与保护工人健康的关系较环境监测更为密切。在生物监测中，可通过易感性指标检测，尽早地发现易感个体，及时采取相应的防护措施。故生物监测对易感者的筛选来说也具有重要意义。

2. 生物监测的分类

生物监测按照毒物对机体的作用及其在体内的转归可分成三类，各类之间具有相关性，但各有其特点。

（1）生物材料中化学物及其代谢产物或呼出气中毒物含量的测定　生物材料通常用的是尿和血，部分用呼出气，也可分析粪、脂肪组织、乳汁、头发、指甲或唾液等各种生物材料。此时可采用直接测定化学物原形或其代谢产物的相对特异的指标或某些非特异指标的方法来进行。

（2）生物效应指标的测定　生物效应指标的测定大部分是非特异性的，并以生化反应为主。这类指标的建立往往需要对该毒物的毒理学基础知识有所认识，特别是对中毒机制的认识。近年来，反映 DNA 受损的测定，已在生物监测实践中应用，收到了良好的效果。

（3）活性化学物与靶分子相互作用所得产物量的测定　用直接或间接方法测定、评估毒物与作用部位相互作用的量。此类试验在评价职业危害中均比上述两类都精确。例如，碳氧血红蛋白已在职业医学中长期使用，我国已制定了其职业接触生物限值。

生物监测属于接触评定的范畴，有时也用于接触-效应评定。它首先要在现场调查的基础上制订严密的监测计划，包括监测项目和指标的选择、采样的策略、样品分析、结果评价等。其中，生物监测项目和指标的选择是首要的，理想的监测指标应既具有特异性，又要有较好的敏感性，并具有良好的剂量-效应关系。监测结果的评价要以"职业接触生物限值"为标准，将观察结果的分布情况与其相对照做出相应的评价。我国目前已颁布了 15 项职业接触生物限值，表 7-1 列出了其中一部分及相应的检测指标。

表 7-1　我国已颁布的部分职业接触生物限值及相应监测指标

接触化学物质	生物监测指标	职业接触生物限值	采 样 时 间	标准代号与编号①
甲苯	尿马尿酸	1mol/mol 肌酐（1.5g/g 肌酐）或 11mmol/L②（2.0g/L）	工作班末（停止接触后）	WS/T 110—1999
	终末呼出气甲苯	20mg/m³	工作班末（停止接触后 15~30min）	
		5mg/m³	工作班前	
三氯乙烯	尿中三氯乙烯	0.3mmol/L（50mg/L）	工作周末的班末尿	WS/T 111—1999
铅及其化合物	血铅	2.0μmol/L（400μg/L）	接触 3 周后的任何时间	WS/T 112—1999
镉及其化合物	尿镉	5μmol/mol 肌酐（5μg/g 肌酐）	不做严格规定	WS/T 113—1999
	血镉	45nmol/L（5μg/L）		
一氧化碳	血中碳氧血红蛋白（HbCO）	5%Hb	工作班末	WS/T 114—1999
有机磷农药	全血胆碱酯酶活性③	原基础值或参考值70%	接触起始后 3 个月内，任何时间	WS/T 115—1999
	全血胆碱酯酶活性③	原基础值或参考值50%		

① WS/T——卫生行业标准/推荐。

② 尿校正相对密度为 1.020。

③ 校正值。

7.2　作业环境有害因素检测

职业病危害因素检测是识别职业病危害因素的一个重要手段，是指利用现代检测、检验技术真实、准确地反映作业场所职业病危害因素的种类、强度（浓度）及分布情况，为职业病危害定性、定量评价提供科学技术依据。按检测方法可将其分为经常性检测、预防性监督检测和事故性检测三类。经常性检测是指按监测方法中统一规定的选取原则确定测点后，进行长期的定时定点的监测，以便观察有害物质对生产环境的污染程度和规律，评价作业环境的好坏和对工人健康造成职业危害的严重性。预防性监督检测是在新建、改建、扩建企业的设计和竣工时，对其劳动卫生防护设施的效果进行监测及评价，看其是否符合《工业企业设计卫生标准》（GBZ 1—2010）的要求。事故性检测是在作业现场可能或已经发生有害因素污染的事故时，通过检测预测事故发生的可能性，或者确定事故污染的范围及可能造成的影响等。按检测内容，职业性有害因素检测又可分为物理因素检测和化学因素检测等。

7.2.1 检测的要求和规范

《职业病防治法》及配套规章已经明确规定需要监测的职业病危害因素种类，同时要求：

1）用人单位作业场所的职业病危害因素检测与评价，应纳入本单位的职业病防治计划，指定专人负责，并确保监测系统处于正常运行状态。

2）应制订作业场所职业病危害因素监测计划，定期对工作场所进行职业病危害因素检测、评价。该计划内容应包括：作业场所名称、职业病危害因素名称、检测单位、检测频次及计划检测时间、管理责任人等。

作业场所职业病危害因素的检测与评价，应委托依法设立并取得相应安全监督行政部门资质认证的职业卫生技术服务机构进行。选择时应充分考虑技术服务机构的资质范围、检测与评价技术水平、技术服务费用等，并要注意与选定的技术服务机构签订技术服务委托协议书。

作业场所职业病危害因素定期检测、评价结果存入用人单位职业卫生档案，定期向所在地安全生产监督管理部门报告并向劳动者公布。

职业病危害因素检测，应严格按照国家规定的采样与检测规范与标准进行。对物理性有害因素，如噪声、高温、振动、辐射、紫外光、激光等，有《工作场所有害因素职业接触限值：物理因素》和《工作场所物理因素测量》等职业卫生标准；对化学性有害因素，有《职业病危害因素分类目录》《高毒物品目录》《工作场所有害因素职业接触限值：化学因素》《工作场所空气有毒物质测定》《工作场所空气粉尘测定》和《工作场所空气中有害物质监测的采样规范》等一些规范和标准。

7.2.2 车间空气中有害物质的检测

1. 空气中有害物质的形态及采样方法

企业在生产过程中，从原料加工到产品产出的整个过程，有害物质极易逸散到空气中。由于生产工艺过程和各种有害物质的物理与化学性质不同，它们逸散到空气中的状态也就不同，有的是气体或蒸气状态，有的是液体或固体颗粒呈气溶胶状态，还有看不见的声波和光波等状态。

一些有害物质如氯气，在常温下是气体，逸散到空气中呈气态；又如苯，在常温下是液体，酚在常温下是固体，因它们的挥发性强、熔点较低，在空气中是以蒸气状态存在的。气体和蒸气是以分子状态分散于空气中，其扩散情况与其相对密度有关。相对密度小的（如矿井甲烷气）向上飘浮，相对密度大的（如汞蒸气）就向下沉降。由于温度及气流的影响，随气流方向以相等速度扩散。

以固体或液体微小颗粒分散于空气中的分散体系叫作气溶胶。按其存在形式它又可分成雾、烟、尘。液态分散性气溶胶和凝集性气溶胶统称为雾。在常温下是液体的物质，因加热逸散到空气中的蒸气，遇冷后以尘埃为核心凝集成液体小滴，称为凝集性气溶胶；如过饱和水蒸气形成的雾滴、金属处理酸洗产生的酸雾及喷洒农药时的雾滴等均为分散性气溶胶。烟是固态凝集性气溶胶，同时含有固体和液体两种粒子的凝集性气溶胶也称为烟。常温下是固体物质，因加热产生的蒸气逸散于空气中，遇冷后以空气中原有分散性气溶胶为核心而凝集成烟，形成由液态向晶体过渡的一系列形态。例如，敌百虫的熔点为80℃，生产时逸入空气的蒸气形成由液体粒子向固体粒子过渡的烟。

尘是固态分散性气溶胶，是固体物质被粉碎时所产生的悬浮于空气中的固体颗粒，如碾碎石英石时可产生二氧化硅粉尘、铸造车间操作型砂过程中所产生的粉尘等。

空气中不同状态的化学物质应采用的不同采样方法如图7-3所示。

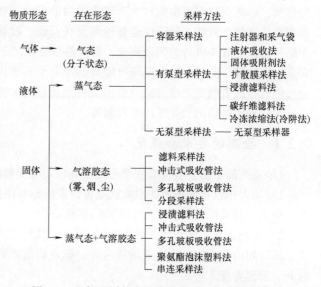

图 7-3　空气不同状态的化学物质的主要采样方法

2. 采样方式及采样要求

（1）定点采样　定点采样的要求如下：

1）采样点的选择原则。采样点的选择应遵循下列原则：

① 对作业场所空气中有害物质的测定，监测地点应设在有代表性的劳动者接毒地点，选择有代表性的工作地点，其中应包括空气中有害物质浓度最高、劳动者接触时间最长的工作地点。

② 在不影响劳动者工作的情况下，采样点应尽可能靠近劳动者。在监测点上的收集器应设置在劳动者工作的呼吸带处，一般情况下距地面1.5m。

③ 在评价工作场所防护设备或措施的防护效果时，应根据设备的情况选定采样点并进行采样。

④ 采样点应设在工作地点的下风向，应远离排气口和可能产生涡流的地点。

2）采样点数目的确定。确定采样点数目时应注意：

① 工作场所按产品的生产工艺流程，凡逸散或存在有害物质的工作地点，至少应设置一个采样点。

② 一个有代表性的工作场所内有多台同类生产设备时，1～3台设置一个采样点；4～10台设置两个采样点；10台以上，至少设置三个采样点。

③ 一个有代表性的工作场所内，有2台以上不同类型的生产设备，逸散同一种有害物质时，采样点应设置在逸散有害物质浓度大的设备附近的工作地点；逸散不同种有害物质时，将采样点设置在逸散待测有害物质设备的工作地点，采样点的数目参照上述第②条所述定点采样点数确定。

④ 劳动者在多个工作地点工作时，在每个工作地点设置一个采样点。

⑤ 劳动者为流动工作时，在流动的范围内，一般每10m设置一个采样点。

⑥ 仪表控制室和劳动者休息室，至少应设置一个采样点。

3）采样时段和频率的选择。采样时段和频率的选择要点如下：

① 采样必须在正常工作状态和环境下进行，避免人为因素的影响。

② 空气中有害物质的浓度随季节发生变化的工作场所，应将空气中有害物质浓度最高的季节

选择为重点采样季节。

③ 在工作周内，应将空气中有害物质浓度最高的工作日选择为重点采样日。

④ 在工作日内，应将空气中有害物质浓度最高的时段选择为重点采样时段。

⑤ 关于采样频率的设定，对经常性劳动卫生监督，最少每年监测一天，每天上、下午各采样一次。对超过最高允许浓度的监测点，每三个月要复查一次，直至浓度降低到最高允许浓度。对新建、改建和扩建的工矿企业进行验收或对劳动卫生防护的效果进行卫生学评价时，要连续采样测定三天，每天上、下午各一次。

4）采样时间和样品数。采样时间和样品数如下：

① 一般采样时间为 15min，测得结果为 15min 内的平均浓度。最短采样时间不应少于 5min，最长不应超过 60min。一次采样时间不足 5min 时，可在 15min 内采样三次，每次采集所需空气样品体积的三分之一。

② 在每个监测点，每个工作班（8h）内采样两次，每次同时采集两个样品。在整个工作班内浓度变化不大的监测点，可在工作开始 1h 后的任何时间采样两次；在浓度变化大的监测点，两次采样应在浓度较高时进行，其中一次在浓度最高时进行。

（2）个体采样 个体采样的要求如下：

1）采样对象的选定。要在现场调查的基础上，根据检测的目的和要求，选择采样对象。在工作过程中，凡接触和可能接触有害物质的劳动者都列为采样对象。采样对象中必须包括不同工作岗位的、接触有害物质浓度最高和接触时间最长的劳动者，其余的采样对象应随机选择。

2）采样对象数量的确定。采样对象数量的确定如表 7-2、表 7-3 所示。

表 7-2 能确定接触有害物质浓度最高与接触时间最长的劳动者采样对象数量的确定

劳动者数/人	<3	3~5	6~10	>10
采样对象数/人	全部	2	3	4

表 7-3 不能确定接触有害物质浓度最高与接触时间最长的劳动者采样对象数量的确定

劳动者数/人	<6	6	7~9	10~14	15~26	27~50	>50
采样对象数/人	全部	5	6	7	8	9	11

3. 检测方法及检测浓度的计算

工作场所空气中有害物质的检测，应严格按国标的规定检测方法进行。其主要检测方法大致可按表 7-4 所示分类。

表 7-4 工作场所有害物质的主要检测方法

工作场所空气中有害物质类别	主要检测方法
生产性粉尘	滤膜称重法
无机物及其化合物	分光光度法、离子色谱法
有机类及有机化合物	气相色谱法、高效液相色谱法
金属、类金属及其化合物	原子吸收法、原子荧光光谱法
有机农药类	气相色谱法、高效液相色谱法
药物类	高效液相色谱法
炸药类	高效液相色谱法、分光光度法
生物类	比色法

在对检测浓度进行计算时，不同的职业接触限值、不同采样方式所采用的方法有所不同。

（1）职业接触限值为最高允许浓度的有害物质的采样浓度计算　用定点的、短时间采样方法进行采样；采样时间一般不超过15min；车间空气中有害物质浓度按下式计算

$$C = \frac{cv}{Ft} \tag{7-4}$$

式中　C——空气中有害物质的浓度（mg/m³）；

　　　c——测得样品溶液中有害物质的浓度（μg/mL）；

　　　v——样品溶液的总体积（mL）；

　　　F——采样流量（L/min）；

　　　t——采样时间（min）。

（2）职业接触限值为短时间接触允许浓度的有害物质的采样浓度计算　用定点的、短时间采样方法进行采样；采样时间一般为15min；采样时间不足15min时，可进行一次以上的采样；采样时间为15min时，空气中有害物质15min时间加权平均浓度按下式计算

$$STEL = \frac{cv}{F \times 15} \tag{7-5}$$

式中　$STEL$——短时间接触允许浓度（mg/m³）；

　　　15——采样时间（min）。

采样时间不足15min，进行一次以上采样时，按算术平均值计算。

（3）职业接触限值为时间加权平均允许浓度的有害物质的采样浓度计算　根据工作场所空气中有害物质浓度的存在状况，或者采样仪器的操作性能，可选择个体采样或定点采样、长时间采样或短时间采样方法，其中以个体采样和长时间采样为主。

1）采用个体采样方法的采样浓度计算。按如下几种情况分别计算：

① 采样仪器能够满足全工作日连续一次性采样时，空气中有害物质8h时间加权平均浓度按下式计算

$$TWA = \frac{cv}{F \times 480} \tag{7-6}$$

式中　TWA——空气中有害物质8h时间加权平均允许浓度（mg/m³）；

　　　480——时间加权平均允许浓度规定的8h，即480min。

② 采样仪器不能满足全工作日连续一次性采样时，可根据采样仪器的操作时间，在全工作日内进行两次或两次以上的采样。空气中有害物质8h时间加权平均浓度按下式计算

$$TWA = \frac{C_1 T_1 + C_2 T_2 + \cdots + C_n T_n}{480} \tag{7-7}$$

式中　　　TWA——空气中有害物质8h时间加权平均允许浓度（mg/m³）；

C_1、C_2、$\cdots$、C_n——测得空气中有害物质的浓度（mg/m³）；

T_1、T_2、$\cdots$、T_n——劳动者在相应的有害物质浓度下的工作时间（min）；

　　　480——时间加权平均允许浓度规定的8h，即480min。

2）采用定点采样方法的采样浓度计算。采用定点采样方法采样，根据作业场所劳动者的工作方式与检测时间选用不同的采样方法，按表7-5选择浓度计算公式。

表 7-5　采用定点采样方法检测时的 *TWA* 值计算

工 作 方 式	采 样 方 法		*TWA* 计算公式
在一个工作地点工作	长时间采样	全工作日连续一次性	式 (7-6)
		全工作日两次或两次以上	式 (7-7)
	短时间采样	记录每时段工时，每次采样 15min	式 (7-7)
在一个以上工作地点工作或移动工作	短时间采样	每个工作地点或移动范围内设立采样点，分别进行 15min 采样；记录每个采样点的工时	式 (7-7)

4. 作业场所空气中粉尘浓度的测定

按国家标准《工业场所空气中粉尘测定》所规定的方法执行。

（1）总粉尘测定　总粉尘质量浓度是把一定体积空气中所含的粉尘，不分粒度全部总计在内的浓度。采用质量法测定，使含大小不等粒径的粉尘、一定体积的含尘空气，通过已称重的滤膜，将粉尘阻留在滤膜上，经称重后，其采样前后两次称重之差即为粉尘的质量，再换算成单位体积的空气中粉尘质量，单位为 mg/m^3。

呼吸性粉尘，也叫可吸入粉尘，是指粒径小于 $5\mu m$ 的能随吸入的空气进入到肺泡的粉尘，这样的粉尘对人体危害性大，是引起尘肺的主要致病源。为了采集可吸入粉尘，目前已设计出两段可吸入采集器和多段可吸入采集器。两段可吸入采集器可将粉尘分为两部分，前一部分的粒径为 $10\mu m$ 左右，后一部分为 $10\mu m$ 以下的粉尘颗粒。

1）定点采样。用整套过滤采样系统。该系统主要由滤膜采样头、流量计、抽气机及软管组成。测定方法如下：

① 首先将准备使用的滤膜在天平上称重并记录、编号，然后固定在滤膜夹上备用。

② 在选好的采样地点架设采样系统，取出准备好的滤膜夹装入采样头中。

③ 采样开始，迅速将采样流量调至所需数据，同时用计量器计量。常用的采样流量为 15 ~ 40L/min。

④ 采样持续时间应根据测尘点粉尘浓度估计值及滤膜上所需粉尘增量的最低值（应不少于 1mg）确定，一般应不少于 10min（当粉尘浓度高于 $10mg/m^3$ 时，采气量不得少于 $0.2m^3$；粉尘浓度低于 $2mg/m^3$ 时，采样量为 $0.5 ~ 1m^3$）。

⑤ 采气结束后，将滤膜取出，在天平上称重并记录。

⑥ 计算粉尘浓度。

2）个体采样。个体采样一般使用个体采样器。它是由采样头、软管和抽气装置组成。使用时装在劳动者上衣领子或工作帽上，尽可能靠近呼吸带部位。抽气装置可用胶带固定在腰部，通过软管连接采样头。当劳动者开始工作时，即开动个体采样器，工作结束时，停止采样，这样就可以测出劳动者在一天工作时间中接触的平均粉尘浓度。根据浓度和采样者个人呼吸量，了解每天吸入的实际粉尘量。

（2）粉尘分散度的测定　粉尘分散度是指空气中不同大小粉尘颗粒的分布程度，用百分数表示。有数量分散度和质量分散度两种。我国采用的是数量分散度。主要方法是使用过氯乙烯纤维滤膜采样后，将滤膜溶解于有机溶剂（如乙酸乙酯）中，形成粉尘粒子的混悬液，制成图片标本，在显微镜下测定。

（3）粉尘中游离二氧化硅含量的测定　测定粉尘中游离二氧化硅含量的方法大体上分为两种：

1）化学法。化学法有焦磷酸质量法、氟硅酸钾滴定法和硅钼蓝比色法。其中，焦磷酸质量法是我国规定粉尘中游离二氧化硅含量的标准分析方法。它的优点是适应范围广、可靠性好。缺点是需要的试样量大（一般要200mg以上），化学处理过程较长，操作烦琐。该法的基本原理是：一定量的粉尘样品经焦磷酸在（240±5）℃下处理后，其中的硅酸盐等杂质完全溶解，而游离二氧化硅几乎不溶。因此，依据称量处理后的残渣质量，可推算出游离二氧化硅的含量。

2）物理法。物理法有X射线法和红外分光光度法两种方法。

① X射线法的基本原理是：X射线在通过晶体时可产生衍射现象，用照相法或X射线探测器可将产生的衍射花纹记录下来。将所测试样的图样与若干已知试样的图样对照，可以定性地鉴别晶体化合物种类。而衍射图样（如点和线）的强度取决于试样中该种晶体化合物的含量，从而可以定量测定。

② 红外分光光度法的基本原理是：当具有连续波长的红外光照射某物质时，该物质的分子就要选择性地吸收某些波长的光能。若将其透过的光进行色散，可得到一条谱带。以波长或波数为横坐标，吸收百分率或透过率为纵坐标，记录谱带，即得到该物质的红外吸收光谱图。将所测样的光谱图与若干纯化合物的标准光谱图进行对照，可进行定性鉴别。而吸收谱带峰值的强度则取决于该化合物的含量，由此可进行定量分析。

（4）呼吸性粉尘浓度的测定 《工作场所有害因素职业接触限值》中规定，呼吸性粉尘是指可进入肺泡的粉尘粒子，其AED（空气动力学直径）均在7.07μm以下。呼吸性粉尘浓度的测定原理是：采集一定体积的含尘空气，使之通过分级预选器后，将呼吸性粉尘阻留在已知质量的滤膜上。根据采尘后滤膜质量的增量，求出单位体积空气中呼吸性粉尘的质量（mg/m³）。其所用的采样仪器主要是呼吸性粉尘采样器。

（5）石棉纤维计数测定 石棉纤维计数浓度是指悬浮在空气中的石棉纤维数量，即每毫升空气中含多少根呼吸性石棉纤维（f/mL）⊖。其测定原理是经滤膜抽取一定体积含石棉纤维粉尘的空气，使粉尘阻留在滤膜上，滤膜经透明固定后，在相差显微镜下计测石棉纤维数，根据采气量计算出每毫升空气中石棉纤维根数（f/mL）。

5. 作业场所空气中有害化学物质的检测

作业场所空气中有害化学物质的检测按国家职业卫生标准或工作场所有害物质检测方法进行。目前我国已发布的《工作场所有害因素职业接触限值》中有害物质接触限值可为最高允许浓度、时间加权平均允许浓度和短时间接触允许浓度三种。空气中有毒物质的检测分别按照这三种浓度的测定要求来进行。但在有些情况下，如设备检修和设备发生故障时，急需判明有毒物质的浓度高低、有无危险等，因此，实际工作中除了常规的测定方法外，常采用快速测定方法。我国有毒作业分级时主要采用此法。

（1）快速测定法 常用的快速测定法有如下四种方法。

1）检气管法。检气管是一种两端融封、内部充填有经特定化学处理的粒状多孔材料（指示粉）的细长玻璃管。使用时断开管头，用专用采样器定量吸入样品气体，被测气体即与指示粉上的化学物质发生快速气-固显色反应。根据变色柱长度或色度定量确定被测物质浓度。检气管法具有现场使用简便、快速、便于携带和灵敏度较高的优点，不足之处是准确度偏低（误差在25%以下）。检气管已由专业厂家成批量生产。目前用得较广的有一氧化碳、二氧化硫、硫化氢、苯、汞等检气管，其灵敏度和准确度能够达到卫生学上的要求。

2）试纸法。试纸法是一种用试纸条浸渍试剂，经干燥后，在现场放置或抽取一定空气，待显色后进行比色定量的测定方法。也具有快速、灵敏可用的优点，但准确性较差。

⊖ 单位"f/mL"中的"f"代表"fiber"，是行业约定的表达。

3）溶液快速法。溶液快速法是一种使被测空气中有毒物质与显色剂作用，显色后用标准管或人工标准管进行比色定量的测定方法，如氮氧化物的测定等。这种方法灵敏度、准确度一般都较试纸法和检气管法高。

4）快速现场测定仪（便携式气体检测仪器）。快速现场测定仪的中枢部件是传感器（或称敏感元件、探头）。传感器依据测定机理，利用有毒物质的热化学、光化学、电化学等特点进行有毒物质的测定。在有毒气体、可燃气体测定中应用较多的有接触燃烧式、半导体式、气体热传导式、固体热传导式、薄膜式（AET）、定电位电解式、红外线式、伽伐尼电池式（测氧）等传感器。一般灵敏度和准确度较高，但需要及时校正。

（2）化学分析法　作业环境空气检测主要应用滴定分析，其测定程序为：液体吸收样品气体→化学预处理→指示滴定。指示剂分为酸碱、氧化还原和配合滴定三种。

此外，目视比色法是仍在应用的简单快速的化学分析方法。该法是通过被测物质与特定试剂进行特征显色反应，形成有色溶液与预先依同样条件制备好的标准浓度的溶液进行色度比较而测定样品浓度。

（3）仪器分析法　仪器分析法包括以下几种方法：

1）比色法与分光光度法。利用物质本身所具有的颜色或某些待测组分与一些试剂作用生成有色物质，比较溶液深浅的方法来确定溶液中有色物质的含量，这种方法称为比色法。用分光光度计来测定物质的方法叫分光光度法。这类方法适用于对作业场所中部分无机化合物和有机化合物进行定量分析测定。

2）气相色谱法。气相色谱法是以气体做流动相的一类色层法。气相色谱法由气相色谱分离技术和气相检测技术两部分组成。气相色谱分离原理与一般色层分离原理相同，即利用不同物质在两相间的分配系数或吸附平衡常数不同。气相色谱法适用于对作业场所中挥发性有机化合物进行定量分析测定。

3）原子吸收分光光度法。原子吸收光谱分析的波长区域在近紫外区。其分析原理是将光源辐射出的待测元素的特征光谱，通过样品蒸气中元素的基态原子所吸收，由发射光谱被减弱的程度，进而求得样品中元素含量。原子吸收分光光度法的原理符合朗伯-比尔定律，适用于对作业场所重金属及其化合物进行定量分析测定。

4）高效液相色谱法。高效液相色谱法是用高压下的液体做流动相，高效能的固体颗粒（5～10μm）做固定相的色谱分析过程。高效液相色谱法适用于对作业场所中不易挥发或高分子有机化合物进行定量分析测定。

（4）各种分析方法的选择要点　各种分析方法的选择要点如下：

1）应优先选择国家颁布的标准方法或国际标准方法，其次为行业标准方法或权威机构推荐方法。对非标准方法应进行有效的确认。

2）同一化学物质有多种检测方法时，应根据检测目的、监测数据的使用要求，确定被测物定性、定量的可信限，在可信限范围内选择灵敏准确的方法。此外还应当考虑到成本、风险和技术可行。

7.2.3　作业场所物理因素的检测

物理性有害因素的测量，不同于化学性有害因素，必须使用特别的仪器，根据其有害因素的特点进行测量。

1. 气象条件的测定

气象条件的测定内容有气温、气湿、风速、辐射热及气压等。气象条件的测定，除高温、低温环境需要单独测定外，一般测尘和测毒同时进行，特别是在评价现场有害因素危害时，更需要现场气象条件的数据。气温的测定通常用通风温湿度计。它可以消除外界风速及周围环境辐射热的影响，仪器开动后 3~5min 可读干球温度数，即为气温。气湿的测定，一般先读湿球温度，后读干球温度，根据干、湿球温度计的差，查出空气相对湿度。风速的测定有杯状风速计、翼状风速计、卡他温度计及热球式电风速计。前两种只适用于测定较大风速。卡他温度计因测定麻烦目前已不用，故测定室内风速主要采用热球式电风速计，其测定范围可达 0.05~10m/s。辐射热强度的测定可分单向辐射热和室内辐射热两类。单向辐射热的测定可用单向辐射计。而室内平均辐射热强度可用黑球温度计。

对高温气象条件的测定，《高温作业环境气象条件测定方法》（GB/T 934—2008）中有相应的规定。

（1）空气温度测定方法 空气温度测定方法如下：

1）玻璃液体温度计法。玻璃液体温度计是由容纳温度计液体的薄壁温包和一根与温包相适应的玻璃细管组成，温包和细管系统是密封的。玻璃液体温度计的工作取决于液体的膨胀系数（因为液体的膨胀系数大于玻璃温包的膨胀系数）。玻璃液体温度计的刻度最小分值不大于 $0.2℃$，测量精度 $±0.5℃$。玻璃液体温度计的技术要求和质量试验方法及检验规则应符合有关国家规范的要求。

2）数显式温度计法。数显式温度计感温部分采用 PN 结、热敏电阻、热电偶、铂电阻等温度传感器，传感器随温度变化产生的电信号，经放大和 A/D 转换器后，由显示器显示。其最小分辨率可达 $0.1℃$，测量范围一般为 $-40~90℃$，测量精度优于 $±0.5℃$。

（2）空气湿度的测定方法 空气湿度的测定方法如下：

1）通风干湿表法。通风干湿表法是将两支完全相同的水银温度计同时装入金属套管中，测定干、湿球温度计的温度后，计算出空气湿度的测定方法。测定设备有机械通风干湿表和电动通风干湿表两种。

2）电湿度计法。电湿度计所采用的传感器有氯化锂电阻式、氯化锂露点式、高分子薄膜电容式等。由于环境湿度的变化引起这些传感器的特性变化，产生的电信号经处理后，在仪器上可直接显示空气的湿度。例如，高分子聚合物薄膜感湿电容，环境空气中的水蒸气穿透上层电极与聚合物薄膜接触，吸湿量的大小取决于环境的相对湿度，薄膜吸收水分改变了探头的电容，从而通过相应电信号获得读数。

测量仪器有氯化锂露点湿度计、高分子薄膜电容湿度计等。

（3）风速测定方法 风速测定方法如下：

1）热球式电风速计法。热球式电风速计由探头和测量仪表组成，探头装有热电偶和加热丝圈。热电偶的冷端连接在磷铜质的支柱上，直接暴露在气流中。当一定大小的电流通过加热圈后，玻璃球被加热温度升高的程度与风速呈负相关，引起探头电流或电压的变化，然后由仪器显示出来。热球电风速计有指针式和数显式两类可供选用。

2）转杯式风速表法。转杯式风速表法采用三杯式风速传感器，通过光电控制、数据处理，再送 $3×1/2×$ A/D 显示器显示。其数字风速表的启动风速 $v≤0.7m/s$，$v<30m/s$ 时，测量精度为 $±(0.5+0.05v)$，$v≥30m/s$ 时，测量精度为 $±5\%$。

无论采用哪种风速计，使用前应注意对其进行校正。

（4）辐射热测定方法 辐射热测定方法如下：

1）辐射热计法。辐射热计法的原理是利用黑色平面几乎能全部吸收辐射热，而白色平面几乎不吸收辐射热的性质，将它们放在一起，在辐射热的照射下，黑色平面温度升高而与白色平面造成温差，经黑、白平面之后的热电偶组成的热电场产生电动势，此电动势经放大和 A/D 转换后，通过显示器显示出辐射热强度。

2）黑球温度计法。环境中的辐射热被表面涂黑的铜球吸收，使铜球内气温升高，用温度计测量铜球内的气温，同时测量空气温度、风速。由于铜球内气温与环境空气温度、风速和环境中辐射热的强度有关，可以根据铜球内的气温、空气温度、风速计算出环境的平均辐射温度。其所需仪器有：

① 黑色铜球，其直径为 150mm，厚 0.5mm，表面涂无光黑漆或墨汁，上部开孔，用带孔软木塞塞紧。

② 温度计，其刻度最小分值不大于 0.2℃，测量精度 ±0.5℃，测量范围为 0 ~ 200℃。

③ 风速计。

④ 悬挂支架等。

（5）WBGT 指数的测定　WBGT 指数是用来评价高温车间气象条件环境用的。此法可方便地应用在工业环境中，以评价环境的热强度。它是用来评价在整个工作周期中人体所受的热强度，而不适宜评价短时间内或热舒适区附近的热强度。WBGT 指数仪由温度传感器和测量指示仪表两部分组成，其中传感器包括自然湿球、黑球和干球温度传感器。湿球温度、黑球温度、干球温度的测量，都是使用铂电阻作为测温敏感元件，这三路变化电压信号再分别被送到各自的信号调理电路上，直接送到显示器显示各自温度。也可按比例送到加法器，将信号再调理后，由显示器显示出 WBGT 指数。当采用上述三种温度传感器测得各自对应的湿球温度（t_{nw}）、黑球温度（t_g）和干球温度（气温，t_a）后，按以下两种情况分别计算该测点的 WBGT 指数。

1）当室内和室外无太阳辐射热时，计算式为

$$WBGT = 0.7t_{nw} + 0.3t_g \tag{7-8}$$

2）当室外有太阳辐射热时，计算式为

$$WBGT = 0.7t_{nw} + 0.2t_g + 0.1t_a \tag{7-9}$$

WBGT 指数的现场测试与计算方法介绍如下：

① 测量时间。常年从事接触高温作业的工种，应以最热季节测量值为分级依据。季节性或不定期接触高温作业的工种，应以季节内最热月测量值为分级依据。在一个工作日内应测量三次，即工作日 9：00—10：00、13：00—14：00 和 16：00—17：00，连测 3 个工作日取平均值，同一测点连测三次，取平均值。

② 测量地点及位置。选择作业人员经常操作、停留或临时休息处，一般测量高度立位作业为 1.5m 高，座位作业为 1.1m 高。若作业人员实际受热不均匀，应测踝部、腹和头部。立位时测量点离地高度分别为 0.1m、1.1m 和 1.7m；座位时测量点离地高度分别 0.1m、0.6m 和 1.1m。然后按下式计算 WBGT 指数的平均值。

$$WBGT = \frac{WBGT(头) + 2 \times WBGT(腹) + WBGT(踝)}{4} \tag{7-10}$$

测得 WBGT 指数再结合接触高温的作业时间，可进行高温作业分级。

2. 噪声的测定

人耳是灵敏的听觉器官，能接收和感觉声能，可听到的声频范围为 20 ~ 20000Hz，低于 20Hz 为次声，高于 20000Hz 为超声。老鼠可听到次声，蝙蝠可听到超声，人耳对次声和超声都听不到。车间机器运行中，机械部件碰击声及气体冲击空气声的频率大部分在 1000 ~ 5000Hz，引起环境噪声的增强。

常用的测噪声仪器为声级计，又分普通声级计和精密声级计两种。例如，常用的 ND-2 型精密

声级计，它既可测量出现场噪声，又可做频谱分析。如果工人在工作日内接受不同强度的噪声，可根据一个工作日内各段时间中不同水平的噪声，经过计算用一个平均的 A 声级来表示，称为等效连续 A 声级。

（1）声级计原理 各种类型声级计的工作原理基本上是相同的，所不同的是有的具有特殊的附加功能。声级计一般由传声器、放大器、衰减器、计权网络、检波器、指示器及电源部分组成。

当被测量的声音信号被传声器接收后变成电信号，经阻抗变化器、衰减器和输入放大器，计权网络对信号进行频率计权，使声级计频率响应符合 A 或 C 频率计权特性，由表头指示。检波电路还使声级计具有"快""慢"时间计权特性，保证电路可保持某时间的测量值，以方便读取。仪表有输出插口，用来使声级计与其他仪器配合使用，如与记录仪或磁带记录仪连用，以进行自动记录。也可与示波器连用，以观察被测信号的波形等。

（2）标准声源 声级计和其他声学测量仪器在使用过程中都要进行绝对声压校准，才能保证测量结果的准确性。在进行声学测量仪器绝对声压校准的过程中，必须使用标准声源。

声级校准器是由晶体管振荡器和电声转换器两部分组成，产生频率为 1000Hz、声压级为 94dB 的标准声源，由于"A""B""C""D"计权网络在 1000Hz 处衰减为零，所以以声级校准器在使用中与计权网络无关，是一种理想的袖珍型校准声源。其声压级为 94dB（以 2×10^{-5} 为参考），声压级精度为 ±0.5dB（0~40℃）。

（3）噪声检测方法 噪声检测方法如下：

1）一般要求和方法。应注意以下几点：

① 测量前的准备工作。噪声测量使用的声级计应符合国家标准，用前应进行校正，并检查电池电量。

② 测量读数方法。稳定噪声，测量 A 声级，标记为 dB（A）；不稳定噪声，测量不同 A 声级下的暴露时间，根据能量平均的原则计算等效连续 A 声级或测量等效连续 A 声级，以 L_{Aeq} 表示。首先测量各个时间段的 A 声级并记录接触时间，测量数据按声级大小由小到大分段进行排列，按 5dB 分段，以中心声级表示，如 85dB（A）表示由 83~87dB（A），90dB（A）表示由 88~92dB（A），计算出各段声级在一个工作日中总的接触时间，填入相应的记录表中。然后以每个工作日 8h 计算，小于 80dB（A）不记入，一个工作日接触的等效连续 A 声级按下式计算

$$L_{Aeq} = 80 + 10\log\left(\frac{\sum_i 10^{(i-1)/2}T_i}{480}\right) \qquad (7\text{-}11)$$

式中 L_{Aeq}——等效连续 A 声级 ［dB（A）］；

i——中心声级分段序号；

T_i——第 i 段中心声级（L_i）在一个工作日内累积接触总时间（min）。

测量使用慢档时取平均值。

③ 测点确定。若所测范围内 A 声级差小于 3dB（A），则只需选择 1~3 个测点。若所测范围内各处声级波动大于 3dB（A），则需要按声级大小分成若干区域，每个区取 1~3 个点，任两个区的声级差不小于 3dB（A），每个区域内声级波动必须小于 3dB（A）。在工厂对各种设备产生的噪声测量，可以用声级计在厂房内或设备周围取等声级点，绘出等声级曲线。由若干等声级线可以显示出声场分布情况。其测点距地面 1.2~1.3m。另外也可采用网格法测出各网格顶点的声级，以表明附近声级分布情况。

④ 对本底噪声的修正。本底噪声是指被测的噪声源停止发声后，用声级计测出的噪声。现场测量中，如果噪声源的噪声级与本底噪声相差 10dB（A）以上，可忽略本底噪声的影响，如果两

者相差小于 3dB（A），则测量无实际意义，如果两者相差 3 ~ 9dB（A），应按声源噪声表进行修正。

⑤ 避免环境因素的影响。测量噪声时，要把声级计尽量放在远离反射物的地方，特别是测量机床噪声时应尽可能避开机器周围的障碍物。另外，声级计应放在距地面 1.2 ~ 1.3m 的位置（即人耳朵高度），这样可确保测得的是直达声。噪声测量时，要注意避免和减少气流、电磁场、温度、湿度等因素对测量的影响。室外测量时，要在传声器上装一个防风帽。

2）工业企业噪声检测。工业企业噪声检测分为以下几种情况：

① 车间噪声测量。测量目的是为了解工作环境的噪声强度对职工身体健康的危害。测量方法是将声级计放置在操作人员耳朵位置，或者放在生产作业面附近（操作人员离开时），选择数个测点为宜。绘制平面图，标出车间范围、机器布局和种类，标明测点位置。

② 车间内机器噪声测量。目的是了解机器噪声的大小。测量时应尽量将声级计靠近机器，在空旷车间内，测点可稍远。对不同尺寸的机械设备，测点和数目建议如下：外形尺寸小于 30cm 的设备，测点距离表面 30cm 左右；外形尺寸为 30 ~ 100cm 的中型设备，测点距其表面约 50cm 左右；外形尺寸大于 1m 的较大型设备，测点距其表面 1 ~ 5m。测点数可视设备大小和声音部位多少取 4 ~ 8 个。测点高度应以机械设备的半高度为准或选择在机械水平轴的水平面上，但距地面应 0.5m。

③ 空气动力机械排气噪声测量。测量通风机、鼓风机、压缩机进排气口的噪声时，进气噪声测点应取进气口轴向，距管口面最小距离等于管口直径的位置；排气噪声测点应取在排气口轴线成 45°角的方向上或在管口平面上，距管口平面中心线 0.5 ~ 1m 处，如图 7-4 所示。

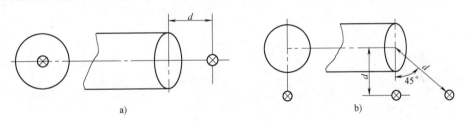

图 7-4　进、排气噪声测点位置示意图

a）进气口噪声测点　b）排气口噪声测点

⊗—测点

d—在图 a）中表示测点到管口平面的距离，在图 b）中表示测点到轴的距离或管口平面中心的距离

④ 环境噪声测量。选择多个测点，测点距地面 1.2 ~ 1.5m，距墙面或反射物不小于 3.5m，有风时应在传声器上加防风帽。

3. 振动的检测

（1）一般要求　生产性振动的测量包括振动作业的一般卫生调查、振动源的测试和工人的身体检查等。

1）振动作业的一般卫生调查包括作业场所的一般调查，产生振动的设备，被加工部件名称和硬度，接触振动工人的劳动强度、作业姿势、工间休息安排情况，是否接触其他生产性危害因素。尤其要用工时记录法或按产品所需工时法推算工人实际接触振动的时间和间歇时间，应有不同振动强度的接触时间。

2）同时测定作业场所（包括车间内外）的气象条件（包括空气温、湿度）。按工人作业情况选择测定地点和测定高度。

3）登记振动工具或全身振动源的名称，型号，铭牌记录的工具质量、冲击（或转动）次数、冲击强度、出厂日期等，工具温度，以及被加工部件的质量、种类、硬度。

4）测试时要记录仪器型号、校准值。选择工人实际接触的部位，用专用卡具将测振传感器牢固地固定好，按互相垂直的三轴测试，分别记录。以数值最大轴的数据做评价。关于三轴向的定位，国际标准化组织就全身振动和局部振动（指手传振动）做了规定。对于手传振动，以手第三掌骨远端为中心，沿前臂长轴方向的振动为 z 轴振动，沿掌面平行但与 z 轴垂直方向的振动为 y 轴振动，与掌面垂直的振动为 x 轴振动，如图7-5所示。对于全身振动，用以人体某一位置为中心的正交坐标系描述，头足方向为 z 轴振动，胸背方向为 x 轴振动，左右方向为 y 轴振动，如图7-6所示。

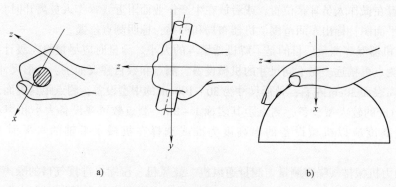

a)　　　　　　　　　　　　　　　　　b)

图7-5　手传振动的三轴向定位

a）手握状态　b）伸掌状态

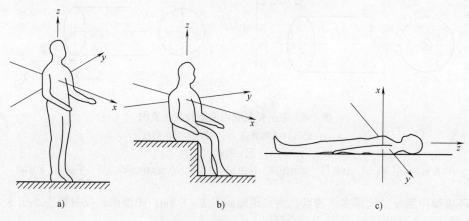

a)　　　　　　　　b)　　　　　　　　c)

图7-6　全身振动的三轴向定位

a）立位　b）坐位　c）仰卧位

5）测试时先测振动总强度，对振动加速度数值最大的轴，应再按倍频程或1/3倍频程分频测量其加速度，以了解被测试工具的频率特点，最后计算频率计权振动加速度。需要时可测振幅。

测试振动的同时，要测作业场所内由振动源或工具产生噪声的强度。一般做A声级测定。

（2）生产性振动的检测　生产性振动的测量有电测振法和机械测振法。此外，还有激光测振法。电测振法是将振动的机械能经换能器变为电能以推算振动强度的方法。必要时可测定频率和加速度及位移和速度。现场测量多用电测振法。机械测振法用的机械式测振仪由传感装置、记录装置、计时装置和动力装置组成，由记录笔将振动波记录在记录纸上。测量时，将传振杠接触在被测部位，开启仪器，将振动的振幅和频率记录下来。

1）局部振动测量。局部振动也称手传振动，生产中使用手持振动工具或接触受振工件时，直接作用或传递到人的手臂系统的机械振动或冲击便属于这一类振动。振动测量中的日接振时间是指工作日中使用手持振动工具或接触受振工件的累计接振时间，其单位为 h/d。频率计权振动加速度（a_{hw}）是指按不同频率振动的人体生理效应规律计权后的振动加速度。如果振动测试仪器有计权网络部分（如 ZDJ—1 型人体振动计），可直接读取频率计权加速度有效值。没有计权网络部分的仪器需分别测量各频带的加速度，再按公式计算频率计权加速度有效值。计算式为

$$a_{hw} = \sqrt{\sum_{i=1}^{n} (K_i ah_i)^2} \tag{7-12}$$

式中　a_{hw}——手传振动频率计权加速度有效值（m/s^2）；

　　　n——频带数；

　　　K_i——第 i 频带的计权系数；

　　　ah_i——第 i 频带加速度有效值（m/s^2）。

所谓 4h 等能量频率计权振动加速度，是指在日接振时间不足或超过 4h 时，要将其换算为相当于接振 4h 的频率计权振动加速度值。其计算式为

$$a_{hw}(4) = \sqrt{\frac{T}{4}} a_{hw}(T) \tag{7-13}$$

式中　$a_{hw}(4)$——4h 等能量频率计权加速度有效值（m/s^2）；

　　　T——日接振时间（h）；

　$a_{hw}(T)$——日接振时间 T 内的欲换算的值（m/s^2）。

振动的卫生标准限值规定，使用振动工具或工件的作业，工具手柄或工件的 4h 等能量频率计权振动加速度不得超过 $5m/s^2$。

2）局部振动的测试方法及要求。局部振动的测试方法及要求如下：

① 局部振动测试点应选在工具手柄或工件手握处附近。

② 传感器应牢固地固定在测试点。

③ 振动测量应按正交坐标系统的三个轴向进行，取最大轴向的 4h 等能量频率计权加速度为被测工具或工件的振动。

④ 测试振动要先获得 1/1（即倍频程）或 1/3 倍频程频谱，然后计算频率计权振动加速度，如果振动测试仪器有计权网络部分，可以直接读数。

⑤ 对于峰值因数很高的冲击振动，测试时要在传感器和被测工具之间加装机械式低通滤波器，以防过载影响测量结果。

⑥ 振动测试仪器应符合国家标准，定期由国家计量部门校准。

3）日接振时间计算法。日接振时间计算法要点如下：

① 对操作时间过短的作业，应以秒表准确测定每次操作所消耗的时间，测 10 次，取平均值作为该次操作需要的时间，再乘以日需要完成的该操作次数，即得日接振时间。例如，对于铆钉作业，应用秒表测定每打一个铆钉所消耗的时间，测 10 次，取平均值，即为每打一个铆钉所需要的时间，再乘以该铆工的日消耗铆钉数，即得出铆工的日接振时间。

② 对操作时间较长的作业，应选择有代表性的工作日，全日跟班，用秒表累计记录全天的操作时间，即日接振时间。

③ 以上两种方法均应选接振工人 3 ~ 5 人，连续记录 3d，计算平均值，最后换算出日接振时间（h/d）。

（3）全身振动测量　对全身振动的测量，首先应注意振动的特点。对直线振动，测心脏位置

振动方向上的振动加速度。测量点要尽可能选取振动传给人体的部位。要按振动历程了解工人实际接触振动的时间。三轴方向振动同时存在时，要分别测定，记录有效值，即均方根值。

目前，振动的测量仪器主要有 ZDJ—1 型人体振动计和精密声级计测振系统两种仪器。前者由我国自行研制，携带方便，适于在现场应用，可直接读取计权加速度或计权加速度级。适用的振动频率测量范围为 0.3 ~ 10000Hz。仪器内设能反映人体对振动感觉特性的频率计权网络，可读取三个轴向的频率计权振动加速度有效值。后者需要利用精密声级计（如国产 ND2 型精密声级计、丹麦 BK 公司 2209 型声级计）配备加速度计、积分器、倍频程滤波器组成测振系统进行振动测量。

4. 非电离辐射的检测

非电离辐射包括在电磁波谱段中从紫外到无线电波段的电磁波及激光等。非电离辐射测量时，其环境条件应符合仪器的使用环境条件，并在测量记录中对其加以注明。测量点位置的选取应考虑使测量结果具有代表性。不同的测量目的应采取不同的测量方案。测量时必须获得足够的数据，以保证测量结果的准确可靠。

（1）激光的测量　激光是指波长为 200nm ~ 1mm 的相干光辐射。激光用激光器来产生，它是通过受激发射过程产生和放大光辐射的装置。

1）激光的测量要求。激光测量时的要求如下：

① 激光器需调至最高输出水平，在消除非测量波长杂散光的情况下进行测量。

② 激光器和激光器系统对眼和皮肤最大允许照射量的测量，应在激光工作人员工作区进行，激光辐射测量仪器的接受头应置于光束中，以光束截面中最强的辐射水平为准。

③ 测量最大允许照射量的最大圆面积直径为极限孔径。测量眼最大允许照射量时，波长为 200 ~ 400nm 时用 1mm 孔径；波长为 400 ~ 1400nm 时用 7mm 孔径。测量皮肤最大允许照射量时都用 1mm 孔径。

2）测量仪器。一般根据激光器的输出波长和输出水平选择适当的测量仪器。用 1mm 极限孔径测量辐射水平时，测量仪器接受头的灵敏度必须均匀。测量时中小功率的激光器用锤型腔热电式功率计，小能量的激光器用光电式的能量计，大功率的激光器采用流水量热式功率计。测量仪器均应经国家计量部门标定，测量误差不得超过 ± 10%。

（2）微波测量　微波是指频率为 300MHz ~ 300GHz，相应波长为 1mm ~ 1m 的电磁波。一般采用微波漏能仪测量。测试时对测试位置有如下要求：

① 为代表作业人员所受辐射强度，必须在各操作位予以测定，一般应以头和胸部为代表。

② 当操作中某些部位可能受更强辐射时，应予以加测，如需眼观察波导口或天线向下腹部辐射时，应分别加测眼部和下腹部。

③ 当需要探索其主要辐射源，了解设备泄漏情况时，可紧靠设备测试，其所测值仅供防护时参考。

在目前使用非各向同性探头的仪器测试时，应将探头对着辐射方向，旋转探头至最大值进行测量。各测定点均需测试 2 ~ 3 次，取其平均值。关于测试值的取舍，对全身辐射取头、胸、腹等处的最高值；肢体局部辐射取肢体某点的最高值；而既有全身又有局部的辐射，则取除肢体外所测得的最高值。

（3）超高频辐射的测量　超高频辐射指频率为 30 ~ 300MHz 或波长为 1 ~ 10m 的电磁辐射。测量所用仪器一般为近区场强测量仪。对工作地点场强测量时，应分别测量操作位的头、胸、腹各部位，而对设备泄漏场强测量时，可将仪器天线探头置于距设备 5cm 处测量，其所测值仅供防护时参考。由于仪器天线探头非各向同性，并且仅能测电场强度，使用时，应将偶极子天线对准电场矢量，旋转探头读出最大值，测量时手握探头下部，手臂尽量伸直，测量者身体应避开天线杆延伸线方向，探头周围 1m 内不应站人或放置其他物品，探头与发射源设备及馈线应保持一定距离（至少 0.3m）。

5. 照度的测定

人的感知 80% 是通过眼睛感受的，良好的照度，可有效防止人们遭受意外事故。反之，舒适感较差的照明条件是造成事故和疲劳的主要原因之一。现有统计资料表明，在所有职业劳动的事故中，约有 30% 是因光线不足的直接或间接原因所造成的。

（1）可见光照度的检测　可见光是波长为 380～760nm 的光辐射，也就是人视觉能感受到"光亮"的电磁辐射。照度的测量采用照度计进行。目前，普通照度计的探测器基本上都采用硅光电器件，而弱光照度计的探测器多采用光电倍增管。硅光电池将接收到的光转变成所需的光电信号后，先经过 I/V 变换，然后经过运算放大器 A 放大，最后在显示器上显示出相应的光照度值。现在也常采用数字式照度计进行测量，它通常由用电缆连接的测光探头和显示电路两部分组成，使用方便可靠。照度的具体测量方法详见《照明测量方法》（GB/T 5700—2008）。

（2）紫外光照度的检测　紫外辐射检测用紫外照度计进行。测量时，应测量操作人员面部、眼、肢体及其他暴露部位的辐照度；应使用防护用品，如佩戴防护面罩，应测量罩内和罩外辐照度。具体测定测试者面罩内眼、面部及面罩外辐照度。如果测试者站在工人左侧测定，则测定测试者右眼、面部辐照度以代表工人左侧眼、面部辐照度数值。如果测试者站在工人右侧测定，则与左侧操作方法相反。

7.3　职业流行病学调查

职业流行病学调查是以职业人群为研究对象，采用有关流行病学的理论和方法研究职业性有害因素及其对健康影响在人群、时间及空间的分布，分析接触与职业性损害的剂量—反应（或效应）关系，评价职业性有害因素的危险度及预防措施的效果，以找出职业性损害发生和发展的规律，为制定和修订卫生标准、改善劳动条件和预防职业性病损提供依据。

7.3.1　职业流行病学调查的作用和内容

1. 职业流行病学调查的作用

（1）研究职业性有害因素对健康的影响　研究职业性有害因素对接触人群的健康影响及损害程度；识别和鉴定新的职业性有害因素及其作用条件；估测接触人群的危险度。

（2）研究职业性损害在人群中的分布和发生、发展规律　通过职业流行病学调查，可以描述职业病、工作有关疾病和工伤的分布：

1）人群中的分布，如在不同性别、工种、工龄和不同生活方式职业人群中的分布。

2）时间分布，描述职业性损害的历史发展，如某种职业病在不同年代的分布。

3）空间分布，主要描述职业性损害在不同国家、不同地区、不同厂矿企业、不同车间的分布。在描述职业性损害分布的同时，分析其发生和发展的规律，提出相应的卫生措施，指导劳动卫生和职业病防治工作。

（3）为制定、修订劳动卫生标准和职业病诊断标准提供依据　职业流行病学调查所得资料与动物实验、临床观察结果相结合，阐明接触水平-反应（或效应）关系，为制定、修订劳动卫生标准和职业病诊断标准提供依据。

（4）评价劳动卫生和职业病防治工作质量及预防措施效果　劳动卫生和职业病防治工作的内容多、涉及面广，但其最终目的是为消除或控制职业性有害因素，改善劳动条件，从而保护和促进劳动者身体健康。通过职业流行病学调查，可获得有关职业病、工作有关疾病和工伤的发病情况及采取某种预防措施前后的对比资料，评价劳动卫生和职业病防治工作的质量和预防措施效果。

2. 职业流行病学调查的内容

（1）接触水平的观察与估计　接触水平是通过对作业环境中有害因素时空分布的实测结果进行分析计算求出的平均值，是估算个体或群体接触剂量的依据。因此，要求监测结果准确、可靠和有较强的代表性。

（2）劳动者健康状况　劳动者的健康资料，包括门诊记录、职业病档案、既往史、家族史、生育史和个人嗜好等。在职业流行病学调查中，疾病的确定应以疾病的国际分类为基础，可根据现有的记录确定，如门诊记录、职业病档案等，也可组织专门人员采取针对性的检测手段和方法进行临床检查。对职业性有害因素引起健康效应资料的收集，可以通过单一的检测，也可以通过多项检测分阶段进行。

（3）人口统计资料　人口统计资料包括调查厂矿和必要的地区或全国人口资料。前者是计算接触人口的基础资料；后者则往往是对照的必要资料。厂矿人口统计资料应按车间、工种，特别是按接触水平，分别进行统计，并注意收集和统计退休和离职人员的资料，这对尘肺和职业性肿瘤的调查尤为重要。

7.3.2　调查设计的要求

进行职业流行病学调查，首先要明确调查目的，选用合适的调查方法、内容，确定调查对象及样本含量。职业流行病学调查的目的大致有：调查致病的原因，阐明致病的条件，寻找接触水平-反应（或效应）的关系，评价预防措施的效果。在职业流行病学调查中，人们较为关心的是职业人群中已发生的疾病或健康问题，从中找出病因、阐明致病条件，以及接触水平-反应（或效应）关系。分析性流行病学调查常是首选的调查方法。其次要选择好对照人群。选择好对照人群关系到调查结论的准确性。对照可有内对照、外对照和自身对照三种。内对照是指调查对象和对照来自同一调查单位，医疗照顾、卫生服务、文化程度及其生活水平等条件接近，仅在"接触"与"非接触"上有区别。外对照则是指两组对象并非来自同一群体，此时应特别注意除接触外其他条件的可比性。自身对照为调查对象本身，用以比较接触前后或采取预防措施前后的健康状况，这种对照较为理想，但需有接触前的本底资料，常不易得到。再次要准确确定接触和疾病的含义。准确地划分接触和非接触、病和非病直接关系到调查结果的准确性。因此，调查时要有统一规范的环境监测、生物监测方法和健康检查指标的判断标准及疾病的诊断标准。在设计不同接触组时，应确定分组原则，如按工种、空气中有害物质的浓度、接触时间、工龄估算分级方法等。最后要对表格进行有效设计。调查表和分析表应根据调查的目的和内容预先设计，并规定填表和分析的方法和要求。拟订的调查表在正式应用前，应在适当的范围进行预调查，发现问题及时修正，尽可能地减少各种误差和偏倚，尽可能地使调查所获资料可靠、真实、完整及具有可比性，以保证调查的质量。

7.3.3　职业流行病学调查的方法与分类

职业流行病学常用的调查方法有横断面调查和分析性职业流行病学调查两种。

1. 横断面调查

横断面调查又称现况调查，是在某一较短的特定时间内一次性调查接触职业性有害因素者的健康状况，并与不接触组进行比较，以研究接触与健康损害的关系。横断面调查的优点是花钱少、获得结果迅速，常用以提出新的关于研究职业性有害因素与职业性病损的病因假设。其缺点是调查时职业性病损与接触职业性有害因素同时存在，因而不能进行时间上因果联系的分析；横断面调查对研究罕见的、病程短的职业性病损不甚合适。横断面调查常用于职业病的普查和工作有关疾病的研究。调查时应注意以下几个问题。

（1）健康工人效应　健康工人效应是指接触职业性有害因素的工人，他们的身体素质本来就明显优于未就业者。健康工人效应多源于职业选择因素，包括以下几种：

1）初次自我选择。某些工种对体力和智力要求较高，许多因素影响其对工作的选择。例如，招收煤矿工人时，只有体格强壮且具有一定心理素质者才去报名，那些自知患有某种慢性病、健康状况较差者自然止步。

2）二次自我选择。已就业者可能由于工作对体力或智力等因素要求较高，自觉难以胜任或其他原因而调离工作或变换工种等。

3）用人单位的主动选择。工厂通过就业前体检或定期体检的筛选，可产生调离者效应，从而出现在职接触者的健康状况优于非接触者，掩盖了职业接触的危害性。

（2）时间关系　断面调查时职业性有害因素和职业性损害的先后关系常难以判定。

（3）病程因素　不同职业性有害因素引起的职业性损害的病程长短不同，死亡率高、病程短的职业病在横断面调查时常不易查到，易造成疾病分布的偏低估计；病程长的疾病，则由于病例的长期积累而引起偏高估计。

（4）解释患病率资料要谨慎　由于患病率资料中包括过去未愈的病例，患病率的增高不一定表示发病率增高，这可能是因为改进治疗方法后延长了患者寿命的缘故；相反，患病率降低不一定表示发病率就低，可能因为改进了治疗方法，病程缩短、患者迅速痊愈，或者因死亡较早使患病率降低。因此，在分析断面调查的患病率资料时，必须与发病率、治愈率、存活率等资料结合起来分析判断，才能对问题有全面的了解。

（5）其他　其他要注意的问题包括诊断标准的一致性和准确性、接触水平估测的可靠性、样本大小、抽样方法、调查者变异及应答率等。

2. 分析性职业流行病学调查

（1）病例-对照研究　病例-对照研究多为回顾性调查，是根据现有的资料，选定一组已发生某种职业性损害的人群（病例组）和一组或几组没有该种职业性损害的人群做对照。在两组研究人群中用同样的方法回顾是否接触某种职业性有害因素及接触的频度和强度，观察这些接触因素在病例组出现的频率是否高于对照组，然后进行统计分析，推断接触因素作为病因的可能性，从结果探索可能的病因。

病例-对照研究是一种耗时短、易执行、较经济的方法，对于发病率低的疾病尤为适宜。调查时应注意的事项有：

1）病例组和对照组除观察因素外其他条件的均衡性。

2）病例组和对照组的调查项目必须完全相同，用统一方法同时进行。

3）一次性调查结果不能直接估计某种职业性有害因素与某病的因果关系，只能提供线索。因此，下结论要慎重。

（2）队列研究　队列研究又称前瞻性研究，是选择接触和非接触某种职业性有害因素的两组人群，追踪其各自的发病结局，比较两组发病结局的差异，从而判断接触与发病有无因果联系及联系大小的一种观察研究方法。队列研究包括前瞻性队列研究、历史性队列研究和历史性前瞻研究，历史性前瞻研究又称双向性队列研究。历史性队列研究和前瞻性队列研究各有优缺点，在实际工作中可将两者结合起来，发挥各自的长处，在一定程度上可弥补各自的不足。队列研究常用的分析指标有发病率、患病率、标化死亡比（SMR）、标化比例死亡比（SPMR）、相对危险度

（RR）及归因危险度（AR）等。调查时应注意选择偏倚、失访偏倚、测量偏倚、信息偏倚、混杂因素等对调查结果的影响。

7.3.4 调查结果的分析与判断

调查结果的分析与判断需要具备流行病学、卫生统计学和劳动卫生与职业病学及其他有关学科的知识。首先要检查调查设计是否合理，方法和数据是否可靠，统计学处理是否恰当。分析时必须注意选择合适的指标和方法。同一调查资料，用不同的指标和方法进行分析，可得出截然不同的结论。因此，分析中选择适当的指标和正确的分析方法极为重要，而且不能仅仅凭一种指标或一个方法就轻易做出结论，也不可单纯依靠统计学方法来判断，而应结合理论和实际进行综合分析。

此外，在判断职业性有害因素对健康的影响时，还应考虑两者之间的联系强度、接触水平-反应（或效应）关系、调查结果的重现性、与一般科学知识的符合程度，以及是否排除了设计和调查过程的各类偏倚及混杂效应等。

7.4 职业健康监护

职业健康监护是根据劳动者的职业接触史，对劳动者进行有针对性的定期或不定期的健康检查和连续的、动态的医学观察，记录职业接触史及健康变化，及时发现劳动者的职业性健康损害，评价劳动者健康变化与职业病危害因素的关系，以保证劳动者健康及其相关权益，预防、控制和消除职业病危害，促进社会生产力及经济的发展。职业健康监护属于职业卫生第二级预防的范畴，其重要内容是职业健康检查，此外还应和环境监测相联系，形成一个有机的健康信息计算机管理系统，从而对劳动者的健康状况进行动态监护。

7.4.1 职业健康检查的种类及目的

职业健康检查是职业健康监护工作中的重要内容，它通过医学检查的方法，发现职业人群中一些敏感个体存在的健康改变，早期检查出疑似职业患者（观察对象）、职业禁忌证者，早期诊断、早期治疗、早期调离职业禁忌证者，以免劳动者遭受永久性损害，并通过群体健康影响范围和程度的观察间接起到环境监测作用，以便及时采取措施，减少或避免职业病的发生和发展。职业健康检查的对象必须是在用人单位从事接触职业病危害因素的作业人员。职业健康检查按其检查对象可分为如下四类。

1. 上岗前职业健康检查

上岗前职业健康检查是指用人单位应安排将从事接触某种或某些职业病危害作业的人员，包括新招工进厂准备安排从事有害作业的人员、从无害岗位准备调到有害作业岗位的人员、准备从甲种有害作业岗位调到乙种有害作业岗位的人员、从事某些特殊作业的人员（如高温作业和潜水作业等）进行上岗前的职业健康检查。特别是要对该岗位接触职业病危害因素作业、可能影响人体健康的相关项目进行检查。

根据检查结果，评价劳动者上岗前的健康状况，鉴定是否有职业禁忌证，是否适合从事该工种作业，为劳动者上岗的岗位安排提供科学依据。同时，也为劳动者从事职业病危害因素作业之前健康状况建立基础数据。

2. 在岗期间定期职业健康检查

在岗期间定期职业健康检查是指对已从事接触职业病危害的作业人员，即目前已在有害作业岗位的作业人员进行定期职业健康检查。在岗期间检查的目的是早期发现可疑职业病患者或职业病患者，及时进行医疗观察、诊断、治疗、调换作业岗位、疗养等，防止职业病危害的发展；早期发现有职业禁忌证的工人，以便及时调离或安排其他合适的工作；检出高危人群，作为重要监护对象并采取措施防止其他人员健康受损。这类检查要根据劳动者所在工作岗位职业病危害因素及其对劳动者健康的影响规律，选定重点检查项目，定期进行。要对检查的结果及时进行分析，动态观察劳动者健康变化，结合工作场所环境职业病危害因素监测和生物监测结果，评价劳动者的健康变化是否与职业病危害因素有关，及时发现疑似有职业病危害因素对健康影响的对象，判断劳动者是否适合继续从事该工种作业或需进一步观察治疗。

3. 离岗时职业健康检查

离岗时职业健康检查是指从事接触职业病危害作业的工人在离岗时的健康检查，包括从事有害作业的离休、退休、调离时的人员。离岗时职业健康检查的目的是了解劳动者的健康状况，评价劳动者健康变化是否与职业病危害因素有关，明确诊断，对职业病患者依照国家有关规定给予相应的待遇或赔偿。

对准备离岗的从事职业病危害的工种或岗位作业的劳动者，根据其所在工作岗位或工种存在的职业病危害因素及其对劳动者健康的影响规律，选定重点检查项目进行检查。根据检查结果，评价劳动者的健康是否与职业病危害因素有关，或是否患有职业病，以明确法律责任。

4. 应急的职业健康检查

应急的职业健康检查是指在发生急性职业病危害事故时对遭受或可能遭受急性职业病危害的人员进行的检查。对遭受或可能遭受急性职业病危害的人员进行健康检查的目的主要是了解、确定该事故是否对作业人员的健康造成遭受损害，一旦发现急性职业病患者或观察对象（疑似职业病患者），应立即抢救治疗和观察。

当发生职业病危害事故时，对遭受或可能遭受职业病危害的劳动者，应及时组织进行健康检查和医学观察。依据检查结果，发现职业病危害因素，评价劳动者健康危害程度或进行治疗，控制职业病危害的继续蔓延和发展。

另外，还有对职业病患者与观察对象的复查、康复和住院诊断观察。对象包括经职业病诊断机构确诊的职业病患者；经职业病诊断机构认定的观察对象（疑似职业病患者）；经健康监护筛检出的观察的阳性体征人员。对职业病患者和观察对象进行健康检查，主要的目的是随时掌握他们的机体健康受损情况和病情的进展，及时采取相应的治疗手段和措施，控制职业病的发展和并发症的发生，有效地保护职业病患者和观察对象的劳动能力与生活能力，延长他们的生存寿命。

7.4.2　职业健康检查的内容及结果处理

职业健康检查的内容包括：接害工人的一般自然情况、职业接触史、体检周期、上岗前和在岗期间检查项目、职业禁忌证等。

1. 职业健康检查项目

职业健康检查项目包括一般检查项目、特殊检查项目和选检项目。其中，选检项目应根据医疗卫生机构仪器设备条件和用人单位职业病危害程度及劳动者健康损害程度确定。

（1）一般情况　职业健康检查应注意受检者从事职业病危害作业的工作时间、既往病史、个人生活史、家庭史、传染病史、药物过敏史等情况，掌握这些信息对于了解受检者身体状况、生活嗜好、个体差异，判断职业病危害的影响，具有十分重要的意义。

（2）职业接触史　调查接触职业病危害因素作业人员的职业史，是职业健康检查的最大特点，也是各种职业病诊断的重要依据。它包括受检者接触有害作业的时间、地点、单位、工种、岗位、作业方式及变动情况，还包括作业场所的有害物质浓度（强度）及防护措施，这些情况必须由接触有害作业人员或所在单位提供。

（3）体检项目 职业性健康体检项目应按《用人单位职业健康监护监督管理办法》和《职业健康监护技术规范》（GBZ 188—2014）、《放射工作人员职业健康监护技术规范》（GBZ 235）中有关职工上岗前和在岗期间检查项目的规定执行。如果用人单位有特殊要求，可以协商增加检查项目。

2. 职业健康检查周期

体检周期，即职业健康体检的间隔时间（周期），应按《职业健康监护技术规范》及《放射工作人员职业健康监护技术规范》中关于在岗期间检查周期的有关条款来执行。对这些办法中未列入的有害因素，用人单位应根据生产环境监测结果及作业人员的健康状况来确定体检周期。

1）对接触有毒有害化学物质作业者，其检查周期为 1～3 年。危害严重的化学物质，通常要进行生物指标检查或肝功能检查，如铅及其无机化合物，若血铅小于 400μg/L 或尿铅小于 70μg/L，则 1 年一次，否则应每 3 个月复查一次。肝功能检查一般 6 个月一次，如四氯化碳、三硝基甲苯、氯乙烯、二甲基甲酰胺等。对进行了有毒作业分级的物质，则根据等级不同确定相应的检查周期，一般 Ⅱ 级及其以上 1 年一次，Ⅰ 级 2 年一次，如汞及其无机化合物、砷、氯乙烯、丙烯酰胺等。对一般毒性物质，通常为 1 年一次，如锰、镉、铬、氟及其无机化合物，苯，汽油，正己烷，联苯胺，氯气，二氧化硫，氨，甲醛等。其他毒性较低的物质，则可每 2～3 年一次，如酸雾或酸酐、酚及酚类化合物等。还有一些特异性毒性物质，如三氯乙烯应在上岗后前 3 个月每周进行皮肤科常规检查一次，二异氰酸甲苯酯在初次接触的前 2 年，应每 6 个月体检一次，2 年后 1 年一次，若在岗期间劳动者新发生过敏性鼻炎，则应每 3 个月体检一次，连续观察 1 年，1 年后每年一次。实际管理中，可针对不同毒性类型化学物质根据有关规范标准确定体检周期。

2）对粉尘作业者，一般应根据生产线粉尘作业等级、X 射线胸片表现以及是否已患尘肺病等情况来确定体检周期。若生产线粉尘作业等级在 Ⅱ 级及其以上，接触矽尘作业者应 1 年一次，煤尘作业者 2 年一次，其他致尘肺病的无机粉尘 2～3 年一次；作业等级为 Ⅰ 级，矽尘 2 年 1 次，煤尘 3 年 1 次，其他无机粉尘类四年一次。对 X 射线胸片表现为观察对象，则应 1 年一次，连续观察五年，若 5 年内不能确诊为矽肺患者，则按生产线粉尘作业分级情况确定体检周期。对尘肺病患者，矽肺者应 1 年检查一次，其他尘肺者 1～2 年检查一次，或根据病情随时检查。对棉尘（包括亚麻、软大麻、黄麻粉尘）等有机粉尘作业者，应在开始工作的 6～12 个月之间先进行一次健康检查，随后对粉尘作业分级为 Ⅱ 级及其以上的，2～3 年检查一次，Ⅰ 级为 4～5 年一次；棉尘病观察时间为 6 个月，观察期满仍不能诊断为棉尘病者，按粉尘作业等级确定体检周期。

3）对高温作业者，应每年体检一次，而且应在每年高温季节到来之前进行。对噪声作业者，若作业场所噪声 8h 等效声级大于或等于 85dB，则每年体检一次，若作业场所噪声 8h 等效声级大于或等于 80dB 且小于 85dB，则每 2 年一次。其他如高处作业、高气压作业、接触布鲁氏菌作业、高原作业、航空作业等人员及大型车及营运性职业驾驶员应每年一次。

4）放射性工作人员在岗期间职业健康检查的周期为 1～2 年，但不得超过 2 年。核电厂操作员在岗期间职业健康检查周期为每年一次。必要时，可适当增加检查次数。

5）接触紫外线（电光性眼炎、白内障）及炭疽杆菌作业、压力容器操作、手传振动作业、微波作业、视屏作业、电工作业、高处作业等人员及小型车及非运营性职业驾驶员每 2 年体检一次。

3. 职业健康检查结果的处理

职业健康检查是用人单位对接触职业病危害因素的作业人员进行的连续动态健康检查，它同一般性体检的最大区别就在于职业健康检查的结果，要依据国家有关卫生法规和职业病诊断标准进行处理。职业健康检查结果的处理，一般分为个体健康检查结果处理和群体健康检查结果分析。

（1）个体健康检查结果处理　职业健康检查是由取得省级人民政府卫生行政部门批准职业健康检查的医疗卫生机构进行。根据职业健康检查对象的不同，其健康检查结果的处理有所不同。

1）就业前体检。医疗机构对将要从事接触职业病危害作业人员检查的主要目的是发现、确定职业禁忌证。由于各种职业病危害因素作用于人体的机理和靶器官不同，所出现的职业禁忌证相差甚大。医疗机构在处理时大致有两种情况。一是国家颁布的《职业健康监护技术规范》中对于常见的职业病危害因素所产生的职业禁忌证已有明确规定，医疗机构可以照章执行。二是对于规范中没有规定的有害因素，医疗机构在体检结果处理时，要结合该职业病危害因素的毒理作用和损伤机体的主要特点，确认职业禁忌证。

2）在岗期间体检。医疗机构对已经接触职业病危害因素作业人员进行健康检查，主要是早期发现职业病患者、疑似职业病患者和职业禁忌证者。根据检查结果的不同，处理意见有：经检查未发现异常临床表现，体检未见异常者无须处理。经检查发现有异常临床表现，但其异常的体征及检查指标与从事的职业无明显关系，应通知用人单位和患者本人到综合医院诊治；如发现有职业禁忌或有与从事职业相关的健康损害的受检人员，应通知用人单位，用人单位应将其调离原工作岗位，并妥善安置。经检查发现受检人员的异常体征或检查指标与从事的职业有关，可确定其患有疑似职业病，应立即向当地政府卫生行政部门报告，并通知用人单位安排该人员到取得职业病诊断资质的医疗卫生机构进行诊治。

3）急性职业病危害的职业健康检查。对遭受或可能遭受急性职业病危害的人员，应当及时组织救治，进行健康检查和医学观察。

4）职业病患者。按照职业病诊断要求，职业病患者每半年至一年应该复查一次，以便随时掌握健康损害程度，采取相应的治疗措施，控制病情的发展。

（2）群体健康检查结果分析　职业健康检查的对象，往往是以用人单位生产工艺特点和接触职业病危害因素的种类来划分群体，因此，分析群体健康检查结果，对于识别、评价和控制不良的劳动条件，保护作业人员的健康，具有十分重要的意义。目前，常用职业流行病学方法进行群体健康检查结果分析，以评价群体健康状况和接触水平-反应（或效应）关系。

（3）职业健康检查结果报告　职业健康检查机构应当自体检结束之日起30日内，将检查结果及健康评定以书面方式通知受检单位，有特殊情况需要延长的，应当说明理由，并告知受检单位。受检单位应及时将检查结果如实告知员工。职业健康检查机构发现职业病患者或疑似职业病患者时，应立即向当地政府卫生行政部门报告，告知员工本人，并及时通知用人单位。职业健康检查机构体检时，应认真填写职业健康检查表，要求字迹清晰，书面清洁。

7.4.3　职业健康监护评价

1. 评价的要求

职业健康监护评价是根据职业健康检查结果，对劳动者接触职业病危害因素所造成的健康影响做出的综合评价。其目的是要分析劳动者健康变化与接触职业病危害因素的关系，及时发现职业禁忌证、疑似职业病患者，以利其及时得到合理防护。

在进行职业监护评价时，必须出具相应的评价报告，其主要内容有：用人单位名称；检查时间；接触职业病危害因素的种类和工作场所职业病危害因素浓度或强度；接触各种职业病危害因素的人数；职业病危害因素对人体的毒作用和职业禁忌证；职业健康检查项目；检查结果分析；处理意见；评价者签字；审核者签字；签发者签字；检查单位盖章。

在进行职业健康监护评价时，应根据个体和群体检查的有关资料，对职业健康危险度进行评价。职业健康危险度评价是对工作场所职业病危害因素、危害程度（浓度或强度）、职业病防护效果及劳动者健康影响的综合评价，是对劳动者接触职业病危害因素水平即接触水平-反应（或效应）关系的评价。其内容主要有：职业健康危害鉴定、接触水平-反应（或效应）关系评价、职业病危害接触评价、职业病危害特征评价等。

2. 职业健康监护个体评价

职业健康监护评价分为个体评价和群体评价。群体评价包括工作环境中职业病危害因素浓度（强度）范围、检测点合格率、接触水平（浓度、强度）-反应（对劳动者健康的影响）关系等内容。个体评价则主要反映接触职业病危害因素作业对劳动者个体健康的影响，它又可分为如下四类。

（1）上岗前职业健康检查结果评价 以了解劳动者的健康状况，发现职业禁忌证或易感人群为目的。主要分析该岗位存在的职业病危害因素可能对人体健康的影响，做出劳动者是否适合从事该岗位工作的评价意见，为用人单位安置劳动者的岗位工作提供依据。

（2）在岗期间职业健康检查结果评价 以动态观察劳动者的健康状况，及时发现健康损害和职业病患者为目的。主要分析个体和群体健康水平，发现职业病危害因素对健康影响的规律，评价劳动者的健康变化与职业病危害因素的关系，判断劳动者是否可继续从事该岗位工作。

（3）离岗时职业健康检查结果评价 以分清劳动者健康损害的责任为目的。根据健康检查结果，分析劳动者的健康状况与职业病危害因素的关系，对于有远期危害效应的危害因素，提出进行离岗后医学观察的内容和时限，为用人单位安置劳动者和保护劳动者健康权益提供依据。

（4）应急职业健康检查结果评价 目的是判断劳动者健康损害（中毒）程度，以及健康损害与职业病危害因素的关系，明确健康损害的致病因素，为及时救治中毒者提供有效措施。

7.4.4 职业健康监护档案

劳动者的职业健康监护档案是劳动者健康变化与职业病危害因素关系的客观记录，是职业病诊断鉴定的重要依据之一，也是区分健康损害责任的重要证据，同时也是评价用人单位治理职业病危害的依据。

1. 职业健康监护档案的内容

根据国家安监总局颁发的《职业卫生档案管理规范》规定，职业健康监护档案应当包括劳动者的职业史，职业病危害接触史，上岗前、在岗期间和离岗时的健康体检职业健康检查结果和职业病诊疗等有关个人健康资料。职业史是指劳动者的工作经历，记录劳动者既往在用人单位工作的起始时间和用人单位名称，所从事的工种、岗位；职业病危害接触史是指劳动者从事职业病危害作业的工种、岗位及其变动情况，接触工龄、接触职业病危害因素种类、浓度或强度等。职业健康监护档案的内容应当精确可信，并满足连续、动态观察劳动者健康状态及诊断职业病和职业卫生执法的需要。

2. 职业健康监护档案的管理

职业健康监护档案应由用人单位为劳动者建立，并按照规定的期限妥善保存。劳动者有权查阅、复印其本人的职业健康档案。一个企业职业健康监护档案质量的高低，直接反映了该企业职业病防治工作的好坏。职业健康监护档案应由专人严格管理，永久保存。

7.5 职业病危害评价

7.5.1 评价的分类和依据

职业病危害评价主要依据国家有关职业卫生法律、法规和标准，对用人单位产生的职业病危害因素进行识别、评价，对用人单位采取的预防控制措施进行效果评价，为作业场所职业卫生监督管理提供技术数据。根据评价的目的和性质不同，可分为经常性职业病危害因素评价和建设项目的职业病危害评价。经常性职业病危害因素评价的工作内容除涉及职业卫生调查、职业病危害因素检测、职业流行病学调查等内容外，还要着重进行职业病危害因素评价、职业病危害因素分级评价与职业卫生防护措施评价。建设项目的职业病危害评价又可分为可能产生职业病危害的新建、扩建、改建项目和技术改造、技术引进项目（统称建设项目）在可行性研究阶段进行的职业病危害预评价，以及在竣工验收前进行的职业病危害控制效果评价。

职业病危害评价与安全评价、环境评价一样，实行"以事实为依据，以法律为准绳"的原则。职业病危害评价的法律依据包括职业卫生法律体系中的国家法律、行政法规、职业病防治配套规章、地方性法规及规章、规范性文件和职业卫生相关标准规范。职业病危害评价应在职业卫生学调查和研究结果的基础上，对照相应的国家标准来进行评价。在评价时，通常将职业卫生调查和流行病学调查结合进行。但也有所区别。区别在于前者是以作业场所作业条件的卫生学调查为主，而后者在于以对接触者健康检查和接触与发病关系的分析为主。

7.5.2　职业病危害因素评价

1. 职业病危害因素评价的定义

职业病危害因素评价是利用现代采样与检验仪器设备，按照《职业病防治法》及国家职业卫生标准要求，对生产过程中产生的职业病危害因素进行检验、识别与鉴定，调查职业病危害因素对接触人群健康产生的健康损害，评价工作场所作业环境、劳动条件的职业卫生质量，为制定国家职业卫生标准、职业病诊断标准和卫生防护措施，以及改善不良劳动条件、预防控制职业病、保障劳动者健康提供科学依据。职业病危害因素评价的首要任务是识别、评价、预测和控制工作场所、劳动过程、劳动条件中存在的职业病危害因素，以防止其对劳动者健康的损害。

工作场所中职业病危害因素的种类繁多，由于生产过程、操作方式及外界环境条件的不同，各种危害因素的浓度（强度）及其在时间、空间的分布状况不尽相同。此外，劳动者通常也只是在劳动时间内接触职业病危害因素，而且在一个工作班内可能不是连续不断地接触职业病危害因素。因此，在同一工厂中，不同工作场所、不同工种所接触的职业病危害因素、接触水平及其所受危害程度也各有不同，需要对职业病危害因素进行细致的评价。《工业企业设计卫生标准》（GBZ 1—2010）、《工作场所有害因素职业接触限值》等国家标准，是职业病危害因素评价的依据。

2. 化学毒物及粉尘接触水平评价

作业环境中职业病危害因素接触水平的评估，是职业病危害因素评价的重要组成部分。目前，多采用定点采样所得的空气中有害物质浓度的平均值及其波动范围作为评价指标。平均值的计算与表达随测定值的分布特征而异，通常可用算术平均数、几何平均数、中位数等表示。进行化学毒物与生产性粉尘的接触水平评价，一定要深刻理解《工作场所有害因素职业接触限值》及其正确使用说明，以便正确运用与评价。

3. 物理因素接触水平评价

职业性物理因素大都是以能量的方式作用于机体，这就决定了其对机体损伤程度与人体接受的总能量值有关，使得其卫生标准与化学因素卫生标准的内涵有着本质的区别。目前，化学因素卫生标准在我国应用的是最高允许浓度、时间加权平均允许浓度和短时间接触允许浓度，而物理因素对人体的影响与职业病危害因素的接触时间有直接关系，可以理解为是时间加权平均能量值。这在监测评价工作中应该注意，否则难以得出正确的评价结论。我国目前已公布了噪声、振动、紫外辐射、电磁辐射暴露限值和激光辐射等物理因素卫生标准，其评价指标和方法多不相同，可见相关的职业卫生标准。

4. 职业病危害因素的危害程度评价

职业病危害因素的危害程度评价是依据科学的综合毒理学测试、环境监测、健康监护和流行病学调查研究资料，对危害因素的危害作用进行定性和定量的评价和认定，估算和推断该种危害因素在多大剂量下、何种条件下可能对接触者的健康造成损害，并估测在一般接触条件下，可能对接触者的健康造成损害的概率和程度，为预防对策提供依据。

职业病危害因素危害程度评价的基础资料，是职业病危害评价过程中的重要科学依据，由这些测定和资料结合国家法规和标准，最后做出正确的评价结果。凡是已经投入生产的化学物质，都应该有毒理学资料。为更好地评价，应向生产或使用该物质的单位、部门收集该物质的化学、物理特性资料，包括分子式、分子量、化学结构、化学组成、纯度、混杂物、溶解度、挥发性、稳定性、密度、熔点及燃点等。化学物的化学结构、成分是其毒性和毒效应的决定性因素。职业病危害因素危害程度评价所需要的基础资料包括毒理学资料、流行病学资料、接触水平资料。其中，毒理学资料包括：半数致死剂量 LD_{50}、半数致死浓度 LC_{50}、经皮浸入能力及经皮半数致死剂量 LD_{50}、局部刺激作用、急性阈浓度（剂量）、皮肤致敏效应等急性毒性资料；蓄积、亚急性毒性、慢性毒性资料；诱变、致癌性评价资料；生殖毒性评价资料，包括致畸、胚胎毒性与生殖毒性；微毒或无毒无机粉尘的致纤维化能力实验资料等。

我国现行的《职业性接触毒物危害程度分级》（GBZ 230—2010）中，依据急性毒性、影响毒性作用的因素、毒性效应、实际危害后果四大类指标中的毒物急性毒性、扩散性、蓄积性、致癌性、生殖毒性、致敏性、刺激与腐蚀性、实际危害后果与预后九项分级指标进行综合加权计算，获得毒物危害指数，由此将职业性接触毒物的危害程度划分为轻度、中度、高度和极度危害四级。

7.5.3 职业病危害作业分级评价

职业病危害作业分级评价的目的在于评价工作场所职业病危害作业的卫生状况，区分该作业对接触者危害程度的大小，在综合评估各个有害因素的健康危害程度、劳动者接触水平等基础上实施职业卫生监督管理。我国现行的《工作场所职业病危害作业分级》（GBZ/T 229）规定了工作场所中生产性粉尘、化学物、高温、噪声四个部分的有害作业分级评价，这是应用于当前职业病危害评价工作中的指导性文件。职业病危害作业分级评价应与各个有害因素的控制和作业分级管理办法配套使用。

1. 化学物作业分级评价

职业性接触化学物作业按危害程度分为四级，分别为相对无害作业（0 级）、轻度危害作业（Ⅰ级）、中度危害作业（Ⅱ级）、重度危害作业（Ⅲ级）。其分级评价可根据化学物的危害程度、化学物的职业接触比值和劳动者的体力劳动强度三个要素，按表7-6 所示来进行。

表7-6　有毒作业分级表

危害程度	劳动强度	职业接触比值（B）						
		<1	~2	~4	~6	~8	~24	>24
轻度	Ⅰ	0	Ⅰ	Ⅰ	Ⅰ	Ⅱ	Ⅱ	Ⅲ
	Ⅱ	0	Ⅰ	Ⅰ	Ⅱ	Ⅱ	Ⅲ	Ⅲ
	Ⅲ	0	Ⅰ	Ⅱ	Ⅱ	Ⅱ	Ⅲ	Ⅲ
	Ⅳ	0	Ⅰ	Ⅱ	Ⅱ	Ⅱ	Ⅲ	Ⅲ

（续）

危害程度	劳动强度	职业接触比值（B）						
		<1	~2	~4	~6	~8	~24	>24
中度	I	0	I	II	II	II	III	III
	II	0	I	II	II	II	III	III
	III	0	II	II	II	III	III	III
	IV	0	II	II	III	III	III	III
重度	I	0	II	II	II	III	III	III
	II	0	II	II	III	III	III	III
	III	0	II	II	III	III	III	III
	IV	0	II	II	III	III	III	III
严重	I	0	II	III	III	III	III	III
	II	0	II	III	III	III	III	III
	III	0	III	III	III	III	III	III
	IV	0	III	III	III	III	III	III

表 7-6 中职业接触比值（B）的计算式为

$$B = \frac{C_{\text{TWA}}}{\text{PC—TWA}} \tag{7-14}$$

式中　　B——化学物职业接触比值；

　　C_{TWA}——现场测量的工作场所空气中化学物时间加权平均浓度；

PC—TWA——时间加权平均容许浓度，取值按 GBZ 2.1 执行。

$$B = \frac{C_{\text{STEL}}}{\text{PC—STEL}} \tag{7-15}$$

式中　　C_{STEL}——现场测量的工作场所空气中化学物短时间加权平均浓度；

PC—STEL——短时间接触容许浓度，取值按 GBZ 2.1 执行。

$$B = \frac{C_{\text{MAC}}}{\text{MAC}} \tag{7-16}$$

式中　　C_{MAC}——现场测量的工作场所空气中化学物瞬（短）时浓度；

　　MAC——最高容许浓度，取值按 GBZ 2.1 执行。

当工作场所同时存在多种化学物时，B 值为各化学物职业接触比值之和，即 $B = B_1 + B_2 + B_3 + \cdots + B_n$。如果多次检测的数据不一致，应以最大值计算职业接触比值。

2. 生产性粉尘作业分级评价

生产性粉尘作业分级应综合生产性粉尘的健康危害、劳动者接触浓度和劳动强度等因素进行，对粉尘接触时间加权平均浓度不超过职业接触限值的作业，还应注意短时间接触水平不超过职业接触限值的两倍。粉尘作业按危害程度分为四级，分别为相对无害作业（0 级）、轻度危害作业（Ⅰ级）、中度危害作业（Ⅱ级）和高度危害作业（Ⅲ级）。该方法不能用于放射性粉尘的分级。对于生产工艺及原料无改变，连续三次监测（每次间隔 1 个月以上），当测定的粉尘浓度未超过职业接触限值，且无尘肺病患者报告的作业，可以直接确定为相对无害作业。评价时，可根据粉尘中游离二氧化硅含量、工作场所空气中粉尘的职业接触比值权重数和劳动者的体力劳动强度等要素，按表 7-7 所示确定作业危害程度的级别。

表7-7 生产性粉尘作业分级表

游离二氧化硅含量（M）	体力劳动强度	粉尘的职业接触比值权重数（W_B）						
		<1	~2	~4	~6	~8	~16	>16
M<10	I	0	I	I	I	II	II	III
	II	0	I	I	II	II	II~III	III
	III	0	I	I~II	II	II	III	III
	IV	0	I	I~II	II	II~III	III	III
10≤M≤50	I	0	I	I~II	II	II	III	III
	II	0	I	II	II~III	III	III	III
	III	0	I	II	III	III	III	III
	IV	0	I	II~III	III	III	III	III
50<M≤80	I	0	I	II	III	III	III	III
	II	0	I	III	III	III	III	III
	III	0	II	III	III	III	III	III
	IV	0	II	III	III	III	III	III
M>80	I	0	I	II~III	III	III	III	III
	II	0	II	III	III	III	III	III
	III	0	II	III	III	III	III	III
	IV	0	II	III	III	III	III	III

表7-7中粉尘中游离二氧化硅含量（M）的测定按 GBZ/T 192.4 执行。粉尘的职业接触比值（B）按下式计算

$$B = \frac{C_{TWA}}{PC—TWA} \tag{7-17}$$

式中 C_{TWA}——工作场所空气中生产性粉尘8h时间加权平均浓度的实测值（mg/m³），多次检测得到的 C_{TWA} 不一致时，以最大值计算接触比值；

PC—TWA——工作场所空气中该种粉尘的时间加权平均容许浓度（mg/m³）。

由此，当B<1时，表中权重数（W_B）取值为0；当1≤B≤2时，W_B 取值为1；当B>2时，W_B 为B。

3. 高温作业分级

高温作业考虑劳动强度、接触高温作业时间、WBGT 指数和服装的阻热性四要素，按其危害程度划分为四级，即轻度危害作业（I级）、中度危害作业（II级）、重度危害作业（III级）和极重度危害作业（IV级），其分级量化标准如表7-8所示。

表7-8 高温作业分级标准

劳动强度	接触高温作业时间/min	WBGT 指数/℃						
		29~30 (28~29)	31~32 (30~31)	33~34 (32~33)	35~36 (34~35)	37~38 (36~37)	39~40 (38~39)	41~ (40~)
I（轻劳动）	60~120	I	I	II	II	III	III	IV
	121~240	I	II	II	III	III	IV	IV
	241~360	II	II	III	III	IV	IV	IV
	361~	II	III	III	IV	IV	IV	IV

（续）

劳动强度	接触高温作业时间/min	WBGT 指数/℃						
		29~30 (28~29)	31~32 (30~31)	33~34 (32~33)	35~36 (34~35)	37~38 (36~37)	39~40 (38~39)	41~ (40~)
II （中劳动）	60~120	I	II	II	III	III	IV	IV
	121~240	II	II	III	III	IV	IV	IV
	241~360	II	III	III	IV	IV	IV	IV
	361~	III	III	IV	IV	IV	IV	IV
III （重劳动）	60~120	II	II	III	III	IV	IV	IV
	121~240	II	III	III	IV	IV	IV	IV
	241~360	III	III	IV	IV	IV	IV	IV
	361~	III	IV	IV	IV	IV	IV	IV
IV （极重劳动）	60~120	II	III	IV	IV	IV	IV	IV
	121~240	III	III	IV	IV	IV	IV	IV
	241~360	III	IV	IV	IV	IV	IV	IV
	361~	IV	IV	IV	IV	IV	IV	IV

注：括号内 WBGT 指数适用于未产生热适应和热习服的劳动者。

表 7-8 中接触高温作业时间以每个工作日累计接触高温作业时间计，单位为分钟（min）；作业环境热强度（WBGT 指数）是综合评价人体接触作业环境热负荷的一个基本参量，采用自然湿球温度（t_{nw},℃）、黑球温度（t_g,℃）和干球温度（t_a,℃）三个参数按式（7-8）和式（7-9）计算获得。

该分级方法适用于每个劳动日累计高温暴露超过 1h 的作业和对热环境产生习服并着绝热系数为 0.6Clo 服装（长袖衬衫和长裤工作服，纺织材料连裤工作服）的劳动者。如果由于劳动需要穿着特种防护服装，应根据服装隔热性能对分级的等级进行调整。

4. 噪声作业分级评价

噪声作业分级评价是根据劳动者接触噪声水平和接触时间来进行的。生产性噪声的类型不同，其分级方法也不同。对于稳态和非稳态连续噪声，进行现场测量后，据噪声暴露情况计算 $L_{EX,8h}$（按额定 8h 工作日规格化的等效连续 A 声级）或 $L_{EX,w}$（按额定周工作 40h 规格化的等效连续 A 声级）后，根据噪声作业分级表 7-9 所示确定噪声作业级别。对于脉冲噪声，测量脉冲噪声声压级峰值（dB）和工作日内脉冲次数 n，据表 7-10 所示确定脉冲噪声作业级别。

表 7-9　噪声作业分级

分　级	等效声级 $L_{EX,8h}$/dB	危害程度
I	$85 \leqslant L_{EX,8h} < 90$	轻度危害
II	$90 \leqslant L_{EX,8h} < 94$	中度危害
III	$95 \leqslant L_{EX,8h} < 100$	重度危害
IV	$L_{EX,8h} \geqslant 100$	极重危害

注：表中等效声级 $L_{EX,8h}$ 与 $L_{EX,w}$ 等效使用。

表 7-10　脉冲噪声作业分级

分　级	声压峰值/dB			危害程度
	$n \leqslant 100$	$100 < n \leqslant 1000$	$1000 < n \leqslant 10000$	
I	$140.0 \leqslant n < 142.5$	$130.0 \leqslant n < 132.5$	$120.0 \leqslant n < 122.5$	轻度危害
II	$142.5 \leqslant n < 145$	$132.5 \leqslant n < 135.0$	$122.5 \leqslant n < 125.0$	中度危害
III	$145 \leqslant n < 147.5$	$135.0 \leqslant n < 137.5$	$125.0 \leqslant n < 127.5$	重度危害
IV	$n \geqslant 147.5$	$n \geqslant 137.5$	$n \geqslant 127.5$	极重危害

注：n 为每日脉冲次数。

7.5.4 职业卫生防护措施评价

职业卫生防护措施评价可区别为近期效果评价和远期效果评价。前者多用于单项防护设备（措施）或单项防护系统的即时效果评价；后者多用于综合性防护措施、长期运行条件下可能达到的保护水平的评价。

1. 防护设备的即时效果评价

防护设备的即时效果评价，用环境指标（空气中有害因素浓度或强度）即可达到目的。其评价标准为：

（1）相对比较效果 相对比较效果是指在有与没有防护设备时，作业场所有害因素强度（浓度）的对比，常用的指标为有效率或降低率。

（2）绝对值能否达标的效果 绝对值能否达标的效果是指防护设备的控制水平使被控制的有害因素能否达到国家卫生标准。在实际评价工作中，这种评价多是在现场防护设备正常运行条件下（即所谓工况条件下）进行的。

2. 综合防治措施对职业危害预期效果评价

预防职业病需要采取多种防治措施，既有多种工程技术措施，又有卫生保健措施（如职业健康监护），还需要辅以个人防护用具，以及管理制度的保证。长时间运行的综合性防治措施预防效果的评价单独用环境指标满足不了要求，必须有职业病发病率指标才能对防治措施的远期防治效果做出全面的评价。

3. 个人防护用品防护效果评价

个人防护用具防护效果评价的内容包括防护用具性能测试和防护效果评价两部分。测试和评价工作基本上在实验室进行。我国已公布了防毒面具、防尘口罩、防护服、防护靴、防护眼镜、防护面罩、防护耳具等各种防护用具的国家标准，标准中对防护用具的性能试验方法有明确规定。只要拥有必需的设备和仪器，取得资质认证的资格，即可依照标准开展评价工作。

7.5.5 建设项目职业病危害评价

建设项目职业病危害评价是控制职业病危害因素、保护劳动者健康、防止作业场所环境污染的重要措施，是职业卫生防护设施"三同时"的体现，同时可为建设项目职业危害实行分类管理、项目设计阶段的防护设施设计的卫生审查提供科学的技术依据。

1. 建设项目职业病危害评价的方法

（1）检查表法 检查表法是指依据现行职业卫生法律、法规、标准编制检查表，逐项检查建设项目在职业卫生方面的符合情况。它主要用于评价拟建项目在选址、总平面布置、生产工艺与设备布局、车间建筑设计卫生要求、卫生工程防护技术措施、卫生设施、应急救援措施、个体防护措施、职业卫生管理等方面与法律、法规、标准的符合性。其优点是简洁、明了。

（2）类比法 类比法是指通过与拟建项目同类和相似工作场所的检测与统计数据、健康检查与监护及职业病发病情况等，类推拟建项目作业场所职业病危害因素的危害情况。它主要用于类比评价拟建项目作业场所职业病危害因素浓度（强度）、职业危害后果、拟采用职业病危害防护措施预期效果。类比法的关键在于，类比现场的选择应与拟建项目在生产方式、生产规模、工艺路线、设备技术、职业卫生管理等方面有很好的可类比性。

（3）定量分级法 定量分级法对建设项目工作场所职业病危害因素浓度（强度）、职业病危害因素的固有危害性、劳动者接触时间进行综合考虑，按国家职业卫生标准计算危害指数，从而确定劳动者作业危害程度等级。

2. 建设项目职业病危害预评价

建设项目职业病危害预评价是指取得省级以上卫生行政部门资质认证的职业卫生服务机构，在建设项目可行性研究阶段，依照国家有关职业卫生方面的法律、法规、标准、规范的要求，对建设项目可能产生的职业病危害因素进行识别、分析，预测其对工作场所和劳动者健康的危害程度，对拟采取的职业病防护设施的预期效果进行评价，对存在的职业卫生问题提出有效的防护对策，并做出客观、真实的预评价结论。其评价程序如图7-7所示。其中所编制的评价报告主要涉及如下内容：评价目的、评价依据、评价范围、评价内容、评价方法、建设项目概况、工程分析、可能产生的职业病危害因素辨识与评价、拟采取的职业卫生防护措施分析与评价、预评价结论、存在的问题和改进措施与建议等。

3. 建设项目职业病危害控制效果评价

建设项目职业病危害控制效果评价是指取得省级以上人民政府卫生行政部门认证的职业卫生服务机构，在建设项目竣工验收前，依照国家职业卫生方面的法律、法规、标准、规范的要求，对建设项目产生的职业病危害因素进行分析及确定，并将其对工作场所、劳动者健康的危害程度及职业病防护设施的控制效果进行评价，提出需要加以改进的防护对策，并做出客观、真实的评价结论。其评价报告的主要内容有：评价目的、评价依据、评价范围、评价内容、评价方法、建设项目概况、工程分析、职业病危害因素辨识与评价、采用的职业卫生防护措施控制效果分析与评价、评价结论、存在问题和提出的改进措施与建议等。

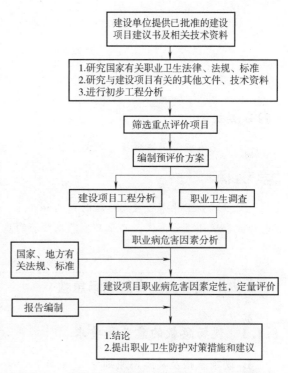

图7-7 建设项目职业病危害预评价的主要程序

复习思考题

1. 何谓接触评定？它有哪些评定方法？
2. 职业流行病学调查有哪些具体方法？试举例说明其具体应用过程。
3. 联系实际，谈谈你对职业健康检查在维护职工健康方面所起作用的看法。
4. 工作场所如何有效实施职业病危害评价？
5. 深入你所在单位或学校的某一典型作业车间进行各种可能有害因素的职业卫生学检测。

延伸阅读文献

［1］沈洪兵，齐秀英．流行病学［M］．北京：人民卫生出版社，2013.
［2］宋国萍，汪默．职业健康心理学［M］．南京：东南大学出版社，2010.
［3］周安寿，黄汉林．职业健康监护与管理［M］．北京：中国环境出版社，2013.
［4］姜向阳．职业卫生评价与检测 典型行业职业病危害评价要点分析［M］．北京：煤炭工业出版社，2013.

第8章

职业卫生事故应急处理

内容提要

本章阐述职业卫生现场急救基本技术、应急救援及职业卫生危机预警等知识。

学习目标

了解职业卫生事故应急处理的意义和要求，掌握职业卫生现场急救的基本技术及应急救援的组织和实施过程，领会职业卫生危机预警的基本内容。

8.1 职业卫生事故现场急救

8.1.1 现场急救的意义和要求

1. 现场急救及其施用原则

职业卫生现场急救，是指在劳动生产过程中和工作场所发生各种意外伤害事故、急性中毒、外伤和突发危重伤病员时，为了防止病情恶化，减少病人痛苦和预防休克等所应采取的一种初步紧急救护措施。现场急救又称院前急救。通过简易的、必要的和得当的处理，使病人能及早恢复正常的呼吸和心跳，防止毒物继续进入体内，解毒、排毒、缓解休克，然后再将病人安全地护送到附近的医疗单位，做进一步的检查和急救处理。若处理得当，现场急救能大大减轻伤病员的痛苦，把垂危的伤病员抢救过来，把致残率降到最低限度，同时还能大大缩短治愈时间。生产现场急救工作的好坏，常是一个企业保护职工能力和水平的标志。

现场急救往往是对突发伤病者进行的徒手救治，因此具有紧迫性。突发性伤害事故发生后，伤员的伤情十分复杂，伤病员呼救心情十分紧迫。心跳、呼吸骤停 6min，则出现大小便失禁、昏迷、脑细胞发生不可逆转的损害。4min 内开始心肺复苏，可能有 50% 被救活；10min 开始复苏者，100% 不能存活。因此，时间就是生命，必须分秒必争。对心跳、呼吸骤停者，采用复苏技术，把突发伤病者从临危的边缘抢救回来；对大出血、骨折等伤害者，用止血、固定等方法进行急救。否则，即会出现"失之毫厘，谬以千里"的严重错误。现场急救常存在伤病员多、要求急、要求高与医疗知识少的不适应局面，因此救治存在着艰难性。现场急救也要求灵活性。由于事故现场往往缺医少药，无齐备的抢救器材、药品和转运工具，故要求机动灵活地在伤病员周围寻找代用品，就地取材获得冲洗消毒液、绷带、夹板、担架等。否则，就会失掉抢救时机。

为此，职业卫生现场急救须遵守以下六条原则：

（1）先复后固的原则　先复后固是指遇有心跳、呼吸骤停又有骨折者，应首先用口对口呼吸和胸外按压等技术使心、肺、脑复苏，直至心跳、呼吸恢复后，再采取骨折部位的固定措施。

（2）先止后包的原则　先止后包是指遇有大出血又有创口者时，首先立即用指压、止血带或药物等方法止血，接着再消毒创口进行包扎。

（3）先重后轻的原则　先重后轻是指遇有垂危的和较轻的伤病员时，应先抢救危重者，后抢救较轻的伤病员。

（4）先救后运的原则　发现伤病员时，应先救后送。在送伤病员到医院途中，不要停止抢救措施，继续观察病、伤变化，少颠簸，注意保暖，平安抵达最近医院。

（5）急救与呼救并重的原则　在遇有成批伤病员、现场还有其他参与急救的人员时，要紧张而镇定地分工合作，急救和呼救可同时进行，以较快地争取到急救外援。

（6）搬运与急救一致性的原则　在运送危重伤病员时，应与急救工作协调一致，争取时间，在途中应继续进行抢救工作，以减少伤病员不应有的痛苦或死亡，安全到达目的地。

2. 现场急救时伤员的分类

灾害发生后，伤员数量大，伤情复杂，重危伤员多。急救和后运常出现急救技术力量不足、急救物资短缺、轻重伤员都需急救与后运的矛盾。为此需对伤病员进行分类，以保证充分发挥人力、物力的作用，使需要急救的轻、重伤员各得其需，使急救和后运工作有条不紊地进行。

现场伤员分类是在实施抢救的同时，依先危后重、再轻后小（伤势小）的原则进行的。分类时应快速、准确、无误，因此应派经过训练、经验丰富、有组织能力的技术人员专人承担。伤员的分类主要根据其伤情来判定。第一，要了解呼吸是否停止，可用看、听、感来判定。所谓看，就是通过观察胸廓的起伏，或者用棉花毛贴在伤病者的鼻翼上，看有否摆动。如果吸气胸廓上提、呼气下降或棉毛有摆动，即是呼吸未停；反之，即呼吸已停。所谓听，就是侧头用耳尽量接近伤病者的鼻部，去听有否气体交换。所谓感，则是在听的同时，用脸感觉有无气流呼出。如果听到有气体交换或气流感，说明尚有呼吸。第二，判断脉搏是否停止，用触、看、摸、量来检查。触是触桡动脉有无脉搏跳动，感受其强弱。看主要检查头部、胸腹、脊柱、四肢，看是否有内脏损伤、大出血、骨折等。摸是触摸颈动脉有无搏动及强弱。量是量收缩压是否小于 12kPa（90mmHg）。判定一个伤员只能在 1~2min 完成，通过以上方法对伤员简单的分类，便于采取针对性急救方法。

对现场伤员分类后，要给其加上分类卡标记，并且应分别归置在四个急救区：第Ⅰ急救（红色）区安置病伤严重，危及生命者；第Ⅱ急救（黄色）区安置严重但不会马上危及生命者；第Ⅲ急救（绿色）区是受伤较轻，可行走者；第Ⅳ急救（黑色）区是需要后运者。伤员分类卡包括颜色由急救系统统一印制。背面有扼要的病情转归，随伤携带。此卡常被挂在伤员左胸的衣服上。如果没有现成的分类卡，可临时用硬纸片自制。

当现场有大批伤病员时，最简单、最有效的急救应有以下四个区（图 8-1），以便有条不紊地进行急救。

收容区：收容区即伤病员集中区，在此区挂上分类标签，并提供必要的紧急复苏等抢救工作。

急救区：急救区用以接收第Ⅰ优先和第Ⅱ优先者，在此开展进一步抢救工作，如对休克、呼吸与心跳骤停者等施以生命复苏措施。

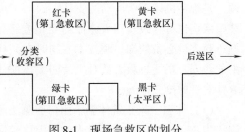

图 8-1　现场急救区的划分

后送区：这个区内接收能自己行走或病情较轻的伤病员。

3. 现场急救的基本步骤

当各种意外事故和急性中毒发生后，参与现场救护的人员要沉着、冷静，切忌惊慌失措。应尽快对中毒或受伤病人进行认真仔细的检查，确定病情。检查内容包括意识、呼吸、脉搏、血压、瞳孔是否正常，有无出血、休克、外伤、烧伤，是否伴有其他损伤等。

检查时要特别注意，对急性中毒的病人，应尽快使患者脱离中毒现场，并搬至空气流通处。防止毒物灼伤皮肤及经皮肤吸收，应立即脱去被污染的衣服，并用水冲洗皮肤。如果遇到遇水能发生反应的物质，应先用干布抹去沾染物后，再用水冲洗。要结合毒物特点进行肌肉或静脉注射特效解毒药进行解毒和排毒。对外伤病人，切勿为检查伤口一见病人就脱掉其衣服，这样会加重伤情，给病人增加不必要的痛苦。如果病人的外伤位于四肢和躯体上，应沿着衣裤线缝剪开或撕开，暴露外伤部位，以便进行处理。对于骨折或疑有骨折的病人，应尽量保持其原来的体位，不要随意搬动，否则会因搬动不当，造成骨折错位，加重病情。要尽量使病人感到舒适，松开过紧的衣裤，特别是颈部、胸部和腰部。如果发现病人脸色潮红，可略微抬高头部，并在肩部垫些柔软的物品；如果观察到病人脸色苍白，应使头部和身体保持同一水平。病人呕吐时，应将其头部转向一侧，这样才能防止呕吐物倒流进入气管而造成病人窒息死亡。病人嘴里的假牙和其他异物应及时取出。对于神志不清的病人，要仔细检查一下，看他的舌头有无后落堵住气管的现象，一般不要给任何饮料，以免误入气管。对于意识清醒的病人，如果需要，可以慢慢地喂些水。

生产现场救护人员要让病人安静地躺着，用毯子、棉被或衣服裹严取暖，最好上盖下铺。必要时，还可使用热水袋或用灌满热水的瓶子取暖，并应将热水袋或瓶子包裹起来，以免烫伤病人。要多安慰和鼓励病人，要求他们主动与医务人员配合，争取早日康复。

对于骨折或疑有骨折的病人，要及时固定和包扎，如果手头没有现成的救护包扎用品，可现场临时准备。处理病人时，注意分清轻重缓急：对于休克者，要及早处理休克；对于那些心跳、呼吸骤停的病人，要分秒必争地实施体外心脏按压和人工呼吸。位于眼部、鼻部、颈部、手指和脚趾的伤口，可用小块的消毒敷料覆盖包扎，其他部位较大的伤口可用大块的消毒敷料覆盖，再用三角巾或三角巾绷带包扎。伤口内的异物一般不要随意清除；骨折部位，在上夹板前不要任意搬动；除了颈部、手指和脚趾等处的骨折外，其他部位的骨折固定一般由医生来做。用担架搬运病人时要特别小心，尤其在把骨折病人抬上担架前，要先固定骨折部位，轻抬轻放，以免骨折错位，加重病情；抬运担架时要平衡，尽量减少振动。使用担架前，现场救护人员要先试用一下，确保安全牢靠后再给病人使用。如果使用止血带，要记住使用的时间和部位。总之，现场救护人员要本着救死扶伤的人道主义精神，及时、熟练、正确地进行急救，竭尽全力挽救病人的生命。

8.1.2　现场急救基础知识

1. 四大生命体征

生命四大体征包括体温、呼吸、脉搏、血压，医学界称为四大体征。它们相互联系、相互协调，是维持机体正常活动的支柱，缺一不可，不论哪项异常，都会导致严重或致命的疾病，同时某些疾病也可导致这四大体征的变化或恶化。因此，如何判断它们的正常和异常，已成为每个现场急救人员必备的知识和技术。同时在某些情况下，它们的逐渐正常也代表着疾病的好转，表示由危转安。现场急救人员对生命四大体征认真观察，做出正确判断，有利于发现疾病的安危和采取针对性的抢救措施。

（1）体温　人正常体温，用口腔测法测量为 $36.3 \sim 37.2 \,℃$，用腋下测法为 $36 \sim 37\,℃$，用肛门测法为 $36.5 \sim 37.7\,℃$。正常人的体温比较恒定，在 24h 内略有波动，一般温差不超过 $1\,℃$。

判断体温异常，以腋测法为准。就体温升高而言，37.4~38℃为低热，38.1~39℃为中度发热，39.1~41℃为高热，41℃以上为超高热。体温升高多见于肺结核、支气管肺炎、脑炎、中暑及外伤感染等。而体温低于正常时，常见于休克、大出血、慢性消耗性疾病、年老体弱、甲状腺功能低下、重度营养不良、在低温环境中暴露过久等情况。

（2）脉搏　人体正常脉搏次数与心跳次数相一致，节律均匀，间隔相等。白天由于进行各种活动，血液循环加快，因此脉搏快些，夜间活动少，脉搏慢些。正常成人脉搏为60~100次/min，老年人可慢至55~75次/min，节律均匀，强弱一致。

检查脉搏通常用两侧桡动脉，在手的腕关节上方2cm处，靠拇指一侧搏动最明显。检查时先让病人安静休息5~10min，手平放在适当位置，坐卧均可。检查者将右手食指、中指、无名指并齐按在病人手腕段的桡动脉处，压力大小以能感到清楚的动脉搏动为宜，数半分钟的脉搏数，再乘以2即得到1min脉搏次数。在紧急情况下，桡动脉不便测脉搏时也可采用颈动脉、肱动脉或股动脉；也可以采用脉搏描记仪和血压脉搏监护仪等测量。

脉搏增快（≥100次/min）的病理情况有发热、贫血、心力衰竭、心律失常、休克、甲状腺功能亢进等；脉搏减慢（<60次/min）的情况有颅内压增高、阻塞性黄疸、甲状腺功能减退等；脉搏消失（即不能触到脉搏）多见于重度休克、多发性大动脉炎、闭塞性脉管炎、重度昏迷病人等。危重病人的脉搏表现有：脉搏每分钟可达150次以上或每分钟40次以下；脉搏节律不齐，强弱不等，同时心率达到每分钟100次以上；颈动脉搏动消失。

（3）呼吸　正常成人平静呼吸时，频率在16~20次/min，节律均匀，深浅一致。呼吸次数与脉搏次数的比例为1:4。呼吸的计数可通过观察病人胸腹部的起伏次数，一吸一呼为一次呼吸；或用棉絮放在鼻孔处观察吹动的次数，数出1min的棉絮摆动次数，即每分钟呼吸的次数。

呼吸频率增快（>24次/min）的常见病理情况有高热、肺炎、哮喘、心力衰竭、贫血等；呼吸频率减慢（<10次/min）常见于颅内压增高、颅内肿瘤、麻醉剂、镇静剂使用过量、胸膜炎等。就呼吸深度改变而言，深而大的呼吸为严重的代谢性酸中毒、糖尿病酮中毒、尿毒症时的酸中毒；呼吸浅见于药物使用过量、肺气肿、电解质紊乱等。若考察呼吸节律改变，则潮式呼吸多见于重症脑缺氧、缺血，严重心脏病，尿毒症晚期等病人；点头样呼吸见于濒死状态病人；间停呼吸见于脑炎、脑膜炎、颅内压增高、干性胸膜炎、胸膜恶性肿瘤、肋骨骨折、剧烈疼痛时；叹气样呼吸见于神经官能症、精神紧张或忧郁症的病人。

（4）血压　血压反映了心脏对全身血管的供血情况，尤其是高血压病人和休克病人，血压是直接显示病情轻重程度的重要指标。血压一般指动脉血压而言。心室收缩时，动脉内最高的压力称为收缩压；心室舒张时，动脉内最低的压力称为舒张压。收缩压与舒张压之差为脉压。正常成人收缩压为12~18.7kPa（90~140mmHg），舒张压8~12kPa（60~90mmHg）。在40岁以后，收缩压可随年龄增长而升高。39岁以下收缩压<18.7kPa（140mmHg），40~49岁收缩压<20kPa（150mmHg），50~59岁收缩压<21kPa（160mmHg），60岁以上收缩压<22.6kPa（170mmHg）。

血压测量时，测前应让病人安静休息片刻，消除劳累与紧张因素对血压的影响。然后可选用上臂肱动脉为测量处，病人取坐位，暴露并伸直肘部，手掌心向上，打开血压计，平放，使病人心脏的位置与被测量的动脉和血压计上的水银柱的零点在同一水平线上。放尽袖带内的气体，将袖带中部对着肘窝，缚于上臂，袖带下缘距肘窝2~3cm，勿过紧或过松，并塞好袖带末端。眼、耳并用，戴上听诊器，在肘窝内摸到动脉搏动后，将听诊器的头放在该处，并用手按住稍加压力。打开水银槽开关，手握气球，关闭气门后打气，一般使水银柱升到21~24kPa（160~180mmHg）即可。然后微开气门，慢慢放出袖带中气体，使压力读数缓慢下降。当听到第一个微弱声音时，水银柱上的刻度就是收缩压，又叫"高压"。继续放气，此声音逐渐增强，突然变弱变低沉，然后消失，水银柱上的刻度为舒张压，又叫"低压"。如未听清，将袖带内气体放完，使水银柱降至零位，稍停片刻，再重新测量。测血压一般以右上肢为准，连测两次，取平均值。

通常指的高血压是针对收缩压和舒张压均增高而言的。成人的收缩压大于21kPa（160mmHg）和舒张压大于12.6kPa（95mmHg），称高血压。如果出现高血压，但其他脏器无症状，属原发性高血压病；如果由肾血管疾病、肾炎、肾上腺皮质肿瘤、颅内压增高、糖尿病、动脉粥样硬化性心脏病、高脂血症、高钠血症、饮酒、吸烟等引起的高血压，属继发性高血压病。临界性高血压是指收缩压为18.7~21kPa（140~160mmHg）、舒张压为12~12.6kPa（90~95mmHg）。低血压是指收缩压≤12kPa（90mmHg）、舒张压≤8kPa（60mmHg），多见于休克、心肌梗死、心功能不全、肾上腺皮质功能减退、严重脱水、心力衰竭、低钠血症等。

2. 常见伤病者的表象

伤病者的面容、意识（神志）、瞳孔、皮肤、体位等表象，是判断伤势轻重的重要标志。病生于内而表于外的重要体征，也是望诊的重点。熟练认识它们，对诊断、抢治有很大裨益。

（1）面容　面容表情常反映伤病的轻重程度。正常人表情自如，患病受伤害时即失去常态。愁眉苦脸、皱眉、咬牙、呻吟不安等，常见于各种病伤引起的各种剧烈疼痛、呼吸困难、急性腹痛、严重外伤和骨折等；牙关紧闭、苦笑面容、角弓反张、四肢抽搐、面肌痉挛者，多见于破伤风、癫痫等症；面容枯槁苍白、唇舌色浅、少气无力、消瘦等为贫血面容；面色苍白或铅灰，表情淡漠、目光无神、四肢厥冷、额部出汗，多见于外伤、大出血、休克、脱水、急性腹膜炎等症；面容憔悴，面色灰暗或苍白，枯瘦无力，多见于慢性消耗性疾病，如恶性肿瘤、严重结核病等。当以上病容出现时，往往提示疾病的急性发作或慢性转重。因此，应当密切观察病情，做好急救或送医院的准备。

（2）意识（神志）　正常人意识清醒，思维敏捷合理，语言清晰。意识的异常变化反映大脑功能活动的失常，即对环境的知觉状态变化。凡能影响大脑活动的疾病都会引起不同程度的意识改变。意识模糊，即轻度意识障碍，常表现为注意力涣散、记忆力减退、对人或物判断失常等；谵妄状态，即常表现为意识模糊伴有知觉障碍、注意力丧失、精神性兴奋等，多见于感染、中毒性昏迷；嗜睡状态，即一种持续的、延长的病理性睡眠状态，有一定言语或运动反应，可被他人唤醒，但很快入睡；昏迷状态，即各种反射活动都减弱或消失，此时表明病情严重。

各种严重创伤和烧伤、重度休克、高热、中毒性菌痢、流行性乙型脑炎等都会有意识障碍的表现。这种表现对判断病情非常重要，对病人应加强监测和特殊护理。

（3）瞳孔　瞳孔直径在2.5~3.5mm为正常范围。它是虹膜中央的孔洞，副交感神经兴奋瞳孔缩小，交感神经兴奋瞳孔扩大。正常人的两个瞳孔一样大小，等圆，对光反射正常。瞳孔的正常与否，对某些疾病的判断很有意义。瞳孔扩大见于青光眼后期、眼内肿瘤、眼部外伤、颈交感神经受刺激、视神经萎缩，以及阿托品、可卡因等药物的作用；瞳孔缩小见于虹膜炎症、中毒（有机磷类农药中毒、毒蕈中毒）、药物反应（毛果芸香碱、吗啡、氯丙嗪）等；瞳孔形状不规则见于虹膜粘连；瞳孔不等大见于颅内病变，如脑外伤、脑肿瘤、中枢神经梅毒、脑疝，还有中枢神经和虹膜的神经支配障碍，中脑功能病变；瞳孔对光反射迟钝或消失、扩大，常见于濒死状态或重度昏迷病人。

（4）皮肤　皮肤颜色的改变和皮疹的有无，往往是判断伤病和决定治疗的先决条件。皮肤苍白见于贫血、休克、虚脱、寒冷、惊恐等；全身青紫见于缺氧、心力衰竭、呼吸道阻塞、肺炎、中毒，以鼻尖、颊部、耳廓、肢端最为明显；皮肤发黄多见于黄疸，可为柠檬色、橘黄色、黄绿色、暗黄色等。出血和瘀斑为皮肤黏膜出血所致，出血点直径小于2mm者为出血点，直径大于3~5mm者为紫癜，直径在5mm以上者为瘀斑，多见于过敏性紫斑、血小板性紫斑、血行感染、中毒、某些外伤等。皮肤水肿时，若从下肢开始肿，见于心脏病，从眼睑和面部开始肿，见于肾脏病；凹陷性水肿见于营养缺乏，非凹陷性水肿见于甲状腺机能低下。皮疹多为全身性疾病表现之一，常见于传染病、皮肤病、药物及其他一些过敏反应等。

（5）体位 人的体位分自动体位、被动体位、强迫体位和应有体位。自动体位是正常人身体活动自如，不受限制的体位；被动体位即伤病者不能调整或自己不能变更肢体的位置的体位，常见于头部有严重损伤、意识丧失的伤病者；强迫体位是病伤者为了减轻痛苦而采取的一种体位，如背痛者常取仰卧位，腹痛者常上身前屈，抱腹弯腰，屈膝位，甚者翻身打滚；腰痛者走路拘谨，前屈身而行；心肺功能不全者常强迫坐位呼吸，取坐位或半坐位，两手置于膝盖上，因这种体位能使膈肌下降，肺换气量增加，下肢回心血量减少，减轻心脏负担。

病伤员因病伤部位不同，常自己采用一种舒适体位。有经验者常以体位的姿势来判断疾病，从而采用正确救治方法。有时伤病员自己采用的所谓被迫体位（舒适体位），但易促使病情加重或恶化，甚至造成不幸死亡，遇此情况时，急救者应毫不迟疑地加以纠正。例如，被毒蛇咬伤下肢时，要使患肢放低，绝不能抬高，以减低毒汁的扩延；上肢出血要抬高患肢，防止增加出血量等。常见伤病者的应有体位有：面青紫者，说明有瘀血，应头放低、足抬高；面红者，应头抬高、足放低；恶心呕吐者，应将头转向一侧，防呕吐物入气管；咯血者，应向患侧卧位，防血流入健侧支气管和肺内；腹痛者，屈双膝于腹前，放松腹肌；腹外伤者，应仰卧，屈双膝；手足出血者，应抬高手足；呼吸困难者，取半坐位，也可用于心脏病引起的咯血者；呼吸骤停者，取平卧位，下颌上仰，以保持呼吸道通畅，也可用心脏按压；脑震荡者，取头较低的仰卧位；下肢骨折者，取仰卧位，下肢伸直；脚扭伤者，当患部肿、紫时，应抬高患肢；脑出血者，使患者上体稍高，取仰卧位；异物进眼后，要睁开眼；电光性眼炎，要闭眼；昏厥者，病人平卧，头放低、足抬高，也可用于昏睡、晕倒而面色苍白者；痉挛者，头放平，保持舒适体位。

8.1.3 现场急救基本技术

1. 心、肺、脑复苏技术

（1）现场心、肺复苏的准备 复苏即生命支持，也就是在比较短的数分钟内把人救活。在生产作业现场，由于外伤、疾病、低温、中毒、高温、淹溺、电击等原因，致使心跳、呼吸骤停，必须在数分钟内（越快效果越好）采取急救措施，促使心脏、呼吸功能恢复正常，从而保护和促进脑功能的恢复，故称心、肺、脑复苏。这是基础生命复苏支持，即气道保持通畅、人工呼吸和人工循环，目的是争取 5min 内恢复脑的血氧供应。复苏技术主要有头后仰抬颌（A）、人工呼吸（B）和胸外心脏按压（C），复苏医学上常称复苏三部曲，其中 A 主要涉及开始实施复苏的一系列准备工作。

1）脱离伤害源。根据现场不同的受害情况迅速采取不同的措施，使病人脱离受伤现场。触电者应迅速脱离电源；溺水者立即打捞；自缢或勒缢者的绳索尽快剪断；急性中毒者迅速脱离中毒环境；火灾受害者迅速脱离火场；酸碱灼伤立即用清水冲洗皮肤；外伤骨折、出血，立即进行包扎止血固定。

2）判断病情。病情的判断包括意识、呼吸和循环判断。当发现一个倒地的病人，首先应识别患者是否失去知觉。简单快速的方法是轻拍或轻轻摇动病人肩部（不可用力过重或摇动头颈部），并大声问："喂！你怎么啦？"如果认识，可以直接呼喊病人的姓名，看病人有无反应。如无反应，立即用手指掐压病人人中穴、合谷穴 5～6s，并且不可时间太长。病人出现眼球活动、四肢活动及疼痛感后立即停止掐压穴位。如果仍无反应，表示病人意识丧失。为了判断患者有无自主呼吸，抢救者应在保持患者气道通畅的情况下，用耳部贴近患者口、鼻，注视胸部，进行看、听和试。

看是观看胸部有无起伏的呼吸动作；听是聆听口鼻部有无气流声音；试是测试口、鼻部有无呼气气流。如果胸部无起伏动作，也无呼气气流，则患者已无呼吸。这一判定过程应在 3～5s 完成。必须强调的是，即使抢救者观察到病人正在用力呼吸，其气道仍可能被阻塞，这时开放气道是非常重要的。循环判断主要是判断患者有无心跳，其最可靠、最简便迅速的方法是触摸颈动脉有无搏动。因为颈动脉靠近心脏，直接反映心跳情况，而颈部暴露，便于迅速触摸，易于掌握（图8-2）。触摸步骤如下：

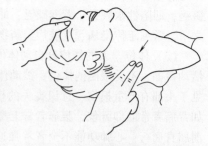

图8-2　检查颈动脉搏动的方法

① 在开放气道的位置下进行（首次人工呼吸后）。

② 一只手置于病人前额，使头部保持后仰，另一只手在靠近病人一侧触摸颈动脉。

③ 可用食指和中指指尖先触及气管正中部位，男性可先触及喉结水平气管旁、胸锁乳突肌前缘软组织处，轻轻触摸颈动脉，不要用力过大，以免推移颈动脉妨碍触及。

④ 不要同时触摸两侧颈动脉，以免造成头部供血中断，引起脑缺血，给复苏增加困难；不要压迫气管，造成呼吸困难。

⑤ 检查时间不要超过 10s，以免延误抢救。

⑥ 应注意误差。未触及搏动有可能是触摸位置的错误；触及搏动有可能是触摸感觉错误，将自己手指的搏动感觉为病人的脉搏。

⑦ 为避免第6）项的误差，要进行综合判定，即若患者无意识、无呼吸、瞳孔放大、面色苍白，再加上触不到脉搏，可判定为心跳停止。

⑧ 如果颈部外伤或病人肥胖，也可触摸桡动脉、股动脉和肱动脉，应避免消耗时间触摸桡动脉来判定心跳是否停止，以免延误复苏。

触摸肱动脉和桡动脉的方法：在肘窝上，于肱二头肌腱上内侧可摸到肱动脉的搏动；或在腕部的桡骨头的外侧，腕横纹的外上侧，也能摸及桡动脉搏动。触摸股动脉的方法：在腹股沟韧带稍内侧的下方，能摸到搏动。

上面所述及的是现场徒手情况下的判定方法。总判定时间以 10～15s 为宜。

3）呼救。一旦判定伤病员心跳或呼吸停止，应在立刻抢救的同时紧急呼救他人来协助抢救。这样做一是因为一人做心、肺复苏不可能坚持时间较长，让他人协助抢救，成功率更高；二可通知医疗急救部门来人或做好接诊准备；三是有法律上的见证人。呼救时，在大声叫喊旁人的同时，应派不在急救的第二个人或第三个人向医院或医疗急救部门打电话寻求援助。电话求救要注意：首先讲清楚出事的详细地点；如有可能讲清楚病员的基本情况、伤势；要讲清楚求援者的姓名、单位和联系的电话号码；报警后要派人到街道口等候急救车（尤其是夜间或偏僻街道），指引去现场的道路。

4）病人体位的正确放置。在呼救的同时立即摆好病人的体位，为人工呼吸及心脏胸外按压做好准备。动作要就近、迅速。如果病人倒俯在地面上，应将病员整体翻转仰卧在坚实的平面上（地面、木板面均可），一定要将病人的头、肩、躯干作为一个整体同时同步翻转，以免加重骨折和其他外伤。抢救者跪在病人身边，在病人的躯干和自己的膝盖中间留有一定空地，以防翻过来后病人的躯干压住自己的膝盖。同时注意手臂，如果出现扭曲，先将其手臂举起向头方伸直，然后一手扶住其头枕部，另一手托住肩部，使躯干和臂部跟随肩部转动，恢复病人仰卧而不致歪扭。复苏的标准体位应使患者呈正仰卧位，头、颈、躯干平直，双臂应放于举过头的部位，解开上衣，暴露胸部。单人复苏时，抢救者应跪在病人胸部一侧，双膝分开，与肩同宽。双人复苏可在患者同侧或两侧施救。

5）畅通气道。心、肺复苏首要的一环是立即开放气道。一般气道阻塞的原因有两种类型：一是异物（食物、痰、呕吐物、血块、泥沙等）阻塞气道；二是舌肌松弛，舌根后坠，堵塞气道。会厌也会堵住气道入口，多见于昏迷患者。此时，必须使舌根抬起离开咽喉壁，使气管畅通。

① 清除异物。如果有异物阻塞气道，应解开患者衣扣，将其头偏向一侧。拉下巴、张口、牵拉舌头看清异物，用手指钩出或夹出。切忌盲目探取，以免将异物推向咽喉深部。也可以采用猛压法清除异物。此时患者仰卧，抢救者跪在患者大腿旁，用一只手的掌根放在正中线脐部稍上方，另一只手叠在第一只手上，用迅速向上的动作将腹部正中向上推压。该法施用时要注意以下几点：一是手不能离剑突太近，否则可能压断剑突，压伤肝脏或迫使胃内容物反流，引起病人进一步窒息；二是有时需反复操作，猛压 6～10 次，方能使异物排出；三是该法必须与纠正头部位置、人工呼吸等结合进行，若异物太固定抠不出，可试做人工呼吸，如果阻力大则可先做人工呼吸，待情况稍好后再猛压 6～10 次。

② 纠正头部位置。主要有仰头抬颏法、仰头抬颈法和推颌法三种。仰头抬颏法简单、安全、易学和有效，可最大限度地使气道开放。具体操作如下：使病人仰面躺平，抢救者位于患者肩部站着或跪着，用近患者头部的手放在病人前额上，手掌用力向后压，另一只手的手指放在患者的颏下将颏部向上抬起，使下面的牙齿接触到上面的牙齿，从而将头后仰，开放气道。需注意，在抬颏时不要将手指压向颈部软组织的深处，否则会阻塞气道，如图 8-3 所示。头后仰程度要求下颌角与耳垂连线和地面垂直，如图 8-4 所示。

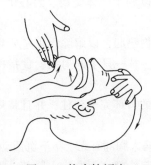

图 8-3 仰头抬颏法

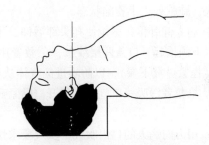

图 8-4 呼吸道平直示意图

仰头抬颈法如图 8-5 所示。抢救者跪在病人头部的一侧，一只手置于病人前额，并压住前额使头后仰，另一只手放在病人的颈后，将颈部托起。这样也可有效地开放气道。

推颌法也是先使患者取仰卧位，抢救者站或跪在病人的头前，两肘关节支撑在患者仰卧的平面上，两手放在患者的下颌两侧，以食指为主，用力将下颌角托起，如图 8-6 所示。注意推颌操作时，不要将头部从一侧转向另一侧，以免加重颈椎部损伤。由于该法不必使头后仰，因此，对颈部有损伤者最为安全，但操作者易疲劳。

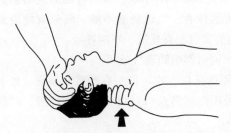

图 8-5 仰头抬颈法

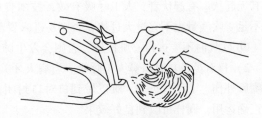

图 8-6 推颌法

（2）现场呼吸复苏技术　在畅通气道后，一旦判定病人呼吸停止，应立即做人工呼吸。现场进行人工呼吸的方法主要有如下几种：

1）口对口人工呼吸法。口对口人工呼吸（图8-7）法是为患者肺部供应氧气的快速而有效的方法。抢救者呼出的气体含有供应病人所需的足够氧气。人吸入的空气中含氧气21%（体积分数），含二氧化碳气0.4%；呼出的气体中含氧气16%~18%，含二氧化碳2%。肺脏吸收20%的氧气，其余80%的氧气按原样呼出。正常人给病人吹气时，只要吹气量足够，则进入病人肺内的氧气量基本上是足够的。该法具体操作要领如下：

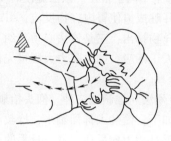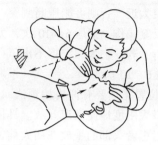

图8-7　口对口人工呼吸法

① 在保持呼吸道畅通的位置下进行。

② 口对口呼吸前先向病人口中吹两口气，扩张肺组织，以利于气体交换。因心跳、呼吸停止的病人，肺脏处于半萎陷状态。

③ 病人仰卧位，尽量使其头部后仰，颈背后用枕头或衣物垫起，以解除舌下坠所致的呼吸道梗阻。下颌抬起，口盖两层纱布，急救者用一只手扶于前额，另一只手的拇指、食指捏闭病人的鼻孔（捏紧鼻翼下端），以防吹进的气体从鼻孔漏出。

④ 抢救者深吸一口气后，张开口贴紧病人的嘴（把病人的口部完全包住，并且将病人的口打开）。

⑤ 用力向病人的口内吹气，吹气要求快而深，同时观察病人胸部有无上抬下沉活动。

⑥ 一次吹气完毕后，应即刻与病人的口唇脱离，轻轻抬起头部，面向病人胸部，吸入新鲜空气，以便做下一次人工呼吸。同时使病人口张开，捏鼻的手也可放松，以便病人从鼻孔通气。观察病人有无胸部向下恢复原位，有气流从病人口内排出。

⑦ 吹气的频率。抢救开始后首先吹气2次。采用单人心肺复苏时，每按压胸部15次后，吹气2次，即15∶2。采用双人心肺复苏时，每按压胸部5次，吹气1次，即5∶1。若有心跳无呼吸者，每5s吹气1次，12~16次/min。每次吹气时间以1~1.5s为宜。每次通气有1.5s以上的间歇，以利于氧的输送。

⑧ 吹气量。首先向病人肺内吹气2次，每次吹气量为800~1200mL。吹气时随时观察病人胸部有无起伏。有起伏者，人工呼吸有效，技术良好。无起伏者，气道畅通不够，气道有梗阻或吹气不足。吹气量也不宜过大过快，否则易进入胃部，使胃膨胀、胃反流，影响呼吸。

⑨ 吹气时不要进行心脏按压，否则会发生肺损伤，同时影响肺通气效果。

2）口对鼻及口对口鼻人工呼吸。当病人牙关紧闭不能张口，或者口腔有严重的损伤，如下颌及嘴唇外伤、下颌骨折等，难以做到口对口封闭，可采用口对鼻及口对口鼻法人工呼吸。此法如能正确运用，同样可收到良好效果。

采用口对鼻人工呼吸法时，先要清理并通畅伤病者的呼吸道，然后使伤病者口紧闭，急救者深吸气后，向伤病者鼻腔吹气，呼气时令伤者的口张开，以利气体排出，如图 8-8 所示。

采用口对口鼻人工呼吸法时，要使病人口鼻都张开，急救者深吸一口气，用口唇全包住病人的口鼻用力向里吹气，观察胸廓有否起伏，如图 8-9 所示。

3）口咽管吹气法。急救用的口咽管用无毒的化工原料制成，如图 8-10 所示。施救时将管的粗端含在口腔，然后把管中段椭圆形突出部，正好压在病人口唇上，再用手密封病人口鼻，急救者通过咽管将气吹入。吹气时，对成年伤病者 5s 用力吹气一次。当观察到病者胸部有起伏时，放开口鼻并停止吹气，让病人自行呼吸。

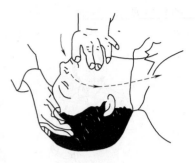

图 8-8　口对鼻人工呼吸法

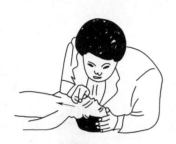

图 8-9　口对口鼻人工呼吸法

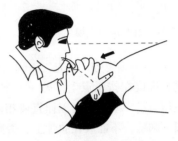

图 8-10　口咽管吹气法

（3）心跳骤停现场复苏技术　建立人工循环是指用人工的方法促使血液在血管内流动，并将人工呼吸后带有新鲜氧气的血液输送到全身，尤其是主要脏器，以维持主要脏器的生命。现场抢救的基本生命支持措施除开放气道、救生呼吸外，还必须使心脏搏出血液进行循环。其主要方法是胸外按压，即有节奏地按压胸骨下半部分，以迫使血液循环。当采用闭式胸外心脏按压时，压下去的一瞬间可使夹在胸骨与脊柱之间的心脏受到挤压，迫使心脏内的血液排出，加之瓣膜的作用，使血液流向动脉。当按压解除时，心脏又靠自身弹性恢复舒张原状。由于心脏、血管瓣膜的结构特点，使静脉血液吸回入心室腔。再次按压，心脏再次排血至动脉系统。如此连续有节奏地按压，即可建立有效循环。

心脏停止跳动后，由于全身血液也立即停止循环，脑组织和其他重要脏器得不到新鲜的氧气及血液的供应，数分钟后即发生细胞坏死，因此必须立即在口对口呼吸的同时进行心脏按压，恢复血液循环。这种心脏按压必须在病人肺内有新鲜氧气产生气体交换的情况下进行，否则到达重要脏器的血液不含有新鲜氧气，组织仍然缺氧。所以，在大多数情况下，现场心、肺复苏应在开放气道的情况下先人工呼吸，吹入肺内新鲜氧气后，再进行心脏按压，将带有新鲜氧气的血液运送到全身组织去。

在一旦判定循环停止时，应立即进行人工循环的抢救。现场徒手建立人工循环包括胸外心脏按压和心前区叩击。

1）胸外心脏按压法。其操作要点如下：

① 体位。使患者仰卧于硬板床或地面上。如为弹性钢丝床，要在患者背部垫上木板或干脆将病人连垫子一起抬到地上抢救。

② 快速测定按压的准确部位。首先触及病人上腹部，以食指及中指沿病人肋弓处向中间滑移，如图 8-11 所示。然后在两侧肋弓交点处寻找胸骨和肋骨接合处的切迹，使中指置于切迹上，食指在其旁，放在胸骨下端（图 8-12），摸到剑突下。接着将另一只手的掌根部紧挨着切迹处中指旁的

食指，放在胸骨的下半部。此处即为按压的正确部位，相当于胸骨中 1/3 与下 1/3 交界处，如图 8-13 所示。

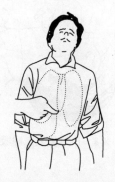
图 8-11　沿肋缘向上摸

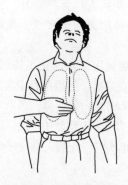
图 8-12　摸到剑突下

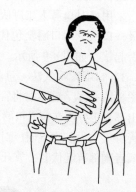
图 8-13　手掌放置位置

③ 按压的正确姿势。首先，正确的按压部位确定后，将一只手的掌根放在按压点上，另一手掌重叠放在其手背上，以加强按压力量。双手指可以伸直或相嵌交错，但手指必须翘起，离开胸壁，不能放在肋骨上，否则会使肋骨骨折和肋骨软骨分离。其次，抢救者应处较高位置，腰部弯曲，两臂伸直，肩、肘、腕三点在一直线，垂直于按压位置上方，利用上半身的体重和肩、臂部肌肉的力量，垂直下压，使每次压力均直接压向胸骨，不要左右摆动，如图 8-14 所示。

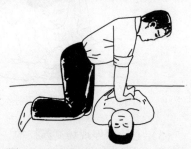
图 8-14　心脏胸外按压的正确方法

④ 对胸廓正常的成年人，每次胸骨向下压陷 3~5cm，可使收缩期血压峰值达 10.7~13.3kPa（80~100mmHg）。按压深度不够则效果不好，过深则易发生肋骨骨折，损伤心肺。神志丧失患者的胸廓比清醒者松弛得多，因此，压陷 3~5cm 并无困难。按压时，切忌用力过猛，以防胸、肋骨骨折和内脏损伤并发症。

⑤ 压陷 3~5cm 后，应立即全部放松，使胸部恢复其正常位置，让血液流入心脏。每次按压放松时，双手不要离开胸壁，也不要在按压中途挪动手的位置，以保证按压的掌根始终在标准的按压部位上。

⑥ 按压频率应掌握在 80~100 次/min，因为每次按压，心排血量仅能达正常的 25%~50%。因此，提高频率可增加心排血量，保证脑和心脏的血液供应。另外，扣除吹气时间，每分钟实际按压次数只能达到 60 次左右。

⑦ 按压时间与放松时间应该相等，各占 50%。假如按压时间长，放松时间短，就缩短了心脏舒张充盈时间，影响血液回流。

⑧ 胸外心脏按压能迅速恢复心排血量，可徒手进行，复苏效果好。但按压用力不当，过大或方向不正确易造成肋骨骨折、肺出血、心包积血、肝破裂等并发症。

⑨ 按压与人工呼吸的比例，单人复苏为 15:2，双人复苏为 5:1。

⑩ 胸外心脏按压一定要正确施用，否则会适得其反。常见的错误有：

a. 按压时除掌根部贴在胸骨外，手指也压在胸壁上，这样易引起骨折。

b. 按压定位不正确，向下易使剑突受压折断而致肝破裂；两侧按压易致肋骨或软骨骨折，导致气胸和血胸。

c. 按压用力不垂直，导致按压无效或肋骨骨折，特别是摇摆式的按压更易出现严重并发症。

d. 按压时,抢救者的肘部弯曲,因用力不够,按压深度达不到 3~5cm。

e. 按压冲击过猛,其效果差,易骨折。

f. 放松时未能使胸部充分放松,胸部仍承受压力,使血液难以回流到心脏。

g. 按压时双手掌不是重叠而是交叉,则可影响按压效果。

⑪ 胸外心脏按压还有如下注意事项:大出血病人、胸廓畸形、心包填塞、妊娠后期、胸部贯通伤、胸部异物存留等情况不适合施用胸外心脏按压;胸外心脏按压时潮气量仅为 125~250mL,肺泡通气量为 0~100mL,不能代替人工呼吸,必须与人工呼吸同时进行;胸外心脏按压与人工呼吸单人操作易疲劳,应尽量双人操作。

2) 单人心、肺复苏法。单人心、肺复苏法是指一个人熟练地完成一系列各项抢救的方法。步骤如下:

① 首先判断现场病人有无意识,若无反应,立即呼救。

② 即刻将病人放置于仰卧位,并放在地上或硬板上,开放气道(仰头举颏、举颏或抬颈)。

③ 判定病人有无呼吸(看、听、试)。若无呼吸,立即口对口呼吸,吹气 2 次。

④ 保持头后仰,检查颈动脉有无搏动。若有脉搏,表明心跳尚未停止,可仅做人工呼吸,每分钟 12 次。

⑤ 若无脉搏,立即进行胸外心脏按压。

⑥ 每做 15 次胸外挤压,再做 2 次人工呼吸,如此反复进行,直到协助抢救者赶来,或者专业医生赶到。

⑦ 开始 1min 后检查一次脉搏、呼吸和瞳孔。以后每 4~5min 检查一次。检查不超过 5s,最好有协助者进行检查。

⑧ 由于单人复苏操作消耗体力大,当另一名抢救者到达现场接替操作时,应按以下步骤进行:首先,当第一个抢救者做完 2 次吹气后,停止心脏按压;其次,接替者用 5s 时间测试颈动脉有无搏动;再次,若无搏动,由接替者先吹气 2 次;最后由接替者按 15:2 按压/吹气比例进行单人复苏。

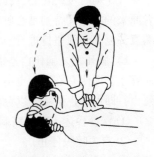

⑨ 单人复苏的要求:0~5s 判定意识;5~10s 呼救并放好病人体位;10~15s 开放气道,并观察呼吸是否存在;15~20s 口对口呼吸 2 次;20~30s 判定脉搏;30~50s 进行胸外心脏按压 15 次,并再做人工呼吸 2 次,以后连续反复进行。如图 8-15 所示。

图 8-15　单人心、肺复苏

3) 双人心、肺复苏法。单人心、肺复苏操作消耗体力较大,所以尽量争取双人操作。双人复苏就是由两名抢救者互相配合分别进行人工呼吸和胸外按压,如图 8-16 所示。抢救者一人位于患者头旁,保持气道开放,进行人工呼吸,测试颈动脉以判断胸外按压是否得当,观察瞳孔,判定患者是否恢复自主呼吸和循环(此判定应在双人复苏 1min 后,停止胸外按压 5s 时进行);另一人位于患者身旁进行胸外心脏按压,按压频率为 80~100 次/min。按压通气比例为 5:1,即连续做 5

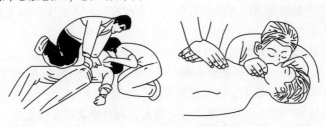

图 8-16　双人心、肺复苏

次胸外按压，再做1次人工呼吸。一定要注意两人协调好，吹气必须在胸外按压的松弛时间内完成，决不能同时压下和吹气。人工呼吸者和心脏按压者可以互换位置，互换操作，以免疲劳，但中断时间不得超过5s。

由单人转向双人复苏的合理时机是紧接单人复苏完成15次胸外按压2次吹气的周期之后，由一名抢救者位于患者头旁，开放气道，检查脉搏，另一名抢救者进行胸外按压。这一接替过程仅需用5s。若判定无脉搏，应即刻给予1次吹气，随即另一名抢救者以每分钟80~100次的频率进行按压5次并计数，在第5次按压终了，可暂停按压1~1.5s以进行1次吹气。

若两人同时到达现场抢救，其中一人应位于病人头旁，判定有无反应→放好患者位置→开放气道→判定呼吸，若无呼吸，则说："没有呼吸。"并给予第2次吹气→判定颈动脉搏动，若无脉搏，则说："没有脉搏。"另一人立即开始胸外按压。

(4) 复苏效果判断及终止指征　心、肺复苏效果主要看以下五个方面：

1) 颈动脉搏动。心脏按压有效时，可随每次按压触及一次颈动脉搏动，测血压为5.3/8kPa (40/60mmHg) 以上，提示心脏按压方法正确。若停止按压，脉搏仍然搏动，说明病人自主心跳已恢复。

2) 面色转红润。复苏有效时病人面色、口唇、皮肤颜色由苍白或紫绀好转或变红润。

3) 意识渐恢复。复苏有效时，病人昏迷变浅，眼球活动，出现挣扎，或给予强刺激后出现保护性反射活动，甚至手足开始活动，肌张力增强。

4) 出现自主呼吸。应注意观察，有时很微弱的自主呼吸不足以满足机体供氧需要，如果不进行人工呼吸，则很快又停止呼吸。

5) 瞳孔变小。复苏有效时，扩大的瞳孔变小，并出现对光反射。

关于何时可终止心、肺复苏的抢救，决定这个时机有时甚为困难。它取决于三个因素，即患者原来的状况，特别是心脏状况，复苏的及时与否及人工循环的效果如何。若上述三个条件均很满意，复苏必须坚持进行至少1h。在心、肺复苏中出现如下征象者可考虑终止心、肺复苏。

1) 脑死亡。脑死亡是指全脑功能丧失，不能恢复，又称不可逆昏迷。发生脑死亡即意味着生命终止，即使有心跳，也不会长久维持；即使能维持一段时间，也无任何意义。所以一旦出现脑死亡，即可终止抢救，以免消耗不必要的人力、物力和财力。出现下列情况可考虑脑死亡：

① 深度昏迷，对疼痛刺激无任何反应，无自主活动。

② 自主呼吸停止。

③ 瞳孔固定。

④ 脑干反射消失，包括瞳孔对光反射、吞咽反射、头眼反射（即娃娃眼现象，将病人头部向双侧转动，眼球相对保持原来位置不动，若眼球随头部同步转动，即为反射阳性，但颈脊髓损伤者禁忌此项检查）、眼前庭反射（头前屈30°，用冰水20~50mL，10s内注入外耳道，出现快相向灌注侧反方向的眼球震颤，双耳依次检查未见眼球震颤为反射消失）等。

⑤ 具备上述条件至少观察24h无变化，方可做出判定。

2) 经过正规的心、肺复苏20~30min后仍无自主呼吸，瞳孔散大，对光反射消失，即标志生物学死亡，可终止抢救。

3) 心脏停跳12min以上而没有进行任何复苏治疗者，几乎无一存活，但在低温环境中（如冰库、水库、雪地、冷水淹溺）及年轻的创伤病人虽心脏停跳超过12min但仍应积极抢救。

4) 心跳、呼吸停止30min以上，肛温接近室温，出现尸斑。

(5) 脑复苏现场技术　脑组织需要氧供应量很大，而对缺氧耐受性很差，心跳停止10s，脑内可利用的氧已将耗尽，会出现神志不清，随之呼吸停止2~4min，低能的无氧代谢也会停止。4~

5min内供应脑能量的ATP（三磷酸腺苷）也将耗竭，所有反应均停止，导致脑细胞缺氧、肿胀、损伤，引起水肿、出血、坏死，最终引起脑死亡。

正常脑血流（CBF）每百克脑组织每分钟为45~60mL，低于20mL/100g即有脑功能损伤，而低于8~10mL/100g可造成不可逆转的损伤。脑缺氧与心跳、呼吸骤停密切相关，只要临场迅速做好呼吸、心跳复苏，就是促进脑复苏。

脑复苏应立即恢复血压，并维持在12~13.33kPa（90~100mmHg）为宜。突然高者用血管扩张剂，如丙咪嗪，每次12.5~25mg，一日3次口服；或服硝普钠，每次口服40~60mg。服后5min见效，停药后可维持2~15min。其他用低温、高压氧、输液、补充营养等，都需立即送医院抢救。低温用于脑复苏有争议，应慎用。有肌肉痉挛或抽搐者，可口服安定5mg（每片2.5mg），2次/日。有条件静脉点注低分子右旋糖酐500mL，高压氧疗法，维持血压、血循环。同时加强护理，防止感染。进一步生命支持要求在8min内开始，如气管内插管、吸氧、机械通气、静脉输血给液；药物治疗纠正心律不齐、酸中毒，以及心电监护、电击除颤等。以上措施需在有条件的情况下进行。

（6）病员转移 对于心跳骤停病人的现场抢救，心、肺复苏即基本生命支持必须分秒必争地在现场进行，切勿为了方便或让患者转送而贻误抢救时机。一般情况下，应坚持在现场不间断地进行心、肺复苏，同时抢救者也不应频繁更换。若遇大雨、塌方等情况，需将患者转移时，中断心、肺复苏操作时间不应超过7s。通过狭窄的楼道、上下楼梯、搬上搬下救护车，中断操作最多不要超过30s，中断时间越长，复苏成功的可能性越小，预后也越差。在救护车上运送时，患者身下也应放一宽木板，保证心、肺复苏有效地进行，即便到达医院后，抢救的专业人员未接手前，仍应继续进行心、肺复苏。

当病人心跳呼吸初步复苏后，此时病情极不稳定，尚随时可恶化复发，故乘病人好转之机，立即转送到附近医院，进一步治疗，以进行复苏后处理。病人转送时需注意如下几点：

1）转送前，要与有关医院取得联系，使该医院做好接诊与抢救的准备。

2）转送病人，一般情况下应平卧位，务必保持气道通畅。救护人员要密切注意伤病员情况，发现其神志、呼吸、脉搏等重要改变要记住其发生改变的时间。继续给氧和静脉输液，保持静脉通道的畅通，以备随时用药。

3）防治疼痛和精神紧张可用安定5~10mL肌内注射，必要时可用吗啡5~10mL肌内注射。但病人有呼吸衰竭或休克时应慎用。

4）转送前若心率缓慢时可给阿托品0.5~1mL肌内注射或静脉注射。如果心率超过100次/min并伴有心律不齐时，可给予利多卡因50~100mL肌内注射或缓慢静脉注射。

5）转送医院应与接诊的医护人员交代清楚患者发病时的情况及院外抢救用药经过。

2. 外伤现场急救技术

外伤是工作场所最常见的职业性伤害，其一般步骤包括：第一，应迅速使伤员脱离危险场地；第二，保持呼吸道通畅，对心跳、呼吸停止的伤员应尽快行心肺复苏术；第三，有效止血，可根据不同伤情施用不同方法；第四，包扎伤口，以避免在运送途中伤口暴露，增加感染机会；第五，对骨折、关节伤、肢体挤压伤、大块软组织伤等进行固定；第六，预防感染，帮伤者止痛，记录伤情；第七，迅速转往医院。

（1）止血 出血是任何创伤均可发生的并发症，又是主症，它是威胁伤（病）员生命十分重要的原因之一。失血量和速度是威胁健康生命的关键因素，几分钟内急性失血1000mL，即可危及生命。而十几小时内慢性出血2000mL，则不一定会导致死亡。失血总量超过20%，会出现休克等症。因此，无论遇到哪种出血，都应采取有效、可靠的方法，分秒必争地止血，才能降低伤（病）员的损失，特别是大出血的急救，是挽救伤（病）员生命刻不容缓的大事。

出血按其性质判断，可分为毛细血管出血、静脉出血、动脉出血和混合出血。毛细血管是存在于身体各部位的微细血管，是血液进行气体和代谢物质交换的地方。由于毛细血管管壁微细、数量多，所以，毛细血管出血往往呈弥漫的渗血，呈点状或片状渗出，颜色鲜红，可自愈。静脉血管是把全身血液运回心脏去的血管，管壁薄而缺乏弹性。静脉出血时血液呈涌出状或缓慢流出无搏动，颜色暗红，多不能自愈。动脉血管是把血液从心脏输送到全身去的血管，管壁厚、硬而具有弹性。动脉出血往往是随心脏跳动，血液一股股地往外喷射，有搏动，色鲜红，失血速度快，出血量大，危险性也大，多经急救尚能止血。混合出血一般在动、静脉出血时比较常见，并且兼具上述三种单纯性出血的特点。止血时，以动脉、静脉止血为主。

1）一般止血法。创口小的出血，局部用生理盐水冲洗，周围用 75% 酒精涂擦消毒。涂擦时，先从近伤口处向外周擦，然后盖上无菌纱布，用绷带包紧即可。若头皮或毛发部位出血，应剃去毛发再清洗、消毒后包扎。

2）指压止血法。在伤口上方，将靠心端的中等或较大的出血血管，用手指或手掌把血管压迫于深部的骨头上，以此阻断血液的流通，起到止血的作用。有时破损的动脉不止一条，必须仔细检查，压住每一条出血的动脉。此法止血，只适用于应急状态下、短时间控制出血，应随时创造条件，采取其他止血方法。

① 头颈部出血。一侧头颈部出血，可用食指或拇指压迫同侧耳前方搏动点（颞浅动脉）止血，如图 8-17a 所示。

② 颜面部出血。一侧颜面部出血，可用食指或拇指压迫同侧下颌骨下缘、下颌角前方约 3cm 处的凹陷处。此处可触及一搏动点（面动脉），压迫此点可控制一侧颜面出血，如图 8-17b 所示。

③ 头面部出血。一侧头面部出血，可用拇指或其他四指压迫同侧气管外侧与胸锁乳突肌前缘中点之间搏动点（颈总动脉）控制出血，如图 8-17c 所示。

④ 肩腋部出血时，可用拇指或食指压迫同侧锁骨上窝中部的搏动处（锁骨下动脉），将其压向深处的第一肋骨方向控制出血，如图 8-18a 所示。

⑤ 前臂或上臂出血时，可用拇指或其余四指压迫上臂内侧肱二头肌与肱骨之间的搏动点（肱动脉）控制出血，如图 8-18b 所示；也可以在肘关节前用拇指摸到搏动的肘动脉处加压止血，如图 8-18c 所示。

⑥ 手部或手掌部出血。救护者用两手拇指分别压迫手腕横纹稍上处，内外侧（桡、尺动脉）各有一搏动点，即可止血，如图 8-18d 所示。自救时可用健手拇指和食指分别压迫上述两点。

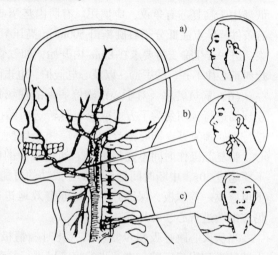

图 8-17 头颈部出血常用指压血管部位
a）颞动脉 b）面动脉 c）颈动脉

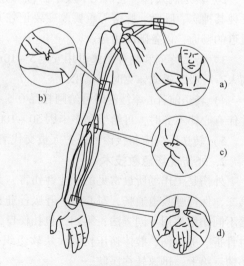

图 8-18 上肢出血常用指压血管部位
a）锁骨下动脉 b）肱动脉
c）肘动脉 d）桡、尺动脉

⑦ 大腿以下出血。自救可用双拇指重叠用力压迫大腿上端腹股沟中点稍下方的搏动点（股动脉）控制出血，如图 8-19a 所示。互救时，可用手掌压迫股动脉控制出血，如图 8-19b 所示。

⑧ 小腿以下出血。可在腘窝处用双拇指摸住搏动的腘动脉向下加压，如图 8-19c 所示。

⑨ 足部出血。可一手紧握踝关节，拇指及其余四指分别压迫胫前、胫后动脉，如图 8-19d 所示；也可用两手食指或拇指分别压迫足背中部近踝关节处的搏动点（足背动脉）和足跟内侧与内踝之间的搏动点（胫后动脉）控制出血，如图 8-20 所示。

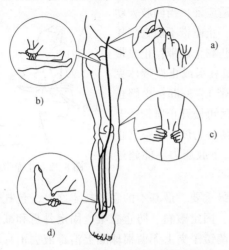
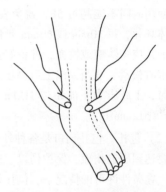

图 8-19　下肢出血常用指压血管部位　　　　　图 8-20　足部出血指压止血法
a）股动脉（自救）　b）股动脉（互救）　c）腘动脉　d）胫动脉

3）加压包扎止血法。加压包扎止血法，主要用于静脉、毛细血管或小动脉出血，速度和出血量不是很快和很大的情况下。止血时先用纱布、棉垫、绷带、布类等做成垫子放在伤口的无菌敷料上，再用绷带或三角巾适度加压包扎，松紧要适中，以免因过紧影响必要的血液循环而造成局部组织缺血性坏死，或过松达不到控制出血的目的，如图 8-21 所示。

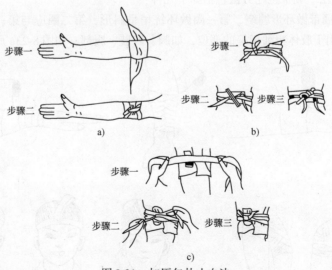

图 8-21　加压包扎止血法
a）三角巾包扎　b）绞紧止血带包扎　c）绷带加垫包扎

4）填塞止血法。对软组织内的血管损伤出血，用无菌绷带、纱布填入伤口内压紧，外加大块无菌敷料加压包裹。

5) 止血带止血法。常用的止血带有橡胶和布制两种。在紧急情况下常选用绷带、布带（衣服扯成条状）、裤带、毛巾代替。当使用橡胶止血带止血时，应在肢体的恰当部位，如股部的中下1/3，上臂的中下1/3，用纱布、棉布或毛巾、衣服等物作为衬垫后再上止血带。用左手的拇指、食指、中指持止血带的头端，将长的尾端绕肢体一圈后压住头端，再绕肢体一圈，然后用左手食指、中指夹住尾端后，将尾端从止血带下拉过，由另一缘牵出，系成一个活结，如图8-22所示。

使用止血带止血时应注意：要严格掌握止血带的适应证，当四肢大动脉出血用加压包扎不能止血时，才能使用止血带；止血带不能直接扎在皮肤上，应用棉花、薄布片加衬垫，以隔开皮肤和止血带；止血带连续使用时间不能超过5h，避免发生急性肾功能衰竭或止血带休克或肢体坏死，每30min或60min要慢慢松开止血带1~3min；松解止血带前，应先输液或输血，准备好止血用品，然后再松开止血带；上止血带时松紧要适当，以上后血止并摸不到动脉搏动为度；用空气止血带时，上肢压力不能超过41kPa（308mmHg），下肢压力不能超过68kPa（512mmHg）。

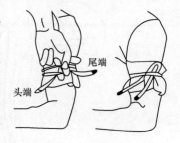

图8-22 止血带止血法

（2）包扎 包扎伤口是各种外伤中最常用、最重要、最基本的急救技术之一。包扎伤口的目的是要达到压迫止血、保护伤口、减少伤口污染、固定敷料、防止感染、固定骨折和减少疼痛等目的。在条件许可的情况下，包扎伤口必须用无菌镊子夹上无菌棉球蘸上消毒液去消毒不太干净的创伤，然后用无菌的纱布覆盖伤口，再用无菌的绷带捆住，就连术者的双手都得经过消毒。但在紧急情况下，往往手头无消毒药、无菌纱布、绷带和三角巾等，只好用比较干净的衣服、毛巾、被单、包袱布、白布代用。包扎伤口有如下要求：不能过紧，以防引起疼痛和肿胀；不宜过松，以防脱落；从远端缠向近端；小伤口的出血需利用绷带加压包扎时，必须将远端都用绷带缠起来，切忌在肢体中间缠一段，以免造成血液不能回流，发生肿胀；露出指、趾，注意观察血液循环，及时调整松紧；绷带头必须压住，以免松脱，圈与圈重叠以1/3宽度为宜。

1) 绷带包扎方法。绷带包扎方法包括如下几种：

① 环形法。将绷带做环形缠绕，第一圈做环绕稍呈斜形，第二圈应与第一圈重叠，第三圈做环形。环形法通常用于肢体粗细相等的部位，如胸、四肢、腹部，如图8-23a所示。

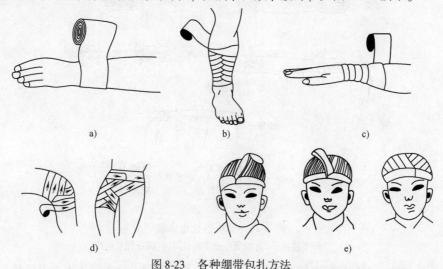

图8-23 各种绷带包扎方法

a）环形法 b）螺旋反折法 c）螺旋法 d）8字形法 e）回反法

② 螺旋反折法。先做螺旋状缠绕，待到渐粗的地方就每圈把绷带反折一下，盖住前圈的 1/3 ~ 2/3，由下而上缠绕。此法主要用于四肢包扎，如图 8-23b 所示。

③ 螺旋法。使绷带螺旋向上，每圈应压在前一圈的 1/2 处。此法适用于四肢和躯干等处，如图 8-23c 所示。

④ 8 字形法。8 字形包扎法是一圈向上，再一圈向下，每圈在正面和前一周相交叉，并压盖前一圈的 1/2。此法多用于肩、髋、膝、裸等处，如图 8-23d 所示。

用上述方法时，手指、脚趾无创伤时应暴露在外，以观察血液循环情况，如疼痛、水肿、发紫等。

⑤ 回反法。回反法多用于头和断肢端。用绷带多次来回反折。第一圈常从中央开始，接着各圈一左一右，直至将伤口全部包住，再做环形将所反折的各端包扎固定，如图 8-23e 所示。采用回反法时，常要一位助手在回反折时按压一下绷带的反折端。回反法松紧要适度。

2）三角巾包扎法。三角巾一般是一块底边长 130cm、腰长 85cm 的等腰三角形布巾。该法具有制作简单、使用方便、容易掌握及包扎面积大等优点。

① 头面部的包扎。头部包扎时，将三角巾底边的正中放在眉间上部，顶角经头顶垂向枕后，两底角经两耳上缘向后拉。两底角压住顶角后在枕后交叉，然后再经耳到额部拉紧打结，最后将顶角向上反折嵌入底边或用安全针固定，如图 8-24a 所示。面部包扎时，三角巾顶角打结，套住下颌，底边拉向头后，两底角向后拉紧。底角左右交叉压住底边，再经两耳上方绕到前额打结，包扎完后在眼、鼻、口处提起布巾剪洞口，如图 8-24b 所示。

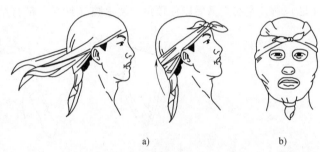

图 8-24 头面部的包扎方法
a）头部包扎 b）面部包扎

② 肩部的包扎。单肩包扎时，将三角巾折成燕尾，夹角朝上放在肩部，向后一角稍大于向前一角并压住向前一角，燕尾底边包绕上臂上半部打结，两燕尾分别经胸前后拉到对侧腋下打结，如图 8-25a 所示。双肩包扎时，将三角巾折成燕尾，燕尾角等大，夹角朝上，对准颈后正中，披在双肩上。燕尾过肩由前往后包肩至腋下，与燕尾底边相遇打结，如图 8-25b 所示。

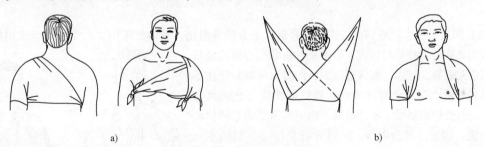

图 8-25 肩部的包扎方法
a）单肩包扎 b）双肩包扎

③ 胸腹部的包扎。胸部包扎时，将三角巾盖在伤侧，顶角绕过伤肩到背后；底边包胸到背后，两角相遇打结，再与顶角相连，如图 8-26a 所示。腹部包扎时，三角巾折成燕尾，前角大于后角并压住后角，夹角朝下，底边系带围腰打结。前角经两腿之间向后拉，两角包绕大腿根部打结，如

图 8-26b 所示。

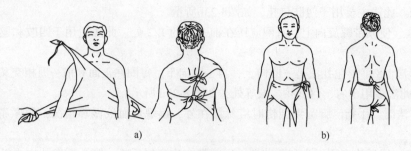

图 8-26　胸腹部的包扎
a）胸部包扎　b）腹部包扎

④ 上肢和手足部的包扎。上肢包扎时，将三角巾一底角打结后套在伤手上，另一底角经后背拉到对侧肩上。顶角包绕上肢，前臂屈至胸前，两底角相遇打结，如图 8-27a 所示。手足部包扎时，手（足）心放在三角巾上，指（趾）指向顶角，顶角翻折盖住手（足）背。两底角拉向手（足）背，左右交叉后压住顶角，绕手腕（足踝）部打结，如图 8-27b 所示。

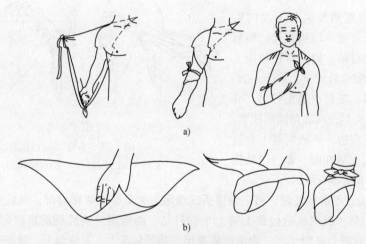

图 8-27　上肢和手足部的包扎
a）上肢的包扎　b）手足部的包扎

（3）固定　在生产现场，往往需对骨折、关节严重损伤、肢体挤压伤和大面积软组织损伤等多数骨折伤员施行骨折临时固定，以避免骨折断端再移位或损伤周围重要脏器、神经、血管等组织，同时也可减轻受伤部位的疼痛和便于搬运。对开放性软组织损伤应先止血再包扎。固定时要松紧适度，牢固可靠。固定所需要的器械材料包括夹板、绷带、三角巾等。四肢骨折脱位需特制的木夹板。生产现场急救骨折固定时，常需就地取材，如各种 2 ~ 3cm 厚的木板、竹竿、竹片、树枝、木棍、硬纸板、书本、枪支、刺刀及伤者健（下）肢等，都可作为固定代用品。

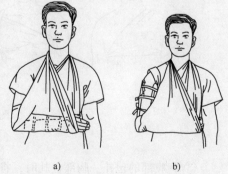

图 8-28　上肢骨折的固定方法
a）前臂固定　b）上臂固定

1）上肢骨折的固定。前臂骨折时，先用两块相应大小的夹板置于前臂掌、背侧，绑扎固定，然后用三角巾将前臂悬吊于胸前，如图 8-28a 所示。上臂骨折时，用两块相应大小的夹板置于上臂内外侧，绑扎固定，然后用三角巾将前臂悬吊于胸前，如图 8-28b 所示。

2）下肢骨折的固定。大腿骨折时，可用一块从足跟到腋下的长夹板置于伤肢外侧，另一块从大腿根部到膝下的夹板置于伤肢内侧，绑扎固定，如图 8-29a 所示。小腿骨折时，用两块等长夹板从足跟到大腿内、外侧绑扎固定，如图 8-29b 所示。若现场无夹板，也可将伤肢同健侧绑扎在一起，如图 8-29c 所示。

3）颈椎骨折的固定。颈椎骨折时，应将伤者的头颈与躯干保持直线位置，先于枕部轻轻放置薄软枕一个，然后再用软枕或沙袋固定头两侧，头部再用布带与担架固定，如图 8-30 所示。

4）胸腰椎骨折的固定。胸腰椎骨折时，应将伤肢平卧于有软枕的板床上。用枕头、沙袋、衣物垫塞在腰和颈两侧。腰部骨折在腰部垫软枕。千万不能在头颈部位垫高枕。若需长距离运送时，先以石膏固定，如图 8-31 所示。

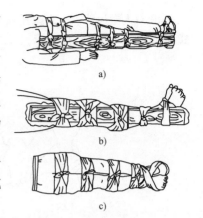

图 8-29　下肢骨折的固定方法

a）大腿骨折固定

b）用夹板的小腿骨折固定

c）利用健侧的小腿骨折固定

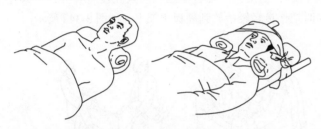

图 8-30　颈椎骨折的固定方法

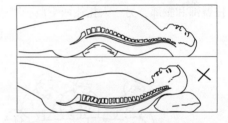

图 8-31　胸腰椎骨折的固定方法

在对上述各骨折部位进行固定时，应注意：遇有呼吸、心跳停止者先行复苏措施，出血休克者先止血，病情有根本好转后进行固定；院外固定时，对骨折后造成的畸形禁止整复，但对闭合性骨折在固定前，若发现伤肢有严重畸形，骨折端顶压皮肤，远端有血运障碍，应先牵引肢体以解除压迫或尖端刺破皮肤的危险，然后再予固定；对开放性骨折，若骨折端突出在伤口外，清创前不能把骨折断端送回伤口内，只要适当固定即可；代用品的夹板要长于两头的关节并一起固定。夹板应光滑，夹板靠皮肤一面，最好用软垫垫起并包裹两头；固定时应不松、不紧而牢固；固定四肢时应尽可能暴露手指（足趾），以观察有否指（趾）尖发紫、肿胀、疼痛、血循环障碍等。

（4）搬运　搬运伤（病）员的方法是院外急救的重要技术之一。搬动的目的是使伤（病）员迅速脱离危险地带，纠正当时影响伤（病）员的病态体位，减轻痛苦，减少再受伤害的可能，安全迅速地送往理想的医院治疗，以免造成伤员残疾。搬运伤（病）员的方法，应根据当地、当时的器材和人力而选定。临场常用的搬运法有以下几种：

1）徒手搬运。徒手搬运又分为如下几种情况：

①单人搬运法。单人搬运法适用于伤势比较轻的伤（病）员，采取背、抱或扶持等方法，如图 8-32 所示。

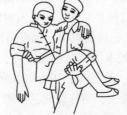

图 8-32　单人搬运法

② 双人搬运法。一人搬托双下肢，一人搬托腰部。在不影响病伤的情况下，还可用轿式、椅式和拉车式，如图 8-33 所示。

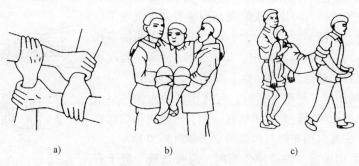

图 8-33 双人搬运法
a）轿式 b）椅式 c）拉车式

③ 三人搬运法。对疑有胸、腰椎骨折的伤者，应由三人配合搬运。一人托住肩胛部，一人托住臀部和腰部，另一人托住两下肢，三人同时把伤员轻轻抬放到硬板担架上，如图 8-34a 所示。

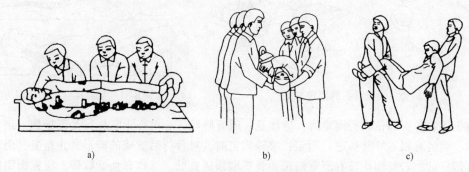

图 8-34 重伤病人的多人搬运法
a）三人搬运法 b）多人搬运法 c）脊椎骨折的不正确搬运法

④ 多人搬运法。对脊椎受伤的患者向担架上搬动时，应由 4～6 人一起搬动，2 人专管头部的牵引固定，使头部始终保持与躯干成直线的位置，维持颈部不动。另 2 人托住臂背部，2 人托住下肢，协调地将伤者平直放到担架上，并在颈、腘窝放一小枕头，头部两侧用软垫或沙袋固定，如图 8-34b 所示。特别要注意脊椎骨折者不能采用图 8-34c 所示的搬运方式。

2）担架搬运。担架搬运是搬运伤员的最佳方法，重伤员长距离运送应采用此法。常在没有现成的担架而又需要担架搬运伤（病）员时而自制担架。可用椅子、门板、梯子、大衣等，也可用绳子和两条竹竿、木棍制成临时担架。用木棍制担架时，一般用两根长约 7 尺的木棍，或两根长 6～7 尺的竹竿绑成梯子形，中间用绳索来回绑在两长棍之中即成，如图 8-35a 所示。用上衣制担架时，可用上述长度的木棍或竹竿两根，穿入两件上衣的袖筒中即成，如图 8-35b 所示。该法常在没有绳索的情况下使用。也可用扶手椅两把对接，用绳索固定对接处即成，如图 8-35c 所示。但对脊椎骨折者不能使用图 8-35d 所示形式的简易担架。也可用两根木棍、一块毛毯或床单、较结实的长线（铁丝也可）制作担架：第一步把木棍放在毛毯中央，毯的一边折叠，与另一边重合；第二步，毛毯重合的两边包住另一根木棍；第三步，用穿好线的针把两根木棍边的毯子缝合一条线，然后把包另一根木棍边的毯子两边也缝上，制作即成，如图 8-36 所示。

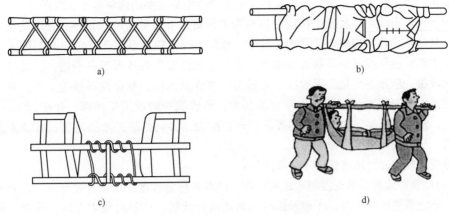

图 8-35 各种形式的简易担架

a) 用木棍或竹竿制担架 b) 用上衣制担架
c) 用椅子代担架 d) 脊椎骨折者不能使用的形式

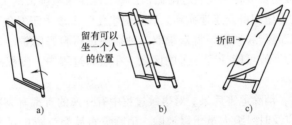

图 8-36 毛毯缝制的担架

用担架运送伤员时，应将担架吊带扣好或固定好。伤员四肢不要太靠近边缘，以免附加损伤。运送时头在后、脚在前。途中要注意呼吸道通畅及严密观察伤情变化。向高处抬时，前面的人要放低，后面的人要抬高；下台阶时则相反。对疑有脊柱骨折伤员，应尽量避免脊柱骨折处移动，以免引起或加重脊髓损伤。搬运时应准备硬板床置于伤员身旁，保持伤员平直姿势，由 2~3 人将伤员轻轻推滚或平托到硬板上。

3）车辆搬运。车辆搬运受气候影响小，速度快，能及时送到医院抢救，尤其适合较长距离运送。轻者可坐在车上，重者可躺在车里的担架上。重伤患者最好用救护车转送。缺少救护车的地方，可用汽车送。上车后，胸部伤员取半卧位，一般伤者取仰卧位，颅脑伤者应使头偏向一侧。

上述不论哪种运送病人的方法，在途中都要稳妥，切忌颠簸。搬运病人时，必须先急救，妥善处理后才能搬动。运送时，要随时观察呼吸、体温、出血、面色变化等情况，注意患者姿势，给患者保暖。在人员、器材未准备完好时，切忌随意搬运。

8.2 职业卫生化学事故应急救援

8.2.1 应急救援及其准备工作

职业卫生化学事故应急救援是指在职业劳动过程中由于各种原因造成或可能造成众多人员伤亡及其他较大社会危害事故时，为及时控制危险源，抢救受害人员，指导群众防护和组织撤离，消除危害后果而组织的救援活动。它一般包括事故单位自救和对事故单位及事故单位周围危害区域的社会救援。其中，工程救援和医学救援是应急救援中最主要的两项基本救援任务。

职业卫生化学事故应急救援工作应在预防为主的前提下，贯彻统一指挥、分级负责、区域为主、单位自救与社会救援相结合的原则。其中，预防工作是应急救援工作的基础，除了平时做好事故的预防工作，避免或减少事故的发生外，落实好救援工作的各项准备措施，一旦发生事故就能及时实施救援。职业卫生化学事故应急救援是一项涉及面广、专业性很强的工作，靠某一个部门是很难完成的，必须把各方面的力量组织起来，形成统一的救援指挥部，并在其统一指挥下，公安、消防、救灾、环保、卫生、劳动等部门密切配合、协同作战，才能迅速、有效地组织和实施应急救援，尽可能地避免和减少损失。

在实施应急救援时，注意按以下步骤进行：

1）及时控制危险源。及时控制造成事故的危险源是应急救援工作的首要任务，只有及时控制住危险源，防止事故继续扩展，才能及时、有效地进行救援。特别对发生在城市或人口稠密地区的职业卫生化学事故，应尽快组织工程抢险队与事故单位技术人员一起及时堵住危险源，控制事故继续扩展。

2）要抢救受害人员。抢救受害人员是应急救援的重要任务。在应急救援行动中，及时、有序、有效地实施现场急救与安全转送伤员是降低伤亡率、减少事故损失的关键。

3）要指导群众防护，组织群众迅速撤离。职业卫生化学事故由于发生突然、扩散迅速、涉及范围广、危害大，故应及时指导和组织群众采取各种措施进行自身防护。对化学事故来说，应向上风方向迅速撤离出危险区或可能受到危害的区域。在撤离过程中，应积极组织群众开展自救和互救工作。

4）要做好现场清洁，消除危害后果。对事故过程中有外逸的有毒有害物质和可能对人和环境继续造成危害的物质，应及时组织人员予以清除，消除危害后果，防止对人的继续危害和对环境的污染。最后要查清事故原因，估算危害程度。事故发生后应及时调查事故的发生原因和事故性质，估算出事故的危害波及范围和危险程度，查明人员伤亡情况，做好事故调查工作。

工作场所发生职业卫生化学事故，一般具有危险性、复杂性和突发性等特点。应急救援工作处在一个高度的危险环境中，特别是事故原因不明，危险源尚未有效控制的情况下，随时可能造成新的人员伤害。这种危险性要求救援人员在自我保护下，做好救援工作。由于事故发生的原因复杂、救援环境复杂，实施救援一般有一定的困难，因此，救援工作必须采取科学的态度和方法，避免蛮干和防止人海战术。在救援过程中，要发扬灵活机动的战略战术，根据事故原因、环境、气象因素和自身技术、装备条件，科学地实施救援。同时，事故发生通常比较突然，使应急救援工作面临任务重、工作突击性强的局面。这就要求救援人员采取以最小的代价，取得最好效果的救援措施。为此，可按事故波及范围及其危害程度，采取三种不同的救援形式。首先是事故单位自救，这是最基本、最重要的救援形式。因为事故单位最了解事故的现场情况，即使事故危害已经扩大到事故单位以外区域，事故单位仍需全力组织自救，特别是尽快控制危险源。其次是对事故单位的社会救援，主要是指重大或灾害性化学事故其危害虽局限于事故单位内，但危害程度较大或危害范围已经影响周围邻近地区，依靠本单位不能控制事故或不能及时消除事故后果而组织的社会救援。再次是对事故单位以外危害区域的社会救援，此时事故危害超出本事故单位区域，其危害程度较大或事故危害跨区、县或需要各方救援力量协同作战，从而组织社会力量救援。

要有效地实施救援工作，必须做好各种准备工作，主要抓好组织机构、人员、装备三落实，并制定切实可行的工作制度，使救援的各项工作达到规范化管理。

1. 救援的组织机构与职责

职业卫生化学事故救援机构的设置与主要职责如下。

（1）应急救援指挥中心（办公室）　应急救援指挥中心在事故应急救援行动中负责组织和指挥各项应急救援工作。平时应组织编制事故应急救援预案；做好应急救援专家队伍和救援专业队伍的组织、训练与演练；对群众进行自救和互救知识的宣传和教育；会同有关部门做好应急救援的装备、器材物品、经费的管理和使用；对事故进行调查和事故通报。

（2）应急救援专家委员会（组）　应急救援专家委员会在应急救援行动中主要负责对事故危害进行预测，为救援的决策提供依据和方案。平时应做好调查与研究，当好参谋。

（3）应急救护站（队）　事故发生后，应尽快赶赴事故地点，设立现场医疗急救站，对伤员进行现场分类和急救处理，并及时向医院转送。应急救护站负有对救援人员进行医学监护，以及为现场救援指挥部提供医学咨询的责任，平时则应加强技术培训和急救准备。

（4）应急救援专业队　在应急救援行动中，各救援队伍应在做好自身防护的基础上，快速实施救援。在救援前，侦检队应尽快地测定出事故的危害区域，检测危险物品的性质及危害程度。工程救援队应尽快堵源，做好毒物等的清消工作，并将伤员救出危险区域和组织群众撤离、疏散。

对于涉及危险化学品的企业，均应建立本单位的救援组织机构，明确救援执行部门和专用电话，制定救援协作网，疏通纵横关系，以提高应急救援行动中协同作战的效能。在没有设置区域应急救援中心的企业，一旦发生事故，当地主要领导应组织公安、消防、卫生、环保、交通等部门成立紧急救援指挥部实施救援。

2. 应急救援网络体系

1）职业卫生化学事故应急救援工作涉及众多部门和多种救援队伍的协调配合，为有序实施事故救援，应建立起行之有效的应急救援网络体系。网络体系应包括事故救援的指挥体系，各救援部门的通信网络，以及与上级救援部门的联系网络。除此之外，还应与本区域的公安、消防、卫生、环保、交通等部门建立起协调关系，以便协同作战。

2）企业应对救援行动中可能涉及的毒物等危险物品，建立资料信息库，或者与国内有关咨询中心建立起固定的联系，便于救援时咨询。建立应急救援专家库或专家联系名单，是为了在救援过程中及时得到技术指导。

3）应制定救援工作规范。制定救援工作制度，加强规范管理，是提高救援队伍战斗力的制度保证。应根据承担的任务和目标，制定相应的管理规定或规范，如救援工作程序，各救援岗位的职责和任务，值班纪律和交接班规定，救援装备调动与保管规定，以及奖惩规定等，实行救援工作管理的科学化、正规化、规范化。

4）加强宣传与教育。做好事故应急救援的宣传与教育工作，让群众懂得发生事故时，如何做好自救与互救工作。平时应利用各种形式，如黑板报、广播、电视、宣传小册子等，向群众广泛开展应急救援的宣传和教育。对接触危险物品的人员举办安全操作和自救互救知识的培训，提高群众的防护意识和自救能力，共同做好应急救援工作。

8.2.2　应急救援的组织和实施

职业卫生化学事故应急救援工作的组织与实施直接关系到整个救援工作的成败，在错综复杂的救援工作中，组织工作显得更为重要。

1. 事故报警

事故报警的及时与准确，是能否及时实施应急救援的关键。发生事故的单位，除了积极组织自救外，必须及时将事故向有关部门报告。对于重大或灾害性的事故，以及尚不能及时控制的事故，应尽早争取社会救援，以便尽快控制事态的发展。报警内容应包括：事故单位，事故发生的时间、地点，危险物名称和泄漏量，事故原因、事故性质（外溢、爆炸、燃烧）、危害程度和对救援的要求，以及报警人与联系电话等。

2. 应急救援的基本程序

职业卫生化学应急救援的实施可按以下的基本步骤进行：

（1）接收报告 接收报告是指接到执行救援的指示或要求救援的报告。接收报告人一般应由总值班担任。接收报告人应做好以下几项工作：问清报告人姓名、单位部门和联系电话；问明事故发生的时间、地点、事故单位、事故原因、主要危险物、事故性质（毒物外溢、爆炸、燃烧）、危害波及范围和程度、对救援的要求，同时做好电话记录；按救援程序，派出救援队伍；向上级有关部门报告；保持与急救队伍的联系，并视事故的发展状况，必要时派出后继梯队予以增援。

（2）设点 设点是指各救援队伍进入事故现场，选择有利地形（地点）设置现场救援指挥部或救援、急救医疗点。救援指挥部、救援和医疗急救点的设置应考虑以下几项因素：

1）地点应选在上风向的非污染区域，需注意不要远离事故现场，便于指挥和救援工作的实施。

2）各救援队伍应尽可能在靠近现场救援指挥部的地方设点，并随时保持与指挥部的联系。

3）应选择交通路口，利于救援人员或转送伤员的车辆通行。

4）指挥部、救援或急救医疗点可设在室内或室外，应便于人员行动或伤员的抢救，同时要尽可能利用原有通信、水和电等资源，有利救援工作的实施。

5）指挥部、救援和医疗急救点均应设置醒目的标志，方便救援人员和伤员识别。悬挂的旗帜应用轻质面料制作，以便救援人员随时掌握现场风向。

（3）报到 当各救援队伍进入救援现场后，应向现场指挥部报到，其目的是接受任务，了解现场情况，便于统一实施救援工作。

（4）救援 进入现场的救援队伍要尽快按照各自的职责和任务开展工作。现场救援指挥部应尽快地开通通信网络，迅速查明事故原因和危害程度，制定救援方案，组织指挥救援行动；侦检队应快速检测化学危险物品的性质及危害程度，测定出事故的危害区域，提供有关数据；工程救援队应尽快堵源，将伤员救离危险区域，协助做好群众的组织撤离和疏散，做好毒物的清消工作；现场急救医疗队应尽快将伤员就地简易分类，按类急救和做好安全转送。救援时也应对救援人员进行医学监护，并为现场救援指挥部提供医学咨询。

（5）撤离与疏散 撤离与疏散是指应急救援工作结束后，离开现场或救援后的临时性转移。在救援行动中应随时注意气象和事故发展的变化，一旦发现所处的区域受到污染或将被污染时，应立即向安全区转移。在转移过程中应注意安全，保持与救援指挥部和各救援队的联系。救援工作结束后，各救援队撤离现场前需取得现场救援指挥部的同意，并做好现场的清理工作，注意安全。

（6）总结 每一次执行救援任务后都应做好救援总结，总结经验与教训，积累资料。

3. 应急救援工作中需注意的有关事项

（1）救援人员的安全防护 救援人员在救援行动中，戴面罩和穿防护服，随时注意现场风向的变化，做好自身防护。在救援过程中要注意安全，做好防范，避免发生伤亡。

（2）救援人员进入污染区的注意事项

1）救援人员进入污染区前，必须戴好防毒面罩和穿好防护服。

2）执行救援任务时，应以2~3人为一组，集体行动，互相照应。

3）带好通信联系工具，随时保持通信联系。

（3）工程救援队应注意的事项

1）工程救援队在堵源抢险过程中，尽可能地和事故单位的自救队或技术人员协同作战，以便熟悉现场情况和生产工艺，有利于堵源工作的实施。

2）在营救伤员、转移危险物品和化学泄漏物的清消处理中，与公安、消防和医疗急救等专业队伍协调行动，互相配合，提高救援的效果。

3）救援所用的工具应具备防爆功能。

（4）现场医疗急救中需注意的问题

1）职业化学事故造成的人员伤害具有突发性、群体性、特殊性和紧迫性，现场医务力量和急救的药品、器材相对不足，应合理使用有限的救治资源，在保证重点伤员得到有效救治的基础上，兼顾到一般伤员的处理；在急救方法上，可对群体性伤员实行简易分类后的急救处理，即由经验丰富的医生负责对伤员的伤情进行综合评判，按轻、中、重简易分类，对分类后的伤员除了标上醒目的分类识别标志外，在急救措施上按照先重后轻的治疗原则，实行共性处理和个性处理相结合的救治方法。

2）注意保护伤员的眼睛。

3）对救治后的伤员实行一人一卡，将处理意见记录在卡上，并将卡戴在伤员胸前，以便做好交接，有利于伤员的进一步转诊救治。

4）合理调用救护车辆。在救护车辆不足的情况下，对危重伤员可以在医务人员的监护下，由监护型救护车护送；而中度伤员实行几个人合用一辆车；轻伤员可协调公交车或卡车集体护送。

5）合理选送医院。伤员转送过程中，实行就近转送医院的原则。

6）及时清除伤员的沾染衣物。对清除下来的沾染衣物要集中妥善处理，防止发生继发性损害。

7）做好统计工作。统计工作是现场医疗急救的一项重要内容，应注意统计数据的准确性和可靠性，也为日后总结和分析积累可靠的数据。

（5）组织和指挥污染区职工和群众撤离事故现场的注意事项

1）指导职工和群众做好个人防护后，再撤离危险区域。发生事故后，应立即组织和指导污染区的职工和群众就地取材，采用简易有效的防护措施保护自己。如果毒物泄漏，可用透明的塑料薄膜袋，在口、鼻处打开出气孔，套在头部；用湿毛巾或布料捂住口、鼻；同时用雨衣、塑料布、毯子或大衣等物，把暴露的皮肤保护起来免受伤害，并向上风方向快速转移至安全区域。也可就近进入民防地下工事，关闭防护门，防止事故伤害。对污染区一时无法撤出的职工和群众，可指导他们紧闭门窗，用湿布将门窗缝塞严，关闭空调等通风设备和熄灭火源，等待时机再转移。

2）组织群众撤离危险区域时，应选择安全的撤离路线，避免横穿危险区域。进入安全区后，尽快去除沾染衣物，防止继发性伤害。一旦皮肤或眼睛受到沾染，应立即用清水冲洗，并就近医治。

3）发扬群众性的互帮互助和自救互救精神，帮助同伴一起撤离，这对于做好救援工作、减少人员伤亡起到重要的作用。对危重伤员应立即搬离污染区，需就地实施急救。

8.2.3 应急救援的基本装备和救援预案

1. 应急救援的基本装备

为保证救援工作的有效实施，各救援部门都应制定救援装备的配备标准。平时做好装备的保管工作，保证装备处于良好的使用状态，一旦发生事故就能立即投入应用。救援装备的配备应根据各救援部门承担的救援任务和救援要求选配。选择装备要从实用性、功能性、耐用性和安全性及客观条件上配置。职业卫生化学事故应急救援的基本救援装备可分为一般救援装备和专用救援装备两大类。

(1) 一般救援装备 一般救援装备是指救援工作所需的通信装备、交通工具、照明装备和防护装备等。

1) 通信装备。通信装备是应急救援工作的重要通信工具。目前,我国应急救援工作中,常采用无线和有线两套装置配合使用。有线通信工具如电话;无线通信装备如手机型、车载型和固定机型通信工具。另外,传真机的应用可使救援工作所需要的有关资料及时传送到事故现场。

2) 交通工具。良好的交通工具是实施快速救援的可靠保证。在应急救援行动中常用飞机和汽车作为主要的运输工具。在国外某些国家,直升机和救援专用汽车已成为应急救援中心的常规运输工具,在救援行动中配合使用,提高了救援行动的快速机动能力。目前,我国的救援队伍主要以汽车为交通工具,在远距离的救援行动中,则借助民航和铁路运输参与救援行动。

3) 照明装置。职业卫生化学事故现场情况较为复杂,在实施救援时需有良好的照明。因此,需对救援队伍配备必要的照明工具,有利于救援工作的顺利进行。照明装置的种类较多,在配备照明工具时,除了应考虑照明的亮度外,还应根据事故现场的特点,注意其安全性能。工程救援应选择防爆型电筒。

4) 防护装备。有效地保护自己,才能取得救援工作的成效。因此,在职业卫生化学事故应急救援行动中,对各类救援人员均需配备个人用防护装备。对于有毒物质事故现场,所采用的个人防护装备可分为防毒面罩和防护服。救援指挥人员、医务人员和其他不进入污染区域的救援人员大多配备过滤式防毒面罩,选用透气式防毒服,并与防毒手套和防毒靴等配套使用。其目的是在执行救援任务中,防止风向的突然变化或穿越污染区域时的应急自我保护。对于工程、消防和侦检等进入污染区域的救援人员,应配备密闭型防毒面罩。目前,常用正压式空气呼吸器。防护服应能防酸碱。

(2) 专用救援装备 专用救援装备主要是指各专业救援队伍所用的专用工具(物品)。

1) 各专业救援队在救援装备的配备上,除了本着实用、耐用和安全的原则外,还应及时总结经验,自己动手研制一些简易可行的救援工具。特别是在工程救援方面,一些简易可行的救援工具,往往会产生意想不到的较好效果。例如,上海天原化工厂曾研制了液氯钢瓶堵漏专用工具和管道堵漏装置,可有效地制止有毒气体的扩散和泄漏。

2) 侦检装备应具有快速、准确的特点,现多采用检测管和专用气体检测仪。优点是快速、安全,操作容易,携带方便;缺点是具有一定的局限性。国外采用专用监测车,车上除配有取样器、监测仪器外,还装备了计算机处理系统,能及时对水源、空气、土壤等样品就地实行分析处理,及时检测出毒物和毒物的浓度,并计算出扩散范围等救援所需的各种数据。

3) 医疗急救器械和急救药品的选配应根据需要,有针对性地加以配置。急救药品,特别是特殊解毒药品的配备,应根据当地化学毒物的种类备好一定的数量。为便于紧急调用,需编制职业卫生化学事故医疗急救器械和急救药品配备标准,以便按标准合理配置。

世界卫生组织针对灾害之后的卫生需要,编制了紧急卫生材料包标准,由两种药物清单(A清单和B清单)及一种临床设备清单(C清单)组成,在紧急情况下使用。其中A清单包含25种简单药物,供辅助医务人员和受过极少训练的卫生人员对症治疗用。B清单提供31种药物,供医生或高级卫生人员使用。C清单是设备部分,其中还有一本使用说明书,现已被各国当局、捐助政府和救援组织所采纳。我国各地的医疗急救中心及事故应急救援组织,也根据承担的任务,编制和配备了相应的现场医疗急救装备,对于顺利开展救援工作提供了有力的物质保证。

(3) 救援装备的保管和使用 做好救援装备的保管工作,保持其良好的使用状态,是平时救援准备的一项重要工作。各救援部门都应制定救援装备的保管、使用制度和规定,指定专人负责,定期检查。做好救援装备的交接清点工作和装备的调度使用,严禁救援装备被随意挪用,保证应急救援的紧急调用。

2. 应急救援预案

制定职业卫生化学事故应急救援预案的目的是为了在事故发生时，能以最快的速度发挥最大的效能，有序地实施救援，从而尽快控制事态发展，降低事故造成的危害，减少事故损失。

（1）应急救援预案的基本要求　应急救援是一项科学性很强的工作，应在全面调查研究的基础上，实行领导和专家相结合的方式，开展科学分析和论证，制定出严密、统一、完整的应急反应方案，使预案真正具有科学性。应急救援预案应符合当地的客观情况，具有适用性、实用性，便于操作，起到有准备的预防效果。应急救援工作是一项紧急状态下的应急性工作，所制定的应急救援预案应明确救援工作的管理体系、救援行动的组织指挥权限和各级救援组织的职责、任务等一系列行政性管理规定，保证救援工作的统一指挥。制定后的应急救援预案还应经上级部门批准后才能实施，保证预案具有一定的权威性和法律保障。

（2）制定应急救援预案的基本步骤　制定应急救援预案的基本步骤如下：

1）调查研究。调查研究是制定应急救援预案的第一步。在制定预案之前，需对预案所涉及的区域进行全面调查。调查内容主要包括：化学危险物品的种类、数量、分布状况；当地的气象、地理、环境和人口分布特点；社会公用设施及救援能力与资源现状等。

2）危险源评估。在制定预案之前，应组织有关领导与专业人员对化学危险源进行科学评估，以确定危险源目标，探讨救援对策，为制定预案提供科学依据。

3）分析总结。对调查得来的各种资料，组织专人进行分类汇总，做好调查分析和总结，为制定预案做好资料准备。

4）编制预案。视救援目标的种类和危险度，结合本地区的救援能力，编制相应的应急救援预案。

5）科学评估。编制的预案需要经组织专家评审，并经修改完善后，报上级领导审定。

6）审核实施。预案经上级领导审核批准后，正式颁布实施。

（3）应急救援预案的基本内容　应急救援预案可分为国家或区域性的应急救援预案，以及单位（企业）应急救援预案。其基本内容主要包括：基本情况；危险目标；应急救援指挥部的组成、职责和分工；救援队伍的组成和分工；报警信号；化学事故应急处置方案；有关规定和要求等。应急救援预案的书写应简明扼要，附有预案的各项平面图和救援程序图。

8.2.4 应急救援的训练和演习

应急救援训练是指通过一定的方式获得或提高应急救援技能。演习是指按一定程序所开展的救援模拟演练。两者的目的是为提高救援人员的技术水平与救援队伍的整体能力，以便在事故的救援行动中，取得快速、有序、有效的效果。经常开展应急救援训练或演习，应成为救援队伍的一项重要的日常性工作。

1. 应急救援训练

应急救援训练应以加强基础、突出重点、边练边战、逐步提高为原则。针对突发性职业卫生化学事故与应急救援工作的特点，从危险物品的特征及现有装备的实际出发，严格训练，严格要求，不断提高队伍的救援能力和综合素质。训练的基本任务是锻炼和提高队伍在突发事故情况下的快速抢险堵源、及时营救伤员、正确指导和帮助群众防护或撤离、有效消除危害后果、开展现场急救和伤员转送等应急救援技能及应急反应综合素质，有效降低事故危害，减少事故损失。

训练的基本内容主要包括基础训练、专业训练、战术训练和自选课目训练四类。

（1）基础训练　基础训练是救援队伍的基本训练内容之一，是确保完成各种救援任务的前提。

基础训练主要是指队列训练、体能训练、防护装备和通信设备的使用训练等内容。训练的目的是使救援人员具备良好的战斗意志和作风，熟练掌握个人防护装备的穿戴、通信设备的使用等。

（2）专业训练　专业训练关系到救援队伍的实战水平，是顺利执行救援任务的关键，也是训练的重要内容。主要包括专业常识、堵源技术、抢运和清消及现场急救等技术。通过训练，使救援队伍具备一定的救援专业技术，有效地发挥救援作用。

（3）战术训练　战术训练是救援队伍综合训练的重要内容和各项专业技术的综合运用，是提高救援队伍实践能力的必要措施。战术训练可分为班（组）战术训练和分队战术训练。通过训练，使各级指挥员和救援人员具备良好的组织指挥能力和实际应变能力。

（4）自选课目训练　进行自选课目训练时，救援队伍可根据各自的实际情况，选择开展如防化气象、侦检技术、综合演练等项目的训练，进一步提高救援水平。在开展自选课目训练时，专职性救援队伍应以社会性救援需要为目标确定训练课目；而单位的兼职救援队应以本单位救援需要，兼顾社会救援的需要确定训练课目。

救援队伍的训练可采取自训与互训相结合、岗位训练与脱产训练相结合、分散训练与集中训练相结合的方法。在时间安排上，应有明确的要求和规定。为保证训练有术，在训练前应制订训练计划，训练中应组织考核、验收和评比。

2. 应急救援演习

应急救援演习是为了提高救援队伍间的协同救援水平和实战能力，检验救援体系的应急救援综合能力和救援工作运作状况，以便发现问题，及时改正，提高救援的实战水平。应急救援演习可分为室内演习和现场演习两类。前者又称组织指挥演习，主要检验指挥部门与各救援部门之间的指挥通信联络体系，保证组织指挥的畅通。后者即假设性的实战模拟演习，其中又可根据任务、要求和规模分为单项演习、多项演习和全面综合性演习。在一般情况下，只有搞好单项演练，才能顺利进行下一步的多项或全面综合演习。单项演习是针对完成应急救援任务中的某一单科项目而设置的演练，如应急反应能力的演练、救援通信联络的演练、工程抢险项目的演练、现场救护演练、侦检演练等。单项演习属于局部性演习，也是综合性演习的基础。多项演习是指两个或两个以上的单项组合演练，其目的是将各单项救援课目有机结合，增加项目间的协调性和配合性。通常多项演习要在单项演练完成后进行。综合演习是最高一级的演习，其目的是训练和检验各救援组织间的协调行动和综合救援能力。

为了达到演习的预期目的，在演习前应认真做好演习的准备工作。特别是综合演习，由于涉及多项课目和各救援队伍的协同演练，更应做好周密计划和准备。演习的准备工作主要包括制订演习计划、编制演习方案、做好演习前的动员、开展分项演练、实施综合预演等。在每次演练和综合预演后，均应根据演练的实况开展讲评，做好总结工作，并根据演练中出现的问题及时调整演习方案，以保证演习的成功。

8.3　职业卫生危机预警系统

8.3.1　职业卫生危机预警的概念和管理功能

危机预警是职业安全卫生管理的重要内容之一。在识别出职业性有害因素、完成危害程度评价后，应建立职业卫生危机预警指标，当生产过程中的某种职业性危险接近预警指标、发生职业安全卫生危机，特别是职业卫生公共危机时，要采取相应的干预措施，避免职业安全卫生事故的发生；或者通过职业卫生危机预警指标的监测，判断可能即将发生的卫生事故或灾害，采取干预措施，尽量减缓事故或灾害的发生，尽量减少事故或灾害的损失，同时做好应急救援准备，为科学、及时地开展应急救援提供依据。

1. 基本概念

危机预警的研究和应用首先是在经济领域展开的。目前在职业卫生安全领域也得到了初步的应用和发展。

（1）危机　就实质内涵来看，危机是转机与恶化的分水岭。在成功与失败一线间的不稳定时期，若能处理得当，危机将成为更上一层楼的前奏；但若处理不当，危机会对职业人群及其周边环境造成致命的伤害。从职业安全卫生事故的发生过程而言，当进入危机状态时，如果风险干预失败，将进入事故状态。为此，需要对职业安全卫生管理的绩效进行监测，并确定各种职业性有害因素可接受标准，当达到或超过该可接受标准时，就出现职业安全卫生危机。一栋厂房，一个设备（设施），一套装置，都可能发生职业安全卫生事故。为了预防事故的发生，减少事故发生造成的人员伤亡和财产损失，要建立一些安全卫生监测指标，在生产过程中，当某些指标接近或超过监测指标时，就出现职业卫生危机。美国危机管理专家菲克（Fink）将危机的发展过程分为潜伏期、爆发期、长期（慢性）化期和解决期。从职业卫生风险管理的角度，若能在潜伏期识别出危机发生的征兆，然后予以有效解决，是最佳的做法。

（2）危机预警　所谓危机预警，是指根据系统外部环境和内部条件的变化，对系统未来的不利事件或风险进行预测和报警。危机预警的对象可以是一个国家、一个行业、一个企业，也可以是一套装置、一个设备（设施）、一个部件。职业卫生危机预警是预防可能产生的职业性损害危机（特别是由此引发的公共卫生事件危机）、应付危机和解决危机的手段和对策措施，其目的是通过危机预警策划，分析危机预警指标，增强对职业性损害的免疫力、应变力和竞争力，保证企业处变不惊，真正做到安全第一、预防为主。按其预警的目标、范围和预警过程，职业卫生危机预警可以分为宏观预警和微观预警。宏观预警是对大范围分布的职业卫生危机情境的预警。例如，全国职业中毒危机预警是在全国职业中毒事故发展形势分析、指标宏观统计监测的基础上，预测可能出现职业中毒事故持续多发时发出的预警。某行业职业性尘肺病危机预警也属于宏观预警。微观预警是对小范围分布的职业卫生事故可能出现的危机情境的预警，如某企业夏季高温中暑、冬季冻伤事故预警等。

（3）职业卫生危机预警系统　职业卫生危机预警系统是实现职业卫生危机预警功能的系统，即实现预测和报警等功能的系统。职业卫生危机预警系统需要运用经济学、管理学、安全系统科学、防灾减灾科学、职业卫生毒理学、职业卫生工程学和复杂科学等多学科理论和方法，将危机预警管理理论应用于职业安全卫生风险管理中，通过建立相应的预警方法和风险干预组织体系，对职业卫生安全风险及可能导致事故发生的因素进行监测、诊断、预先干预，正确区分职业安全系统的不安全状态和安全状态，使得职业安全系统具有"报警"和"免疫"能力。职业卫生危机预警管理是利用危机预警系统进行职业卫生风险管理，并进行风险防范的一种活动。职业卫生危机预警管理的实现，可以使生产过程中所有职业性危害因素及其状态处于被监测、识别、诊断和干预的监控之下，为预防、制止、纠正、回避系统职业性有害因素及其不良状态提供一种可靠的管理模式和行为方式。

2. 职业卫生危机预警的指导思想

职业卫生危机预警和其他领域的危机预警一样，都是在"非优思想"的指导下，研究系统中"非优"与"优"的演化过程，以及如何有效的预测、预报、警报和控制的方法。"非优思想"是构建危机预警管理系统的指导思想，是一种科学有效的管理思想方法。

根据人类的认识和实践活动结果满足人类主观要求和客观合理性的尺度，系统非优理论确定了"优"和"非优"两个研究范畴。从系统的定义来看，系统是由多种彼此有机联系的要素组成的整体。它具有目的性、集合性、相关性、阶层性、整体性和适应性等普遍的基本特征。任何系统、系统中的子系统和要素都具有目的性，要实现一定的目标和功能。任何系统都可以分解为两个或两个以上的要素，即任何一个系统都是由两个或两个以上要素组成的一个系统整体，或是由各层次要素集合组成的一个系统整体。每个系统都有自身的总目标，构成系统的所有子系统、要素都为了实现这一总目标而实现各自的分目标。因此，不仅系统与子系统之间、子系统与要素之间有着密切的关系，而且各子系统之间、各要素之间也都存在着密切的相关关系。如果使它们的相关关系处于"优"的状态，实现各自目标的最佳，系统就处于安全状态即

$$E = f_{max}(X, R, C) \tag{8-1}$$

式中 E——系统最优结合效果；

X——组成系统的要素集合，即组成系统的所有要素；

R——系统组成要素相关关系集合，即系统各要素之间的所有相关关系；

C——系统组成要素及其相关关系在各阶层上可能的分布形式；

f——X、R、C的结合效果函数。

对于系统的要素集合 X、关系集合 R 和层次分布形式集合 C 的分析，可阐明系统整体性质。要使系统目标达到"优"，即最佳程度，只有上述三个集合达到"优"的结合，才能产生"优"结合的效果，使系统结合效果 E 实现"优"。从职业安全卫生的角度来看，系统的"优"是其实现安全运转、无任何职业性损害的理想状态。要想职业卫生系统在一定阶段上在"优"的范畴内，必须使系统集合满足式（8-1），通过系统自组织功能对系统的"优"因素进行识别、监测和干预，控制"非优"状态。

3. 职业卫生危机预警管理功能

职业卫生危机预警管理系统是在安全生产管理功能基础上形成的新的预警机制。它与职业性有害因素分析、危害度评价、应急救援和监督管理等共同构成职业安全卫生风险管理系统。其主要功能如下。

（1）警报功能 警报功能是对职业生产系统的可接受卫生风险指标或职业卫生事故早期征兆和诱因进行监测、识别、诊断与警报的一种功能。它是通过对生产系统中各种职业性有害因素及其控制手段所产生的绩效进行识别和监测，对某些可能的失控的安全卫生状态或不良卫生控制手段进行识别与警报，使生产系统达到式（8-1）的最佳结合效果。警报系统的核心是识别系统的建立与完善，既要求建立科学的预警指标体系，也要求建立稳定、可靠的识别、诊断系统。

（2）干预功能 干预功能是指当识别、警报生产系统的可接受卫生风险指标或职业卫生事故早期征兆和诱因后，采取相应的安全卫生对策措施，使生产系统由"非优"转变为"优"的一种功能。它包括预先控制对策措施、纠正对策措施等。干预功能是针对早期征兆和诱因进行主动预防控制并纠正错误，保证生产系统从偏离状态转化为安全卫生状态。干预功能的核心是预先控制对策措施和纠正对策措施的有效性和敏感性。

（3）"免疫"功能 "免疫"功能是指对同类、同性质的事件、事故的征兆或诱因进行预测或迅速识别并给出有效的干预对策措施的一种功能。当职业安全卫生管理过程中出现了过去曾经发生过的事件、事故的征兆或诱因时，根据这些征兆或诱因就可以准确预测可能的事故，并采取有效的干预对策措施制止或回避事故的发生，或者引导事故向着危害较小的方向发展。"免疫"功能的核心是企业或行业的职业安全卫生管理机构能否总结安全卫生管理的经验教训，并把它们转化为安全卫生风险管理的指标、手段、方法和能力。

现代的安全卫生风险管理要求考虑大规模生产系统的特点，充分利用数字化、信息化手段及

科学的统计分类方法，以获得准确、可靠的危机预警指标，同时通过对这些指标的监测，捕获事故征兆或诱因，及时发出危机警报，采取有效的干预对策措施。也就是说，在现代生产条件下，危机预警比过去更加重要，应利用好危机预警管理的警报功能、干预功能和"免疫"功能，尽量避免职业卫生事故的发生和减轻事故的后果。

8.3.2　职业卫生危机预警的基本内容

对于安全生产而言，所谓的职业卫生危机状态，是指职业生产环境已经偏离了预定的安全卫生状态，并形成了超出可接受的卫生风险指标的后果，或者生产环境的职业性有害因素超出了安全卫生系统可控制的范围，有可能造成人员的职业性伤害、财产损失或其他损失的趋势。预警管理的目的就是要避免进入危机状态，它的任务不仅包括实际安全卫生状态，还包括实际安全卫生状态的变化趋势。因此，危机预警的内容应包括危机预警策划、危机诊断和风险干预三项基本内容。

1. 危机预警策划

科学的危机预警策划应该适应生产过程、工艺、环境和人员的特点，同时需要为危机预警管理提供必要的资源。因此，职业卫生危机预警应该建立在科学的危机预警策划的基础上，其内容包括危机预警需求分析、设定危机预警监测（监控）指标和危机预警系统设计等。

职业卫生危机预警需求分析的目的是掌握生产系统可能存在的各类职业危害风险和危机预警需要的各类资源及安全卫生管理的能力，为设定危机预警监测指标和进行危机预警设计提供依据。危机预警需求分析包括职业卫生风险评价、资源分析和能力评估三项内容。对实施危机预警管理的生产系统进行职业性有害因素分析和危害风险评价时，要明确哪些工艺过程、生产单元、生产单位需要实施危机预警管理，它们存在什么职业性有害因素，这些有害因素可能导致什么职业卫生事故，或者在生产过程中存在什么样的职业安全卫生问题，这些问题对设定的卫生管理和安全生产目标有什么影响等。通过风险评价应明确：安全生产的任务和卫生管理目标；生产中的职业性有害因素；各有害因素存在的地点或场所；各有害因素与哪些人员和生产装置有关，有什么关系；各有害因素的安全卫生事故风险，包括可能造成的人员伤害、财产损失、环境破坏和社会影响等。预警管理资源分析包括现有资源分析、危机预警管理需要资源分析和危机预警管理缺少资源的解决办法。可采用列表等方式，对现有的人力资源、物质资源和财力资源进行系统的调查，明确现有的、可以用于卫生危机预警管理的各类资源，包括种类、数量、存放地点、由谁管理和使用等。为了明确危机预警管理需要哪些资源，应将需要的资源与现有可用资源进行比较，明确缺少的资源，并应明确其解决的办法。职业卫生危机预警能力评估的对象主要是生产人员，包括安全生产管理人员、生产技术人员和实际生产人员，看他们的意识和能力是否适应危机预警管理的要求，如果不适应，要提出增强意识和能力的办法，可通过培训、训练、演练等途径实现。能力评估应该明确：评估各类人员危机预警能力的方法和指标；危机预警管理对各类人员的能力要求；现有各类人员具备的和尚不具备的危机预警能力，包括危机识别能力、危机应对能力；提高各类人员危机预警管理能力的办法，包括培训、训练、演练计划等。

监测是危机预警管理的前提。而设定科学、合理的危机预警监测指标是确保安全生产危机预警管理成功的关键。它包括选择监测指标分析方法、收集设定监测指标所需的资料和设定监测指标三个基本过程。监测指标体系应根据职业性有害因素分析和危害风险评价的结果来建立。一般情况下，职业卫生危机预警指标体系是由若干个指标构成的集合 $\{Y_1, Y_2, \cdots, Y_m\}$。按照历史数据资料和实际生产特点，建立每一个指标的监测方程。监测指标变量 Y 的监测方程为

$$Y = f(t, x_1, x_2, \cdots, x_n) \tag{8-2}$$

式中 Y——监测指标变量；

               t——时间；

       $x_1,x_2,\cdots x_n$——与监测指标变量 Y 相关的影响因素。

应用监测方程，对危机预警征兆信息进行预测，对偶然事件发生概率、发生时间、持续时间、作用峰值及预期影响进行预测，再与实际生产中的职业性有害因素情况和历史数据资料进行对比，修正监测方程。然后根据实际生产情况和安全卫生风险管理的要求，设定监测指标的目标值集合 $\{Y_{01}，Y_{02}，\cdots，Y_{0m}\}$，完成危机预警指标设定。监测指标可以采用多种形式，大致可分为量化监测指标、因素监测指标和综合监测指标。其中，预警量化监测指标是可以用数值表示的监测指标。在危机预警中，根据其数值大小的变化或变化的趋势，发出不同程度的警报。对于靠数值大小变化发出警报的监测指标，可以按照图 8-37 所示的警报准则设置警报指标。在图 8-37 中，Y 为监测指标变量，Y_a、Y_b 为预警预备值，Y_c、Y_d 为预警临界值，Y_e、Y_f 为预警高危险值，对应的正常生产区域为 $[Y_a,Y_b]$，预备警报区域为 $[Y_c,Y_a]$ 和 $[Y_b,Y_d]$，警报区域为 $[Y_e,Y_c]$ 和 $[Y_d,Y_f]$，在 $[Y_e,Y_f]$ 以外的区域为应急救援区域，则：

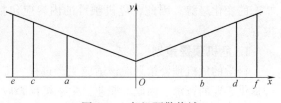

图 8-37　危机预警值域

1）当 $Y_a \leqslant Y \leqslant Y_b$ 时，发出正常生产信号。

2）当 $Y_c \leqslant Y \leqslant Y_a$ 或 $Y_b \leqslant Y \leqslant Y_d$ 时，发出预备预警信号。

3）当 $Y_e \leqslant Y \leqslant Y_c$ 或 $Y_d \leqslant Y \leqslant Y_f$ 时，发出预警信号。

4）当 $Y \leqslant Y_e$ 或 $Y_f \leqslant Y$ 时，发出应急救援信号。

在实际危机预警过程中，有时出现的偶然性波动或一次干扰性波动也会引起 Y 值的突然升高，如果处理不当，可能出现错误警报。因此，一般设置一定范围的预备预警期，当某一监测指标发生波动时，可以留一定范围的观察期来看其变化，若该监测指标在某一时间间隔内上升，但又很快恢复正常，并且可以稳定在正常生产区域，则可以认为是偶然因素造成的，不发出警报信号。如果有某一监测指标突然升高到预备警报区域，并继续向警报区域升高，一直升高到警报区域，说明安全生产已经处于危机状态，要立即发出危机预警警报。

当用变化趋势发出警报时，可以用一定时间间隔内的升高值作为监测指标。在预定的时间间隔 Δt 内，监测指标的升高值 ΔY 为

$$\Delta Y = \left| \frac{Y_{t+\Delta t} - Y_t}{Y_t} \right| \tag{8-3}$$

式中 ΔY——时间间隔 Δt 内监测目标的升高值；

       Y_t——时刻 t 的监测指标值；

   $Y_{t+\Delta t}$——时刻 $t+\Delta t$ 的监测指标值。

用 ΔY 作为监测指标变量，ΔY_b 作为预警预备值，ΔY_d 作为预警临界值，ΔY_f 作为预警高危险值，对应的正常生产区域为 $[0,\Delta Y_b]$，预备警报区域为 $[\Delta Y_b,\Delta Y_d]$，警报区域为 $[\Delta Y_d,\Delta Y_f]$，在 ΔY_f 以外的区域为应急救援区域，则：

1）当 $0 \leqslant \Delta Y \leqslant \Delta Y_b$ 时，发出正常生产信号。

2）当 $\Delta Y_b \leqslant \Delta Y \leqslant \Delta Y_d$ 时，发出预备预警信号。

3）当 $\Delta Y_d \leqslant \Delta Y \leqslant \Delta Y_f$ 时，发出预警信号。

4）当 $\Delta Y_f \leqslant \Delta Y$ 时，发出应急救援信号。

在危机预警管理中，既存在量化的数值表示危害风险的指标，也存在一些决定性因素表示危

害风险的指标，它们都可以作为危机预警指标使用。例如，煤矿井下采煤工作面的瓦斯浓度达到某一限值时，应发出危机预警信号。煤矿井下采煤工作面瓦斯浓度是可以量化的危机预警监测指标，作为预警量化监测指标使用。又如，当煤矿井下掘进工作面局部通风机损坏、停止运转时，也应发出危机预警信号。煤矿井下掘进工作面局部通风机是否损坏是无法量化的危机预警监测指标。将无法量化且对危机预警起决定作用的监测指标称为预警因素监测指标。对于预警因素监测指标，当因素监测指标 Y 不发生时，不发出危机预警警报；当因素监测指标 Y 发生时，发出危机预警警报。对于宏观安全生产系统，一个因素监测指标的一次出现未必能够表明危机状态的出现，而在一定时间间隔内的多次出现，才能表明危机的出现。设 $P(Y)$ 是因素监测指标 Y 在规定时间间隔内发生的频率，P_b、P_d、P_f 分别为因素监测指标 Y 发生的概率，分别作为预警预备值、预警临界值和预警高危险值，则：

1）当 $0 \leqslant P(Y) \leqslant P_b$ 时，发出正常生产信号。

2）当 $P_b \leqslant P(Y) \leqslant P_d$ 时，发出预备预警信号。

3）当 $P_d \leqslant P(Y) \leqslant P_f$ 时，发出预警信号。

4）当 $P_f \leqslant P(Y)$ 时，发出应急救援信号。

在实际的职业卫生危机预警管理中，通常使用最多的是预警综合监测指标。预警综合监测指标是把预警量化监测指标和预警因素监测指标结合使用的结果。

在确定了预警监测指标后，便可进行危机预警系统设计。职业卫生危机预警系统是典型的安全生产辅助决策支持系统，该系统一般由危机预警监测系统、危机控制系统和决策支持数据库组成。危机预警监测系统的作用，是根据设定的危机预警监测指标，监测职业生产系统的实际运行情况，当危机预警监测指标达到危机预警的范围时，及时发出危机预警警报。危机控制系统的作用，是当出现职业卫生危机状态时，采取有效的风险干预对策措施，最大限度地消除危机状态，降低安全生产风险。决策支持数据库是为危机预警检测系统和危机控制系统提供必要的辅助决策支持的，一般由预测信息库、对策措施知识库、危机处理设备（设施、工具）数据库和日常运行记录数据库等组成。

2. 危机诊断

危机诊断是危机预警管理系统的核心，只有正确地进行危机诊断，才能及时发出危机状态警报，并采取风险干预措施。危机诊断包括危机预警监测指标的监测、危机的识别与诊断及危机决策。危机预警监测系统应确保对职业生产过程处于监视状态，获得足够的危机预警信息和资料，将获得的监测信息进行科学的分类分析，获得生产场所职业卫生状态的发展趋势，并对其进行跟踪，时刻监视可能发生的职业卫生事故危机。对获得的职业安全卫生状态发展趋势进行分析，看是否向着危机状态发展，如果是向着危机状态发展或已经进入危机状态，应分析其产生的原因和发展的过程，对可能到来的安全卫生危机状态及其因因素做出科学的判断和科学推测。一旦进入危机状态，正常的职业生产状态将被打破，对正常生产会造成很大影响。因此，是否进入危机状态，应该由机构或企业的最高管理部门做出决定。在做出进入危机状态之前应再次确认危机监测指标，分析安全卫生状态趋势和确定进入危机状态的依据，及时地对危机监测指标和安全卫生状态趋势做出科学的确认后，再宣布进入危机状态。在进行危机诊断时，必须采用科学的理论和方法，合理使用计算机技术、信息化技术和数学、力学工具，如可以使用地理信息系统（GIS）和卫星定位系统（GPS）进行危机监测指标的跟踪定点监视，可以利用网络技术和综合数据库系统对获得的监测数据进行处理分析。对于安全卫生危机状态的确认，应采用决策理论。

一般而言，决策具有时间滞后性，该滞后性是由信息时间滞后、决策时间滞后、实施时间滞后和效果时间滞后的叠加引起的，即

$$T = T_1 + T_2 + T_3 + T_4 \tag{8-4}$$

式中　T——一个决策过程的总滞后时间；

　　　　T_1——信息滞后时间，即从发出信息到决策者接收到信息所需要的有效时间，包括信息传送所用的时间和信息处理所用的时间；

　　　　T_2——决策滞后时间，即决策者接收到信息开始决策，到做出正确决策所需要的有效时间；

　　　　T_3——实施滞后时间，即从发出决策的对策措施并开始实施到对策措施贯彻实施所需要的有效时间；

　　　　T_4——效果滞后时间，即从决策的对策措施得到贯彻实施到产生实际效果所需要的有效时间。

式 (8-4) 说明了在危机预警过程中赢得时间的重要性。如果决策过程不能满足决策有效时间的要求，即使做出了正确的决策，采取了切实可行的风险干预对策措施，也不会产生任何效果。

设决策的置信区间为 $[t_1, t_2]$，要使风险干预对策措施有效，即正确的决策能够产生正确的效果，必须满足如下的条件：

（1）信息的非老化条件　如果信息滞后时间 T_1 太长，会使危机预警监测系统发出的信息不再可信，即信息已成为过时的信息，这种现象称为信息老化。这种建立在过时信息上的决策是不可靠的。要使决策可信，必须采用非老化信息，即满足信息的非老化条件

$$t_2 - t_1 + t_0 > T_1 \tag{8-5}$$

式中　t_0——信息发生过程需要的时间。

（2）决策条件　如果决策滞后时间 T_2 太长，也会影响决策的准确性，使决策的对策措施不能产生其应有的效果。要做出相对正确的决策，必须满足决策条件

$$t_2 - t_1 > T_2 \tag{8-6}$$

（3）决策有效条件　如果做出的正确决策在很长的时间内没有得到贯彻执行，或者很长时间没有产生效果，即使正确的决策，也不会产生效果。要使决策有效，必须满足决策有效条件

$$t_2 - t_1 > T_1 + T_2 + T_3 + T_4 \tag{8-7}$$

当实际决策过程同时满足信息非老化条件和决策条件时，决策是相对正确的；当满足决策有效条件时，决策是相对有效的。因此，在危机预警决策时，要抓紧时间。

3. 风险干预

危机预警管理的最终目的是为了控制危机、化解风险，防止职业安全卫生事故的发生。因此，风险干预是危机预警管理的落脚点，危机预警系统的设计必须采用控制论的原理与方法。风险干预的对策措施可以分为管理对策措施和技术对策措施。无论采用什么风险干预对策措施，都必须保障其有效性，并且有确定的实施人员、实施内容和实施过程。

8.3.3　职业卫生危机预警的工作程序和保障措施

1. 工作程序

危机预警管理系统是多种多样的，要实现的目的各不相同，但都需要对危机预警监测指标进行监测、分析处理、发出警报信号、做出危机状态决策、采取干预对策措施。危机预警管理程序包括建立预警监测指标、危机监视、危机决策、风险干预、效果评估等基本程序。

（1）建立预警监测指标　通过对职业生产过程进行详细的分析和总体状况的评价，辨识出职业劳动过程中可能出现的职业性有害因素及其来源，进行危害风险评价，确定各类有害因素可能产生的风险及其影响程度，决定危机预警监测指标。在统计分析的基础上，根据实际职业生产活动情况，确定每个预警监测指标的阈值，建立危机预警监测指标的预备预警值和危机预警值。

（2）危机监视 危机预警监测系统对职业生产过程进行监视，识别危机监测指标，并与其预备预警值进行对比，当达到或超过预备预警值时，发出危机预备预警警报信号，否则继续监视生产过程。当达到或超过危机预备预警值时，在发出预备预警警报信号的同时，继续对生产过程进行监视，当达到或超过危机预警监测指标的预警值时，发出危机预警警报信号。

（3）危机决策 在收到危机预警警报信号后，应立即启动危机决策系统，包括对危机预警指标值的确认、危机原因分析、危机后果评价等，并迅速决策是否已进入危机状态。如已进入危机状态，应立即宣布危机状态，并实施危机状态的安全卫生风险管理。

（4）风险干预 在宣布进入危机状态后，应立即实施预定的风险干预对策措施，包括管理措施和技术措施。对实施干预对策措施后的职业生产过程进行监视，如果干预对策措施已产生了预期的效果，安全卫生风险降低到可以接受的程度，危机被消除，则宣布解除危机，恢复正常的职业生产状态，并继续对职业生产过程进行监视；如果实施风险干预对策措施后，没有产生预期的效果，安全卫生风险没有得到控制，而是继续增加，则应立即发出应急救援警报信号，立即启动应急救援系统。

（5）效果评估 当风险得到控制，危机解除后，应进行危机管理系统的全面评价，以找出其存在的缺陷。职业生产过程的内部、外部环境是不断发生变化的，当内部或外部环境变化较大时，应重新建立危机预警指标，以确保危机预警管理系统的持续有效性和实用性。

2. 保障措施

建立职业卫生危机预警体系，要综合利用我国现有职业卫生运作体系中的人员、物资和设备，依托现有的职业病报告体系，同时发挥其他相关体系，如职业中毒监测网络体系的作用，形成乡（镇）、区（县）、市（地）、省、全国不同层次的纵向信息网络。为此，必须从源头做好如下保障工作：

1）应对新建、扩建、改建的建设项目和技术改造、技术引进项目中可能产生职业中毒危害的场所，进行职业卫生预评价和安全评价。

2）使用高毒物品的单位，在申报使用高毒物品作业项目时，应具备下列资料：职业中毒危害控制效果评价报告、职业卫生管理制度和操作规程等材料、职业中毒事故应急救援预案。使用有毒物品作业场所应设置警示标识和说明。

3）定期使用有毒物品作业场所，应对职业中毒危害因素进行检测、评价。

4）根据行业特点，针对各种有毒化学物对人体产生的危害，应制定相应的应急救援预案，明确事故发生后的人群疏散方式和对毒害影响距离等进行估算，平时还要实施演练。

5）对职业人群加强职业健康和安全知识的培训，使之获得自救、互救技能及正确使用个人防护用品，并落到实处。

6）在可能会突然泄漏大量有毒物品或易造成急性中毒的作业场所，要设置自动报警装置和事故通风设施；在高毒作业场所设置应急撤离通道和必要的泄漏保护区。

7）进入有高毒物品的设备、窗口或狭窄封闭场所作业时，应采取措施保持作业场所良好的通风状态，确保作业场所毒物浓度符合国家职业卫生标准；为劳动者配备符合国家职业卫生标准的防护用品；设置现场监护人员和现场救护设备。

8）对存在有毒有害化学物的场所，应设毒物泄漏报警器，出现微量泄漏，即可警戒，采取相应防范措施；接触有毒有害化学物的职工，应配有个体采样器，及时了解每日工作时的毒物接触累积剂量。

9）认真贯彻执行职业健康监护法规，对从事有毒物品作业者进行上岗前的健康检查，可防止有职业禁忌证的劳动者从事禁忌的作业。对使用有毒物品的作业者进行定期职业健康检查，发现有职业禁忌证或有与职业相关的健康损害，要及时调离其有禁忌的作业。对使用有毒物品的作业者，在其离岗时和应急事故时，要进行职业健康检查，发现健康损害与接触有毒物品有关者，应及时治疗并妥善安置。

复习思考题

1. 工作场所如何正确进行事故现场急救？试举例说明。
2. 试为一典型化工企业制定可行的应急救援预案。
3. 什么是职业卫生危机预警？它的基本内容和工作程序怎样？

延伸阅读文献

[1] 岳茂兴. 灾害事故现场急救 [M]. 2版. 北京：化学工业出版社，2013.
[2] 吴树坤. 企业化学品事故现场急救与药品配备指南 [M]. 北京：煤炭工业出版社，2015.
[3] 张晓玲. 突发公共卫生事件的应对及管理 [M]. 成都：四川大学出版社，2017.
[4] 陈伟珂. 地铁施工灾害预警系统模型与关键技术 [M]. 北京：科学出版社，2016.

第9章

职业卫生个体防护工程

内容提要

本章介绍了各种个体防护装备的结构、种类、功能和技术要求及使用中应注意的问题。

学习目标

了解个体防护装备的种类及一般技术要求，熟悉头部、呼吸器官、眼、面部、听觉器官、手足部及躯体等部位所用防护用品的基本结构、功能及技术性能要求，掌握对其进行正确选择、使用和维护的基本原则。

9.1 个体防护装备的技术要求

个人防护装备是指人们在生产和生活中为防御各种职业毒害和伤害而在劳动过程中穿戴和配备的各种用品的总称，也称为个人劳动防护用品，在某种意义上，它是劳动者防止职业毒害和伤害的最后一项有效措施。因此在生产劳动过程中，它是必不可少的生产性装备，用人单位或业主必须按国家有关规定提供必需的防护用品，不得任意削减，劳动者要按照劳动防护用品使用规则和防护要求正确使用劳动防护用品。个人防护装备按人体防护部位可划分为如下十大类。

（1）头部护具类　头部护具是用于保护头部以防撞击、挤压伤害的护具。主要产品有塑料安全帽、橡胶矿工安全帽、玻璃钢安全帽、胶纸安全帽、防寒安全帽、竹编安全帽等。

（2）呼吸护具类　呼吸护具按防护用途分为防尘、防毒和供氧三类；按作用原理分为净化式和隔绝式两类。呼吸护具是预防肺尘埃沉着病和职业中毒等职业病的重要用具，主要产品有自吸过滤式防尘口罩、自吸过滤式防毒面具、氧气呼吸器、自救器、空气呼吸器、防微粒口罩等。

（3）眼（面）护具类　眼（面）护具是用于保护作业人员的眼（面）部的护具，以防止异物、紫外光、电磁辐射、酸碱溶液的伤害。主要产品有焊接工防护眼镜和面罩、炉窑护目镜和面罩、防冲击眼护具、防微波眼镜、防 X 射线眼镜、防化学（酸碱）眼罩、防尘眼镜等。

（4）听力护具类　听力护具是降低噪声保护听力的有效用具。主要产品有耳塞、耳罩和防噪声帽等。

（5）防护手套类　防护手套用来保护作业人员的手和臂。主要产品有耐酸碱手套、电工绝缘手套、焊工手套、防 X 射线手套、耐温防火手套及各种套袖等。

（6）防护鞋类 防护鞋用来保护作业人员的足部免受各种伤害。目前，我国防护鞋的产品有耐高温鞋、绝缘鞋、防静电鞋、导电鞋、耐酸碱鞋、耐油鞋、工矿防水鞋、防刺穿鞋等。

（7）防护服类 防护服用来保护生产者免受作业环境的物理、化学和生物因素的伤害。它分为特殊防护服和一般作业服两类。特殊防护服产品有阻燃防护服、防静电服、防酸服、带电作业屏蔽服、防 X 射线工作服、防寒服、防水服、防微波服、潜水服、防尘服等。

（8）护肤用品类 护肤用品用来保护劳动者裸露的皮肤。这类产品分为护肤膏和洗涤剂。前者在整个劳动过程中使用，后者在皮肤受到污染后使用。

（9）防坠落护具类 防坠落护具可保护高处作业人员防止坠落事故的发生。这类护具分为安全带和安全网两类。安全带产品分为围杆作业安全带、悬挂安全带和攀登安全带三类。安全网产品分为平网、立网两类。

（10）其他防护用品 其他防护用品有水上救生圈、救生衣等。

个人防护装备的门类品种繁多，涉及面广，正确选用是保证劳动者安全、健康的前提。首先应根据工作环境和性质确定作业类别，并详细了解作业过程中可能出现的职业性有害因素，同时结合生产厂家提供的产品性能数据等来选用个人防护用具。应选购有生产许可证、安全鉴定证的个人防护装备。在我国，生产的特种防护装备中，已有安全帽、安全带、安全网、防尘口罩、过滤式防毒面具和过滤罐、焊接工防护眼镜和面罩、防冲击眼护具、阻燃防护服、防静电服、防酸服、保护足趾安全鞋（皮安全鞋和胶面防砸安全靴）、防静电鞋、导电鞋、耐酸碱鞋（靴）、绝缘皮鞋、低压绝缘胶鞋、防刺穿鞋等产品实行生产许可证制度。这些产品没有许可证不得生产，而且必须在产品上贴有"安全鉴定证"。

个体防护用品有一定的使用期限，具体可根据不同作业工种对产品的磨蚀、产品使用过程中防护功能的降低受损及耐用情况确定。当符合下述条件之一时，个人防护装备应予报废，不得继续作为个人防护装备使用：不符合国家标准、行业标准或地方标准；未达到上级安全生产监督管理机构根据有关标准和规程所规定的功能指标；在使用或保管期内遭到损坏或超过有效使用期，经检验未达到原规定的有效防护功能最低指标。

劳动防护用品的作用，是使用一定的屏蔽体、过滤体、系带或浮体，采取阻隔、封闭、吸收、分散、悬浮等手段，保护人员肌体的局部或全部免受外来的侵害。因此，劳动防护用品首先应穿着舒适，便于操作，不影响工作效率，在满足防护功能的条件下，尽量使其外观优美大方。其次，必须选用优质的原材料制作，其质量必须符合国家或地方规定的技术（产品）标准。此外，劳动防护用品本身不得损害佩戴者的身体器官。对劳动保护用品的产品质量指标和技术条件，国家制定了有关标准，如安全帽、防静电服、防护鞋通用技术条件，焊接眼面防护具、劳动防护手套通用技术条件，安全带、劳动护肤剂通用技术条件，过滤式防毒面具通用技术条件，过滤式防微粒口罩、自吸过滤式防尘口罩通用技术条件等。

对于特种防护服，目前尚未有国家技术（产品）标准，暂执行相应的地方技术（产品）标准。在防护服中，使用最普遍的是防机械外伤服，主要起屏蔽作用。国家标准要求在结构设计上尽可能避免有松散部位，并做到"三紧"（领口紧、下摆紧、袖口或裤角紧），以防刮绞造成伤害。同时，要求服装的面料必须具有一定的耐磨强度、裂断强度和抗撕强度等主要力学性能。服装的缝合部位能承受一定的拉力，对其施加拉伸载荷 29.4N 时，缝合部位应无脱线、断线现象。对于特殊用途的防护服，如防静电、防酸碱、阻燃及隔热服等，除应满足上述技术要求外，其特殊防护功能还要符合相应的技术（产品）标准的要求。

9.2　头部防护装备

在生产劳动过程中，头部可能受到物体打击、高处坠落、机械性损伤及污染毛发（头皮）等方面的伤害。头部防护装备有安全帽、防护头罩和工作帽三类。

9.2.1　安全帽

1. 安全帽的防护作用

在生产劳动中，意外的坠落物伤及人体的事故时有发生。坠落物对人体的伤害主要是由加速度冲击力引起。冲击事故一旦发生，受伤部位概率最大的首先是头部。头部是人体神经中枢所在，其头盖骨最薄处仅 2mm 左右。头部一旦受外力冲击，就可能引起脑震荡、颅内出血、脑膜挫伤、颅骨损伤等严重伤害，从而造成人体机能障碍，轻则致残，重则危及生命。所以，对作业场所内工作人员的头部必须加以保护。而头部防护的重要用品就是安全帽。

安全帽的防护作用就在于：当作业人员受到坠落物、硬质物体的冲击或挤压时，安全帽可起到减轻冲击力的防护作用，消除或减轻其对人体头部的伤害。在冲击过程中，即从坠落物接触头部开始的瞬间，到坠落物脱离开帽壳，安全帽的各个部件（帽体、帽衬等）首先将冲击力分解，然后通过各个部分的弹性变形、塑性变形和合理破坏吸收大部分冲击力，使最终作用在人体头部的冲击力小于 4900N（人体颈椎骨最大受力），从而起到保护作用。安全帽的这一性能叫冲击吸收性能，是判定安全帽合格与否的重要指标之一。

2. 安全帽的结构

安全帽主要由帽壳和帽衬两大部分组成，如图 9-1 所示。帽壳多采用椭圆或半圆拱形结构，表面连续光滑，可使物体坠落到帽壳上后易滑脱。顶部一般设有加强筋，以提高抗冲击强度。冲击过程中允许帽壳产生少量变形，但不能触及头顶。帽壳外形不宜采用平顶形式。平顶不易使坠落物滑脱，冲击过程中顶部变形大，易产生触顶。帽壳包括帽舌、帽檐、顶筋、透气孔、插座等。帽舌为帽壳前缘伸出的部分，位于眼睛上部，尺寸为 10~70mm。帽檐是除帽舌外帽壳向外伸出的部分，尺寸为 0~70mm，向下倾斜度为 0~60°。帽舌和帽檐有防止碎渣、淋水流入颈部和防止阳光直射眼部的功能。顶筋是帽壳顶部凸起的部分，用来增强安全帽的抗冲击强度，使帽壳受冲击后不致因变形太大而触顶。帽壳两侧的透气孔用于散热，一般情况下，透气孔的总面积不应少于 400mm²，特殊用途的不受此规定限制。电业用安全帽不允许有透气孔。插座是连接帽壳和帽衬的重要部分，当安全帽受到外力冲击时，通过插座可将冲击力传递和分解到帽衬上。帽衬是帽壳内部部件的总称，包括帽箍、顶带、护带、吸汗带、衬垫、下颏带及拴绳等。帽衬在受冲击过程中起主要的缓冲作用。帽衬材料的好坏，以及结构的合理性与协调程度，直接影响安全帽的冲击吸收性能。所以，帽衬的结构设计、材料选择十分重要。帽箍是绕头围部分起固定作用的带圈，按帽箍长度分为 1、2、3 三种型号，尺寸依次为 611~660mm、570~610mm、510~569mm。顶带是帽衬与头部接触的衬带。顶带在受冲击过程中将冲击力均匀地分布于头顶部。护带位于顶带上部，起保护作用。当顶带因受冲击力破断时，护带与头部接触起顶带作用，防止帽壳与头顶直接接触，是保护头部不受冲击伤害的第二道防线。当顶带具有足够的强度时可以不加护带。后

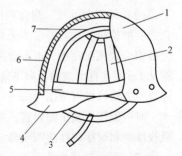

图 9-1　安全帽结构示意图

1—帽体　2—帽衬　3—系带

4—帽舌　5—帽箍

6—吸收冲击内衬

7—帽衬顶带

箍是箍紧后枕骨的带子，与帽箍连为一体，起固定作用，可以调节，使安全帽佩戴后不易脱落。下颏带是系紧安全帽的带子，作用与后箍相同，使帽子佩戴后不易脱落。帽衬主要由塑料、化纤织带、棉织带制成。常见的塑料帽衬结构为单层六根和双层六根结构。帽壳与帽衬使用插合方式连接的称为插接，帽壳与帽衬采用铆钉铆合方式的称为铆接，采用拴绳连接的称为拴接。采用何种材料、何种结构、何种连接方式，无统一规定，依使用者的需求、生产者的技术水平和设备条件，在不影响安全性能的前提下，可以自主决定安全帽的材料和结构形式。图 9-2 所示为一些不同外壳形状的安全帽。

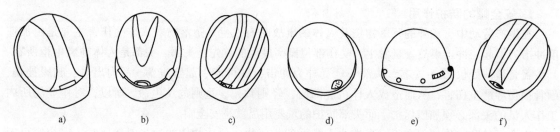

图 9-2　安全帽外壳设计的各种形状

a）单筋大檐帽　b）V 字筋大檐帽　c）多筋大檐帽
d）无筋大檐帽　e）圆顶无檐帽　f）单筋台阶形大檐帽

3. 安全帽的技术性能要求

技术性能是指安全帽的预防性能，这是判定安全帽产品合格与否的重要指标。国家标准《安全帽》中规定了安全帽产品应达到的基本技术性能要求和特殊性能要求。这些性能要求是产品必须达到的指标，无论是生产者、使用者还是营销者，都应以此为依据判定安全帽是否可以生产、使用和销售。

（1）冲击吸收性能　冲击吸收性能是指安全帽在受到坠落物冲击时对冲击能量的吸收能力。较好的安全帽在冲击吸收过程中能将所承受的冲击力吸收 80%~90%，使作用到人体上的冲击力降到最低，以达到最佳的保护效果。冲击吸收指标的制定是以人体颈椎面能够承受的最大冲击力为依据的。世界各国包括国际标准对冲击吸收性能的要求是一致的，均规定 5kg 钢锤自 1m 高度自由落下，冲击到戴在木制头模上的安全帽顶部，冲击力应小于 4900N。在没有吸收的情况下冲击力一般在 22246N 左右，这就要求安全帽具有足够的强度和良好的缓冲效果。具体检验方法可查阅国家标准《安全帽测试方法》。

（2）耐穿刺性能　耐穿刺性能是指安全帽受到带尖角坠落物冲击时的抗穿透能力。这是对帽壳强度的检验。这就要求帽壳材料具有较高的强度和韧性，使安全帽在受到尖锐坠落物冲击时不会因帽壳太软而穿透，也不会因帽壳太脆而破裂，以防坠落物扎伤头部。该性能一般采用 3kg 的钢锥从 1m 高度自由或加导向下落穿刺安全帽的方法来进行测试，以钢锥不与头模接触者为合格。具体检验方法同样可依据《安全帽测试方法》。

对一般作业安全帽而言，在其尺寸、质量、标识等方面均达到国家标准要求的前提下，冲击吸收性能和耐穿刺性能两项都合格者判为合格产品，两项之中有一项不合格则判为不合格产品。

（3）特殊技术性能要求　在某些特殊环境中进行生产作业时，除符合上述两项性能要求外，安全帽据不同作业场所的要求还应具备相应的防护性能。例如，电力作业要求电绝缘性能，有火源作业场所需要阻燃性能，坑道及森林采伐作业场所需要侧向刚性，易燃易爆作业场所需要抗静电性能等。这些性能的检验方法在《安全帽测试方法》（GB/T 2812—2006）中也都有具体规定。特殊作业场所使用的安全帽在达到基本技术性能要求的条件下，特殊技术性能也符合要求者判为合格产品，否则为不合格产品。

（4）安全帽的尺寸和质量要求 安全帽的尺寸要求有帽壳内部尺寸、帽舌、帽檐、佩戴高度、垂直间距和水平间距、突出物和通气孔等多项。其中垂直间距和佩戴高度是安全帽的两个重要尺寸。垂直间距是安全帽佩戴时头顶最高点与帽壳内表面之间的轴向距离（不包括顶筋的空间），其值应小于或等于50mm。佩戴高度是指安全帽在佩戴时，帽箍底部至头顶最高点的轴向距离，应为80～90mm。垂直间距太小，直接影响安全帽的冲击吸收性能；佩戴高度太大，直接影响安全帽佩戴的稳定性。任何一项不符合要求，都将直接影响安全帽的防护作用。安全帽的整体质量在保护良好的技术性能的前提下越轻越好，以减轻佩戴者头颈部的负担。大檐、中檐和卷檐安全帽，总质量不应超过430g，防寒安全帽不应超过600g。

（5）安全帽的外观和颜色要求 安全帽的外观应平整、光滑，无毛刺、飞边，式样美观。安全帽的颜色可以根据不同工种和不同作业场所的背景环境（包括机器、设备等）需要，分别采用浅显醒目的白、红、黄等颜色，便于引起高空作业人员及其他在场作业人员的注意和识别。

4. 安全帽的选购和使用

安全帽属国家特种防护用品工业生产许可证管理的产品。具备以下四项永久性标记的安全帽产品是有关部门认为合格出售的产品：企业名称、商标、型号；制造年、月；出厂合格证和安检证；生产许可证编号的标记等。选择安全帽时，一定要选择符合国家标准规定、标志齐全、经检验合格的安全帽。使用者在选购安全帽产品时还应检查其近期检验报告。近期检验报告由生产厂家提供。并且要根据不同的防护目的选择不同的品种。例如，带电作业场所的作业人员，就应选择T4类电绝缘性能检验合格的安全帽，否则就起不到防护的作用。

使用安全帽时，首先要了解安全帽的防护性能、结构特点，并掌握正确的使用和保养方法，否则，就会使安全帽在受到冲击时起不到防护作用。据有关部门统计，坠落物伤人事故中15%是因为安全帽使用不当造成的。所以，不能认为戴上安全帽就有了安全伞，就可使头部不受伤害。因此，在使用过程中一定要注意以下问题：

1）使用前要检查安全帽上是否有裂纹、碰伤痕迹、凹凸不平、磨损（包括对帽衬的检查）。安全帽上若存在影响其性能的明显缺陷就应及时报废，以免影响防护作用。

2）不能随意在安全帽上拆卸或添加附件，以免影响其原有的防护性能。

3）不能随意调节帽衬的尺寸。安全帽的内部尺寸，如垂直间距、佩戴高度、水平间距，标准中是有严格规定的，这些尺寸将直接影响安全帽的防护性能，使用者不能随意调节，否则，坠落物冲击一发生，安全帽会因佩戴不牢或因冲击触顶而起不到防护作用，直接伤害佩戴者。

4）使用时一定要将安全帽戴正、戴牢，不能晃动，要系紧下颌带，调节好后箍，以防安全帽脱落。

5）不能私自在安全帽上打孔，不要随意碰撞安全帽，不要将安全帽当板凳坐，以免影响其强度。

6）受过一次强冲击或做过试验的安全帽不能继续使用，应予以报废。

7）安全帽不能放置在有酸、碱、高温、日晒、潮湿或有化学试剂的场所，以免其老化或变质。

8）应注意使用在有效期内的安全帽。塑料安全帽的有效期为2.5年，植物枝条编织的安全帽有效期为2年，玻璃钢（包括维纶钢）和胶质安全帽的有效期为3.5年。超过有效期的安全帽应报废。

9.2.2 工作帽

工作帽主要是对头部，特别是头发起到保护作用，故也称为护发帽。工作帽对头发主要起两种防护作用：一是可以保护头发不受灰尘、油烟和其他环境因素的污染；二是可以避免头发被卷入转动着的传动链、传动带或滚轴里等。另外，工作帽还可以起到防止异物进入颈部的作用。例如，炼钢工人和铸造工人佩戴的工作帽，帽体上有一个长的披肩，不但能够对头发起到防护作用，而且也可以防止钢花飞溅时落入颈部，使工人免遭烫伤。工作帽一般要求帽体美观大方，佩戴舒适，凉爽轻巧。帽体上设一个较长的帽舌，可以阻挡阳光，以免其对眼睛的直射。帽舌的另一个作用是在工人注意力不集中，头部有与机器等相碰的危险时，帽舌可先于人的头部碰到运动中的物体，使人警觉起来。

工作帽一般用经久耐用的纤维织物制作，样式不宜过于复杂，要容易洗涤熨烫。工作帽的大小最好可以随意调节，以适合各种头型的人戴用。选用工作帽时，要根据自己的工作性质和实际需要进行。使用时一定要持之以恒，帽体一定要戴正；要把头发全部罩在帽中，以免头发露在外面而降低防护作用。

9.2.3　防尘帽

防尘帽也叫防尘头罩，是防护头罩的一种。通常由头罩、披肩组成。在作业环境不是很恶劣的场所，防尘帽通常与防尘眼镜和防尘口罩配合使用，其目的是防止粉尘进入。防尘帽面料的选择范围比较广泛，可以根据企业的经济情况，选择不同档次的纯棉或化纤面料。

9.3　呼吸器官防护装备

呼吸护具按防护用途分为防尘、防毒和供氧三类；按作用原理分为净化式和隔绝式两类。呼吸防护用品是预防尘肺和职业中毒等职业病的重要产品。主要产品有自吸过滤式防尘口罩、自吸过滤式防毒面具、氧气呼吸器、自救器、空气呼吸器、防微粒口罩等。

9.3.1　自吸过滤式防尘口罩

自吸过滤式防尘口罩是靠佩戴者的呼吸力量克服部件的阻力，用于防尘的一种净气过滤式呼吸防护器，包括自吸过滤式简易防尘口罩和自吸过滤复式防尘口罩。简易防尘口罩分为无呼气阀和有呼气阀两种。前者吸气和呼气都通过滤料进行，如图9-3a所示；后者吸气和呼气分开，如图9-3b所示。复式防尘口罩由滤尘盒、呼气阀和吸气阀、头带、半面罩等组成，其吸气和呼气有分开的通道，如图9-3c所示。

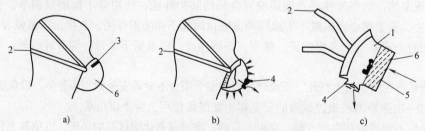

图9-3　自吸过滤式防尘口罩示意图
a) 无阀简易型　b) 有阀简易型　c) 复式
1—面罩底座　2—头带　3—调节阀（可选）　4—呼气阀　5—吸气阀　6—滤料（过滤器）

防尘口罩的作用就是要阻止粉尘吸入，因此口罩的选择主要是考虑其阻尘效率，尤其是对$5\mu m$以下的呼吸性粉尘的阻隔效率。这主要和口罩滤料的以下主要性能有关：

（1）滤料的纤维细度　以纤维直径的大小表示，单位为微米。一般用于防尘口罩的滤料纤维直径，以小于$5\mu m$为好，现在常用的丙纶超细纤维的直径为$4.0\mu m$，过氯乙烯超细纤维滤料的直径小于2μm。纤维的细度与阻尘效率成正相关，即纤维越细，阻尘效率越高。

（2）滤料的组织结构 滤料的组织结构与滤料的制作工艺有关，目前合成纤维无纺滤料的成形工艺主要有针刺法、直接喷射法、黏结法、热熔法等。而多采用热熔喷射成形法，并且用这种方法可以采用两种或两种以上的不同纤维材料复合成形，提高阻尘效率，又比较松软，透气性能好。

（3）滤料的荷电性 滤料带静电量的大小与阻尘效率成正相关性，即静电荷量越大，阻尘效率越高。

由此，当粉尘通过滤料时主要受到四种阻止作用：若其粒径大于滤料纤维间的空隙时，粉尘碰撞在滤料表面，由于惯性和力的反作用而改变方向，沉降和黏附在滤料的表层，此即碰撞截留；滤料纤维上有毛刺，当粉尘经过滤料时，被纤维上的毛刺勾住，阻止粒子穿透，此即勾住效应；多层过滤滤料是由超细纤维互相搭接编织成网，而且是多层次的"三维结构"，当粉尘通过滤料时被层层截留；滤料带有静电荷，对相当极性的粉尘粒子会产生排斥作用，而对异性粉尘粒子则产生吸附作用以捕捉粉尘，此即静电效应。

对自吸过滤式防尘口罩，在其使用材料、结构、过滤效率（阻尘效率）、呼吸阻力、呼气阀的气密性、泄漏率、视野、死腔、系带连接强度、质量等方面都有严格的技术要求，详情可参考有关国家标准或规范。

9.3.2 自吸过滤式防毒面具

自吸过滤式防毒面具是靠佩戴者自身的呼吸为动力，将污染的空气吸入到过滤器中，经净化后的无毒空气供人体呼吸。根据结构不同，可分成导管式防毒面具和直接式防毒面具两类。前者又称隔离式防毒面具，是由将眼、鼻和口全遮盖住的全面罩、滤毒罐和导气管等部件组成，如图9-4所示；后者由全面罩或半面罩直接与滤毒罐（小型）或滤毒盒相连接，如图9-5、图9-6所示。小型滤毒罐重300g，中型滤毒罐重300～900g，大型滤毒罐重900～1400g，滤毒盒重200g。

自吸过滤式防毒面具是靠过滤罐或过滤盒将空气中的污染物净化为清洁的空气供人体呼吸。根据过滤罐（盒）中充填的材料，防毒原理如下：

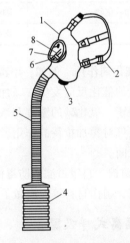

图9-4 隔离式防毒面具

1—面罩 2—头部系带 3—排气阀 4—吸收罐
5—导管 6—吸气阀 7—隔障 8—目镜

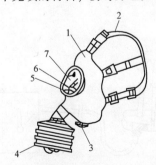

图9-5 直接式全面罩防毒面具

1—面罩 2—头部系带 3—排气阀 4—小型滤毒罐
5—吸气阀 6—隔障 7—目镜

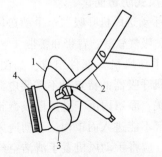

图9-6 直接式半面罩防毒口罩

1—面罩 2—头部系带
3—排气阀 4—滤毒盒

（1）活性炭吸附　活性炭是用木材、果实和种子烧成的炭，再经蒸气和化学药剂处理制成。这种活性炭是具有不同大小孔隙结构的颗粒，当气体或蒸气在活性炭颗粒表面或微孔容积内积聚时，这种现象称为吸附。这种吸附是逐渐进行的，直到气体或蒸气充填活性炭的微孔容积，即完全饱和，气体和蒸气才可以穿透活性炭床层（即厚度）。有人研究得出结论，认为活性炭在起始阶段不发生吸附质（气体或蒸气）穿透，只有一定时间后吸附剂（活性炭）达到完全饱和，吸附质（气体或蒸气）才于瞬间完全穿透。这就是防毒面具的过滤罐（盒）充填活性炭起防护作用的原理。活性炭孔隙的内表面越大，活性越大，吸附毒气和蒸气效率也越高。

（2）化学反应　化学反应是指用化学吸收剂与有毒气体和蒸气产生化学反应净化空气的方法。根据不同的毒气和蒸气采用不同的化学吸收剂，产生分解、中和、络合、氧化或还原等反应，详见表9-1所示。

表 9-1　化学吸附剂与毒气（蒸气）的主要化学反应

吸收毒气和蒸气的化学反应	毒气和蒸气	吸 收 剂
遇水分解和中和加水分解的产物	酸性毒气和蒸气、酸蒸气和卤酸酐等	苛性碱、碱金属氧化物和弱酸碱性盐
用酸性吸收剂中和	氨	酸、弱酸盐、弱碱和强酸的盐
吸收和产生络合物	氢酸及其衍生物、氨	氢氧化物和重金属盐
氧化和中和氧化物	砷化合物、一氧化碳、氢酸和硫化氢	过氧化物、酸和盐
还原	卤化物、氯和溴	硫代硫酸盐、亚硫酸盐、重金属低价盐

（3）催化剂作用　例如，用霍加拉特为催化剂将一氧化碳变成二氧化碳的过程，一氧化碳变成二氧化碳的催化反应发生在霍加拉特的表面。当水蒸气与霍加拉特作用时，其活性降低，降低的程度取决于一氧化碳的温度和浓度大小。温度越高，水蒸气对霍加拉特的影响越小。因此，为了防止水蒸气对霍加拉特的作用，在一氧化碳防毒面具中，用干燥剂来防湿，把霍加拉特置于两层干燥剂之间。

《呼吸防护　自吸过滤式防毒面具》中就自吸过滤式防毒面具的面罩、滤毒罐、导气管、面具部件的连接、制作材料等方面做了诸多技术规定。

9.3.3　隔离式呼吸器

隔离式呼吸器又分为送风式和携气式两类。送风式有手动送风、电动送风和自吸式长管呼吸器三种；携气式有空气呼吸器和氧气呼吸器两种。

1. 送风式防毒面具

（1）手动送风机呼吸器　手动送风机呼吸器由全面罩、吸气软管、背带和腰带、空气调节袋、导气管和手动风机等部件组成，如图9-7所示。手动送风机呼吸器的特点是不需要电源，送风量与转数有关；面罩内由于送风形成微正压，外部的污染空气不能进入面罩内。手动送风机呼吸器在使用时，应将手动风机置于清洁空气场所，保证供应的空气是无污染的清洁空气。由于手动风机需要人力操作，体力强度大，需要两人一组轮换作业。

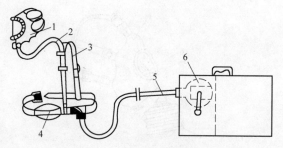

图 9-7　手动送风机呼吸器

1—全面罩　2—吸气软管　3—背带和腰带
4—空气调节袋　5—导气管　6—手动风机

（2）电动送风机呼吸器 电动送风机呼吸器由全面罩、吸气软管、背带和腰带、空气调节袋、流量调节器、导气管、风量转换开关、电动送风机、过滤器和电源线等部件组成，如图9-8所示。电动送风机呼吸器的特点是使用时间不受限制，供气量较大，可以供1～5人使用，送风量依人数和导气管长度而定。电动送风机呼吸器有防爆型和非防爆型两类，使用时应将风机放在清洁和含氧量大于18%的地点。非防爆型不能用于有甲烷气体、液化石油气及其他可燃气体浓度可能超过爆炸极限的危险场所。

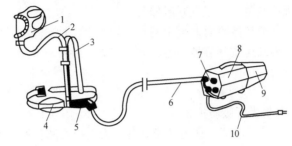

图9-8 电动送风机呼吸器结构示意图

1—全面罩 2—吸气软管 3—背带和腰带 4—空气调节袋 5—流量调节器
6—导气管 7—风量转换开关 8—电动送风机 9—过滤器 10—电源线

（3）自吸式长管呼吸器 自吸式长管呼吸器由面罩、吸气软管、背带和腰带、导气管、空气输入口（过滤器）和警示板等部分组成，如图9-9所示。这种呼吸器的特点是，将导气管的一端固定于空气新鲜无污染的场所，而另一端与面罩连接，依靠佩戴者自己的肺动力（呼吸肌的收缩），将清洁的空气经导气管和吸气软管吸进面罩内。

由于这种呼吸器靠的是佩戴者自身的肺动力，因此在呼吸的过程中不能总是维持面罩内为微正压。如果面罩内压力下降为微负压时，就有可能造成外部污染的空气进入面罩内。所以，这种呼吸器不宜在毒物危害大的场所使用。此外，导气管的长度不宜太长，阻力在30L/min时为186～196Pa。导气管（软管）的阻力大小与长度、管的直径和内壁状况（如光滑）等有关。

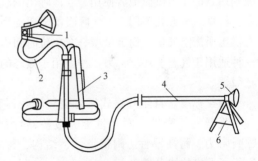

图9-9 自吸式长管呼吸器示意图

1—面罩 2—吸气软管 3—背带和腰带 4—导气管
5—空气吸入口（过滤器） 6—警示板

2. 压气式呼吸器

压气式呼吸器是由空气压缩机或高压空气瓶经压力调节装置将高压降为中压后，把气体通过导气管送到面罩供佩戴者呼吸的一种保护用品，主要有恒量式、供给式和复合式三种。

（1）恒量式压气呼吸器 恒量式压气呼吸器将来自压缩空气管道或高压空气瓶或空气压缩机的空气，通过导气管、吸气软管送到面罩供佩戴者使用。这种呼吸器设有流量调节装置，可以根据需要调节送气量；还装有过滤压缩空气中的粉尘和油雾的过滤器，如图9-10

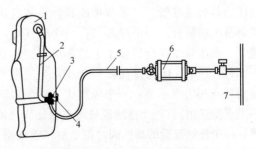

图9-10 恒量式压气呼吸器

1—防护罩 2—吸气软管 3—流量调节装置 4—腰带
5—导气管 6—过滤器 7—压缩空气管

所示。

（2）供给式压气呼吸器 供给式压气呼吸器由面罩、肺力阀、软管接合部、背带和腰带、导气管和空气压缩机等部分组成，如图9-11所示。这种呼吸器的特点是用肺力阀根据佩戴者呼吸的需要量来调节送气量。

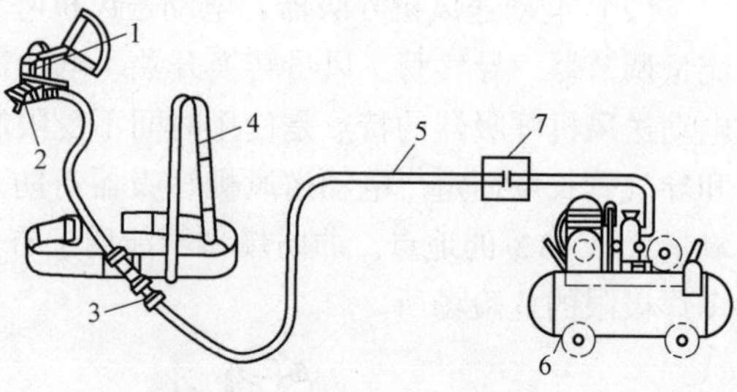

（3）复合式压气呼吸器 复合式压气呼吸器有两个高压空气容器瓶，当由于某种原因发生中断送气时，能将供气源换成小型高压空气容器，通过肺力阀吸入压缩空气。

3. 自给式呼吸器

自给式呼吸器是自带气源的呼吸防护装备。

（1）自给开路式压缩空气呼吸器 这类呼吸器可分为正压式和负压式两类，后者已逐渐被市场淘汰。正压式呼吸器在国际上又称"自给开路式压缩空气呼吸器"，在我国按使用场所分为工业用空气呼吸器与消防和应急用空气呼吸器两类，分别用 G 和 X 标识。空气呼吸器型号标志不同，其储气量不同。型号标志中有 6、8、12、16、20、24 时，其额定储气量分别为 600～800L、800～1200L、1200～1600L、1600～2000L、2000～2400L、2400L 以上。自给式空气呼吸器通常由高压空气瓶、输气管、面罩等部件组成。使用时，压缩空气经调节阀由瓶中流出，通过减压装置将压力减到适宜的压力供佩戴者使用。人体呼出的气体从呼气阀排出。

根据供气方式不同，空气呼吸器分成动力型和定量型（又称恒量型）。动力型是以肺部呼吸能力供给所需空气量，而定量型是在单位时间内定量地供给空气。定量型空气呼吸器又有两种产品，一种适用于气态的环境，另一种适用于液态的环境。图9-12 所示为适用于液态环境的定量型空气呼吸器。

国家标准《自给开路式压缩空气呼吸器》中就空气呼吸器的气密性、面罩性能、报警器性能、流量、呼吸阻力、耐高温性、耐低温性、结构、材料等方面进行了严格的技术规定。

（2）氧气呼吸器 氧气呼吸器是由佩戴者自行携带高压氧气、液氧或化学药剂反应生成氧气作为气源的一类呼吸器。所有的氧气呼吸器应包括以下组成部件：一个全面罩或一副口鼻罩和鼻夹；一个呼吸软管或压力软管或导管；一条背带或其他将装置固定在佩戴者身上的装置；一个呼吸袋；一个氧气瓶、容器或罐等。高压氧气呼吸器除了上述部件外，还必须有以下部件：一个气体需量阀；一个或几个气瓶阀；一只压力计或压力显示器；一个隔离阀；一个溢流阀（单一需气型选用）；一个连续流量阀或保证氧气流量的装置；一个连续流量的减压阀（用于单一需气型）；二氧化碳吸收剂等。液氧呼吸器除了氧气呼吸器所需要的部件外，还必须有吸气阀和呼气阀、二氧化碳吸收剂和溢流阀。化学生氧呼吸器除了氧气呼吸器所需要的

图9-11 供给式压气呼吸器

1—面罩 2—肺力阀 3—软管接合部
4—着装带（背带和腰带） 5—导气管
6—空气压缩机 7—过滤器

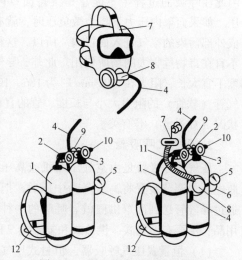

图9-12 用于液态环境的定量型
空气呼吸器结构示意图

1—压缩空气钢瓶 2—钢瓶阀 3—减压器 4—中压连接管 5—压力计 6—压力计管 7—面具
8—定量阀 9—警报装置 10—备用阀
11—呼吸软管 12—背带

部件外，还必须有一个显示器和一个溢流阀。

隔绝式正压氧气呼吸器在产品基本参数、气密性和零部件等方面应符合相应的技术规范要求。

9.3.4　呼吸防护用具的使用和维护要点

1. 呼吸防护用具的使用要点

1）呼吸防护用具在使用前应检查其完整性、过滤元件的适用性、电池电量、气瓶气量等，符合有关规定才允许使用。

2）进入有害环境前，应先佩戴好呼吸防护用具。对于密合型面罩，使用者应做佩戴气密性检查，以确认密合。若检查不合格，不允许进入有害环境。

3）不允许单独使用逃生型呼吸器进入有害环境。而当所处的有害环境有逃生型呼吸器时，可戴上它用于逃生离开。

4）若呼吸防护用具同时使用数个过滤元件（如双过滤盒），应同时更换；若新过滤元件在某种场合迅速失效，应考虑所用过滤元件是否适用。

5）除通用部件外，在未得到产品制造商认可的前提下，不应将不同品牌的呼吸防护用具的部件拼装或组合使用。

6）在缺氧危险作业中使用呼吸防护装备，应符合国家标准《缺氧危险作业安全规程》的规定。

7）在立即威胁生命和健康的环境下使用时，若空间允许，应尽可能由两人同时进入危险环境作业，并配备安全带和救生索；在作业区外至少应留一人与进入人员保持有效联系，并应备有救生和急救设备。

8）在低温环境下使用时，全面罩镜片应具有防雾或防霜的能力；送风式呼吸器或携气式呼吸器使用的压缩空气或氧气应干燥；使用携气式呼吸器应了解低温环境下的操作注意事项。

9）送风式呼吸器使用前应检查供气气源的质量，气源不应缺氧，空气污染浓度不应超过国家有关的职业卫生标准或有关的供气空气质量标准；供气管接头不允许与作业场所其他气体导管接头通用；应避免供气管与作业现场其他移动物体相互干扰，不允许碾压供气管。

2. 呼吸防护用具的维护要点

1）对携气式呼吸器，使用后应立即更换用完的或部分使用的气瓶或呼吸气体发生器，并更换过滤部件。更换气瓶时不允许将空气瓶与氧气瓶互换。

2）使用者不得自行重新装填过滤式呼吸防护用具的滤毒罐或滤毒盒内的吸附过滤材料，也不得采取任何方法自行延长已经失效的过滤元件的使用寿命。

3）个人专用的呼吸防护用具应定期清洗和消毒。非个人使用的呼吸防护用具，每次用后都应清洗和消毒。

4）不应清洗过滤元件，对可更换过滤元件的过滤式呼吸防护用具，清洗前应取下过滤元件。

5）若需使用广谱清洗剂消毒，在选用消毒剂时，特别是需要预防特殊病菌传播的情形，应先咨询呼吸防护用具的生产者和工业卫生专家。应特别注意消毒剂的使用说明。

6）呼吸防护用具应储存在清洁、干燥、无油污、无阳光直射和无腐蚀性气体的地方；若不经常使用，应将其放入密封袋内储存。储存时应避免面罩变形，并且防毒过滤元件不应敞口储存。

7）所有紧急情况和救援使用的呼吸防护用具应保持待用状态，并置于管理、取用方便的地方，不得随意变更存放地点。

8）对呼吸防护用具更换配件时，应得到该用具生产者的认可。

9.4 眼、面部和听觉器官防护装备

眼部的防护主要用防护眼镜，它又有防异物的安全护目镜和防光的护目镜两种。前者是防御有害物伤害眼睛的产品，如防冲击护目镜和防化学药剂护目镜等；后者是防御有害辐射线伤害的产品，如焊接工防护眼镜和炉窑护目镜、防激光护目镜和防微波护目镜等。

面部防护主要用防护面罩，有安全型和遮光型两种。前者是防御固态的或液态的有害物体伤害眼面部的产品，如钢化玻璃面罩、有机玻璃面罩、金属丝网面罩等；后者是防御有害辐射线伤害眼面部的产品，如焊接工防护面罩、炉窑面罩等。

听觉器官的防护主要用护耳器，它是避免噪声过度刺激人耳的器件。听力保护用品最常见的有耳塞和耳罩两类，其中耳塞又包括反复使用式和丢弃式两种。

9.4.1 眼部防护用具

1. 防冲击眼护具

防冲击眼护具用来防止高速粒子（大、小）对眼睛冲击的伤害。主要是大型切削、破碎、清砂、木工、建筑、开山、凿岩、各种机械加工等行业的工人使用。防冲击眼护具的种类较多，大体可分为眼镜、眼罩。每种又分为不同的形式。眼镜有普通眼镜和带侧护罩的眼镜；眼罩分为敞开式和密闭式。敞开式眼罩又有无边和有边两种。使用的材料为无色透明的材料，可见光透过率在89%以上，镜片有一定强度，可受外来冲击力，不至于因异物冲击导致镜片破碎而造成眼睛伤害。材料有塑胶、有机玻璃、钢化玻璃及双层玻璃胶合片、金属丝网等。镜架采用不易燃烧的乙酸纤维制作。

对防冲击眼护具，有关规范对其视野、规格、结构、材料、镜片抗高强度冲击性能、光学性能等有严格的技术要求。

2. 焊接工防护眼镜

焊接工防护眼镜由镜架（镜框）、滤光片和保护片等部件构成。生产焊接工防护眼镜应按国家标准《职业眼面部防护　焊接防护　第1部分：焊接防护具》要求进行。其技术性能要求包括材料、结构、规格、视野、光学性能、非光学性能等多个方面。

9.4.2 面部防护用具

1. 焊接工防护面罩

焊接工防护面罩由观察窗、滤光片、保护片和面罩等部分组成，其产品应符合国家标准《职业眼面部防护　焊接防护　第1部分：焊接防护具》的规定。按照该标准，焊接工防护面罩分为手持式、头戴式、安全帽与面罩组合式、头盔式等形式。该类产品的技术要求包括材料、结构、质量及规格、滤光片和保护片性能、材料阻燃性能等方面。

2. 防热辐射面罩

防热辐射面罩由面罩和头罩组成。按其式样可分为头戴炉窑热辐射面罩、全帽面罩连接式和头罩式防热面罩三种。

头戴炉窑热辐射面罩的面罩部分由有机玻璃制成，头带可用红钢纸板或塑料制成。全帽面罩连接式的有机玻璃面罩与安全帽前部用螺栓连接，可以上下掀动，不仅防热辐射，还防异物冲击和防头部伤害。头罩式防热面罩由面罩和头罩、披肩构成，有全封闭式和半封闭式两种。头罩式防热面罩的头罩和披肩应用阻燃面料制作，在有热辐射的环境应选白色或喷涂金属的材料制成，

其反射热辐射性能较好。面罩若是全有机玻璃制成，应在表面镀金属或贴金属薄膜，以使反射热辐射的效果和隔热效果更好。观察窗的滤光片可用镀金属膜无机玻璃或镀膜有机玻璃制作。头罩式防热面罩多用于有热辐射、火花飞溅的作业场所。

金属镀膜制作的面罩主要用来反射红外线辐射，屏蔽效率可达到 98%。在炉前使用除降低辐射热外，还可保护眼面部免受异物的伤害。如果以有机玻璃为基片的镀膜片，可在有机玻璃片外再覆以一层普通无机玻璃片为保护片，以达到提高耐温性和抗摩擦性，能较长时间地在 165℃ 以下环境作业。

9.4.3 听觉器官防护用品

一个好的听力防护用品，不论是耳塞还是耳罩，都应符合以下技术要求：与耳部的密合要好；能有效地过滤噪声；使用起来简便；与其他防护用品，如安全帽、口罩、头盔等能良好地配合使用；佩戴舒适，使用方便，外形美观，不影响通话，不遮掩危险声信号且经济耐用；必须经国家指定的监督检验部门进行检验，取得合格证后，方可批量生产。

1. 耳塞

耳塞是插入外耳道内或置于外耳道口处的护耳器。其产品质量应符合国家标准《个体防护装备 护听器的通用技术条件》的规定。

耳塞的种类按其声衰减性能分为防低、中、高频声耳塞和隔高频声耳塞。按使用材料分为纤维耳塞、塑料耳塞、泡沫塑料耳塞和硅橡胶耳塞。

在对耳塞进行结构设计时，应考虑到在佩戴时容易放进和取出，使用时不容易滑脱失落，佩戴后无明显的痒、胀、疼痛和其他不舒适感。在造型上，应考虑到不能插入外耳道太深，与外耳道各壁应轻柔贴合密封；要使多数人可以佩戴，携带方便，为防失散，可以将两只耳塞用一条细绳连接；耳塞要求选用隔声性能好的材料，在一般使用情况下不易破损，强度、硬度和弹性适当，容易清洗、消毒；在恶劣环境中使用不易产生永久性变形、老化和破裂，与皮肤接触时必须无刺激性。在性能上，耳塞的声衰减量，应按国家标准《声学 护听器 第 1 部分：声衰减测量的主观方法》中的规定进行测试，其值必须满足相关技术规定。

耳塞的优点是结构简单、体积小、质量轻、价廉、使用方便，对中、高频噪声有较好的隔声效果，而对低频噪声的隔声效果较差。它的缺点是当佩戴时间长或耳塞大小选用不当时，主观感觉不舒适，易引起耳道疼痛。

2. 耳罩

耳罩是由压紧每个耳廓或围住耳廓四周而紧贴在头上遮住耳道的壳体所组成的一种护耳器。耳罩壳体可用专门的头环、颈环或借助于安全帽或其他设备上附着的器件而紧贴在头部，如图 9-13 所示。头环是用来连接两个耳罩壳体，具备一定夹紧力的佩戴器件；耳罩壳体是用来压紧每个耳廓或围住耳廓四周而遮住耳道的具有一定强度和声衰减作用的罩壳；耳垫是覆在耳罩壳体边缘上和人头接触的环状软垫。

在耳罩的结构上，要求其头环需弹性适中，长短应能调节，佩戴时没有压痛或明显的不舒服感，高度应在 112～142mm 且可调，壳体必须能在相互垂直的两个方向上转动。耳垫必须是可更换的，接触皮肤部分应无刺激，

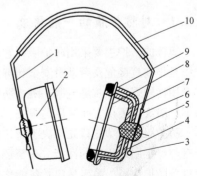

图 9-13 耳罩结构

1—头环 2、4—耳罩的左右外壳 3—小轴
5—橡胶塞 6—羊毛毡（吸声材料）
7—泡沫塑料（吸声材料） 8—垫板
9—密封垫圈 10—护带

并且能经受消毒液的反复清洗。耳垫材料必须柔软，具有一定的弹性，以增加耳罩的密封和舒适性。

在耳罩的技术性能要求上，其声衰减量应按国家标准《声学　护听器　第1部分：声衰减测量的主观方法》规定测得，其值必须符合相关规范要求。另在耳罩的夹紧力、抗疲劳性能、抗跌落性能、耐潮性能、耐腐蚀性能、耐高低温性能等方面也应满足相应技术标准要求。

3. 听力防护用品的选择和使用要点

目前在耳塞类听力防护用品中，国际上较流行的是一种具有慢回弹性的泡沫制的耳塞，它具有携带和存放方便、降噪效果好的优点，并且能适合不同人的耳道，佩戴时感觉舒适。耳罩类产品也向多样性发展，有的可以直接与安全帽配合使用，有的可防震，有的可折叠等。随着人们生活质量的提高，听力防护用品也用在了人们日常生活中。坐飞机旅行时，看书学习时，及所有需要安静环境的场合，都可以佩戴护耳产品。但要注意，只要有噪声存在，就应注意保护听力，因为听力的损失是不可恢复的。其实一个小小的耳塞就能解决噪声的烦恼。

各种耳塞在使用时，要先将耳廓向上提拉，使耳甲腔呈平直状态，然后手持耳塞柄，将耳塞帽体部分轻轻推向外耳道内，并尽可能地使耳塞体与耳甲腔相贴合。但不要用劲过猛过急或插得太深，以自我感觉适度为止。耳塞戴后感到隔声不良时，可将耳塞稍微缓慢转动，调整到效果最佳位置为止。如果经反复调整仍然效果不佳时，应考虑改用其他型号、规格的耳塞试用，以选择最佳者使用。佩戴泡沫塑料耳塞时，应将圆柱体搓成锥形体后再塞入耳道，让塞体自行回弹充满耳道。佩戴硅橡胶自行成形的耳塞，应分清左右塞，不能弄错，放入耳道时，要将耳塞转动放正，使之紧贴耳甲腔。

使用耳罩时，应先检查罩壳有无裂纹和漏气现象，佩戴时应注意罩壳的方向，顺着耳廓的形状戴好。佩带时应将连接弓架放在头顶适当位置，尽量使耳罩软垫圈与周围皮肤相互密合，如不合适时，应移动耳罩或弓架，调整到合适位置为止。

无论戴用耳罩还是耳塞，均应在进入有噪声车间前戴好，在噪声区不得随意摘下，以免伤害耳膜。若确需摘下，应在休息时或离开后，到安静处取出耳塞或摘下耳罩。耳塞或耳罩软垫用后需用肥皂、清水清洗干净，晾干后再收藏备用。橡胶制品应防热变形，同时撒上滑石粉储存。

9.5　躯体防护用品

9.5.1　对防护服的一般要求

躯体的防护主要采用防护服。它可分为特殊作业防护服和一般作业防护服两种。特殊作业防护服是指在直接危及劳动者安全和健康的作业环境中穿用的各类能避免和减轻职业危害的防护服，其专用性较强，如防静电服、阻燃防护服等。一般作业防护服是指在作业过程中为防污、防机械磨损、防绞碾等伤害而穿用的服装。

防护服装的功能首先取决于所选用的面料。任何一种具有特定用途的防护服装，都要求面料具有与特定用途相应的性能，甚至还要求具有与此相关的特殊性能。作为防护服的面料，第一是应具备防护性能，第二是应具备能作为服装用性能，两者兼备才能起到防护作用。防护性能是指服装面料对有害因素的抗御能力及这种能力的持久性。它随危害性质的不同而又具体体现在若干个项目的指标要求上。例如，用于防酸碱腐蚀介质的防护服装面料，首先要耐酸碱介质，而同时又要求抗渗透，为保证其防护性能，对此类面料规定了浸酸碱强力下降率、拒酸碱效率指数、抗渗透时间、耐酸压、耐碱压等项目的指标限值。又如，抗静电工作服的面料，不仅对表面电荷密度、表面电阻等项目规定限值，对影响其性能的介质试验也有要求。此外，面料的防护性能还应包括强力、耐磨、耐洗、耐温、耐晒及不霉不蛀等。这关系到面料的使用寿命，如果其中某一项较差，就会影响到整个防护效果和使用寿命。因此，面料的防护性能涉及多种因素，是综合性的指标。

服装用性能是指材料制作服装的可能性和穿着、使用过程中所表现出的特征。例如，透气性面料（各类织物）的吸湿性、透气性、保暖性、抗熔融性、尺寸稳定性、褶线保持性等；不透气性面料（各种橡胶布、塑料布、涂层布等）的柔软性、抗熔融性、可穿性等。透气性面料制作的防护服装，由于穿着工作时间长，要求具有良好的透气及吸湿性能，以调节和保持人体的热平衡，不致让穿用人员过多地失热或蓄热，从而达到一定的舒适性能。而不透气性面料制作的防护服装，舒适性较差，体热不能散发，易产生蓄热，引起人的不适，只能短期穿着，用于特殊环境中的防护。另外，作为防护服的面料，在可能条件下，尽量做到色泽大方、手感良好。

防护服是人们在生产过程中抵抗环境中各种有害因素的一道屏障。因此，防护服的型号、款式、性能等因素都将成为影响其安全性能的重要环节。所以，要科学合理地选用防护服。对于防护服而言，安全的概念不仅指服装的功能，而且指防护服的款式结构在工作过程中应符合安全要求，即尽量避免有松散的部分，以防产生钩、挂、绞等现象。有些防护服的款式就是因为缝制成蝙蝠式宽松袖子、过多的兜袋装饰等，造成机械外露部分的钩、挂，导致人身伤害。防护服的袖口与下摆都应为紧口式，以免在操作中被机械卷入，袖口周围不应有易被机械钩、挂的扣、带。口袋的位置应注意选择或不要口袋，一是可以避免机械钩挂，二是防止在发生事故时手刚巧放在口袋内不能更好地保护自己。防护服型号的选择应本着穿着美观、合体，并与工作过程中的灵活、安全性科学地结合起来，在安全的前提下，增加防护服的美感。国家标准《劳动防护服号型》对各厂家生产服装的型号进行了统一和完善，推动了我国防护服向标准化、科学化方向发展。

9.5.2　一般防护服

一般防护服是防御普通伤害和脏污的各行各业穿用的工作服。根据其结构，又可分为上下身分离式、衣裤（或帽）连体式、大褂式、背心、背带裤、围裙、反穿衣等款式。一般防护服应符合国家标准《防护服　一般要求》的规定，其技术性能要求包括面料和辅料的性能要求、型号尺寸、针距密度、缝制工艺、成品外观、成品色差等诸多方面。

9.5.3　防静电服

防静电服是为了防止衣服的静电积累，用防静电织物为面料缝制的工作服。防静电服的防护效果关键在于防静电织物的性能，其次还要考虑使用环境。因为不同类型的防静电织物，在使用环境相同的条件下，其抗静电效果是会有差异的。所以，搞清不同类型防静电织物及其抗静电机理，将给安全工作带来很大益处。

1. 防静电织物的分类

防静电织物的品种很多，但按其制造工艺不同，可将其分为两大类。一类是通过后整理工艺获得的防静电织物。主要用抗静电剂对织物表面进行处理，使抗静电剂通过热处理发生交连而固着，或者通过树脂载体而黏附在织物表面，从而获得抗静电效果。这种方法工艺流程短，投资少，见效快。另一类是通过织造工艺直接获得的防静电织物。其织造工艺又有两种：一种是在涤纶或锦纶聚合物的内部添加抗静电剂，如磷酸酯、磺酸盐等表面活性剂或引入第三单体以取得耐久性抗静电纤维。这种纤维内部含有连续的抗静电剂条纹结构，用这种纤维进行织造，其织物即为防静电织物。这种防静电织物的耐久性有了进一步的提高，并且较好地保持了原织物的风格和力学性能。但由于添加的抗静电剂大多数是遇碱会起反应或分解的表面活性剂，因此在织物整理或洗涤时忌用碱性洗涤剂，以防影响抗静电效果。另一种是在以各种纤维为基础的织物中织入导电纤维，从而使织物达到防静电目的。这种防静电织物由于不受所在环境的影响，现已被普遍接受和认可。这种防静电织物的抗静电性能按导电纤维的种类和导电成分（金属、石墨、炭黑等）在纤维中的分布情况，分为导电成分均一型、导电成分覆盖型、导电成分复合型和导电成分混合型四种。例如，选择覆盖型的导电纤维，尤其是以涂覆方法渗透上去的，由于它的导电成分在纤维表面，较容易剥落，因此影响抗静电性能。在所有的导电纤维中，除不锈钢纤维外，其他均可直接用于织造的单丝或复丝。含有炭黑、石墨等导电成分的复合型导电纤维可以直接用于织造的长丝，经纱中每隔一定间距（如1.5cm左右）嵌入一根导电长丝，即可获得很好的抗静电效果，是目前用来织造防静电服面料最好的导电纤维。

2. 防静电织物的抗静电机理

防止静电积聚的措施是通过一定的途径尽快传导物体上的静电荷，使其分散或泄漏出去。目前用于绝缘体的防静电措施有物体导电化、物体亲水化和环境高温化三种。选用抗静电剂进行树脂整理和在涤纶或锦纶聚合物内部添加抗静电剂的方法获得的防静电织物，是采用亲水性树脂或离子型表面活性剂等，依靠吸湿来达到减少织物表面电阻，增强导电能力，促使静电荷较容易传导泄漏和分散。这与环境湿度有关，当相对湿度较低时，静电传导能力较弱，耐久性较差。用导电纤维的织物是利用物体导电化的方法，不受环境的影响，耐久性好，是目前主要发展方向。

导电纤维防止静电起电的原理和利用电晕放电消除静电的原理基本相同。不过此时的放电"尖端"不是针状电极而是导电纤维，所选择的导电纤维的纤度越细，表面越粗糙和空起部位越多，越容易产生电晕型尖端放电。当人体穿着含导电纤维织物的工作服接触大地时，电阻值很小的导电纤维靠近带电体（织物中非导电纤维）时，电力线向导电纤维集中，在导电纤维周围形成强电场，发生电晕放电将局部空气击穿，产生正负离子。与带电体上电荷极性相反的离子将带电体上的电荷中和，极性相同的离子通过导电纤维利用带电体的电场通过自身放电达到消除静电的目的。

当人体穿着含导电纤维的工作服与大地绝缘时，意味着导电纤维也不接地。带电体带上静电时，电荷向导电纤维汇聚，导电纤维感应出与带电体上电荷极性相反的电荷，这些电荷在导电纤维附近局部空间产生电场并使这部分空气电离而产生电晕放电，电晕放电产生的正负离子与带电体所带电荷极性相反，离子移向织物，与织物所带电荷中和而消除静电。只有当织物的电位超过导电纤维的最低放电电位时，导电纤维才会发生电晕放电。因此，应选择含导电性良好的导电纤维面料制成防静电服。

3. 防静电服的防护性能

国家标准《防静电服》对服装外观、服装的带电电荷量、服装的缝合部位及缝合强度及服装的附件、穿着轻便舒适等方面有相应的技术规定。

防静电服应全部使用防静电织物，不使用无防静电功能的衬。若必须使用这种衬里（衣袋、加固布等），衬里的露出面积应占全部防静电服内面露出面积的20%以下；超过20%（如防寒服或特殊服装）时，应做成面罩与衬里为可拆式，当需要时，可将没有防静电能力的衬里拆下。

4. 防静电服的使用要求

1）凡是在正常情况下，爆炸性气体混合物连续地、短时间频繁地出现或长时间存在的场所及爆炸性气体混合物有可能出现的场所，可燃物的最小点燃能量在0.25mJ以下时，应穿用防静电服。

2）禁止在易燃易爆场所穿脱防静电服。

3）禁止在防静电服上附加或佩戴任何金属物件。

4）穿用防静电服时，还应与防静电鞋配套便用。同时地面也应是导电地板。

5）防静电服应保持清洁，保持防静电性能，使用后用软毛刷、软布蘸中性洗涤剂刷洗，不可损伤服料纤维。

6）穿用一段时间后，应对防静电服进行检验，若防静电性能不符合标准要求，则不能再作为防静电服使用。

9.5.4　防酸服

防酸服是从事酸作业人员穿用的具有防酸性能的工作服，它是用耐酸织物或橡胶、塑料等防酸面料制成。在结构上应满足领口紧、袖口紧和下摆紧，并且不能有明兜，若做兜则必须加兜盖等制作要求。防酸服产品根据材料的性质不同分为透气型防酸服和不透气型防酸服两类。前者用于中、轻度酸污染场所的防护，产品有分身式和大褂式两种款式。后者用于严重酸污染场所，有连体式、分身式和围裙等款式。成品服装的防酸级别以批为单位，分为一级品、二级品、三级品。在同一批成品抽样检验中，指标出现不同等级时，按最低等级定级。

防酸面料的防护功能是通过整理工艺，改变织物纤维表面的特性获得的。一般液体滴在固体表面，由于液体和固体的表面张力及液体和固体间的相互作用，使液滴会形成各种不同的形状，如图 9-14 所示。当接触角 $\theta=180°$ 时，液滴为珠状，这是一种理想的不湿润状态，是织物防护有害液体最终追求的目标。但是由于两相间多少总会存在着一些黏着作用，所以接触角等于 180° 的情况从未发生过，最多只能获得一些近似情况，如 160° 或更大一些。当 $\theta=0°$ 时，即液滴在固体表面铺平，为固体表面被液滴湿润的极限状态，一般没经过整理的织物与液体接触时均处在这一状态。对织物表面进行整理就是要使接触角 θ 尽量增大，使液体在织物表面总处在珠状，以达到不湿润、不黏附的目的。

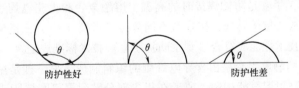

图 9-14　液滴的形状

防酸服的防护性能应符合国家标准《防护服装　酸碱类化学品防护服》的规定。该标准主要是对服装材料的防酸、耐酸、抗酸等性能有严格规定，当然也有其结构和款式、外观的要求。

使用防酸服前应检查是否破损，并且只能在规定的酸作业环境中作为辅助用具使用；穿用时应避免接触锐器，防止受到机械损伤；橡胶和塑料制成的防酸服存放时应注意避免接触高温，长期保存应撒上滑石粉以防粘连；合成纤维类防酸服不宜用热水洗涤、熨烫，避免接触明火；用后清洗晾干，避免暴晒。

9.6　手足部及其他防护用品

9.6.1　手足部防护用品

手（臂）的防护用品按防护部位分为防护手套和防护袖套两类。防护手套主要用来保护肘以下（主要是腕部以下）手部免受伤害。按其形状又可分为五指手套、三指手套、连指手套、直形手套和手形手套等；按使用特性可分为带电作业用绝缘手套、耐酸（碱）手套、焊工手套、橡胶耐油手套、防X射线手套、防水手套、防机械伤害手套、防震手套、防静电手套、防热辐射手套、电热手套、防微波手套和防切割手套等。防护袖套用以保护前臂或全臂免遭伤害。按其使用特性可分为防辐射热袖套和防酸碱袖套。

足部防护用品主要为防护鞋，其中对应用场所有害因素有较大的防护作用的鞋统一称为特种防护鞋；对有害因素不显现的防护鞋统称为常规防护鞋。国家对特种防护鞋的生产、经营非常重视，建立了许可证制度，并要求按照国家强标准《个体防护装备　安全鞋》执行。防护鞋按防护功能可分为工业用防护鞋、林业安全鞋、铸造及类似热作业用安全鞋、建筑等高处作业用安全鞋、搬运和修理工等工种用的安全鞋、采矿鞋等。

1. 手（臂）防护用品

（1）带电作业用绝缘手套　带电作业用绝缘手套是作业人员在交流电压10kV及以下电气设备（或相应电压等级的直流电气设备）上进行带电作业时，戴在手上起电气绝缘作用的一种绝缘手套。其产品型号、外形尺寸和技术要求应符合国家标准《带电作业用绝缘手套》的规定。该类手套按照在不同电压等级的电气设备上使用，又可分为1、2、3型三种型号，其中1型用于3kV及以下电气设备上工作，2型用于6kV及以下电气设备上工作，3型用于10kV及以下电气设备上工作。电绝缘手套的最重要技术要求是其绝缘特性。对1型，交流试验电压为10kV，最低耐受电压为20kV；对2型，交流试验电压为20kV，最低耐受电压为30kV；对3型，交流试验电压为30kV，最低耐受电压为40kV。

（2）耐酸（碱）手套　耐酸（碱）手套主要用来预防酸、碱等伤害手部，其质量应符合技术规范《耐酸（碱）手套》的规定。耐酸（碱）手套的主要技术性能是手套的不泄漏性和耐渗透性能。前者要求手套在10kPa±1kPa压力下，不准有漏气现象发生。后者应进行耐渗透性试片试验和成品试验，并符合相应技术要求。

（3）焊工手套　焊工手套是防御焊接时的高温、熔融金属和火花烧灼手的个人防护用具。焊工手套采用牛、猪绒革或二层革制成，按指型不同分为二指型（A）、三指型（B）和五指型（C）三种。焊工手套产品的技术性能应符合《焊工防护手套》技术标准规定。

（4）防静电手套　防静电手套是由含导电纤维的织料制成。另一种是用长纤维弹力腈纶编织手套，然后在手掌部分贴附聚氨酯树脂，或者在指尖部分贴附聚氨酯树脂或手套表面有聚乙烯涂层。含导电纤维的手套是使积累在手上的静电很快散失，而有聚氨酯或聚乙烯涂层的手套主要是不易产生尘埃和静电。这些产品主要用于弱电流、精密仪器的组装、产品检验、电子产业、印刷、各种研究机关的检验工作等。

（5）耐高温阻燃手套　耐高温阻燃手套是用于冶炼炉或其他炉窑工种的保护手套。一种是用石棉为隔热层，外面衬以阻燃布制成的手套；另一种是用阻燃的帆布为面料，中间衬以聚氨酯为隔热层的手套；还有一种是手套表面喷涂金属，不仅能耐高温阻燃还能反射辐射热。手套有两指式和五指式两种，分大号、中号和小号三个规格，可供不同的人选用。

（6）防护袖套　其中，防辐射热袖套有石棉袖套和铝膜布隔热袖套两种。前者长660mm，袖口直径为200mm，用于高温炉窑等高温有辐射的场所；后者长595mm，袖口直径为195mm，用于高温炉窑及有强辐射的作业环境。防水、化学腐蚀袖套有胶布袖套和塑料袖套两种，均适用于与水、酸、碱和污物等接触的作业。

防护手套的品种还有很多，应根据防护功能来选用。首先应明确防护对象，然后再仔细选用。例如，耐酸（碱）手套，有耐强酸（碱）的，也有只耐低浓度酸（碱）的；耐有机溶剂和化学试剂的又各有不同，因此不能乱用，以免发生意外。防水、耐酸（碱）手套使用前应仔细检查，观察表面是否有破损。简易办法是向手套内吹气，用手捏紧套口，观察是否漏气。橡胶、塑料等类防护手套用后应冲洗干净、晾干，保存时避免高温，并在制品上撒上滑石粉以防粘连。绝缘手套应定期检验电绝缘性能，不符合规定的不能使用。接触强氧化酸，如硝酸、铬酸等，强氧化作用容易造成产品发脆、变色、早期损坏。高浓度的强氧化酸甚至会引起烧损，应注意观察。乳胶手套只适用于弱酸、浓度不高的硫酸、盐酸和各种盐类，不得接触强氧化酸（硝酸等）。

2. 足部防护用品

（1）防护鞋 保护足趾安全鞋是用皮革或其他材料制成并在鞋的前端装有金属或非金属的内包头，可以承受一定的力量，能保护足趾免受外来物体打击伤害的鞋。按照国家标准《个体防护装备 安全鞋》的定义，只有鞋的前部能承受 200J 能量的冲击和 15kN 压缩力的鞋叫安全鞋，而承受 100J 能量冲击的叫保护鞋。

防护鞋的结构和部件如图 9-15 所示，且有低帮、高腰、半筒和高筒等几种款式。在对防护鞋进行设计时，应根据人体足部的生理卫生学要求对鞋底、鞋帮、鞋后跟等进行正确设计。

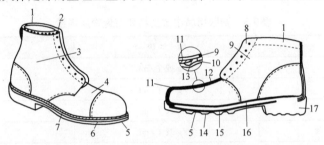

图 9-15 防护鞋的结构和部件

1—鞋口 2—舌头 3—1/4 部分 4—补片 5—外底 6—中底 7—羽状线 8—护面 9—帮 10—衬里
11—内包头 12—补片衬里 13—泡沫片 14—齿 15—防刺穿垫 16—内底 17—跟

防护鞋的耐压力、抗冲击力、内包头的耐压力和抗冲击性能等方面应符合有关安全技术规范要求。

防护鞋（靴）的类型较多，应根据不同的作业场所选用。防护鞋（靴）的使用如表 9-2 所示。

表 9-2 防护鞋（靴）的选用范围

类 型	选 用 范 围
An1	冶金、矿山、林业、港口、装卸、采石等作业
An2	机械、建筑、石油化工等作业
An3	电子、食品、医药等工业
An4 和 An5	纺织工业及钳工等作业

（2）防静电鞋和导电鞋 防静电鞋是既能消除人体静电积聚又能防止 250V 以下电源电击的防护鞋，它分为防静电皮鞋和防静电布面胶底鞋两种。导电鞋是具有良好的导电性能，可在短时间内消除人体静电积聚，只能用于没有电击危险场所的防护鞋，这是与防静电鞋的重要区别，它也分为导电皮鞋和导电布面胶底鞋两种。防静电鞋和导电鞋的各种产品在其电阻值、物理力学性能等技术方面应符合国标《个体防护装备职业鞋》（GB 21146—2007）的规定。

防静电鞋和导电鞋都有消除人体静电积聚的作用，可用于易燃易爆作业场所。防静电鞋要与防静电服同时穿用才能更有效地消除静电。防静电鞋和导电鞋在穿用时，不应同时穿绝缘的毛料厚袜及绝缘鞋垫。穿用一定时间（不超过200h）后，应按《个体防护装备职业鞋》（GB 21146—2007）中的要求做电阻值检测，测试结果电阻值超过标准的，不能用于防静电作业。防静电鞋和导电鞋应经常保持清洁，保证防静电或导电性能不被减弱。所以在使用后应及时刷洗。刷洗时要用软毛刷、软布蘸酒精或不含酸、碱的中性洗涤剂，避免机械或化学性损伤。

此外，还有其他特种防护鞋，它们分别有各自的技术标准，如电绝缘鞋（靴）是能使人的脚与带电物体绝缘，预防电击，其产品的质量应符合国标《足部防护 电绝缘鞋》（GB 12011—2009）的规定；高温防护鞋能耐高温，又隔热，可以保护足部不受高温和灼热的物体伤害，其产品质量应符合《高温防护鞋》技术标准的规定。

9.6.2 其他防护用品

1. 护肤用品

护肤产品分为防水型、防油型、遮光型、洁肤型、趋避型和其他用途等。各类产品应符合国家标准《劳动护肤剂通用技术条件》的规定。护肤产品的卫生指标应符合表9-3所示的规定。

表9-3 护肤用品中微生物和有毒物质限量

指　标	单　位	限　量
细菌总数	个/g 或个/mL	≤1000
粪大肠菌群	个/g 或个/mL	不得检出
绿脓杆菌	个/g 或个/mL	不得检出
金黄色葡萄球菌	个/g 或个/mL	不得检出
汞	mg/kg	<1
铅（以铅计）	mg/kg	<40
砷（以砷计）	mg/kg	<10
甲醇	mg/kg	2000

（1）防护膏　防护膏主要是由基质与充填剂两部分组成。基质为膏的基本成分，一般为流质、半流质和脂状物质，其作用是增加涂展性，即对皮肤的附着性，从而能隔绝有害物质的侵入。充填剂则决定防护膏的防护效能，具有针对性。采用不同的充填剂可获得不同的防护膏。常见的防护膏有以下几种：

1）亲水性防护膏。采用硬脂酸、碳酸钠、甘油、香料和水以适当比例配合而成。其特点是防护膏含油成分较少，若用后不盖紧盒盖，时间较长会因水分蒸发而使防护膏变硬固化。亲水性防护膏对防御全损耗系统用油、矿物油、液状石蜡等引起的痤疮有一定效果。

2）疏水性防护膏。疏水性防护膏含油脂较多，在皮肤表面形成疏水性膜，堵塞皮肤毛孔，能防止水溶性物质的直接刺激。膏的成分常用凡士林、羊毛脂、蓖子油、鲸蜡、蜂蜡为基质，用氧化镁、次硝酸铋、氧化锌、硬脂酸镁等为充填剂，从其中选用几种适宜比例配合制成。疏水性防护膏能预防酸、碱、盐类溶液对皮肤所引起的皮炎。由于这类防护膏含油性成分较多，有一定黏着性，因此不宜在有尘毒的作业环境中使用。

3）遮光护肤膏。有些物质黏附在皮肤上时，经光线照射后会引起皮肤发炎和刺痛，这种经光线照射后助长对皮肤刺激反应的化学物质叫光敏性物质，如沥青、焦油等。遮光防护膏不仅要防光敏物质附着于皮肤上，而且还应有遮断光线的作用。遮断光线的物质有氧化锌、二氧化钛等，主要是利用这些物质为白色能反射光的原理。另一类物质对光有吸收作用，如盐酸奎宁、水杨酸苯酯、阿地平等。前者的遮光效果较好，只是用料较多，防护膏呈白色，涂抹在脸上呈现一层白粉，有碍雅观。需要注意的是，遮光防护膏的基质不宜采用凡士林、植物油或其他能溶解光敏物质的油脂，避免皮肤对毒物吸收引起不良反应。

4）滋润性防护膏。滋润性防护膏近来加入蜂王浆、珍珠粉等类物质，以增加滋润皮肤的功效。对预防和治疗酸、碱、水、各种溶剂引起的皲裂和粗糙均有好的效果。

（2）护肤霜　护肤霜产品主要用于预防和治疗皮肤干燥、粗糙、皲裂及职业性皮肤干燥。特别适用于接触吸水性或碱性粉尘、能溶解皮脂的有机溶剂和肥皂等碱性溶液，也特别适用于露天、水上作业等工种。

特效护肤霜的主要成分是水解明胶，这是一种易于被人体吸收的高蛋白，其相对分子质量小，溶解力强，易于被人体吸收。它含有 18 种氨基酸，其中缬氨酸、亮氨酸、异亮氨酸、赖氨酸、苏氨酸、丙氨酸、甲硫氨酸是人体不可缺少的氨基酸。它还含有一般蛋白质中不常见的烃基赖氨酸，并且脯氨酸和烃基脯氨酸含量特别多，约占总量的 2/5，这对于皮肤、毛发具有很好的保湿和营养作用。水解明胶也有保护胶体性质及较强的掩蔽作用，对刺激物有缓冲作用，是较理想的防护剂基料。

护肤霜在使用前要进行安全性鉴定。经口服毒性、经皮肤 LD_{50}、致敏、眼刺激、诱变、微核、精子畸形等试验和经口、皮肤急性试验后，应无毒、无致敏、无刺激，三种突变均为阴性。

（3）皮肤清洗剂　皮肤清洗剂有皮肤清洗液和皮肤干洗膏两种。前者是用硅酸钠、烷基酸聚氧化烯（10）醚、甘油、氯化钠、香精等原料适量比例配合而成。对各种油污和尘垢有较好的除污作用，对皮肤无毒、无刺激且能滋润皮肤、防糙裂、除异味。适用于汽车修理、机械维修、机床加工、钳工装配、煤矿采挖、石油开采、原油提炼、印刷油印、设备清洗等行业。后者是在无水情况下去除皮肤上油污的膏体。皮肤清洗剂的卫生指标应符合《化妆品卫生标准》（GB 7916—1987）中的要求。这类产品适用于在无水情况下去除手上的油污，如汽车驾驶员在途中检修排除故障、在野外勘探等环境。

（4）皮肤防护膜　皮肤防护膜又称隐形手套。这种皮肤防护膜附着于皮肤表面，能阻止有害物对皮肤的刺激和吸收作用。同时有些配方能对有机溶剂、清漆、树脂胶类引起的皮炎有一定预防作用。但不能防酸碱类溶液。近来市场上有一种防护膜产品含有广谱杀菌剂对氧甲酚，能杀灭常见病菌，其有效保护时间可达 4h，在 4h 之内经多次洗涤后不用重新涂抹，适用于各行各业人员使用，预防汽油、柴油、全损耗系统用油、涂料及其他无腐蚀性物质对皮肤的伤害。

2. 安全带和安全网

（1）安全带　安全带是高处作业工人预防坠落伤亡事故的防护用具，它由织带、绳索和金属配件等组成，总称安全带。其主要部件包括安全绳、装有自锁钩的吊绳、围杆带或围杆绳、护腰带、金属配件、自锁钩、缓冲器、防坠器等。安全带产品应符合《安全带》（GB 6095—2009）的规定，该标准将安全带划分为三类，即围杆作业类、悬挂作业类和攀登作业类，共 18 个品种。每个品种用三个汉语拼音字母表示，第一个字母表示工种，第二个字母表示作业方法，第三个字母表示结构。字母的下角标则用来区分同一种安全带的几种不同型号。例如，J_1XY 代表架子工 I 型悬挂单腰带式，T_2XB 代表通用 II 型悬挂双背带式。

安全带和绳必须用锦纶、维纶、蚕丝等具有一定强度的材料制成。此外，用于制作安全带的材料还应具有质量轻、耐磨、耐腐蚀、吸水率低和耐高温、抗老化等特点。电工围杆带可用黄牛皮带制成。金属配件用普通碳素钢、合金铝等具有一定强度的材料制成。包裹绳子的绳套要用皮革、人造革、维纶或橡胶等耐磨抗老化的材料制成。安全带产品必须经过质量检验，根据产品的不同类型应进行整体静负荷及整体冲击检验等。

（2）安全网　安全网用来防止高处作业人员或物体坠落，避免或减轻坠落伤亡或落物伤人。它对高处作业人员和作业面有整体防护功能。安全网的结构是由网体、边绳、系绳等组成。网体是由单丝线、绳等经编织（手工编织或机织）而成，为安全网的主体。边绳是沿网体边缘与网体连接的绳，有固定安全网形状和加强抗冲力的作用。系绳是把安全网固定在支撑物（架上）的绳。为了增加安全网的强度，还可以在安全网（平网）的网体中有规则地穿些筋绳。

安全网分为平网、立网和密目式安全立网。立网的安置垂直于水平面，用来围住作业面挡住人或物坠落。平网的安置平面或平行于水平面或与水平面成一定夹角，用来接住坠落的人或物。安全平网和安全立网的网眼一般为（30×30）~（80×80）mm²（俗称大眼网），一般采用维纶、锦纶、高强丝或其他耐候性不低于上述几种材料的原材料。原材料制成绳索后，多数企业采用手工编制而成，个别采用机织。密目式安全立网的网目为 800 目/100cm²（俗称密目网）。密目式安全立网采用聚乙烯为主要原料，原材料经预处理和配料后，经抽丝、整理、编织、剪裁、缝扣等工艺生产出来。所有种类的安全网产品均应符合《安全网》（GB 5725—2009）的规定。

复习思考题

1. 个体防护装备有哪些种类？如何选用？
2. 安全帽有哪些基本技术性能要求？其意义何在？
3. 自吸过滤式防毒面具和隔离式呼吸器的防护原理和适用范围分别是什么？
4. 试就某一典型生产行业中职工个体防护装备的使用情况进行调查，并写出调查分析报告。
5. 谈谈你对我国个体防护装备产业发展中某一问题的看法。

延伸阅读文献

[1] 夏艺，夏云凤. 个体防护装备技术 [M]. 北京：化学工业出版社，2008.

第10章

职业卫生管理工程

内容提要

本章介绍了我国职业卫生管理体制、管理的法规和标准体系，分析了几类特殊人群或作业的劳动卫生管理对策，并阐述了职业健康教育与健康促进的有关内容。

学习目标

深入了解我国职业卫生管理的体制和内容，以及如何实施职业健康教育和健康促进，熟悉职业卫生管理的法规和标准体系，掌握女职工、未成年工、VDU操作员及乡镇工业等特殊人群或行业的劳动卫生管理对策。

10.1 职业卫生管理概述

10.1.1 职业卫生工作方针

职业病防治工作的方针是预防为主、防治结合，实施分类管理、综合治理。

1. 预防为主

所谓预防为主，就是在整个职业病防治过程中，要把预防措施作为根本措施和首要环节放在先导地位，控制职业病危害源头，并在一切职业活动中尽可能控制和消除职业病危害因素的产生，使工作场所职业卫生防护符合国家职业卫生标准和要求。坚持预防为主的措施主要有以下几方面：职业病危害的源头控制；职业病危害的特殊管理；职业病危害项目申报制度；依靠科技进步，研制、开发、推广、应用有利于职业病防治和保护劳动者健康的新技术、新工艺、新材料，提高职业病防治科学水平；企业职业卫生管理，要严格遵守职业病危害因素检测及评价制度、职业卫生管理制度、建立健全职业病事故应急救援预案等；劳动者有职业卫生权利保障，要落实劳动者的知情权、职业健康检查、职业健康监护、职业健康教育、职业卫生培训，以及未成年人、孕妇、哺乳期女职工和职业禁忌者的职业健康特殊保护等；国家实行职业卫生监督制度；社会监督与民主管理等。

2. 防治结合

职业病防治坚持预防为主、防治结合的方针，必须正确处理"防"与"治"的关系，既不能轻"防"重"治"、不"防"只"治"，也不能只"防"不"治"，更不能使"防""治"相互对立或相互分离。防治结合意义体现在三个方面：

1）预防为主，控制职业病危害源头，最大限度地减少和避免"治"的负担与代价。

2）"治"，不只是对职业病的诊断治疗，更主要的是对职业病危害的治理。

3）对已经造成或可能造成职业病危害后果的工作场所，要做到"防"中有"治"，"治"中有"防"，以"治"促"防"，通过"防"解决"治"的问题。所谓"防"中有"治"，就是要按照国家职业卫生标准和卫生要求，一边对造成职业病危害的工作场所进行治理，控制和消除职业病危害因素；一边及早地对接触职业病危害因素的职工组织职业健康检查，安排职业病人的诊断治疗。所谓"治"中有"防"，就是通过职业健康检查和对职业病的病因的诊断和分析，找出其致病危害原因，分析发病机制、发病规律，总结预防工作经验与教训，进而对作业场所的职业病危害因素的种类、性质、危害程度和职业卫生管理上的问题做出分析和诊断，并提出控制和消除职业病危害的治理对策和有效措施。

3. 分类管理、综合治理

由于职业病危害因素的种类繁多，危害的性质、途径和程度千差万别，造成的职业病危害十分复杂，因此，需要对职业病危害实行分类管理、综合治理。

（1）分类管理　分类管理是指按职业病危害因素的种类、性质、毒性、危害程度及对人体健康造成的损害后果确定类别，采取不同的管理方法。具体内容有：建设项目分类管理；职业病危害项目申报制度；对从事放射、高毒等作业实行特殊管理；职业病的分类和管理。

（2）综合治理　综合治理是指在职业病防治活动中采取的一切有效的管理和技术措施，如立法、行政、经济、科技、民主管理和社会监督等，并将其纳入法制化统一监督管理的轨道。对职业病危害所进行的治理，包括政府的规划管理、卫生行政部门的统一监督管理、有关部门在各自的职责范围内分工监督管理、企业自律管理、职业卫生技术服务、工会组织的督促与协助、职工的民主监督等。

10.1.2　职业卫生管理体制和组织机构

管理体制是指管理体系的制度化。而管理体系一般包括决策权限、组织机构、机构设置、调节机制、监督方法等，并要求管理机构必须有科学的分工、明确的职责，实行责权利的统一。

职业卫生行政管理是各级有关行政部门的职责，它由国家赋予职业卫生监督管理职权，通过接受和处理各种有关信息，经综合分析处理后做出预测和决策，颁布有关法规、标准及其他行政指令，规范职业卫生有关部门和企业。

《中华人民共和国职业病防治法》（以下简称《职业病防治法》）中明确规定，国务院和县级以上地方人民政府劳动保障行政部门应当加强对工伤保险的监督管理，确保劳动者依法享受工伤保险待遇。国家实行职业卫生监督制度。国务院安全生产监督管理部门、卫生行政部门、劳动保障行政部门依照本法和国务院确定的职责，负责全国职业病防治的监督管理工作。国务院有关部门在各自的职责范围内负责职业病防治的有关监督管理工作。县级以上地方人民政府安全生产监督管理部门、卫生行政部门、劳动保障行政部门依据各自职责，负责本行政区域内职业病防治的监督管理工作。县级以上人民政府有关部门在各自的职责范围内负责职业病防治的有关监督管理工作。县级以上人民政府安全生产监督管理部门、卫生行政部门、劳动保障行政部门应当加强沟通，密切配合，按照各自职责分工，依法行使职权，承担责任。国务院和县级以上地方人民政府应当制定职业病防治规划，将其纳入国民经济和社会发展计划，并组织实施。乡、民族乡、镇的人民政府应当认真执行本法，支持卫生行政部门依法履行职责。

可见，当前我国的职业卫生监管确立了"防、治、保"（即职业病危害预防、职业病诊断治疗、职业病人社会保障）三个环节分别由一个部门为主负责的指导原则，其中国家安全生产监督管理总局为职业病预防环节中依法实施监督管理的主体。

10.1.3 职业卫生管理的手段和方法

1. 行政管理手段

行政管理手段是指依靠卫生行政组织系统，运用行政手段和方式进行管理的方法，通过文件、规章、计划等形式，按照行政区域和组织系统管理职业卫生工作。

2. 法律监督管理

法律监督管理就是通过国家或政府颁布有关法律、法规，对职业病防治工作提出规范化并带有强制性的规定和要求。通过警告、限期整改、罚款、停产、停建和关闭等办法对那些职业卫生问题突出、有能力治理隐患而又不听劝告的企业进行管理。《职业病防治法》第六十九条至第七十八条对此有具体的相关规定。

3. 经常性职业卫生监督

经常性职业卫生监督是指依据《职业病防治法》，运用现代预防医学和相关科学的知识和技术，对现有用人单位生产过程、劳动过程、生产环境的条件所实施的卫生监督活动。通过开展经常性职业卫生监督，使用人单位职业病危害因素不超过卫生标准，以确保劳动者能在良好的生产环境和条件下进行生产作业，对其身心健康不会产生损害。

在我国，对存在职业病危害因素的用人单位，根据其危害程度实行分类监督管理，其分级如下：

Ⅰ级——浓度（强度）接近国家卫生标准的企业（如粉尘、毒物超标≤2倍，噪声≤95dB（A），高温且温度≤33℃等），根据工作需要及企业的变动情况，对该类企业的职业卫生状况可实行抽查监督。这种方式能比较真实地反映企业的职业卫生状况，也便于发现企业劳动卫生方面存在的问题和薄弱环节。

Ⅱ级——浓度（强度）比较高（如粉尘、毒物超标≤5倍，噪声≤105dB（A），高温且温度≤38℃等）、有职业病发生的潜在危害的企业，对其监督的方式与Ⅰ级企业相同，可采取抽查的方式进行职业卫生监督。

Ⅲ级——浓度（强度）高、职业病发病多、职业病危害严重的企业（如粉尘、毒物超标＞5倍，噪声＞105dB（A），高温且温度＞38℃等）是经常性职业卫生监督的重点对象。因此，必须实行定期监督，即按照预先制订的计划对企业生产现场职业卫生防护设施、作业环境中的职业性有害因素、职工健康状况、个体防护情况、卫生制度执行情况、有害作业工种上岗前培训和上岗后教育情况等进行定期检查和抽样检测，通过监督督促其转化、改善劳动条件，并可依法采取惩罚性措施。

4. 卫生宣教管理

卫生宣教管理的目的是提高企业领导和职工对职业病防治、保护自身健康的自觉性。《职业病防治法》第十条规定，县级以上人民政府卫生行政部门和其他有关部门应当加强对职业病防治的宣传教育，普及职业病防治的知识，增强用人单位的职业病防治观念，提高劳动者的自我健康保护意识。

10.1.4 职业卫生业务管理

根据《职业病防治法》的规定，企业应当建立、健全职业病防治工作责任制，加强对职业病防治的管理，提高职业病防治水平，对本单位产生的职业病危害承担责任。

1. 职业卫生业务管理专业机构

职业卫生业务管理专业机构包括各级疾病预防控制中心及职业病防治所，企业的职业卫生科及职业病医院。

2. 企业职业卫生业务管理机构和组织

企业应设置或指定职业卫生管理机构或组织，配备专职或兼职的职业卫生专业人员，负责本企业的职业病防治和管理工作。有职业性危害作业的企业，按规定要做好自身的监测和监护。在加强职业卫生管理的过程中，必须执行职业病报告制度，建立、健全各项职业卫生档案，以便掌握职业卫生基本情况和职业危害现状，改善作业环境。同时必须做出规划，有步骤地改善劳动条件。

3. 职业卫生业务管理措施

《职业病防治法》对企业的职业卫生业务管理做了以下规定：企业应当设置或者指定职业卫生管理组织机构或者组织，配备专职或者兼职的职业卫生专业人员负责本企业职业病防治；企业的负责人应当接受职业卫生培训，遵守职业病防治法律、法规，依法组织本单位的职业病防治工作；制订本企业职业病防治年度计划及实施方案；结合本企业的具体情况建立、健全职业卫生管理制度和操作规程，并定期组织检查实施情况；建立、健全职业卫生档案和职工健康监护档案，按照国务院安全生产监督管理部门、卫生行政部门的规定，组织从事接触职业病危害因素的职工进行上岗前、在岗期间和离岗时的职业性健康检查，并将检查结果如实告知职工；建立、健全工作场所职业病危害因素监测及评价制度，按照有关法律、法规的要求对职业病危害作业现场进行定期检测及评价，并将其结果存入企业职业卫生档案，定期向所在地安全生产监督管理部门报告并向劳动者公布；建立、健全职业病危害事故应急救援预案；对可能产生职业病危害的新建、扩建、改建建设项目和技术改造、技术引进项目，建设单位在可行性论证阶段应当进行职业病危害预评价；对职业病防护设备、应急救援设施和个人使用的职业病防护用品，应当进行经常性的维护、检修，定期检测其性能和效果，以确保其处于正常状态，不得擅自拆除或者停止使用；对产生严重职业病危害的作业岗位，应当在其醒目位置，设置警示说明，并且警示说明应当载明产生职业病危害的种类、结果、预防及应急救治措施等内容；企业应当对职工进行上岗前的职业卫生培训和在岗期间的定期职业卫生培训，普及职业卫生知识，督促职工遵守职业病防治法律、法规、规章和操作规程，指导职工正确使用职业病防护设备和个人使用的职业病防护用品。企业应当按照上述有关规定认真做好本单位的职业卫生管理工作。

职业卫生监督部门有权对上述管理内容的执行情况进行监督检查。

4. 职业卫生业务工作的程序

职业卫生业务工作的程序可描述为：调查研究职业卫生存在的问题→确定目标和建立目标管理系统→实现目标的过程管理→总结评价目标实现的结果，并根据新的情况对管理目标和计划加以调整和修订。

10.2 职业卫生管理法规体系

10.2.1 职业卫生法律体系框架

《职业病防治法》是我国第一部全面规范职业病防治工作的法律。为了贯彻实施《职业病防治法》，在多年深入调查研究的基础上，我国初步形成了具有中国特色并与国际接轨的，符合依法治国和社会主义市场经济建设要求的，由职业卫生法律、法规、规章及相关技术标准与规范组成的职业卫生法律体系框架。

法律由全国人民代表大会常务委员会通过，包括职业卫生专项法律，如《职业病防治法》；含有职业卫生条款的相关法律，如《中华人民共和国宪法》（简称《宪法》）《中华人民共和国劳动法》《中华人民共和国安全生产法》等。《宪法》是我国职业卫生法律的首要形式，具有最高的法律效力，其中的职业安全卫生法律规范是所有其他职业卫生法律形式必须依照确定的基本原则，不可与之相抵触。其他职业卫生法律的法律地位和法律效力仅次于《宪法》。

职业卫生行政法规是指由国务院制定的有关的各类条例、办法、规定、实施细则、决定等，如《放射性同位素与射线装置放射防护条例》《危险化学品安全管理条例》《使用有毒物品作业场所劳动保护条例》等。

职业卫生部门规章由国务院所属部委及有权的地方政府在法律规定的范围内，依职权制定、颁布的有关职业卫生行政管理的规范性文件。国家安全生产监督管理总局、国家卫生和计划生育委员会等部门从规范用人单位职业病防治活动、规范职业卫生技术服务活动、规范卫生行政执法行为、职业卫生防控技术法规四个方面建立健全职业病防治法的配套规章，如《职业病分类和目录》《职业病危害因素分类目录》《工作场所职业卫生监督管理规定》《职业病危害项目申报管理办法》《用人单位职业健康监护监督管理办法》《职业病诊断与鉴定管理办法》《建设项目职业病危害评价规范》《职业卫生技术服务机构管理办法》等。

地方性职业卫生法规及规章是由各省、自治区、直辖市的人民代表大会及其常务委员会，为执行和实施《宪法》、职业卫生法律、职业卫生行政法规，根据本行政区域的具体情况和实际需要，在法定权限内制定、发布的规范性文件。它经常以"条例""办法"的形式出现，如《江苏省职业病防治条例》《北京市职业病防治卫生监督条例》等。

职业卫生相关标准也是我国职业卫生法律体系的重要组成部分。标准是"对重复性事物和概念所做的统一规定。它以科学、技术和实践经验的成果为基础，经有关方面协商一致，由主管部门机构批准，以特定形式发布，作为共同遵守的准则和依据"。职业卫生标准是以保护劳动者健康为目的的卫生标准，主要包括：职业卫生专业基础标准；工作场所作业条件卫生标准；工业毒物、生产性粉尘、物理因素职业接触限值；职业病诊断标准；职业照射放射防护标准；职业防护用品卫生标准；职业危害防护导则；劳动生理卫生、工效学标准；职业危害因素检测、检验方法标准九个方面。例如，《职业卫生名词术语》（GBZ/T 224—2010）、《工业企业设计卫生标准》（GBZ 1—2010）、《工作场所有害因素职业接触限值　第 1 部分：化学有害因素》（GBZ 2.1—2007）、《工作场所有害因素职业接触限值　第 2 部分：物理因素》（GBZ 2.2—2007）、《职业病诊断通则》（GBZ/T 265—2014）、《电离辐射防护与辐射源安全基本标准》（GB 18871—2002）、《工作场所防止职业中毒卫生工程防护措施》（GBZ/T 194—2007）、《劳动能力鉴定　职工工伤与职业病致残等级》（GB/T 16180—2006）、《工作场所空气中有害物质监测的采样规范》（GBZ 159—2004）等。

经我国批准生效的有关职业卫生方面的国际劳工公约也是职业卫生法律的一种形式。国际劳工公约，是国际职业卫生法律规范的一种形式，它不是由国际劳工组织直接实施的法律规范，而是经会员国批准，并由会员国作为制定国内职业卫生法律依据的公约文本。国际劳工公约经国家权力机关批准后，批准国应采取必要的措施使该公约发生效力，并负有实施已批准的劳工公约的国际法义务。

上述职业卫生法律体系框架主要涉及规范用人单位职业病防治活动、规范职业卫生技术服务活动、规范卫生行政执法行为、职业病防治技术法规（包括职业卫生标准、技术规范）等内容。

10.2.2　我国主要职业卫生法规内容简介

1.《职业病防治法》

我国《职业病防治法》于 2002 年 5 月 1 日起实施，此后经过修订，现行的版本共 7 章 88 条，分总则（共13条）、前期预防（共6条）、劳动过程中的防护与管理（共23条）、职业病诊断与职业病病人保障（共19条）、监督检查（共7条）、法律责任（共16条）、附则（共4条）。该法确立了我国"预防为主、防治结合"的职业病防治工作基本方针及"用人单位负责、行政机关监管、行业自律、职工参与和社会监督"等多方监管的工作机制和"分类管理、综合治理"的职业病防治管理原则。

2.《职业病危害项目申报管理办法》

根据《职业病防治法》第十六条规定，国家安监总局颁布了《职业病危害项目申报管理办法》。该办法共有17条，规定了职业病危害项目申报工作实行属地分级管理原则，用人单位工作场所存在职业病目录中所列职业病危害因素的，应向其所在地安全生产监督管理部门进行职业病危害项目申报。该法还对申报的主要内容、申报程序、申报资料管理、变更申报和应当承担的法律责任等内容做了规定。

3.《职业病危害事故调查处理办法》

根据《职业病防治法》第三十八条等规定，国家安监总局发布了《职业病危害事故调查处理办法》。该办法共有3章23条，对职业危害事故进行了分类，规定了职业病危害事故调查的主要内容，事故调查处理程序，用人单位、卫生行政部门、医疗机构等在事故调查处理中的职责，职业病危害事故报告，职业病危害事故结案和法律责任。

10.2.3 我国主要职业卫生标准介绍

1.《工业企业设计卫生标准》（GBZ 1—2010）

我国卫生部于2002年4月8日发布了《工业企业设计卫生标准》（GBZ 1—2002）和《工作场所有害因素职业接触限值》（GBZ 2—2002）两个重要的职业卫生标准。此后，2005年开始对《工业企业设计卫生标准》进行修订，2010年1月22日正式公布了修订后的版本，并自2010年8月1日起开始实施。《工业企业设计卫生标准》适用于中华人民共和国领域内所有新建、扩建、改建建设项目和技术改造、技术引进项目的职业卫生设计及评价。它详细规定了工业用人单位的选址与整体布局、防尘与防毒、防暑和防寒、防噪声与防振动、防非电离辐射及电离辐射、辅助用室等方面内容，以保证工业企业设计符合卫生标准、保护劳动者健康、预防职业病的要求。

2.《工作场所有害因素职业接触限值》（GBZ 2—2007）

2003年起，我国卫生部对《工作场所有害因素职业接触限值》进行了修订，于2007年11月1日开始实施。修订后的标准"GBZ 2"分成了"GBZ 2.1"和"GBZ 2.2"两部分，分别为化学有害因素和物理有害因素的限值标准。该标准是工业企业设计及预防性和经常性卫生监督、监测使用的卫生标准，其规定的职业接触限值，适用于生产、使用或产生职业病危害因素的各类用人单位。该标准规定了339种化学有害因素的职业接触限值，其中286种规定了时间加权平均容许浓度（PC-TWA），116种规定了短时间接触容许浓度（PC-STEL），53种规定了最高容许浓度（MAC）。该标准对46种粉尘制定了PC-TWA，其中14种粉尘制定了呼吸性粉尘PC-TWA。还规定了工作场所白僵蚕孢子、枯草杆菌蛋白酶等生物因素容许浓度。其中，最高容许浓度（MAC）是指工作地点、在一个工作日内、任何时间均不得超过的有毒化学物质的浓度；时间加权平均容许浓度（PC-TWA）是指以时间为权数规定的8h工作日的平均容许接触水平；短时间接触容许浓度（PC-STEL）是指一个工作日内，任何一次接触不得超过的15min时间加权平均的容许接触水平。

3.《工作场所职业病危害警示标识》（GBZ 158—2003）

《工作场所职业病危害警示标识》对在可能产生职业病危害的工作场所、设备及产品设置警示标识做了规定，标识为可使劳动者对职业病危害产生警觉，并采取相应措施的图形标识、警示线、警示语句和文字。

　　图形标识可分为禁止（禁止不安全行为）标识、警告（提醒对周围环境注意）标识、指令（强制做出某种动作或采用防范措施，避免可能发生危险）标识和提示（提供相关安全信息）标识等。警示语句是一组表示禁止、警告、指令、提示或描述工作场所职业病危害的词语，可单独使用，也可和图形标识组合使用。警示线是用来界定和分隔危险区域的标识线，分为红色、绿色和黄色三种。此外，还有一种有毒物品作业岗位职业病危害告知卡（简称告知卡），它是设置在使用高毒物品作业岗位醒目位置上的一种警示，其内容如表 10-1 所示。图 10-1 所示为一有毒物品作业岗位职业病危害告知卡的示例。在高毒物品的作业场所必须设置有毒物品作业岗位职业病危害告知卡。由于告知卡涉及的高毒物品种类多达 50 余种，非常专业，因此用人单位应使用有关部门统一编制的标准品。关于警示标识的具体使用，可参见相关国家标准。

表 10-1　有毒物品作业岗位职业病危害告知卡

栏目名称	位　置	内　容
有毒物品通用提示栏	最上方	用红底白字标明"有毒物品，对人体有害，请注意防护"等文字作为通用提示
有毒物品名称栏	左上方	用中文标明有毒物品的名称，可能时应提供英文名称。名称要醒目清晰
健康危害栏	中上方	简要叙述职业病危害对人体健康的危害后果，包括急、慢性危害和特殊危害
警示标识栏	在名称栏的正下方	设置相应的警示标识或警示语句。有多种危害时，可设置多重警示标识或警示语句
理化特性栏	右上方	简要叙述有毒物品的理化、毒害、燃烧和爆炸等特性
应急处理栏	中右方	简要叙述发生急性中毒时的应急救治与预防措施
指令指示栏	右下方	用警示语句或指令标识表示应采取的职业病危害防护措施
救援电话栏	左下角	标明用于在发生可能引起职业病危害情况下的紧急救援电话
职业卫生咨询电话栏	右下角	为劳动者设立的提供职业病防范知识和建议的咨询电话

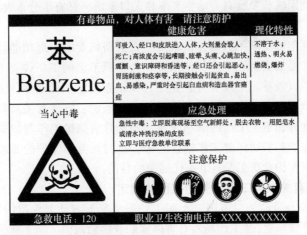

图 10-1　有毒物品作业岗位职业病危害告知卡的示例

10.2.4　职业安全健康管理体系简介

　　职业安全健康管理体系（OHSMS）是 20 世纪 80 年代后期国际上兴起的现代安全管理模式。它是一套系统化、程序化和具有高度自我约束、自我完善的科学管理体系。其核心是要求企业采用现代化的管理模式，使包括安全生产管理在内的所有生产经营活动科学、规范和有效，建立健全安全生产的自我约束机制，不断改善安全生产管理状况，降低职业安全健康风险，从而预防事故发生和控制职业危害。20 世纪 90 年代中期以来，已有十几个国家和组织颁布了 30 多个关于 OHSMS 的标准、规范和指南等。我国在吸收国内外先进经验的基础上，于 1999 年颁布了《职业健康安全管理体系试行标准》，于 2001 年制定了《职业健康安全管理体系　规范》（GB/T 28001—2001），2011 年对其进行修改，形成了《职业健康安全管理体系要求》（GB/T 28001—2011）和《职业健康安全管理体系实施指南》（GB/T 28002—2011）两个规范。这些规范提出了对职业健康安全管理体系的要求和实施方案，旨在使一个组织能够控制职业健康安全风险并改进其绩效。

OHSMS 由职业健康安全方针、策划、实施和运行、检查和纠正及管理评价五个部分组成，如图 10-2 所示。该体系适用于任何类型规模的厂矿和服务行业。各厂矿行业均可自由、灵活地确定建立和实施 OHSMS 的范围，可以在整个组织，或者在组织的某一单位或活动中选择实施。该体系应作为组织管理的一个部分，提高职工安全意识，有效地预防和控制工伤事故、职业病等，以保障国民经济的持续发展。

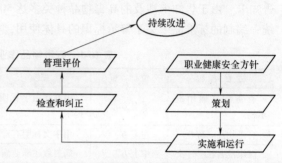

图 10-2　职业健康安全管理体系模式

10.3　特殊人群及作业的劳动卫生保护管理

10.3.1　女职工的劳动卫生保护管理

我国在劳动法规中有一系列规定，对女职工给予特殊的劳动保护，这一工作对保护女职工身体健康、促进下一代健康成长及提高劳动生产率和人口素质，具有十分重大的意义。

1. 重视妇女职业卫生和劳动保护工作

要加强落实国家规定的女职工劳动保护政策。要根据妇女的生理功能特点的不同，科学合理地安排女职工的工作。要切实加强卫生保健措施，在女职工多的工厂设立卫生室、哺乳室、淋浴室等。要向国有企业各级领导、中外合资企业主、乡镇企业、私营业主、工会、劳保组织及女职工本人宣传历年党和政府公布的有关妇女劳动保护法规条例，宣传有关女职工接触职业有害因素的防护知识，促使妇女劳动卫生工作的顺利开展。妇女劳动保护工作与妇幼保健工作的目标是一致的，要把妇女劳动保护和妇幼保健工作结合起来，将妇女劳动保护的要求贯彻到经常性的妇幼保健工作中去，以达到保护女职工及其下一代健康的目的。

2. 认真贯彻国家有关女职工禁忌劳动范围的规定

（1）一般情况下体力劳动禁忌范围　女职工一般情况下劳动禁忌范围包括：矿山井下作业；森林业伐木、归楞及流放作业；《工作场所有害因素职业接触限值　第 2 部分：物理因素》中定义的第 Ⅳ 级体力劳动强度的作业；建筑业脚手架的组装和拆除作业，以及电力、电信行业的高处架线作业；连续负重（指每小时负重次数在 6 次以上）且每次负重超过 20kg，间断负重且每次负重超过 25kg 的作业等。这些工种都是繁重的体力劳动，女职工从事这些工作，容易引起月经失调、子宫脱垂等。有关专家调查证明，妇女负重 10～20kg 时，子宫颈下降；负重 30～40kg 时，出现明显的暂时性子宫下垂。作业姿势与健康也有一定的关系，长时间的立位作业可使腹压增高，引起盆腔瘀血和痛经、子宫下垂等妇科病，还可致扁平足、下肢静脉曲张疾病等。

（2）月经期间禁忌劳动范围 女职工月经期间禁忌劳动范围包括：食品冷冻库内及冷水等低温作业；《工作场所有害因素职业接触限值 第2部分：物理因素》中定义的第Ⅲ级体力劳动强度的作业；《高处作业分级》（GB/T 3008—2008）中规定的第Ⅱ级（含Ⅱ级）以上作业。

（3）已婚待孕女职工禁忌劳动范围 已婚待孕女职工禁忌劳动范围包括：铅、汞、苯、镉等作业场所属于《有毒作业分级》（GB/T 12331—1990）中规定的第Ⅲ、Ⅳ级的作业。

（4）怀孕女职工禁忌劳动范围 怀孕女职工禁忌劳动范围包括：作业场所空气中铅及其化合物、汞及其化合物、苯、镉、砷、氰化物、氮氧化物、一氧化碳、二硫化碳、氯、己内酰胺、氯丁二烯、氯乙烯、环氧乙烷、苯胺、甲醛等职业病危害因素浓度超过国家职业卫生标准的作业；制药行业中从事抗癌药物及己烯雌酚生产的作业；作业场所放射性物质超过《有关放射安全防护要求》中规定剂量的作业；人力进行的土方和石方作业；《工作场所有害因素职业接触限值 第2部分：物理因素》中定义的第Ⅲ级体力劳动强度的作业；伴有全身强烈振动的作业，如风钻、捣固机、锻造等作业，以及拖拉机驾驶等；工作中需要频繁弯腰、攀高、下蹲的作业，如焊接作业；《高处作业分级》（GB/T 3608—2008）中所规定的高处作业。

（5）乳母禁忌劳动范围 乳母禁忌劳动范围包括：一般情况下体力劳动禁忌作业；作业场所中锰、氟、溴、甲醇、有机磷化合物、有机氯化合物的浓度超过国家职业卫生标准的作业。

3. 女职工的"六期"保护

在存在职业病危害的生产劳动中，女职工同男职工一样受到危害，但由于女职工的生理特点与男职工有其特殊的区别，其所受的危害会不同，其生殖器官、生殖功能易受到特殊的影响，并可通过妊娠、哺乳而影响胎儿、婴儿生长发育。为此，要重点做好女职工的"六期"劳动保护。

（1）月经期健康保护 重点是预防感染，做好卫生管理工作，不宜从事高空、低温、冷水和国家规定的第Ⅲ级体力劳动强度的工作。建立女职工卫生室和月经卡，保证女职工能卫生、合理地处理月经，及时发现早孕及妇科疾病，便于早期诊断及治疗。

（2）孕前期健康保护 对患有射线病、慢性职业中毒或近期内患急性中毒的女职工，需经治愈后才能受孕。从事铅作业的女职工，不论有无中毒表现或是否已脱离，最好经驱铅试验后再决定能否怀孕。有流产史的女职工，获得生育指标后，最好暂时脱离有毒有害作业。

（3）孕期健康保护 要早期发现孕妇，及早开始孕期保健。确定妊娠后，应暂时调离接触有致畸、致癌、致突变或对胚胎发育有不良影响的化学物质和强烈全身振动、放射线的工作，以及国家规定的第Ⅲ级体力强度的工作，安排适当劳动。怀孕7个月以上的女职工，一般不安排夜班劳动；加强对女职工妊娠高血压综合征和外伤、过度劳累等早产因素的预防。

（4）产前及产后期的健康保护 职业病危害因素对胎儿发育及产后哺乳有很大影响。按国家规定，此时期应给予一定休假。

（5）哺乳期健康保护 在每班劳动时间内，按规定给予两次哺乳时间。哺乳期间不安排从事国家规定的第Ⅲ级体力劳动强度的劳动和其他禁忌从事的劳动。一般不安排其从事夜班劳动，不延长其劳动时间。哺乳时应远离有职业病危害的环境，脱掉工作服，避免携带毒物沾染乳汁，影响乳儿健康。

（6）更年期的健康保护 要了解更年期的生理知识，解除顾虑，树立信心，注意劳逸结合，正确对待这一生理过程，顺利渡过更年期。

4. 开展妇女劳动卫生职业医学科学研究工作

（1）车间空气有害物质卫生标准的修订与制定 当前国内外所采用的卫生标准，大多未考虑有害因素对女性生殖功能、胚胎发育的影响。今后应从保护妇女生殖功能和胚胎健康发育方面考虑，对现有的某些卫生标准进行修订。

（2）为制定妇女劳动保护法规提出科学依据　继续加强对某些化学性有害因素的生殖及胚胎毒性与机制的研究，以及视屏作业等新型作业中物理因素对女性生殖功能影响的研究。

（3）制定妇女合理劳动强度分级标准　目前我国的劳动强度，只是从劳动强度指数来分。由于女性解剖生理特点，在同等强度下，女性的生理紧张度要比男性高，对生殖器官的影响也大于男性，故制定妇女合理的劳动强度分级很有必要。

（4）加强对劳动生理学、劳动心理学与人体功效学的研究　例如，生产所用机器、机床仪表的设计大多以男性标准为依据，女性往往不能适应，造成生理和心理紧张，以致病损增高，因此应加强对劳动生理学、劳动心理学与人体功效学的研究。

10.3.2　未成年工劳动卫生保护管理

所谓未成年工，是指年满16周岁、未满18周岁的劳动者。未成年工的特殊保护是指针对未成年人处于生长发育期的特点，以及接受义务教育的需要，依法采取的特殊劳动保护措施。对未成年人特殊保护的立法有：《中华人民共和国未成年人保护法》（以下简称《未成年人保护法》）、《中华人民共和国劳动法》（以下简称《劳动法》）、《未成年工特殊保护规定》等。

1. 未成年工禁忌劳动范围

《劳动法》规定，不能安排未成年工从事矿山井下、有毒有害、《工作场所有害因素职业接触限值　第2部分：物理因素》中定义的第Ⅳ级体力劳动强度的劳动和其他禁忌从事的劳动。另外，国家主营劳动保护的有关部门更具体地规定，用人单位不得安排未成年工从事国家标准中第Ⅰ级以上的接尘作业、有毒作业；第Ⅱ级以上的高处作业、冷水作业；第Ⅲ级以上的高温作业、低温作业；第Ⅳ级体力劳动强度的劳动作业；矿山井下及矿山地面采石作业；森林业中的伐木流放及守林作业；工作场所接触放射性物质的作业；有易燃易爆等危险性的作业；地质、资源勘探的野外作业；潜水、涵道、涵洞作业及海拔3000m以上的高原作业；连续负重每小时超过在6次以上并每次超过20kg、间断负重每次超过25kg的作业；使用凿岩机、捣固机、汽镐、电锤等作业；工作需长时间保持低头等强迫体位和动作频率每分钟高于50次的流水线作业；锅炉司炉等共17种作业。另外，还规定未成年工患有某种疾病或具有某些生理缺陷（非残疾型）时，用人单位不得安排其从事国家标准中第Ⅰ级以上高处作业；第Ⅱ级以上高温或低温作业；第Ⅲ级体力劳动强度的作业及接触铅、苯、汞、甲醛、二硫化碳等易引起过敏反应的作业。国家还规定，禁止安排未成年工延长工作时间和进行夜班作业。

2. 未成年工定期健康检查制度

《劳动法》规定，用人单位应当对未成年工定期进行健康检查。根据劳动部具体规定，用人单位应当在未成年工安排工作岗位之前、工作满一年时、年满18周岁但距前一次体验时间已超过半年者进行健康检查。未成年工的健康检查应按《未成年工特殊保护规定》所附"未成年工健康检查"所列项目进行。用人单位应根据未成年工的健康检查结果安排其从事适当的劳动。对不能胜任原劳动岗位的，应根据医务部门的证明，予以减轻劳动量或安排其他劳动。

3. 未成年工使用和特殊保护登记

用人单位招收使用未成年工，除符合一般的用工要求外，还必须向所在地县级以上劳动行政部门办理登记。劳动行政部门根据"未成年工健康检查表""未成年工登记表"及我国主营劳动保护的有关部门的规定，审核体检情况和拟订安排的劳动范围，核发国务院劳动行政部门统一印制的"未成年工登记证"。未成年工必须持"未成年工登记证"上岗。未成年工体检和登记，由用人单位统一办理并承担所需费用。

10.3.3　可视显示装置操作员的劳动卫生保护管理

目前，可视显示装置（VDU）在我国的使用已相当普及，同时反映出来的健康问题也不少，除普遍感觉到的视力问题及肌肉、骨骼和关节问题外，国内外报道，尚有其他系统的影响。因此应切实加强这方面的劳动卫生保护管理。VDU 对操作员的健康影响，多为功能性的改变，而且具有可逆性。只要加强防护，可以避免或减轻对机体的影响。

1. VDU 和设备要适合工作和健康

（1）VDU 设计原则　最简单的装置配备是一台 VDU 和一个输入设备（通常是键盘），复杂的可具有许多装备，包括众多的显示器、输入和输出设备等。绝大多数工作台是为坐位设计的，但是立位工作也具有许多优点。因此，提供一个通用的原则是非常有用的。ISO 标准 9241 的第 5 部分介绍了适用于工作场所设计的四个指导原则：一是多功能性和灵活性原则，要求工作台应允许其使用者舒适高效地进行一系列工作。二是适合性原则，即工作台及其组件的设计应确保能够适合于不同的使用者从事不同的工作，即使用者在舒适、无视觉和姿势紧张的情况下，装置和设备应能够调节，以满足使用者的不同需要。三是满足体位的改变，即工作台的设计应是可运动的。因为静态肌肉负荷可导致疲劳和不适，甚至会产生慢性肌肉骨骼疾病。供可以自由活动上身的椅子，提供足够的空间使工作者能够在工作中以不同的姿势放置文件夹和键盘，这些都是在使用 VDU 作业时促进身体运动的常用方法。四是耐用性和适应性原则，即工作台的设计应考虑到耐用，并且根据需要有使之改变的可能性（例如，要进行另一项工作时，可以移动工作台上的装置）。在采用节省空间的方法时，应确保有足够的视距（600～800mm）和最佳的视角（与水平线约 35°，即头部 20° 及眼睛 15°）。

（2）加强对 VDU 辐射的关注　VDU 在使用时，除以光的形式释放辐射能量外，还伴有其他副产品，如热、噪声、红外和紫外辐射、无线电波或 X 射线等。有些形式的辐射（如可见光）具有正面作用，但有些辐射具有不良或破坏性的生物学效应，特别是当高强度和长时间接触辐射时，这种效应更为明显。尽管各种形式辐射的限值在几十年前就已提出，但当今人们对有些限值提出了质疑，并且由于自然界中背景辐射的存在，现在尚没有给出低频变化磁场的暴露限值。VDU 能够发出频率范围从几千赫兹到 10^9 Hz 的电磁辐射（即所谓的射频或 RF 带，波长范围从几千米到 30m），其释放的总能量取决于 VDU 的电路特性。但是，这类辐射的场强大多较小，并局限于 VDU 邻近区域。对 20～400Hz 可变电场强度进行比较研究表明，使用阴极射线管的（CRT）VDU 比其他显示方式辐射的能量高。目前对这些辐射的生理学效应正在进一步研究之中。

（3）对 VDU 图像质量的几项要求　图像质量包括图像中所有符号及数字字母的易读性和可读性等的光显示性质。通常要求以下指标：

1）基本特征分辨率。要符合视力要求，每英寸最小点的数量（dpi）代表显示器的质量，要规定在一定的亮度下显示器能够显示的 dpi 数。例如，72dpi 的显示器比 200dpi 的质量差。

2）闪烁和刷新速率。VDU 上的图像不是静止的，若不持续地刷新，显示屏就会闪烁。闪烁能影响使用者的作业能力和舒适感。闪烁的严重程度取决于许多因素，如荧光剂特点及闪烁图像的大小和亮度等。一般刷新率为 70～90Hz 时，可获得无闪烁图像。

3）图像不能有跳动。跳动是由于图像在空间不稳定而造成的。跳动感和闪烁感是并存的。跳动可能是由 VDU 造成的，也可能是因为与工作场所中其他设备（如打印机、其他 VDU 或产生磁场的设备）相互作用引起的。

4）亮度对比。亮度对比是给定物品与它所在环境亮度之比，是易读性和可读性的最重要光学特征。大多数标准要求最小比率为 3∶1（亮字符∶暗背景）或 1∶3（暗字符∶亮背景），但是实际最适合的比应在 10 : 1 左右。

5）清晰度。图像清晰度在人们日常生活中经常被提到，对易读性和可读性都有很大的影响，但至今尚无一致的测量清晰度的方法，也没有很好的定义予以描述。

6）文字的表观。在图像中可能要求文字以较小的表观尺寸显示，好的程序应允许使用者选择字符的最小表观尺寸以显示字母、数字。字符高度与宽度的最佳比值是 1 : 0.8 左右，如果这一比值大于 1 : 0.5，那么易读性将受到影响。最适行间距是字符高度的 20% 左右。如果缩短行的长度，行间距在不妨碍可读性的基础上也可缩小。

（4）对环境照明的要求　在实际工作环境中，环境照明对显示影响带给使用者视觉紧张的程度和导致可见性、可读性或易读性降低的程度有着很大不同。大多数使用者喜欢使用较暗的人工光源，或者将其关闭。若使用主动显示器其照度在 $100cd/m^2$ 和采用有效的抗眩光措施时，使用 VDU 不必对可接受的照明水平予以限制。现今研究结果表明，采用间接照明能减轻目视的负荷，易被使用者接受。

控制屏幕上眩光的方法有：

1）根据造成眩光光源来选择荧光屏的合适位置。

2）选择适合的装置或附加物。

3）照明的应用。

调整荧光屏的位置以去除反射眩光，这样做几乎不需要任何花费，但并不能保证在任何情况下都奏效。因此，配备相关的装置在有些情况下可能是必需的。通过照明控制眩光是照明专家经常推荐的。但是这一方法花费最高，而效果却并非最好。

2. VDU 操作员的健康防护

（1）健康医学检查　国际劳工组织大多数成员国中，都要求对 VDU 操作员开展就业前医学检查。就业前体检时，对视力差、有眼疾患和颈肩关节疾患者不宜录用。定期体检时，要关注上述有影响的器官。

（2）对眼睛的保护　至今，还没有任何单一的特殊有害因素被鉴定为造成视觉损害的危险因素。因此应注意各方面影响视觉不适的因素。除前面提到过的装置和设备要求外，操作员本身应做到：

1）精确地矫治眼睛，考虑最小视觉缺陷（如散光）。

2）不应佩戴有色眼镜，否则会降低中心视野的亮度。

3）部分着色眼镜是没有用的，因为在工作场所眼睛总是向各个方向移动。

4）眼睛与显示屏目视物体之间的距离一般为 50~70cm 为好，不要更多地变动。必要时应该配戴眼镜，以保持稳定的观察距离。

5）因为使用者为了阅读屏幕字符将需要伸长脖子，所以双焦点眼镜不合适，会发生疼痛。多焦点眼镜（变焦镜）较好，但是它们会限制快速的眼活动，会导致更多的头部活动而产生额外的紧张。

（3）依据人类工效学原则应注意的物理性因素　依据人类工效学原则应注意的物理性因素包括：屏幕与眼睛的距离；阅读角度可确定头、颈的姿势，头前倾不超过 30°，不使操作员常伸长颈部工作；墙与窗的距离；文件纸张的质量；屏幕周围环境的照明（人工照明和自然照明）；闪烁的影响；强光源和反射；湿度。

（4）其他　操作员要养成正确的操作姿势，不要过分前弯，背伸直有靠。上臂不要与前臂成直角，前臂抬高 5°~10°，增加手臂休息频度，以减少手臂不适而引起的劳损。

提供休息的机会，工作中有机会走动；经常有步骤地活动手臂、肩和背部肌肉；训练操作员按时工间休息，如工作 1h 休息一定时间。若是空调室，要注意空气质量，如室内清洁度、正负离子比例、臭氧浓度等要符合室内卫生标准。室内人数要有限度，避免二氧化碳浓度超高。

10.3.4　乡镇工业劳动卫生保护管理

当前我国的乡镇工业获得了长足的发展，应加强这方面的劳动保护管理。

1. 强化政府对乡镇工业职业卫生的监督管理职能

1）建立组织领导机构，加强职业卫生监督管理。通过政府组织协调，安监和卫生部门牵头，其他部门配合，企业落实的办法，把乡镇工业职业卫生监督管理和职业危害的治理，提到政府的议事日程，纳入经济发展规划中。

2）制定有关法规，强化职业卫生监督管理。根据《中华人民共和国尘肺病防治条例》《乡镇企业劳动卫生管理办法》等法规，结合本地区实际，制定职业病防治条例、实施尘肺病防治条例、乡镇工业劳动卫生监督管理办法、乡镇企业劳动卫生管理办法实施细则、生产性建设项目预防性卫生监督管理规定等地区性法规。

2. 探索乡镇工业职业卫生服务与农村初级卫生保健相结合的体系

1）把乡镇工业作业环境监测和职工健康监护指标纳入农村"人人享有卫生保健"的考核指标一并考核。

2）在卫生系统建立以地区卫生防疫站（劳动卫生科或劳动卫生监督监测所）为技术指导中心，以乡镇卫生院、村卫生室（或企业卫生室）为基础的三级职业卫生服务网络，健全管理和监督体系。

3. 充实职业卫生服务内容，加强监督管理力度

1）地区卫生防疫站应对乡镇工业采取监督措施（包括预防性和经常性监督），对问题严重而限期不改进者，可予以关、并或转产。严格控制作业场所空气中有毒有害物质的浓度，健全职业卫生和健康监护档案。

2）地区卫生防疫站应对乡镇卫生院卫生人员普及健康监护、环境监测和卫生监督的基本知识和技能，推动基层医务卫生人员参与乡镇工业的劳动卫生服务和管理工作。

3）推行"建设卫生许可证"和"劳动卫生许可证"制度，采用分级管理办法，提高预防性和经常性卫生监督覆盖率、有害因素监测率、就业前和定期职业性体检率。

4）加强劳动部门、工业主管部门和工会组织等的配合，使卫生部门所提出的监督措施能更好地贯彻执行。

4. 因地制宜，推广适宜的技术

乡镇企业的劳动卫生工作应针对企业的具体条件，落实防护措施，推广在技术、经济和管理上能为小工业所普遍接受的适宜技术。例如，小型、简便的密闭和通风装置，安全、有效、简易的个人防护用品等。

5. 开展健康教育，培养骨干队伍

教育和培训是提高管理水平和职工素质及改善乡镇工业"软件环境"的重要手段。在此基础上，挖掘潜力，加大工艺改革和对防护设施的投资，从而改善职业卫生和安全方面的"硬件环境"，以促进职工健康，推动乡镇工业的可持续发展。

10.4　职业健康教育与健康促进管理

现代卫生学证明，各种不同职业和环境条件，都可能存在着影响健康的有害因素。职业健康教育就是根据不同职业人群的职业特点，针对所接触到的职业病危害因素，进行卫生知识和防护知识的宣传教育，以使个人与群体都能树立和提高自我保健意识水平，从而促使职工自觉主动地采取预防措施，防止各种职业病危害因素和一般行为危险因素对健康造成的不良影响。而职业健康促进，则是在职业健康教育的基础上，动员政府、企业及社会有关方面共同参与，从完善企业管理政策、改善劳动环境、提高职工健康技能、完善职业卫生服务及医疗保障制度等方面，采取综合干预措施，保护和促进职工身心健康，提高健康水平和劳动生产率，进一步推动企业与国民经济持续发展。

10.4.1 职业健康教育与健康促进的内容

世界卫生组织（WHO）和国际劳工组织（ILO）对职业安全与卫生工作提出了五项原则，包括：改善环境与疾病预防原则，即保护职工健康不受作业环境有害因素的损害；工作适应的原则，即根据每个职工的生理和心理特点安排适当的工作，使作业方式与作业环境适合职工的职业能力；健康促进的原则，即优化职工的心理、行为、生活及劳动生产与社会适应状况；治疗与康复的原则，即早期诊断、早期治疗，尽可能减轻工伤、职业病所致的不良后果；初级卫生保健的原则，即尽可能为职工提供治疗及预防疾病的基本的医疗卫生服务。

根据上述原则，职业健康教育与健康促进的内容应当包括职业卫生知识与防护技能教育、一般卫生知识教育和职业卫生法制教育等。

1. 职业卫生知识与防护技能教育

职业卫生知识与防护技能教育的范围很广，其内容更是繁杂和深奥，有很强的职业特点。它不仅包括各种有害因素和对健康危害的特点，而且包括如何进行个人防护及改造环境和改善劳动条件等。

（1）改变不良作业方式，预防与工作相关的疾病对劳动者的健康造成明显损害　不良作业方式一方面由客观的劳动生产所决定，另一方面也与个人主观的习惯有关。不良作业方式所引起的健康损害与尘、毒、噪声、有害光线所造成的损伤不同。前者只有进行具体操作时才会受到影响，而后者只要置身于该生产环境就会受到影响。因此，消除不良作业方式的影响，保护健康的主要措施是如何采取正确的作业方式及坚持工间操制度，同时，也要合理组织和安排劳动生产或工作时间。

（2）改善劳动环境，治理职业性有害因素，预防职业病的发生　几乎所有的工农业生产及科学研究过程中都会产生这样或那样的尘、毒、物理性有害因素，因此，治理和预防尘、毒等危害是目前职业卫生的重点，也是职业健康教育工作的重点。对粉尘的危害，由于目前尘肺的治疗尚无有效的药物和方法，因此要教育职工重在预防为主。对化学毒物的危害，应使目标人群尽量了解毒物的理化性质、侵入人体的途径及损害特点，并强调提高个体防护的能力。对物理性有害因素及其有关职业病，由于治理比较困难，主要是教育职工采取有效的个体防护措施。

2. 一般卫生知识教育

职业人群健康不仅受到职业病危害因素的影响，同时也受到一般人群的暴露因素的影响。例如，生物因素、生活环境因素、个人行为与生活方式等因素，是社会各人群所共同面临的问题。同时，一般公共暴露因素往往会加重职业病危害因素的危害程度，因此对职业人群也必须进行一般性健康教育。

（1）控烟教育　吸烟是心脑血管疾病、呼吸道疾病和肺癌的重要危险因素，而某些职业因素恰好也是这些疾病的重要危险因素。但这些职业与非职业性危险因素同时存在时，其危害效果将是协同作用。例如，吸烟可破坏呼吸道黏膜，使之排除异物的功能下降。而粉尘也有类似的作用，因此粉尘作业工人如果吸烟，则使吸入到肺泡的粉尘颗粒更难排出体外，因而可促进尘肺病的发生。吸烟可促进气管炎发病，如同时接触刺激性气体，则可使发病率增高，呼吸道症状也可加重。职业病流行病学证明，吸烟可使铬、镍、铀、石棉作业工人肺癌发病率增加几倍甚至十几倍。而该职业人群吸烟率往往比一般人群更高，可见控烟教育的重要性。

（2）限制饮酒　过量饮酒与醉酒是导致工伤和交通事故的重要原因之一，因此驾驶员必须禁酒。而其他职业，如铅等金属化学毒物及卤代烃类等有机化合物的作业，饮酒不仅会加重毒物对肝损害的作用，同时也可使中毒症状加重或更易中毒。这是因为平时吸收到体内的铅可暂时储存在骨骼中，饮酒后可将骨骼中的"铅"动员出来，当血中的铅达到一定浓度时，就可出现铅中毒症状。一切有机化学毒物，包括酒精，都必须经过肝脏的分解代谢，因此饮酒不仅加重肝脏的负担，而且更容易增加其他化学毒物对肝脏的破坏作用。例如，TNT（三硝基甲苯）有明显的肝脏毒性，饮酒则可加重这种肝脏毒性。

（3）营养与合理膳食教育　一些从事重体力劳动的职工，由于劳动强度过大和劳动时间过长，尚有营养不足的问题，因此，应给予充分的营养。例如，冶金、砖瓦、加热高炉等高温作业工人，由于大量出汗而失去过多的盐分和水分，此时应合理地补充盐、水及各种维生素，否则会出现疲乏无力、食欲下降、睡眠困难等症状。此外，一些从事脑力劳动又缺少体育锻炼的人群，要防止摄入过多、营养过剩所导致的肥胖。因此，要通过健康教育指导，使不同的职业人群有针对性地补充不同的营养，合理安排膳食。

（4）一般卫生习惯教育　经常洗脸、洗手、刷牙和洗澡，保持良好的卫生习惯，对所有人都是必要的，而对某些职业人群则更具有特殊意义。职业卫生学和毒理学研究结果表明，化学毒物进入体内的途径主要是通过呼吸道、消化道和皮肤，因此，不在有尘毒危害的环境吃喝、休息，可减少毒物进入体内的机会，如接触铅等金属毒物的作业，被污染的手不认真冲洗可以从消化道吸收；农药、有机化合物、金属毒物粉尘等可污染皮肤及衣物，经常清洗，不仅可防止本人中毒，也可防止给家庭成员带来危害；保持劳动现场清洁对预防尘毒污染也有明显效果。此外，金融业职员、收银员等经常接触货币者，其消毒洗手对防止肝炎等肠道病的传染十分重要。

3. 职业卫生法制教育

职业卫生法制教育与职业健康教育可互相促进。由于职业卫生问题是劳动者在从事某种职业活动过程中"被动"接受的，因此，企业负责人或组织者对此应负有责任。《职业病防治法》及有关法律、法规已规定了企业负责人应当向工人说明有关职业病危害情况，工人也有权知道其危害性，以保护自己的合法权益。但是，如果工人和企业领导者缺乏职业卫生法律知识，就不可能真正了解各自的权利、义务和责任。也就是说，如果工人和企业领导者不知道存在职业病危害，则企业领导者就不会按照有关法律、法规的要求去改善劳动环境和劳动条件，也不会支持和重视作业环境监测及职业健康体检，企业职工也不会主动参与作业环境改造及职业健康体检，那么企事业单位的职业健康教育与健康促进工作就很难开展，职工的健康水平就难以提高。因此，职业卫生法制教育也应作为职业健康教育的重要内容之一。

10.4.2　职业健康教育与健康促进计划的设计和实施

1. 职业健康教育与健康促进计划的设计

职业健康教育与健康促进是一项复杂系统工程，必须有科学的、周密的计划。计划设计是一个企业单位根据实际情况，通过科学的预测和决策，提出在未来一定时期内所要达到目标的方法、途径等所有活动的过程，它应包括计划、实施及评价的全过程。

（1）制订计划的原则　具体如下：

1）职业健康教育与健康促进计划应有明确的总体目标（或称远期目标）和切实可行的具体目标（或称近期目标），这样有利于有限资源的合理分配。目标应当是客观的、可测量的。

2）计划应具有前瞻性。计划的制订和执行要考虑长远的发展和要求，同时要体现一定的先进性。

3）计划应从实际出发。要借鉴历史的经验和教训，从目标人群的健康需求、知识水平、思想观念、经济状况、风俗民情等一系列客观情况出发，提出真正符合实际且具有可行性的计划。

4）计划应留有余地。制订计划时尽量考虑到诸多实际问题，并制订相应的应变对策，以确保计划的顺利进行。

5）要遵循参与的原则。职工对自己的健康问题最清楚，他们的支持与参与将有利于计划的制订和实施。

（2）计划设计的基本步骤　计划设计可采用图10-3所示的步骤进行。

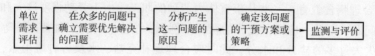

图10-3　计划设计可采用的基本步骤

1）单位需求评估。单位需求评估是指确定企业在解决职业卫生问题时要解决的需求。确定企业单位健康问题及其影响因素的方法有召开座谈会、查阅有关资料及实地考察等方法。

2）在众多的问题中确立需要优先解决的问题。通过以上方法，可能会找出很多与职工健康有关的卫生问题，有的与职业有关，有的只是一般的健康问题，因此必须根据本单位的实际情况，从中确定出优先考虑的最重要的卫生问题。

3）分析优先问题产生的原因。具体包括如下几个方面：

① 确定哪些属于行为因素。导致健康问题的主要危险因素有行为和生活方式、环境、遗传和生物学及医疗卫生服务。行为因素包括合理膳食、体育锻炼、吸烟、饮酒、交通安全和性行为等；环境因素包括空气污染、交通、饮水、住房、工作场所的人际关系、食物供给等生活条件，以及社会规范和法规等。在众多因素中，应区别引起健康问题的行为与非行为因素，区分预防性行为和治疗性行为，区分高可变行为和低可变行为。

② 确定哪些属于环境因素。应区分行为因素与环境因素。排除那些难以改变的环境因素，如遗传的、人口的、历史的因素，辨别影响健康的组织、经济和环境因素；依据该环境因素与健康或生活质量关系的强度，以及导致的发病率、患病率和受累人数，将选出的环境因素按重要性排序；依据通过干预而发生改变的程度将环境因素排序；最后，依据重要性和可变性确定可干预的环境目标。

4）确定该问题的干预方案或策略。具体包括以下两个方面：

① 要深入分析决定行为的三类因素。首先是倾向因素，它包括知识、信念、价值观念及理解能力，其中绝大多数属于心理范畴，是人类生命中较深层次的活动过程。其次是促成因素，它是指使行为动机和愿望得以实现的因素，以及实现或形成某行为所必需的技能和资源。这些资源包括保健设施、医务人员、健康教育队伍、健康信息和技术及行政部门的支持、立法和生活条件等。最后是强化因素，它存在于行为之后，是指强化（或减弱）某种行为的因素，包括社会支持、同伴的影响和领导、父母及保健等人员的劝告，也包括对行为后果的感受等。

② 要确定优先因素。健康教育与组织确定的精髓是在倾向因素、促成因素和强化因素中选择某些优先因素，这个过程涉及三个步骤。首先要确认影响行为的因素，并将其归入上述三类因素

中。然后要在三类因素中确定优先因素。由于条件的限制，要同时干预多种因素是不可能的，因此，就必须确定哪些因素优先，干预和依据什么顺序进行。最后在同一类因素中确定优先因素。

5）制订计划的目标和指标。计划的目标一般是比较宏观的，是整个计划在总体上的要求，不需要量化，只是为计划活动提供一个总体的方向。计划的指标是为目标方向专门设计的、具体的、必须达到的量化要求。制定指标时，应根据确立的目标来进行。一些常见的指标包括：近期指标，如知识水平的改变、信念与态度的改变等；中期指标，如职业卫生和非职业卫生行为的改变；远期指标，如发病率的改变、干预对象健康水平的改变、生活质量与期望寿命的改变、环境质量的改变等。

6）确定优先健康问题的干预方案或策略。由于健康教育的核心就是干预，因此，健康教育策略实际上就是对人群的不良行为而实施的干预策略，是健康促进策略的一部分。它包括如下几个方面：

① 健康教育策略，有信息交流类、技能培训类、组织方法类等。

② 社会策略，是指政府、机关、企事业单位出台的有关正式和非正式的政策、法规和措施。

③ 环境策略，是指改变社会环境和物理环境的策略。

7）对干预活动进行监测与评价。监测与评价是健康教育工作者所必须具备的能力，二者的内容是密切相关，在活动中密不可分的。监测是对各种行为危险因素的发生、发展趋势和健康教育计划活动的进程、质量与效果进行连续的、系统的收集、记录、检查、分析、传递与评价的过程。监测的内容主要包括行为危害因素的监测，有关疾病或健康状况的知识、信息、行为水平的监测，生活环境的监测，政策与规划制定及执行情况的监测，经费使用情况的监测，以及职工健康教育和健康促进活动参与率的监测等。常用的方法有常规的报告、报告表，项目的季度和年度报告及完成各种干预活动后的报告等。计划评价是全面监测、控制、保证计划实施并取得应有效果的关键性措施。其主要目的是检验计划活动是否如期进行；各种制作材料是否科学有效；完成计划所需的人力、物力、财力是否分配合理；有哪些社会效益和经济效益；及时总结经验，将结果通报社区和领导，争取进一步的理解与支持；不断完成计划，及时修订不切合实际的行为干预方法。

2. 职业健康教育与健康促进计划的实施

（1）计划实施的原则 首先是预防的原则。职业健康教育与健康促进活动的目的是为了降低与职业有关的危害因素，提高职工的健康水平，因此，重点应放在预防上。预防疾病促进健康对保证个人、集体的生活和经济状况具有重要的意义，也有利于企业取得较高的成本效益。其次是参与的原则。健康促进活动，要争取企业所有有关的组织积极配合，这是体现生态大众健康的宗旨。再次是公平与获得机遇的原则。在企业职业健康教育和健康促进活动的实施过程中，应使所有的人员都有机会参加活动。最后是责任的原则。在职业健康教育和健康促进活动中，职工和企业领导者都负有责任，有责任参与活动，不仅对自己的健康负责，而且要对企业整体的健康负责。

（2）计划实施的具体方法 计划实施的具体方法如下：

1）组织开发，争取单位领导和多部门的支持。开展职业健康教育与健康促进活动中，首先要明白健康促进活动的拥有权是企业领导者和职工，他们才是活动的主人和受益者。其次是开发企业领导层进行健康促进活动，并取得政府和主管部门的支持，争取该项工作纳入到企业发展规划之中，这样才能从政策、法规及经费方面得到支持。

2）制定和完善企事业单位的健康政策。具体包括如下几个方面：

① 根据企业特点制定有关预防职业病危害的健康政策，包括职业病危害治理计划、职工保护政策、非有害作业场所的保护政策、预防意外伤害政策、劳动组织和作息时间安排政策等。

② 一般的卫生政策，如预防传染病、控烟、合理膳食、体育锻炼等政策。

③ 卫生服务政策，如上岗前培训和上岗前职业健康体检、在岗期间职业健康教育和职业健康体检、职业病管理、医疗服务等政策。

3）创造支持性的环境。支持性环境包括物质环境和社会环境。物质环境是指工作场所的作业环境和职工生活环境。职业健康水平的提高或职业病发病率的下降的关键是作业环境的改善和有害作业点的技术改造。生活环境包括家属区及其周边环境的改善。社会环境是指职工和职工之间、职工和领导之间及各部门之间和谐的关系，有助于职工身心健康的发展，也是企业精神文明的良好体现。

4）通过教育增进工人的健康知识与技能。此时应遵循以下原则：

① 生动而准确的原则。生动是指教育方法应具备艺术性、生动性，这样才能让受教育者接受。准确是指教育内容的科学性。

② 职业安全教育与职业健康教育相结合的原则。安全问题是企业突出的健康问题，许多职业安全问题与职业卫生问题交织在一起，因此，将职业安全教育与职业健康教育有机地结合起来，对节约人力、物力、时间有良好的效果。

③ 分类教育的原则。分类教育可分为接触职业病危害因素职工和非接触职业病危害因素职工的健康教育；领导层和管理部门的健康教育；领导层和职工的健康教育等。

5）完善企事业单位健康服务。良好的医疗服务是健康的基本保障，包括上岗前的培训和职业健康体检，在岗期间的职业健康教育和职业健康体检，疑似职业病病人的诊治和职业病病人的治疗、康复等。职业卫生技术服务应做好作业场所职业病危害因素的检测，评价作业场所是否符合国家职业卫生标准，保证良好的作业环境等。

10.4.3 职业健康教育与健康促进评价管理

1. 建立基础资料

（1）人口资料及疾病和健康状况资料　具体包括年龄、性别、籍贯、职业等。

（2）工作环境及所居住的社区环境情况资料　具体包括潜在的环境危害、车间生产工艺流程、产生有害因素的环节及居住区的物质和社会环境等。

（3）特殊的职业健康问题和危险因素　具体包括职业健康危害因素的资料，车间中有毒有害因素的浓度或强度，现存的治理设备、效果及使用和管理情况等，以及职业病的发病率和病假、出勤率等。

（4）组织特征　具体包括工作场所的文化、劳动分工、政策制定的途径、信息传递通道、现存的健康和安全政策等。

2. 过程评价

过程评价的目的在于评价策略及目的的执行情况，主要是对方法、质量及时地进行评价。

评估者也应当检查项目的质量、目标是否合适，检查目标人群的范围和类型，以及项目的内容、方法、资源、环境类型、所需设备的类型等，通过这种方法，在活动本身目标的基础上，可以评价健康促进活动干预的效果。数据的收集可通过参与观察、对重要人员进行访谈、有组织或无组织的会谈、调查和专题小组讨论来完成。

3. 影响评估

影响评估的目的主要是评价活动和成绩，以及确定其各项的改变，包括知识、态度、信念、能力和行为的改变。详细内容包括活动的目的是否达到，培训材料的改进情况，参与者的数目及性质，关注的问题、知识水平、行为和态度改变的证据等，如职工士气的增减、工作的满意程度、社会支持网络的建立等，也包括有关项目的成本效益。

4. 效果评估

效果评估可从如下几个方面的指标进行综合考察。

（1）职业健康教育的效果指标 职业健康教育效果的评估内容如下：

1）企业领导和职工对所接触到的职业病危害因素的认识程度，包括职业卫生知识，尤其是防护知识与技能知识水平的提高。

2）企业领导和职工预防职业病危害因素的行为改变，包括企业改善环境的经费投入、技术改造项目的多少、防护用具的配备程度，以及工人参与改善环境的程度、防护用具的使用率和正确使用率。

（2）企业环境质量变化指标 企业环境质量变化的评估内容如下：

1）企业大环境卫生状况的改善。企业大环境与车间内卫生状况的好坏是企业文化的重要组成部分，优美的环境会使人们精神振奋，激发热情和积极性。

2）作业点有毒有害因素浓度（强度）的变化，应符合国家职业卫生标准和卫生要求，这需要进行定点监测。

（3）职业卫生服务指标 职业卫生服务指标包括：有毒有害作业点环境监测率；有毒有害作业工人职业健康检查覆盖率、合格率；职工患病（包括疑似职业病、职业病、工伤）后的诊治率。

（4）健康水平变化指标 健康水平变化指标主要包括：职工一般疾病发病率下降的比例；职工因病缺勤工时下降比例；疑似职业病、职业病发病率下降比例；职工平均期望寿命及死亡率变化。

（5）劳动生产率与经济效益提高的指标 劳动生产率与经济效益提高的指标意义较大，但是需要其他多方面数据才能比较准确地进行统计分析，一般在少数个别企业可以试行研究。该效果指标对开发领导、促进政府更重视企业职业健康教育和健康促进工作具有重要意义。

复习思考题

1. 我国的职业卫生工作方针是什么？职业卫生管理采用怎样的体制运行？
2. 分析我国现行的职业卫生法规和标准体系，由此谈谈 OHSMS 在我国的实施前景。
3. 联系实际，分析当前我国特殊人群和作业的劳动卫生管理问题，并提出相应的解决对策。
4. 职业健康教育与健康促进有什么重要意义？如何实施和评价？

延伸阅读文献

[1] 中国石油天然气集团公司安全环保与节能部. 职业卫生法律法规文件汇编 [M]. 北京：石油工业出版社，2015.

[2] 孟超. 职业卫生监督与管理 [M]. 北京：中国劳动社会保障出版社，2015.

[3] 张展，袁亚红. 健康评估 [M]. 北京：科学出版社，2016.

[4] 张杰，陈维进. 话说亚健康 写给白领上班族 [M]. 北京：人民卫生出版社，2015.

第11章

主要生产行业的职业危害及预防

内容提要

本章介绍了我国一些主要生产行业中的职业病危害因素及其预防措施。

学习目标

深入了解这些生产行业中的职业病危害因素及其产生原因，并掌握针对这些危害因素的各种预防措施。

11.1 采矿工业的职业危害及预防

采矿的生产过程、劳动过程、生产环境中都存在某些特有的职业卫生问题。例如，采矿中产生的含有各种成分的粉尘、炮烟、毒气；直接作用于人体的噪声、振动、肮脏环境、繁重的体力劳动；作业环境中种种不安全因素；不良的微小气候和污染的空气，需强大的通风设备维持生产。由于采矿种类的不同，职业卫生问题也有不同的特点。例如，煤矿除粉尘外，高温、甲烷和煤尘爆炸的危险是比较特殊的；而在金属和非金属矿开采的矿石中存在有毒物质（铅、汞、砷、锰、铍、铀、石棉），而且某些矿物（金、钨、萤石等）和石英共生，致使粉尘中游离二氧化硅含量很高，对肺的危害特别严重。

从生产过程来看，煤矿的职业卫生问题是比较复杂的，现以井下煤矿为例，对采矿中的职业危害问题阐述如下。

11.1.1 主要职业病危害因素

在采煤工业中，主要职业病危害因素有：不良气象条件、生产性粉尘、有毒气体、生产性噪声和振动等。劳动强度较大、作业姿势不良和容易发生外伤等也是井下作业的特点。

煤矿井下气象条件的基本特点是气温高、湿度大、不同地点气流大小不等和温差大。由于用通风机通风，矿井中的气流，在竖井或斜井中的风速有时可达 $3 \sim 5 \mathrm{m/s}$ 以上，越往巷道深处，气流越小。有的采煤掌子面风速很小。矿井内的不良气象条件是煤矿工人发生感冒、上呼吸道炎症及风湿性疾病的促发因素，煤矿工人上呼吸道感染及风湿性疾病的发病率一般比其他工厂企业高。在通风不良的深矿井中，夏季可能发生中暑。

煤矿生产中存在大量的生产性粉尘。生产性粉尘是煤矿中的主要危害因素。矿井内许多生产过程和工序，如钻眼、放炮、采煤、运输等，都能产生大量的煤尘。岩石掘进干式钻孔产生的粉尘量最大，粉尘浓度可高达 $800 \sim 1400 mg/m^3$，使用电钻凿岩、手工凿岩、放炮后装车时次之。一般岩石中游离二氧化硅含量多在 $10\% \sim 30\%$。在煤尘中，常含有一定量的游离二氧化硅，但一般不超过 10%。煤矿工人由于长期吸入含有较高游离二氧化硅的岩尘、煤尘和混合性粉尘，可发生矽肺、煤工尘肺。

煤矿中也存在有毒气体。在矿井空气中，可存在瓦斯、一氧化碳、二氧化碳、氮氧化物及硫化氢等。瓦斯的主要成分是甲烷，它存在于煤层中，在煤块崩落时排放出来。低瓦斯矿井的相对瓦斯涌出量不到 $10m^3/min$，或绝对瓦斯涌出量低于 $40m^3/min$；而高瓦斯矿井的相对瓦斯涌出量在 $10m^3/min$ 以上，或绝对瓦斯涌出量高于 $40m^3/min$。矿井中的二氧化碳主要存在于煤层和煤块内，在采煤过程中与瓦斯一道排出。此外，巷道内木材腐烂、人群呼吸及放炮等也可产生二氧化碳。矿井中一氧化碳和氮氧化物的主要来源是放炮。使用硝酸甘油炸药可产生大量的一氧化碳，而使用硝铵炸药则常产生大量的氮氧化物。此外，煤层自燃会产生大量的一氧化碳和二氧化碳，个别矿区煤层中含有一氧化碳。硫化氢在煤矿中比较少见，它一般存在于煤层一定区域的鸡窝矿内，在落煤时逸出，因而可使靠近落煤地点的采煤工发生硫化氢中毒。

矿井中的生产性噪声和振动主要来源于机械工具。噪声和振动的程度取决于生产过程、开采方法和使用的工具。一般来说，风动工具（风钻、风镐等）比电动工具（电钻），振动式运输机比带式运输机发生的噪声和振动更为严重。风动工具的噪声一般在 $90 \sim 100 dB$；联合采煤机的噪声在 $100 \sim 104 dB$，可能引发噪声性耳聋。长期受局部振动作用可能引起手臂振动病。

劳动强度大和作业姿势不良在采矿作业中大量存在。煤矿工人劳动强度较大，如掘进工的岩石装车操作，属重体力劳动。在薄煤层作业时，整个工作日内工人不得不采取弯腰、蹲位和跪、卧位操作。

由于采矿作业条件恶劣，故矿工多发病常见。生产性外伤是煤矿工人的主要多发病。在安全条件不良的煤矿，因外伤的休工日可占因病伤总休工日的 30%。煤矿工人的多发病还有呼吸道感染、风湿性疾病、急慢性胃肠炎和化脓性皮肤病等。

11.1.2 预防措施

改善煤矿井下作业工人的劳动条件，控制煤矿井下作业中的职业病危害因素，保护煤矿工人健康的根本出路是对煤矿的生产过程、设备进行技术改造，逐步实现机械化、自动化生产。煤矿企业的不安全因素较多，劳动条件较差，职业危害较严重，为此必须严格执行国家现行的法规，严格禁止不具备安全、卫生生产条件的煤矿投产，并不断对煤矿进行技术改造，逐步实现采矿自动化的战略，以便逐步从根本上改善煤矿工人的劳动条件。当然也要采用工程技术措施和卫生保健措施等来进行预防。

11.2 石油开采与加工的职业危害及预防

石油原油通常是一种从褐色到黑色的黏稠液体，其化学成分是含有多种烃类的有机化合物，主要为烷烃（液态烷烃、石蜡）、环烷烃（环戊烷、环己烷等）和芳香烃（苯、甲苯、二甲苯、萘、蒽等）。此外，尚含有少量的含硫化合物（硫醇、二硫化物、噻吩等）、含氧化合物（环烷酸、酚类）、含氮化合物（吡咯、吡啶、喹啉、胶类）及胶质和沥青。硫、氧、氮三种元素的含量，一般均少于 1%。但有些石油的含硫量可达 5% 以上。通常石油与天然气共生。天然气主要为甲烷（约 97%）和少量乙烷（$1\% \sim 2\%$）、丙烷（$0.3\% \sim 0.5\%$）的混合气体，并常含有氮、二氧化碳、硫化氢等。有的还可能含有氦。

原油经过各种加工过程，可制得汽油、煤油、柴油、润滑油、石蜡、沥青、石油焦、液化气等石油产品，并可为塑料、合成纤维、合成橡胶、合成洗涤剂、化肥、农药等化工产品提供丰富的原料。天然气除用作燃料外，还可作为制造合成氨、甲醇、合成石油等的原料。

11.2.1 石油开采

1. 生产过程及主要危害因素

石油开采简称采油。主要的采油方法有自喷采油法、抽油法和气举采油法。采油的基本生产过程可分为采油和修井两大部分。

采油的基本工种为采油工，负责巡回检查和维护油井、油气分离器、输油泵等正常生产，计测油量，进行储油罐的清砂除污和跑漏原油的回收等作业。修井为进行油井的检修和实施油井的增产措施，主要作业包括检泵、打捞、冲砂、刮蜡、堵水、压裂、酸化等。修井的基本工种为修井工，大部分工作要将油井口启开，在露天进行作业。

在采油生产过程中，几乎所有作业地带空气中均存在烃类和硫化氢。正常生产时油井附近烃类的浓度一般不超过 $300mg/m^3$；打捞、刮蜡、量油、输油泵房内输油、储油罐内清罐作业时，可达 $600 \sim 2100mg/m^3$。在开采低含硫石油（硫含量低于 0.5%）时，硫化氢的浓度不超过最高容许浓度（$10mg/m^3$）。在石油蒸气和硫化氢的长期联合作用下，采油工人可发生神经衰弱综合征、皮肤划痕症、血压偏低和心动缓慢、感觉型多发性神经炎，以及眼和上呼吸道刺激症状和油疹等。油疹的发病率可高达 25%～30% 或更高，这与经常接触原油、皮肤和工作服受污染有密切关系。采油工人在开采含芳香烃组分的石油时，可发生慢性芳香烃中毒；在开采高含硫石油（硫含量高于 2%）时，可发生硫化氢眼炎，甚至角膜溃疡；在油井自喷事故时，可发生天然气窒息、急性烃类化合物和硫化氢中毒，甚至可引起死亡。在酸化作业时，修井工可发生酸类的刺激症状和化学灼伤。此外，尚存在露天作业的异常气象条件影响。

2. 职业危害的预防措施

防止采油时有害气体的危害，应加强油井口和采油设备的密闭和技术管理，防止油井自喷事故，减少天然气、石油及其蒸气的跑漏；采用自动化量油方法；输油泵房内加强输油泵的密闭通风排毒；改进清罐方法，采用高压水喷射清污。供给修井工防毒面具并有专人管理和维修。为防止原油污染和酸腐蚀，应供给工作服、长筒靴、防酸手套和防护油膏。转油站增设专门的淋浴室和更衣室；露天作业场所设置冬季取暖室。加强安全生产技术训练，及时检修工具、设备，石油矿场应有充分的照明等措施。

11.2.2 石油加工（炼油）

1. 生产过程及主要职业病危害因素

炼油基本上是在管道和各种分馏塔、裂解、重整等装置中进行的复杂的物理、化学过程，最终生产出汽油、煤油等动力油，并从中提取部分溶剂油（苯、甲苯、二甲苯等），副产品是产量很大的石油沥青。炼油可分为初步加工（脱盐、脱水）、一次加工（常压和减压蒸馏）和二次加工（催化重整、催化裂化、糠醛精制、丙烷脱沥青、延迟焦化、加氢精制、白土精制）等。

炼油生产中可存在种类繁多的化合物，包括烃类、硫化物、四乙铅、酮类、酚类、醚类及一氧化碳、氮氧化物、酸、碱、氨等。其所涉及的主要职业危害如下：

1) 油品蒸气主要是低沸点的汽油蒸气，几乎所有作业地带空气中均可存在，尤以装卸油台、储油罐区、轻质油泵房、常压减压蒸馏塔区等处较为严重。生产工人在其长期作用下，可发生神经衰弱综合征、眼和上呼吸道刺激症状、感觉型多发性神经炎，甚至引起慢性中毒。

2）酮苯脱蜡过程中用苯和甲苯作为溶剂，生产工人在上述毒物的长期联合作用下，可发生神经衰弱综合征、出血倾向、白细胞减少等，甚至引起慢性苯中毒。

3）常压减压蒸馏、加氢精制（脱硫精制）、加氢裂化、延迟焦化等过程中，均可产生硫化氢，可发生眼炎和急性中毒。

4）四乙铅中加入二氯乙烷、二溴乙烷或氯萘等配成乙基液，用作燃料汽油抗震添加剂，生产工人在四乙铅长期作用下，可发生神经衰弱综合征、多汗、多涎、三低症（血压低、体温低、脉率低）及感觉型多发性神经炎等。此外，燃烧含硫燃料的加热炉、锅炉的烟气中可含有二氧化硫、一氧化碳和氮氧化物。在催化裂化、延迟焦化过程中可产生气体烃（甲烷、乙烯、丙烯、丁烯等）。使用 y 型分子筛催化剂时，可有放射性稀土元素污染。在糠醛（或酚）精制过程中，可产生糠醛（或酚）蒸气引起中毒。

5）催化裂化用的微球硅酸铝在催化剂加料、再生过程中，工作地点空气中硅酸铝粉尘浓度可达 $4.5 \sim 89.2 mg/m^3$。白土精制过程中，工作地点空气中白土粉尘浓度可达 $45.6 \sim 491.2 mg/m^3$。生产工人长期吸入可引起尘肺。

6）在炼油生产中，各种加热炉的场所均为高温作业。热泵房气温可达 $40 \sim 50℃$。蜡饼发汗室可达 $50 \sim 63℃$，并伴有高气湿。此外，在常压减压蒸馏、催化裂化、延迟焦化等过程中均存在热源，可使工作地点气温升高，并伴有热辐射，在炎热季节，可能引起中暑；在冬季，可使上呼吸道感染的患病率增高。

7）加热炉、空气压缩机、空冷器、泵、大功率电动机及排气放空的管线和阀门处，均可产生强烈的噪声。噪声强度在管式加热炉工作地点可达 $100 \sim 125 dB$（A），油品泵房可达 $94 \sim 102 dB$（A），压缩机室可达 $93 \sim 97 dB$（A）。工人在噪声的长期作用下，可致听力下降并伴有神经衰弱综合征，甚至引起噪声聋。

2. 职业危害的预防措施

防止有害气体或蒸气的危害，如油槽采用下方装油和蒸气密封；采用浮顶式或内浮顶式储油罐，以减少油品蒸发；过滤机、泵、压缩机等安装密闭通风排毒设备；加强设备的管理和及时检修，防止跑、冒、滴、漏。清刷油槽车、储油罐的作业工人应供给防毒面具，并有专人管理和维修。以低毒物质，如甲基叔丁基醚、甲基叔戊基醚等含氧化物代替四乙铅。

对产生噪声的设备，如加热炉喷嘴可改用辐射式燃式喷嘴；压缩机、鼓风机等高压气体出口、放气管口设消声器；对发生噪声的泵应装设封闭隔声罩；噪声大管线用隔声材料覆盖。供给作业工人防声耳塞、耳罩及防声帽盔。

此外，白土精制、催化裂化加料过程应采取自动密闭生产并装置通风除尘系统。蜡饼发汗室采用自动控温装置，尽量减少在发汗室内的作业时间，以预防高温高湿的危害。所有生产场所均必须加强防火防爆措施。

11.2.3   石油化工生产过程

1. 主要工艺过程的职业危害及预防

（1）物料输送过程的主要危害因素及控制   具体内容如下。

1）物料输送。在工业生产过程中，经常需要将各种原材料、中间体、产品及副产品和废弃物从一个地方输送到另一个地方，这些输送过程就是物料输送。

2）职业病危害因素及防护。在物料输送过程中，主要存在的职业病危害因素有有毒物质、粉尘和噪声等。

① 如果输送的物料是有毒的液体或气体，若发生泄漏，则会造成中毒事故。对于闪点很低的可燃液体，若用氮气或二氧化碳等惰性气体压送，则可能由于泄漏引起中毒窒息。为防止有毒物质的危害，可采用自动化或机械化的输送手段、密闭输送管道设备、通风净化、加强个体防护、配置应急设施，以及加强管道设备巡检、维护等措施。

② 如果输送的是颗粒状或粉状的物料，则由于管道设备密闭不严等出现粉尘危害。为防止粉尘危害，可采用自动化或机械化的输送手段、密闭输送管道设备、通风除尘、湿式作业、加强个体防护等措施。

③ 此外，压缩机等设备在运行过程中可能存在噪声危害。此时可采用隔声、吸声、个体防护、缩短接噪时间等措施进行预防。

（2）加热及干燥过程的主要危害因素及控制　具体内容如下。

1）加热过程。加热是促进化学反应和蒸发、蒸馏、裂解等操作过程的必要手段。加热的方法一般有直接加热、蒸汽或热水加热、载体加热及电加热等。其所产生的职业病危害因素及防护措施如下：

① 不论是直接明火加热，还是蒸汽或热水加热、载体加热及电加热，加热过程存在的主要危害是高温危害。为减少高温危害，加热过程中应严格按照规定控制温度的范围和升温速度；高压蒸汽管线等进行保温隔热处理；使用热载体加热时，载体循环系统应严格密闭，防止泄漏。

② 使用热载体加热时，可能存在有毒物质危害。因此，除载体循环系统应严格密闭外，还应定期检查和清除油锅、油管上的沉积物，防止热载体循环系统堵塞，载体喷出，引起有毒物质扩散。

③ 若使用高频等离子技术等进行加热时，存在非电离辐射的危害。为防非电离辐射，可采取屏蔽、个体防护等措施。

2）干燥过程。干燥是利用热能使固体物料中的水分或溶剂去除的单元操作。干燥按操作压力可分为常压干燥和减压干燥，按操作方式可分为间歇式干燥与连续式干燥。干燥的介质有空气、过热蒸汽、烟道气等。此外，还有冷冻干燥、高频干燥和红外线干燥等。此过程产生的职业病危害因素及防护措施有：

① 对于干燥过程中存在的高温危害，其防护措施可采用隔热、个体防护、发放清凉饮料等。

② 干燥过程可能散发出有毒的气体或粉尘。为防止中毒和尘肺的发生，应采取密闭、通风、个体防护等措施。

③ 若采用高频干燥，则存在非电离辐射的危害。非电离辐射的防护措施同上。

④ 若采用红外线干燥，则存在红外辐射的危害（非电离辐射）。红外辐射防护重点是对眼睛的保护，严禁裸眼直视强光源。生产操作中应戴绿色防护镜，镜片中应含有氧化亚铁或其他可过滤红外线的成分。

（3）蒸馏过程的主要危害因素及控制　具体内容如下。

蒸馏是借助液体混合物中各组分沸点的不同来分离液体混合物使其分离为纯组分的操作。其过程是加热、蒸发、分馏、冷凝，得到不同沸点的产品。其可能产生的职业病危害因素及防护措施如下：

1）有毒物质是蒸馏过程存在的主要职业病危害因素之一。应根据物料的特性，选择正确的蒸馏方法和设备。对于难挥发的物料（常压沸点在150℃以上），应采用真空蒸馏，这样可降低蒸馏温度，防止物料在高温下分解、变质或聚合引起的中毒。混合物各组分沸点极接近或组成恒沸物时，可采用萃取蒸馏和恒沸蒸馏。分子蒸馏则可使混合物中难以分离的组分容易分开，减少中毒。此外，还可采用通风、密闭等措施消除或减少有毒物质的危害。

2）蒸馏过程存在高温危害。一般，易燃液体蒸馏应采用水蒸气或过热水蒸气加热。蒸馏操作应严格按照操作程序进行，避免连续高温作业。防止高温危害的措施同加热过程。

（4）冷却（凝）及冷冻过程的主要危害因素及控制 具体内容如下。

1）冷却（凝）。冷却与冷凝的主要区别在于被冷却的物料是否发生相的改变，若发生相变则成为冷凝，若无相变只是温度降低则为冷却。冷却（凝）可分为直接冷却法和间接冷却法。冷却过程主要涉及低温作业，在低温环境中作业对劳动者的健康有影响。因此，应根据被冷却物料的温度、压力、理化性质及所要求冷却的工艺条件，正确选用冷却设备和冷却剂；高凝固点物料，冷却后易变得黏稠或凝固，在冷却时要注意控制温度，防止物料卡住搅拌器或堵塞设备及管道；作业中可采取空调、个体防护等措施，防止低温作业危害。

2）冷冻。在工业生产过程中，蒸汽、气体的液化，某些组分的低温分离，以及某些物品的输送、储藏等，常需将物料降到比水或周围空气更低的温度，这种操作称为冷冻或制冷。冷冻操作的实质是利用冷冻剂自身通过压缩—冷却—蒸发（或节流、膨胀）的循环过程。其职业病危害因素及防护措施如下：

① 工业上常用的制冷剂含有氨、氟利昂等有毒物质，因此，冷冻过程中存在有毒物质的职业病危害因素。为防止制冷剂中毒，制冷系统的压缩机、冷凝器、蒸发器及管路系统，应注意耐压等级和气密性，防止设备、管路产生裂纹或发生泄漏。压缩机应选用低温下不冻结且不与制冷剂发生化学反应的润滑油，并且油分离器应设于室外。

② 冷冻过程中同样存在低温作业，防止低温伤害的措施同上。

③ 此外，冷冻过程中还存在压缩机等设备的噪声危害。防噪措施同上。

（5）筛分及过滤过程的主要危害因素及控制 具体内容如下。

1）筛分。在工业生产中，为满足生产工艺的要求，常常需将固体原料、产品进行筛选，以选取符合工艺要求的粒度，这一操作过程称为筛分。筛分分为人工筛分和机械筛分。筛分过程存在的主要职业病危害是粉尘。为减少粉尘危害，可采取机械化、自动化手段，通风除尘技术，加强个体防护等措施。筛分火药时，应在单独的筛药房中进行，并防止中毒。

2）过滤。过滤是使悬浮液中的液体，在重力、真空、加压及离心力的作用下，通过细孔物体，将固体悬浮微粒截留进行分离的操作。过滤过程存在的主要职业病危害因素是有毒物质、噪声。若加压过滤时能散发有害气体，则应采用密闭过滤机，并应用压缩空气或惰性气体保持压力。取滤渣时，应先释放压力。同时注意作业场所的通风和个体防护。离心机等设备在过滤时噪声较大，应尽量选用低噪声的设备，同时采取吸声、隔声、个体防护等措施降低噪声危害。

（6）粉碎及混合过程的主要危害因素及控制 化工生产中，将固体物料粉碎或研磨成粉末以增加其接触面积的操作称为粉碎。将大块物料加工成小块物料的操作称为粉碎，将小块物料加工成粉末的操作称为研磨。按实际操作的作用力，粉碎的方法分为挤压、撞击、研磨、劈裂等。其可能存在的职业病危害因素及防护如下：

1）粉碎、混合过程中存在的主要职业病危害是粉尘。为消除或降低粉尘危害，粉碎、研磨设备要密闭，操作间应具有良好的通风，必要时可装设喷淋设备。粉末输送管道与水平夹角不得小于45°，以消除粉末的沉积。当粉碎物料粉末阴燃或着火时，须立即停止送料，采取措施隔断空气，必要时补充惰性气体，不宜采用高压水流或泡沫进行施救，以免可燃粉尘飞扬。作业人员应佩戴防尘口罩，并及时清理作业场所的粉尘。

2）粉碎、研磨设备在运行过程中存在噪声危害。防噪措施同上。

2. 典型反应过程的主要职业危害及控制

（1）氧化与还原反应过程的主要危险及控制 具体内容如下。

1) 氧化反应。其主要职业病危害因素及其防护如下：

① 参与氧化反应的物质决定了氧化反应过程中存在的主要职业病危害因素是有毒物质和腐蚀性物质。氧化反应中被氧化的物质大部分是有毒物质，如乙烯氧化制取环氧乙烷、甲醇氧化制取甲醛、甲苯氧化制取苯甲酸等。而且氧化反应中的有些氧化剂本身是强氧化剂，如高锰酸钾、氯酸钾、过氧化氢、过氧化苯甲酰等，具有很强的腐蚀性，存在腐蚀危害。因此，在氧化反应中，一定要严格控制氧化剂的投料比，氧化剂的加料速度不宜过快，防止多加、错加。反应过程应有良好的搅拌和冷却装置，严格控制反应温度、流量，防止超温、超压。反应器尽可能采用自动控制、报警联锁装置。防止设备、物料中的杂质为氧化剂提供催化剂。例如，有些氧化剂遇金属杂质会引起分解。空气进入反应器前一定要净化，除掉灰尘、水分、油污及可使催化剂活性降低或中毒的杂质，减少由于检修设备或更换催化剂等接触有毒物质的机会。此外，还可以采取其他防毒措施，如通风净化、配备应急设备、加强个体防护等。

② 氧化反应需要加热，同时绝大多数反应又是放热反应，因此，存在高温危害。防止高温危害的措施同上。

2) 还原反应。还原反应的种类很多，多数反应过程比较缓慢、安全，但许多反应具有火灾爆炸危险性，使防火防爆问题突出。还原反应存在的主要职业病危害因素是由参与反应的物质特性所决定的。还原反应中的部分原料、中间产品、催化剂及产品为有毒物质，可能引起职业中毒。例如，还原反应中使用的固体还原剂，如保险粉、氢化铝锂、硼氢化钾等属于有毒物质。还原反应中使用的催化剂，如雷内镍、钯碳在空气中吸湿后有自燃危险，并产生毒物。还原反应的中间体，特别是硝基化合物还原反应的中间体，如邻硝基苯甲醚还原为邻氨基苯甲醚的过程中，产生氧化偶氮苯甲醚；苯胺在生产过程中如果反应条件控制不好，生成的环己胺可引起中毒。许多还原反应都是在氢气存在下，并在高温、高压下进行，如果因操作失误或设备缺陷发生氢气泄漏，可造成人员窒息。同时，高温高压下的氢对金属有渗碳作用，易造成腐蚀，发生有毒物质泄漏。

在还原反应中，为消除或降低职业危害，可采取以下措施：

① 操作过程中严格控制温度、压力、流量等各种反应参数和反应条件。

② 反应器尽可能采用自动控制、报警联锁装置。

③ 对设备和管道的选材要符合要求，并定期对设备、管道进行检测，以防止因氢腐蚀造成事故。

④ 正确使用和处置还原剂、催化剂。

⑤ 厂房通风良好，且应采用轻质屋顶，设置天窗或风帽，使氢气易于逸出。

⑥ 配有个体防护用品。

（2）硝化反应过程的主要危险及控制　有机化合物分子中引入硝基取代氢原子而生成硝基化合物的反应，称为硝化。硝化反应是生产染料、药物及某些炸药的重要反应。硝化反应的主要职业病危害因素是由参与反应的物质的特性决定的。被硝化的物质大多为易燃物质，有的兼具毒性，如苯、甲苯、脱脂棉等，使用或储存不当，易造成中毒。硝化反应中混酸具有强烈的氧化性和腐蚀性，使用不当会导致强烈腐蚀。

在硝化反应中，为消除或降低职业危害，可采取以下措施：

1) 不能把未经稀释的浓硫酸与硝酸混合。稀释浓硫酸时，不可将水注入酸中。

2) 必须严格防止混酸与纸、棉、布、稻草等有机物接触，避免因强烈氧化而发生燃烧爆炸和中毒。

3) 硝化过程应严格控制加料速度，控制硝化反应温度。应安装严格的温度自动调节、报警及自动联锁装置。

4）处理硝化产物时，应格外小心，避免摩擦、撞击、高温、日晒，不能接触明火、酸、碱等。

（3）聚合反应过程的主要危险及控制　由低分子单体合成聚合物的反应称为聚合反应。聚合过程在工业上的应用十分广泛，如聚氯乙烯、聚乙烯、聚丙烯等塑料，聚丁二烯、顺丁、丁腈等橡胶及尼龙纤维等，都是通过小分子单体聚合的方法得到的。

聚合反应的主要职业病危害因素有：聚合反应中使用的单体、溶剂、引发剂、催化剂等大多是有毒物质，使用或储存不当时，易造成中毒；许多聚合反应在高压条件下进行，单体在压缩过程中或在高压系统中易泄漏，发生中毒。例如，乙烯在 130～300MPa 的压力下聚合合成聚乙烯。聚合反应的职业病危害防护措施有：应设置有毒气体检测报警器，一旦设备、管道发生泄漏，将自动报警；反应釜的搅拌和温度应有检测和联锁装置，发现异常能自动停止进料；对催化剂、引发剂等要加强储存、运输、调配、注入等工序的严格管理；加强个体防护。

（4）裂化反应过程的主要危险及控制　裂化有时又称为裂解，是指有机化合物在高温下分子发生分解的反应过程。

1）热裂化。热裂化在加热和加压下进行，产品有裂化气体、汽油、煤油、残油和石油焦。热裂化的主要职业病危害因素为有毒物质和高温。热裂化过程产生大量的裂化气，如泄漏将可能引起中毒。其防护措施有：严格遵守操作规程，严格控制温度和压力；高压容器、分离塔等设备均应安装安全阀和事故放空装置；设备、容器检查维修时，应先进行清洗、置换等措施，防止中毒窒息。

2）催化裂化。催化裂化在高温和催化剂的作用下进行，用于由重油生产轻油的工艺。催化裂化的主要职业病危害因素为有毒物质。催化裂化在460～520℃的高温和0.1～0.2MPa 的压力下进行，烧焦活化催化剂不正常时，可能出现可燃的一氧化碳气体引起中毒。此外，还有高温危害。在催化裂化过程中，应注意保持反应器与再生器压差的稳定，要设置单独的供水系统，所用降温循环水应充足。此外，还应采用个体防护等措施。催化裂化的防高温危害措施同上。

11.3 化学工业的职业危害及预防

化学工业一般分为无机和有机两类。无机化学工业主要有酸、碱、盐等工业；有机化学工业主要有有机原料、农药、化肥、高分子合成（纤维、橡胶、树脂及塑料）、染料、涂料、医药、炸药、燃料及试剂等工业。此外，化学工业还包括矿物原料的开采。现仅就化工生产中几种有代表性的职业危害问题阐述如下。

11.3.1 硫酸生产的职业危害

硫酸生产过程中可能危害工人健康的主要问题是有害气体、粉尘及高温。

1. 有害气体

生产中的主要有害气体是二氧化硫。在焙烧、精制、干燥等过程中，都可能有二氧化硫从设备缝隙中逸出。此外，炉气中还含有少量的三氧化硫、微量的三氧化二砷、二氧化硒等。有害气体外逸主要是由于管理不良、通风设备发生故障所致。此外的原因还有：输气管道由于粉尘堆积淤塞，使炉内压力增高；投料炉口、炉体及管道不密闭；赤热余烬中残存硫黄燃烧形成二氧化硫；违反操作规程等。

2. 粉尘

在矿石粉碎、传送、筛分和焙烧炉投料、出料及除尘器周围都有大量粉尘飞扬。

3. 高温

焙烧炉在正常操作情况下，炉温控制在 850 ~ 950℃，由炉壁、炉口、烟道散发的热量很大。特别是采用沸腾焙烧炉，炉内温度很高，从炉内刚清除出来的炉渣温度约为 500℃，如处理不当，也可成为车间内的热源。

11.3.2 氯碱工业中的职业危害

氯碱生产中的主要职业危害是氯气。采用汞电极电解槽法时，还有汞蒸气问题。不但生产过程中受汞的污染，甚至成为汞污染环境的来源。其主要的原因有：电解槽不严密，逸出的氯气和汞蒸气在空气中形成氯化汞；电解槽表面常浮有高汞齐，需要经常除去，去除浮渣时可能接触汞蒸气；清除电解槽中的汞泥（汞渣）或修槽时，都有大量汞蒸气逸出；修槽时或回收槽内存在"汞泥"（汞与油污混合物）可污染作业场所的空气，若回收不完全，倾弃时还可污染水源。

11.3.3 氮肥生产中的职业危害

常用的氮肥有氨水、碳酸氢铵、尿素等，统称为合成氨。合成氨的生产过程，主要分为造气、变换、合成和加工四部分。整个生产过程除造气工段外，基本上是管道化生产。

该类生产一般劳动强度不大，但有高压反应，并且有易爆气体存在。造气工段属于高温车间，存在煤尘危害。变换工段的变换气体压缩机与合成工段的气体压缩机都有强烈噪声。氮肥生产中的主要有害气体为一氧化碳，还有少量硫化氢，主要存在于造气工段及变换工段。在合成工段及液氨装钢瓶时有氨气逸出。在清洗过程中，使用的醋酸铜氨液对皮肤黏膜有强烈的刺激作用。在碳酸铵、硫酸铵和硝酸铵的生产过程中，可有氨、硫酸和硝酸等逸出。在干燥、结晶时，有碳酸铵、硫酸铵和硝酸铵等刺激性粉尘飞扬，对上呼吸道及皮肤、黏膜有强烈刺激作用。

11.3.4 染料生产中的职业危害

目前，染料的品种已达数千种，其原料多是从煤焦油提炼的产物，如苯、萘、蒽及咔唑等。这些原料经过硝化、还原、卤化、磺化、重氮化和氧化，成为各种中间体，然后经聚合，合成不同染料。虽然并非每种染料的合成都需经过上述各种反应，但生产操作，则都有加料、搅拌、蒸煮、冷凝、提取、过滤、出料等工艺过程。

1) 有害气体。有害气体主要有苯、硫化氢、氮氧化物、氨等。

2) 染料的原料和一些中间体是属于脂溶性芳香烃化合物，一般可经皮肤吸收。某些染料的中间体还采用联苯胺或萘胺，这些化合物有致癌作用。

3) 高温。高温由加热反应锅炉及各种类型的锅炉及管道散发的热量所引起。

4) 在染料最后烘干和磨成细料的过程中，不能采用湿式作业，因此，引起粉尘飞扬，污染车间及大气。

11.3.5 化学农药生产中的职业危害

化学农药生产中的职业卫生问题，主要是原料、中间体、成品中存在的各种化学毒物及其所引起的职业病。

1. 有机磷农药

有机磷农药生产中可能接触的职业危害因素如表 11-1 所示。由此引起的职业性损害主要有：黄磷烧伤和黄磷中毒（可见于乐果、氧化乐果、敌百虫、敌敌畏生产中）；五硫化二磷、三氯化磷刺激性气体中毒；三氯乙醛中毒；有机磷农药中毒；黄磷中毒性肝病等。

表 11-1　有机磷生产中的职业危害因素

农 药 名 称	职业危害因素
敌百虫	盐酸、氯化钾、甲醇、三氯乙醛、氯气、敌百虫
敌敌畏	氢氧化钠（苛性钠）、敌百虫、敌敌畏
乐果	硫化氢、五氧化磷、甲醇、甲胺、乐果
马拉硫磷	硫化氢、五氧化二磷、甲苯、甲醇、马拉硫磷
内吸磷	铜尘、二甲苯、内吸磷
杀螟松	盐酸、甲醛、杀螟松
甲拌磷	硫化氢、乙醇、甲醛、甲苯、甲拌磷
稻瘟净	盐酸、氯乙烷、乙醇、无机粉尘、甲苯、稻瘟净
草甘膦	氢氧化钙、氨、甲醛、草甘膦
对硫磷	硫化氢、五硫化二磷、乙醇、氯气、盐酸、丙酮、对硫磷
久效磷	乙烯酮、甲胺、久效磷
磷胺	乙烯酮、二甲胺、氯气、磷胺
甲基对硫磷	甲醇、氢氧化钠（苛性钠）、苯、二甲苯、甲基对硫磷
蝇毒磷	乙醇、乙酸乙烯酯、间苯二酚、蝇毒磷
氧化乐果	甲醇、氨、甲胺、氧化乐果
锌硫磷	乙醇、苯乙腈、锌硫磷
甲胺磷	甲醇、硫酸二甲酯、氨、三乙胺、甲胺磷
乙基 1605	五氧化二磷、甲醇、氯气、硝酸、对硝基酚、乙基 1605
甲基内吸磷	甲基内吸磷

2. 拟除虫菊酯农药

拟除虫菊酯农药生产中可能接触的职业病危害因素如表 11-2 所示。拟除虫菊酯生产中可能造成拟除虫菊酯类农药中毒、甲酚中毒、氰化物中毒等。

表 11-2　拟除虫菊酯农药生产中的职业危害因素

农 药 名 称	职业危害因素
氰戊菊酯	氯苯、甲酚
氯菊酯	丁烯、氯乙醛、甲酚、氯苯、三乙胺
甲醚菊酯	二甲苯、甲醇、盐酸、乙酸乙酯
敌虫菊酯	氰化物、异丙醇
氯氰菊酯	丁烯、氯乙醛、甲酚、氯苯、氰化物

11.3.6　化学工业中预防中毒的措施

预防化学工业中职业中毒的基础工作是毒理学的调查和研究，包括毒理实验和收集毒理学文献、建立工业毒物信息网络，以便为制定防治措施提供依据。查明制造该化学物的原料、助剂、中间体、成品及废弃物的全部毒性资料，以及原料和成品中可能引起危害的杂质。根据这些资料，定出各个环节预防措施方案和预防化学物质对生产工人产生危害的方案，总的原则是尽可能地减

少生产工人接触化学物的机会和接触量。可将预防对策分为三个方面:

1. 生产过程的连续化、密闭化、自动化和必要的通风

从改进生产过程来达到防毒目的是最有效的。例如,电解食盐工艺设计中,采用隔膜电解槽代替汞电极法,从根本上消除汞害。将生产设备密闭,并用通风使密闭系统内保持负压,可有效地防止毒物的泄漏。生产操作的自动化,工人在操作室中控制,可以杜绝接触毒物的机会。生产过程中所排放的废气、废水和废渣回收利用,防止环境的污染。

2. 严格制定和执行操作规程、劳动保护和卫生制度

建立岗位责任制和设备维修制度,防止违反操作而发生事故和跑、冒、滴、漏。重视车间内清洁卫生,湿式清扫,以防二次尘源。对于一些不能达到卫生要求的操作,应加强个人防护,这对于设备简陋的中小型企业更为重要。

3. 建立对生产环境的监测制度和健康监护制度

建立对生产环境的监测制度和健康监护制度可以对生产过程或制度中的缺陷起侦查监督作用,可以早期发现问题,及时纠正。

11.4 机械制造工业的职业危害及预防

机械制造工业的范围很广,包括各种机器、运输机械、重型机械、机床工具、农业机械、船舶、飞机及精密仪器等。机械制造工业的劳动条件包括机械制造工业各基本车间的生产工艺过程。

11.4.1 铸造车间的职业危害及预防

铸造车间的整个生产过程可分为以下几个阶段:炉料及型砂的准备,熔炼金属,造型,将熔融的金属浇注到铸型中,打箱,由铸型中取出铸件,清理和修整铸件。

铸造车间会存在生产性粉尘。铸造所用原料(砂、陶土、黏土、煤粉等)均含有游离二氧化硅,型砂的调制、造型、打箱和清理等过程均有粉尘产生。混砂时,空气中粉尘浓度可达41.3mg/m³,筛砂时为75.0~194.3mg/m³,打箱时为40.2~419.0mg/m³,清理时为31~89mg/m³,喷砂时为290~576mg/m³。铸造车间有高温和热辐射。铸造车间的加热炉、干燥炉、熔化的金属和铸件都是热源,在熔炼和浇铸过程中,均可产生强烈的热辐射使车间温度升高。铸造车间也有有害气体。在金属熔炼与浇铸过程中,可产生一氧化碳;用脲甲醛树脂作为型芯黏结剂时,能产生甲醛和氨;在熔模铸造时,会产生大量氨。此外,铸铜车间在熔铜时,有锌的蒸气逸出,可引起铸造热。铸造车间压力铸造时,使用造型机和捣固机;清砂时,使用风动工具和砂轮,这些均可产生强烈的噪声和振动。通常,铸造车间的工伤率一般高于本企业的其他车间,主要是因为化铁炉出铁水和电炉出钢水及金属浇铸和打箱时的特殊劳动条件所致。外伤中,主要是烫伤和机械伤。在机械化程序较差的车间还存在繁重的体力劳动。

铸造车间的职业卫生预防措施包括:铸造用铁砂代替硅砂清理铸件;应用水爆清砂和水力清砂;提高机械化程度以减少人工操作;密闭除尘;防暑降温措施;设立合理的干燥室、通风装置等,防止一氧化碳中毒;防振措施等。

11.4.2 锻造车间的职业危害及预防

锻造车间的生产过程是将金属预先加热至800~1200℃,在小型或旧式车间用锻炉,在现代化车间用加热炉,然后利用各种锻锤或液压机将钢块或钢锭锻压成一定的形状。一般大锻件用蒸汽锤、压缩空气锤或水压机等锻压,小锻件用手锤。其涉及的主要职业病危害因素有:高温和热辐射；有害气体，如锻炉或加热炉产生的一氧化碳、二氧化硫等气体；噪声与振动，因使用各种锻锤而产生极大的噪声和振动，工龄较长的工人可能发生职业性耳聋；繁重的体力劳动和外伤。为此，应加强锻造车间通风，首先应充分利用有组织的自然通风；其次，在锻炉或加热炉上，安装局部自然抽出式通风，用空气淋浴或喷雾风扇向工作地带送风。在加热炉炉壁外面围上隔热材料，利用循环水围屏、水冷式炉门和水幕等，以便降低炉壁温度和防止辐射热。锻好的锻件及时运出车间，减少车间热源。

11.4.3 热处理车间的职业危害及预防

热处理工艺主要是使金属零件在不改变外形的条件下，改变金属的性质（硬度、韧度、弹性、导电性等），达到工艺上所要求的性能，从而提高产品质量。热处理包括淬火、退火和渗碳三种基本过程。

由于热处理车间内有各种加热炉和盐浴槽，这些热源可造成不良的高温条件。当利用高频电炉进行热处理后，劳动条件得到了改善，但高频电磁场本身也是一种职业病危害因素。氰浴槽可向车间空气中放散氰化物蒸气，应在槽上安装排气罩或在槽边安装抽风装置。

11.4.4 机械加工车间的职业危害及预防

机械加工车间的生产过程是用各种机床（车、刨、钻、磨、铣等）对金属零件进行机械加工。机械加工车间的气象条件较其他车间要好，也没有大量的有害气体排出，主要是金属切削中使用的矿物油及切削液对工人的影响。因机床高速转动，切削液四溅，易污染皮肤，可引起毛囊炎及粉刺。为防止切削液所致的皮肤病，应以水乳剂或肥皂水代替矿物油。在机械加工过程中，有金属和矿物性粉尘发生，天然磨石含有大量游离二氧化硅，故可能引起矽肺。机械加工车间应有合理的照明。

11.4.5 装配车间的职业危害及预防

装配的生产过程是将加工后的各种零部件装配成产品。常见的是钳工对加工零部件的锉、刮等操作。在现代化生产中，此过程往往以流水线方式进行。装配车间常配有焊接、电镀和涂装等作业。其主要的职业病危害因素有以下几种。

1. 粉尘

电焊时发生分散度极高的粉尘，其主要成分是氧化铁，使用含锰焊条时空气中还含有大量氧化锰，此外还含有氟化物等。长期吸入这类有害物质可发生中毒，长期在密闭状态下操作（如船舱式锅炉），吸入高浓度的电焊粉尘可发生电焊工尘肺。

2. 有害气体和蒸气

喷漆时，可发生苯、甲苯和二甲苯蒸气和雾。电镀时，有硫酸雾及铬和镍的酸雾，如用金属的碱性铬盐类能产生氰化氢。氩弧焊和等离子焊接时，可产生臭氧和氮氧化物。气焊时，可产生一氧化碳和氮氧化物，在锅炉内电焊时空气中的一氧化碳浓度可能很高。

3. 紫外线

电焊时，能发生强烈的紫外线，波长多在 218～310nm，气焊时的紫外线强度较弱。但如不注意防护，可发生电光性眼炎。

为防止装配生产过程的职业危害，焊接时应用自动焊机代替手工焊，在工艺许可的条件下，采用含锰少或不含锰的焊条。电焊工应佩戴镶有深色滤光板的电焊面罩，以防紫外线的伤害。在密闭场所内进行电焊时，应保证送入足量的新鲜空气或设置抽风装置等。为防止喷漆作业发生中毒，主要是选用无毒或毒性小的有机溶剂代替苯。为防止电镀时发生中毒，可采用无氰电镀、无铬电镀新工艺。安装抽风装置及采用其他劳动保护措施。

11.5 建筑材料工业的职业危害及预防

建筑材料行业种类繁多，有水泥厂、石棉厂、玻璃厂、耐火材料厂、建筑陶瓷厂、矿物纤维厂、石材厂等。建材行业中主要的职业病危害是粉尘及不良气象条件（高温、辐射热）、噪声和振动，体力劳动强度也较大。现选择几个有代表性的生产过程阐述如下。

11.5.1 水泥厂的职业危害及预防

水泥的种类很多，常用的有普通硅酸盐水泥、矿渣硅酸盐水泥、火山灰质硅酸盐水泥等，此外还有特殊用途的耐酸水泥、筑坝用水泥等。随品种不同，原料也有所差别，主要有石灰石、黏土、火山泥、页岩、铁粉、煤炭、矿渣、石膏、硅藻土等。生产方法有湿法、干法两种。干法与湿法的区别，主要是原料的加工处理方法不同。干法是石灰石粉碎后，要同黏土、铁粉、煤等原料经过烘干、配料后进入细磨。湿法则不需要烘干，将原料加水磨成泥浆，泵入原料池，再送入窑中烧成。烧成设备有立窑、回转窑之分。水泥厂的主要职业病危害因素如下：

1）粉尘。原料粉碎、细磨、烧成、成品水泥细磨、水泥成品包装、运出等所有的设备和运输系统都产生粉尘，我国已将水泥尘肺列入职业病名单。

2）高温和辐射热主要存在于烧成车间。噪声和振动则存在于整个生产过程中。

为对以上危害因素进行预防，通常如下几个方面：

1）生产技术的革新，生产流程的合理化，生产设备的密闭化。

2）防暑降温。水泥厂的高温作业主要在煅烧和烘干作业中，可因地制宜地采取隔热自然通风和局部通风等措施。

3）噪声治理。主要是搞好各种产生振动、噪声设备的防振和隔声措施。如粉碎机的防振基础，鼓风机的防振和消声装置等。

11.5.2 耐火材料厂的职业危害及预防

尽管耐火砖种类不同，使用的原料也不同，但生产过程大体是相同的。各种耐火砖的原料及生产过程如表 11-3 所示。

表 11-3 耐火砖种类、原料、二氧化硅含量及生产过程

耐火砖种类	原　　料	原料中游离二氧化硅的含量（%）
硅砖（酸性耐火材料）	石英 + 少量石灰	>80
黏土砖（中性耐火材料）	黏土	20～30
镁砖（碱性耐火材料）	菱镁矿 + 少量黏土、石灰	<5
白云石砖（碱性耐火材料）	白云石	<5
沥青砖	白云石 + 煤粉、沥青	<5
生产过程：原料粉碎→筛分→配料→混料→成形→干燥→烧成→成品		

耐火材料的生产过程中工人都有接触粉尘的机会，是尘肺危害较严重的行业，特别是生产硅砖时危害性更大。我国已有成功的防尘措施经验，即在生产过程机械化、密闭化、自动化的基础

上采取密闭、通风、除尘措施。此外，还应采取防暑降温措施及个人防护。

11.5.3　陶瓷厂的职业危害及预防

　　陶瓷产品可分为陶器与瓷器两类，按用途可分为日用陶瓷（碗、碟、盘、缸、罐等）、建筑陶瓷（地砖、锦砖、陶管等）、电工陶瓷（电瓷瓶、电瓷元件等）。产品不同所用原料也有区别，无论是陶或瓷，主要的原料是性能各异的黏土，但瓷器的生产中除了可塑性原料——各种黏土之外，还有非可塑性原料——石英、长石，以及辅助性原料——石膏、滑石、白云石、石灰石等。各种陶瓷产品的生产基本上都是将粉碎的原料加水搅拌成可塑性的泥坯，成形后烧成各种产品。各种陶瓷产品的生产过程虽大同小异，但职业危害却有差别，如表 11-4 所示。陶瓷生产中的主要职业病危害因素是粉尘，其次是高温、辐射热。陶瓷工业中的防尘措施有：坯料、匣钵料、釉料湿法生产；不能湿法生产的粉碎或散发粉尘的设备采取密闭、通风、除尘措施；成形、精修等作业点采用局部通风、吸尘、除尘设备；要健全卫生清洁制度，消灭二次扬尘。

表 11-4　陶瓷生产的职业危害特点

生　产　类　别	职 业 危 害 特 点
日用陶瓷	坯料、匣钵料、釉料均可湿法生产，有利于防尘。但有的厂釉料（石英、长石）仍为开放式干法粉碎，危害甚大。二次扬尘较普遍
电工陶瓷	装窑时，窑砂（石英砂）用量大，对装、出窑工人危害甚大。异形产品多为手工成形，工人接触粉尘机会多
建筑陶瓷	坯料榨成泥饼后，还需干燥、二次粉碎、加拌色料，加之由于干法成形，致使原料、成形场所粉尘浓度大
陶器	多为干法粉碎，工艺落后，体力劳动强度大，粉尘浓度高

11.6　纺织工业的职业危害及预防

　　纺织工业的原料有天然纤维（棉、毛、丝、麻）、人造纤维（化学纤维，包括粘胶纤维、醋酸纤维）、合成纤维。车间不良气象条件、粉尘、噪声、不良照明等是纺织工业中职业卫生的共性问题，但因加工纤维的不同也有些特殊性问题。

11.6.1　纺织过程中的职业病危害因素及预防

1. 粉尘

　　棉纺织的整个生产过程中都有产生粉尘的可能，开棉、混棉、清棉过程中产生粉尘最多。长期吸入棉、麻等粉尘可引发气道阻塞性疾病，患者有胸部紧缩感、胸闷、气短，并有急性肺功能障碍。预防时，对混棉机、清棉机的粉尘采取密闭、通风、除尘的措施，治理效果很好；梳棉、并条设吸尘装置，可使粉尘浓度大大降低；此外，工作场所要注意采用湿式清扫。

2. 高温高湿

　　纺织车间生产上要求一定的温湿度。温度要求在 18.3℃ 以上，夏季太阳辐射作用加上机器运转产生的热和人体的散热，可使车间温度升高到 40℃ 以上。此时，最有效的降温方法是采用空气调节，屋顶喷水可作为辅助降温措施。纺织车间相对湿度要维持在 45%~80%，车间中的风速不宜太高，一般小于 0.5m/s。在浆纱车间，高温、高湿是主要职业病危害因素，且体力劳动较强（搬运浆粉，将浆粉投入煮槽内，搬运、装置及卸下沉重的织轴）。

3. 噪声与振动

产生噪声最大的车间为织布车间，可以达97～105dB（A），其次为细纱车间，达到90～97dB（A）。在预防上可使用吸声材料等。

4. 照明问题

纺织厂需要视力紧张的工种很多，因此，照明不足或不合理，将成为职业卫生问题。一般对工作面照度的要求：纺纱为60lx（1975年建议，单独使用一般照明为不低于75lx）。

5. 体力劳动

纺织工业中，体力劳动强度较大、不良体位、个别器官紧张是比较普遍的问题。其根本解决办法是通过技术改造，提高纺织作业设备、劳动过程与人的适配性。

11.6.2 印染过程中的职业病危害因素及预防

印染工业主要的职业病危害因素是高温、高湿及有毒的染料蒸气。煮炼、漂白、干燥、染印等过程相对湿度可达80%以上，夏季室温可达40℃。用次氯酸钠漂白及最后酸洗都有氯气产生。染色中使用强酸、强碱可引起酸碱灼伤和酸雾刺激，在调配和使用苯胺染料时，可接触苯胺液体或蒸气，可能引起中毒、皮炎等。此外，苯胺类染料和荧光增白剂可能有致癌作用。

预防措施主要是染料配制的密闭化及自动化；安装隔热排气罩，把大量热气、有害物质经过处理后排至车间外。此外，还应加强个人防护。

复习思考题

1. 试考察我国某一典型传统工业中的职业危害及其产生原因，并提出相应的预防措施。
2. 当前我国新兴产业或高科技行业中可能产生哪些职业危害？如何预防？

延伸阅读文献

[1] 中国疾病预防控制中心职业卫生与中毒控制所. 职业中毒案例 [M]. 北京：中国科学技术出版社，2009.
[2] 杨径，李智民. 职业病诊断实践与案例评析 [M]. 北京：人民卫生出版社，2012.

参 考 文 献

[1] 国家质量监督检验检疫总局，国家标准化管理委员会．学科分类与代码：GB/T 13745—2009 [S]．北京：中国标准出版社，2009.

[2] 崔田田，陈沉江，刘征．我国安全类人才培养中的职业卫生教育探讨 [J]．安全，2010 (12).

[3] 国家安全生产监督管理总局安全生产协调司，中国安全生产科学研究院．作业场所职业危害预防与管理 [M]．北京：中国劳动社会保障出版社，2006.

[4] 任国友，孟燕华．职业安全与卫生法律教程 [M]．北京：机械工业出版社，2015.

[5] 国家自然科学基金委员会工程与材料科学部．安全科学与工程学科发展战略研究报告（2015—2030）[M]．北京：科学出版社，2017.

[6] 王文君．浅谈当前职业卫生监管执法中存在的问题与应对措施 [J]．吉林劳动保护，2014 (6).

[7] 毕澜涛．我国职业卫生出现的新问题及应对措施 [J]．劳动保障世界，2015 (33).

[8] 林大泽，韦爱勇．职业安全卫生与健康 [M]．北京：地质出版社，2005.

[9] 王琳，刘新奎，吴逸明．现代科技革命对我国职业卫生的影响 [J]．中国工业医学杂志，2007，20 (4).

[10] 孙永欣，郭军．职业病防治工作存在的问题和对策 [J]．中国当代医药，2016 (3).

[11] 张忠彬，陈刚，张圆媛．我国职业病危害防治现状、问题与对策探讨 [J]．中国安全生产科学技术，2014（S1).

[12] 崔力争，关砚生，于咏梅．二十一世纪我国职业卫生工作发展预测 [J]．中国劳动防护用品，1998 (S1).

[13] 陈沉江，吴超，胡毅夫．职业卫生知识问答 [M]．北京：中国劳动社会保障出版社，2005.

[14] 梁友信．劳动卫生与职业病学 [M]．4 版．北京：人民卫生出版社，2002.

[15] 张东普．职业卫生与职业病危害控制 [M]．北京：化学工业出版社，2004.

[16] 陈卫红，陈镜琼，史廷明．职业危害与职业健康安全管理 [M]．北京：化学工业出版社，2006.

[17] 王心如，张宗灿．毒理学基础 [M]．北京：人民卫生出版社，2003.

[18] 丁洁瑾，孙宝林，郝鹏鹏，等．我国职业中毒的现状分析及防治对策 [J]．中国安全生产科学技术，2008，4 (1).

[19] 范银华，王树坤，陈桂成，等．有限空间作业中毒窒息事故的预防 [J]．中国安全科学学报，2006，16 (5).

[20] 林明清．工业生产安全知识手册 [M]．北京：电子工业出版社，1985.

[21] 王英敏．矿井通风与防尘 [M]．北京：冶金工业出版社，1993.

[22] 吴超．化学抑尘 [M]．长沙：中南大学出版社，2003.

[23] 沈国安．职业性肺病 [M]．北京：中国医药科技出版社，1999.

[24] 武树海，陈安启．矽肺发病机理与治疗研究进展 [J]．中国疗养医学，2006，15 (1).

[25] 胡志平，林丽．矽肺患者生存质量及其影响因素的调查分析 [J]．工业卫生与职业病，2006，32 (1).

[26] 谢松俭．学习尘肺病 X 射线诊断标准的几点体会 [J]．工业卫生与职业病，2006，32 (1).

[27] 刘春云，肖承康，李以茂，等．大容量全肺灌洗术治疗尘肺病 52 例临床分析 [J]．赣南医学院学报，

2006，26（2）.

[28] 辛广龙，王铁根.我国煤矿尘肺病发病现状和对策［J］.中国煤炭，2005，31（2）.

[29] Rice F L, Stayner L T. Assessment of silicosis risk for occupational exposure to crystalline silica［J］. Scandinavian Journal of Work Environment & Health, 1995, 21 (2).

[30] 刘文魁，蔡荣泰.物理因素职业卫生［M］.北京：科学出版社，1995.

[31] 刘玉伟，程子权，孙逊，等.高温作业工人健康检查结果分析［J］.工业卫生与职业病，2006，32（2）.

[32] 邱仞之.环境高温与热损伤［M］.北京：军事医学科学出版社，2000.

[33] 江正辉.中暑防治指南［M］.北京：人民卫生出版社，2000.

[34] 单学伦.青藏铁路职业病防治初步研究［J］.铁道劳动安全卫生与环保，2002，29（6）.

[35] 赵廷强.急性高原反应的原因及预防［J］.甘肃科技纵横，2008，37（2）.

[36] 李晓平，赵阳.生产性噪声的职业病危害分析［J］.中国职业安全卫生管理体系认证，2004（6）.

[37] 董霜，朱元清.环境振动对人体的影响［J］.噪声与振动控制，2004（3）.

[38] Griffin M J. Measurement, Evaluation, and Assessment of Occupational Exposures to Hand-Transmitted Vibration［J］. Occupational & Environmental Medicine, 1997, 54 (2).

[39] 顾强.噪声控制工程［M］.北京：煤炭工业出版社，2002.

[40] 赵玉峰，赵冬平，于燕华，等.现代环境中的电磁污染［M］.北京：电子工业出版社，2003.

[41] 谭西顺.哪些职业人群易患职业性肿瘤［J］.劳动保护，2005（10）.

[42] 牛侨，王绵珍，田琳，等.职业卫生与职业医学［M］.北京：中国协和医科大学出版社，2007.

[43] 郭启芬，李洪海，张丹，等.职业卫生检测规程［J］.工企医刊，2006，19（3）.

[44] 王林，张春之，张强，等.局部振动病流行病学研究的主要进展及几点建议［J］.中华劳动卫生职业病杂志，1999，17（2）.

[45] 陈镜琼.职业流行病学［M］.北京：人民卫生出版社，1993.

[46] 李德鸿.职业健康监护指南［M］.上海：东华大学出版社，2007.

[47] 肖卫权，文北平，陈波.企业职业危害的自行辨识与评价［J］.劳动保护，2008（1）.

[48] 李英.职业危害因素分级标准在职业安全卫生评价中的应用［J］.劳动保护，2005（8）.

[49] 陈沅江，黄晓梅，吴超.IAHP-SCL法在建筑企业安全文化综合评价中的应用［J］.安全与环境工程，2007，14（3）.

[50] 顾祖维.关于职业卫生工作中的危险度评定［J］.中国公共卫生，1996，12（11）.

[51] 苏志.建设项目职业病危害评价［M］.北京：中国人口出版社，2003.

[52] 刘治民，杨昌南，潘三强.现场急救教程［M］.北京：人民卫生出版社，2007.

[53] 孙华山.安全生产风险管理［M］.北京：化学工业出版社，2006.

[54] 佘启元.个体防护装备技术与检测方法［M］.广州：华南理工大学出版社，2006.

[55] 吴超.大学生安全文化［M］.2版.北京：机械工业出版社，2017.

[56] 陈全.职业健康安全管理体系实施与认证手册：原理·案例·规范［M］.北京：科学技术文献出版社，2002.

[57] 吕姿之.环境健康教育与健康促进［M］.北京：北京大学医学出版社，2005.